预防医学基本实践技能操作

主　审　王旭初

主　编　陈珺芳　朱晓霞

副主编　赵　刚　陈树昶　姜彩霞

ZHEJIANG UNIVERSITY PRESS
浙江大学出版社

图书在版编目（CIP）数据

预防医学基本实践技能操作 / 陈珺芳，朱晓霞主编. — 杭州：浙江大学出版社，2020.7（2022.2 重印）

ISBN 978-7-308-19981-0

Ⅰ.①预… Ⅱ.①陈… ②朱… Ⅲ.①预防医学－医学院校－教材 Ⅳ.①R1

中国版本图书馆 CIP 数据核字(2020)第 020529 号

预防医学基本实践技能操作

主审　王旭初
主编　陈珺芳　朱晓霞

责任编辑　殷晓彤
责任校对　张凌静
封面设计　周　灵
出版发行　浙江大学出版社
　　　　　（杭州市天目山路 148 号　邮政编码 310007）
　　　　　（网址：http://www.zjupress.com）
排　　版　杭州兴邦电子印务有限公司
印　　刷　广东虎彩云印刷有限公司绍兴分公司
开　　本　710mm×1000mm　1/16
印　　张　29
字　　数　525 千
版 印 次　2020 年 7 月第 1 版　2022 年 2 月第 2 次印刷
书　　号　ISBN 978-7-308-19981-0
定　　价　145.00 元

《预防医学基本实践技能操作》
编委会

主　　审　王旭初

主　　编　陈珺芳　朱晓霞

副 主 编　赵　刚　陈树昶　姜彩霞

编　　委　（按姓氏拼音排序）

岑　斌　金　铨　孔庆鑫　刘庆敏　罗　艳　缪　霭

潘劲草　孙　昼　汪皓秋　王　勐　谢　捷　谢　立

徐　虹　徐卫民　许二萍　张　琼　张小平　朱　冰

兼 秘 书　谢　捷

编写人员　（按姓氏拼音排序）

边天斌　陈建春　陈玉阳　程庆林　程　实　董　芳

樊继彩　龚立科　郝　莉　何华丽　何晓燕　胡薇薇

黄利明　黄仁杰　黄希汇　霍亮亮　姜　鹏　金　慧

金　洁　金行一　寇　宇　李　钧　李清春　李西婷

刘　冰　刘　辉　刘少颖　刘诗川　刘仕俊　刘卫艳

罗　军　吕　烨　彭　洪　钱　昕　邱晓枫　裘　欣

任艳军　施文英　宋　凯　宋姝娟　汤　益　王慧敏

王　婧　王　骏　王　乐　王玲莉　王姝婷　王小芳

王　哲　韦凌娅　文艳苹　吴　虹　吴　龙　吴亦斐

徐珊珊　薛　鸣　杨忠乔　印晓虹　于新芬　俞　锋

虞爱旭　曾文芳　张国忠　张力群　张　蔚　张兴亮

张旭慧　张　艳　郑　伟　郑之北　周银燕　周　煜

朱素娟

目　录

第一章　急性传染病监测与预防控制

在人类历史上传染病一直是严重威胁人类健康的重要疾病。近年来,新的传染性病原体不断被发现。传染性非典型肺炎、甲型 H1N1 流感、人感染 H5N1/H7N9 禽流感等重大传染病暴发流行,甚至是大流行,不但严重威胁人民群众健康和生命安全,还严重地影响社会稳定和经济发展。因此,传染病预防控制工作仍是我国疾病预防控制工作的重要内容。本章内容主要是传染病监测与防控的基本技能,学习目的是提高急性传染病防控技术。

第一节　法定传染病报告和疫情信息管理

为了加强突发公共卫生事件与传染病疫情监测信息报告管理工作,提供及时、科学的防治决策信息,有效预防、控制和消除突发公共卫生事件和传染病的危害,保障人民身体健康,我国对突发公共卫生事件和传染病监测信息报告制定了相应的报告程序。

❤ 学习目的

1. 掌握法定传染病个案报告的内容和方法。
2. 掌握突发公共卫生事件报告的内容和方法。

♨ 预备知识

(1)《中华人民共和国传染病防治法》(中华人民共和国主席令第17号)。
(2)《突发公共卫生事件应急条例》(国务院令第376号)。
(3)《突发公共卫生事件与传染病疫情监测信息报告管理办法》(卫生部

令第37号）。

（4）《传染病信息报告管理规范》（国卫办疾控发〔2015〕53号）。

（5）《全国传染病信息报告管理工作技术指南》（中疾控信息发〔2016〕106号）。

技能操作方法

（一）法定传染病报告法律要求

1. 报告和管理要求 ①属地管理原则：传染病报告遵循属地管理原则，传染病报告实行首诊医生负责制。②责任报告单位和责任报告人：各级各类医疗卫生机构为责任报告单位；其执行职务的人员和乡村医生、个体开业医生均为责任疫情报告人。

2. 报告病种 具体如下。

（1）法定报告传染病，分甲、乙、丙三类，共39种。①甲类传染病：鼠疫、霍乱，共2种。②乙类传染病：传染性非典型肺炎、艾滋病、病毒性肝炎、脊髓灰质炎、人感染高致病性禽流感、麻疹、流行性出血热、狂犬病、流行性乙型脑炎、登革热、炭疽、细菌性痢疾和阿米巴痢疾、肺结核、伤寒和副伤寒、流行性脑脊髓膜炎、百日咳、白喉、新生儿破伤风、猩红热、布鲁氏菌病、淋病、梅毒、钩端螺旋体病、血吸虫病、疟疾、人感染H7N9禽流感，共26种。③丙类传染病：流行性感冒、流行性腮腺炎、风疹、急性出血性结膜炎、麻风病、流行性和地方性的斑疹伤寒、黑热病、包虫病、丝虫病、除霍乱、细菌性痢疾和阿米巴痢疾、伤寒和副伤寒以外的感染性腹泻病、手足口病，共11种。④国家卫生健康委员会决定列入乙类、丙类传染病管理的其他传染病和需要开展应急监测的其他传染病。包括新发、境外输入的传染病，如人感染猪链球菌、发热伴血小板减少综合征、急性弛缓性麻痹（acute flaccid paralysis，AFP）、埃博拉出血热、中东呼吸综合征、寨卡病毒病等。

（2）其他传染病：省级人民政府决定按照乙类、丙类管理的其他地方性传染病和其他暴发、流行或原因不明的传染病。

（3）不明原因肺炎和不明原因死亡等特定目的监测的疾病。

3. 诊断与分类 具体如下。

责任报告人应按照传染病诊断标准（中华人民共和国卫生行业标准）及时对疑似传染病患者做出诊断。根据不同传染病诊断分类，分为疑似病例、临床诊断病例、确诊病例和病原携带者四类。其中,需报告病原携带者的病种包括霍乱、脊髓灰质炎以及国家卫生健康委员会规定的其他传染病。

采供血机构发现艾滋病病毒(human immunodeficiency virus,HIV)抗体确证试验或核酸检测阳性的病例,应按HIV感染者报告,病例分类为确诊病例。

4. **报告时限** ①2h内报告病种:甲类传染病和乙类传染病中的肺炭疽、传染性非典型肺炎,按照甲类管理的疑似传染病患者或疑似患者处理;其他传染病和不明原因疾病暴发的信息。②24h内报告病种:其他乙类、丙类传染病患者、疑似患者和规定报告的传染病病原携带者。

(二)法定传染病个案报告要求及方法

1. **个案报告方法** 传染病信息报告通过网络直报或数据交换方式上报。暂无网络直报条件的医疗机构,在规定的时限内将传染病报告卡信息报告至属地具备网络直报条件的乡镇卫生院、城市社区卫生服务中心或县级疾病预防控制中心进行网络报告,对报出的报告卡进行登记,同时传真或寄送传染病报告卡至代报单位。

2. **个案报告要求** 《传染病报告卡》采用统一格式,可使用纸质或电子形式填报,内容要完整、准确、填报人须签名。纸质报告卡要求用A4纸印刷,使用钢笔或签字笔填写,字迹清楚。电子交换文档应当使用符合国家统一认证标准的电子签名和时间戳。

(三)传染病报告质量管理

为推进各地落实《中华人民共和国传染病防治法》和《传染病信息报告管理规范》要求,进一步提高传染病报告质量,掌握辖区各级各类医疗卫生机构法定传染病报告质量和管理现状,要求疾控部门对辖区医疗机构开展传染病报告质量指导性检查。检查内容包括法定传染病报告率、法定传染病报告及时率、报告卡填写完整率、报告卡填写准确率、纸质报告卡与网络报告卡信息一致率和报告卡有效证件号填写完整率。

(四)突发公共卫生事件报告标准

突发公共卫生事件是指突然发生,造成或者可能造成社会公众健康严重损害的重大传染病疫情、群体性不明原因疾病、重

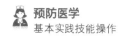

大食物和职业中毒以及其他严重影响公众健康的事件。

突发公共卫生事件报告要求突发事件监测机构、医疗卫生机构和有关单位发现突发公共卫生事件,在2h内向所在地县级人民政府卫生行政主管部门报告;接到报告的卫生行政主管部门应当在2h内向本级人民政府报告,并同时向上级人民政府卫生行政主管部门和国务院卫生行政主管部门报告。任何单位和个人对突发事件,不得隐瞒、缓报、谎报或者授意他人隐瞒、缓报、谎报。

● 思考与练习

某单位1周内有30人患流感,该单位将此疫情信息上报给当地疾控中心工作人员,请问疾控中心工作人员如何对该起疫情进行上报?

第二节　急性传染病暴发疫情现场调查与处置

急性传染病暴发疫情发生后,专业人员应立即赶赴现场调查处置,查明疫情发生原因(传染源、传播方式和病原体),确定高风险人群,采取控制措施防止疫情的进一步蔓延,提出后续的防控措施建议,防止类似疫情再次发生。

● 学习目的

1. 了解急性传染病暴发的概念。
2. 熟悉急性传染病现场调查的过程。
3. 了解病例定义的方法及步骤。
4. 掌握常用统计图表的应用。
5. 掌握病因假设的验证。

预备知识

传染源指体内有病原体生存、繁殖,并能将病原体排出体外的人和动物,包括患者、隐性感染者、病原携带者及感染动物。传播途径指病原体离开传染源到达另一个易感者的途径,包括呼吸道传播、消化道传播、接触传播、虫媒传播和血液、体液传播。易感者指对某种传染病缺乏特异性免疫力的人员。密切接触者指未采取有效防护情况下接触传染期患者的人员。疫点指病原体从传染源向周围播散的范围较小或者单个疫源地。疫区是指病毒或病菌所能传播的地区。医学观察指对曾经与传染病患者或者疑似传染病患者有密切接触的人(密切接触者)按传染病的最长潜伏期采取隔离措施,观察其健康状况,有无染病可能,以便对这些人在疾病的潜伏期和进展期内诊断治疗与救护,可减少和避免将病原体传播给健康人群。传染病暴发疫情指在一个局部地区或集体单位中,短时间内突然有很多相同的传染病患者出现。这些人多有相同的传染源或传播途径。大多数患者常同时出现在该病的最长潜伏期内。虽然传染病暴发现场各不相同,但是在现场调查中采用的资料收集和分析方法,以及提出的预防和控制措施建议均可以遵循相同原则。现场调查的步骤包括查明疫情发生原因、确定高风险人群、采取控制措施防止疫情进一步扩散。

技能操作方法

(一)暴发疫情的判定

1. **报告** 接到事件报告,需要做好详细登记,内容包括事件名称,发生时间、地点、人群和涉及范围,患者的临床和实验室检测信息,当地开展调查的初步印象,以及报告人姓名、联系方式等。

2. **事件确认** 接到报告后,立即派人员前往调查处置,以确定暴发或流行的存在。全面听取专业技术人员、行政管理人员等知情者汇报,迅速汇总已掌握的疫情基本情况。需确认报告的病例是否患有同一种疾病,而不是包括多种不同疾病。确认为同一种疾病后,还要分析判断报告的病例数是否超过暴发或流行的阈值。

（二）人员、物资准备

在赶赴现场之前，要组成现场调查所需的相关专业工作团队，通常由2～3名流行病学、临床、实验室等专业人员组成，携带相关的物品和后勤保障物资，包括调查处置的相关方案和相关调查表格，实验标本采集器材，现场处置的设备、器材、药品和个人防护用品等。

（三）现场调查

1. **病例定义**　通常包括流行病学标准（时间、地点和人群要求）和临床诊断标准（疾病的临床症状、体征和实验室检测结果）的内容。

2. **病例搜索**　按病例定义逐个核实和调查已报告的病例，对目标区域和人群、相关医疗机构进行病例搜索。

3. **开展流行因素调查**　包括追踪传染源，调查传播途径，确定易感人群、疫点、疫区等，以及对密切接触者进行追踪、管理，并实施医学观察。

4. **标本采集、送检**　收集患者及接触者的生物标本（血、尿、粪便、脑脊液等）、相关环境标本（可疑食物、水、宿主动物、媒介昆虫等），进行相关病原微生物、免疫学指标的检测。

（四）假设检验

1. **资料统计分析**　查看所有个案调查表内容是否完整、准确，诊断是否正确，其他资料是否齐全。对疫情全貌和"三间"分布情况进行描述，包括时间分布、地区分布及人群分布。

2. **形成假设**　形成假设是暴发疫情调查中非常关键而且具有挑战性的一个环节。假设是从事实、数据和信息中产生的可以进行验证的推断。假设中应包括传染源、传播方式、暴露因素、高危人群。

3. **检验假设**　形成病因假设后，对假设进行验证，以判断假设的合理性。现场常用的分析流行病学方法包括病例对照研究和回顾性队列研究。

（五）控制措施

在现场调查的早期，可以根据经验或已有的知识采取一些通用的预防和控制措施。随着调查的进展，当发现了暴发的直接原因后，再采取有针对性的预防和控制措施。采取控制措施后,还需要继续监测,以判断本次疫情是否真正结束,并评价防控措施的效果。控制措施具体如下。

1. 患者的隔离与治疗 通过治疗感染某种传染病病原体的患者,消除或减少携带病原体的传染源数量。隔离是将感染的人或动物限制在某些地方或置于某种条件下,以预防或限制病原体从这些传染源直接或间接传播给其他易感者。

2. 密切接触者处置 对已暴露或有可能暴露的人群以及传染期患者的密切接触者采取限制活动的措施,以预防其感染后在潜伏期内传播疾病,及早发现患者,及时治疗。

3. 疫点处理 对污染物和污染环境进行清洗和消毒,可去除病原体,达到控制病原体传播的目的。

4. 健康教育 通过健康教育,使公众正确认识传染病流行的风险,掌握相应传染病防治知识,主动采取防范措施,控制疫情进一步蔓延。

5. 适时开展应急接种或预防性服药 在传染病暴发流行期间,需要对周边受威胁的风险人群进行评估,如果易感人群疫苗覆盖率较低,可采取疫苗应急接种措施,产生人群免疫屏障,阻断传播链,加速控制疫情进程。

6. 评价控制效果,适时调整控制措施 采取控制措施后,要及时评估控制措施的效果,当发现暴发的直接原因后,采取有针对性的预防和控制措施。

(六) 调查报告撰写

暴发调查结果应及时总结,撰写书面报告,报送有关部门和单位。调查报告是对整个暴发疫情发生及调查处理经过等的全面总结。

1. 报告书写内容 主要包括标题、背景、暴发疫情的发现和报告经过、发病经过、"三间"分布、临床表现、实验室检测结果、流行因素分析、所采取的措施及其效果评估、问题与建议等。

2. 常用统计图表的应用 流行曲线是描述疫情分布特征的一种方法。时间分布曲线可用于判断疾病的传播模式、推断可能的暴露时间、显示卫生部门的反应速度以及评价控制措施效果,一般时间分布常用直方图表示。地区分布特征可以提示暴发或流行涉及的地区范围,而且能展示出疾病是否存在聚集性,常用标点地图和面积地图表示。

思考与练习

1. 什么是急性传染病暴发？
2. 调查中如何制定病例定义？
3. 检验假设的方法有哪些？

第三节　呼吸道传染病预防控制

呼吸道传染病的传染源主要是呼吸道传染病患者和隐性感染者,主要通过飞沫经呼吸道的方式传播,也可通过接触被污染的手、日常用具等方式间接传播。呼吸道传染病一般都有不同程度的发热、咳嗽、咳痰等症状。重症患者还会发生呼吸困难、器官衰竭等危及生命的严重症状。常见的呼吸道传染病有流感、麻疹、风疹、水痘等。本章以流行性感冒为例重点介绍呼吸道传染病的防控基本技能。

学习目的

1. 掌握流行性感冒流行病学特征及临床表现。
2. 了解流行性感冒治疗方法。
3. 掌握流感防控措施。

预备知识

1. 病原学　流行性感冒(简称流感)是由流感病毒引起的急性呼吸道传染病。在我国39种法定传染病中,属于丙类传染病。

2. 流行病学　①传染源:患者和隐性感染者是主要传染源,从潜伏期末到急性期都有传染性。②传播途径:主要通过飞沫经呼吸道传播,也可经口腔、鼻腔、眼睛等黏膜直接或间接接触传播。③人群易感性:人群普遍易感,感染后获得对同型病毒的免疫力,但持续时间短,各型及亚型之间无交叉免疫,可反复发病。④流行特征:突然发生,迅速传播,甲型流感可引发全球大流行,乙型流感以局部流行为主,丙型流感则以散发多见。四季均可发生,以秋冬为主,南方部分地区夏秋季也可见到流感流行。

3. 常见临床表现 潜伏期一般为1～7d。起病急骤,前驱期即出现高热、寒战、头痛、全身酸痛等全身中毒症状,可伴或不伴流涕、咽痛等局部症状。无并发症者病程呈自限性,多于发病3～4d后发热逐渐消退,全身症状好转,但咳嗽、体力恢复常需1～2周。

4. 并发症 肺炎是流感最常见的并发症,其他并发症有神经系统损伤、心脏损伤、脓毒性休克等。

5. 诊断 具体如下。

(1)临床诊断病例:出现上述流感临床表现,有流行病学证据或流感快速抗原检测阳性,且排除其他引起流感样症状的疾病。

(2)确诊病例:有上述流感临床表现,具有如下一种或一种以上病原学检测结果阳性:①流感病毒核酸检测阳性(可采用real-time RT-PCR和RT-PCR方法);②流感病毒分离培养阳性;③急性期和恢复期双份血清的流感病毒特异性IgG抗体水平呈4倍或4倍以上升高。

6. 治疗 ①一般治疗:对症治疗。高热者可进行物理降温,或应用解热药物。咳嗽、咳痰严重者给予止咳祛痰药物。根据缺氧程度可采用鼻导管、开放面罩及储氧面罩进行氧疗。②抗病毒治疗:发病48h内进行抗病毒治疗可减少流感并发症、降低住院患者的病死率、缩短住院时间,发病时间超过48h的重症患者依然能从抗病毒治疗中获益。神经氨酸酶抑制剂(neuraminidase inhibitor,NAI)对甲型、乙型流感均有效,常用的有奥司他韦、扎那米韦、帕拉米韦等。③中医治疗:可用连花清瘟胶囊、清开灵颗粒(口服液)、疏风解毒胶囊、银翘解毒片、桑菊感冒颗粒等中成药进行治疗。

7. 预防 ①疫苗接种:接种流感疫苗是预防流感最有效的手段,可以显著降低接种者罹患流感和发生严重并发症的风险。推荐老年人、儿童、孕妇、慢性病患者和医务人员等流感高危人群,应该每年优先接种流感疫苗。②一般预防措施:保持良好的个人卫生习惯是预防流感等呼吸道传染病的重要手段,主要措施包括增强体质和免疫力;勤洗手;保持环境清洁和通风;尽量减少到人群密集场所活动,避免接触呼吸道感染患者;保持良好的呼吸道卫生习惯,咳嗽或打喷嚏时,用纸巾、毛巾等遮住口鼻,咳嗽或打喷嚏后洗手,尽量避免触摸眼睛或口鼻;出现呼吸道感染症状应居家休息,及早就医。

👤 技能操作方法

流感是第一个实行全球监测的呼吸道传染病。由于其传播速度极快,病毒极易发生变异,每年流感都会发生不同规模的流行,预防控制流感疫情发生、传播、蔓延、扩散至关重要。本技能操作着重讲述流感样病例暴发疫情现场应急处置方法。

(一) 现场流行病学调查

1. **核实诊断** 接到疫情报告后,根据流感样病例的诊断标准,对报告的病例进行核实诊断,确定流行或暴发的存在。

2. **收集基本信息** 包括学校或其他单位基本信息。发病学校教职工和各班级的学生分布情况、单位名称、地址、报告人、联系方式;涉疫人数、教学/生产活动形式(如全日制、夜校和寄宿制等);全校或部分单位的名册及单位的平面图、示意图(注明工作住宿分班级、部门、楼层、区域);地理地貌、居住条件等。

3. **进一步调查** 疾病预防控制机构应组织相关人员对报告的病例及时进行个案流行病学调查,调查内容具体如下。

(1) 患者资料。患者基本信息,主要症状、体征,病情、病程,检验结果(X线片、血常规);医生的诊断或印象;患者隔离、治疗情况和效果、转归等;填写《流感样病例暴发疫情监测报告表》。

(2) 分析病例"三间"分布,分析病例之间的流行病学联系。

(3) 该单位近2周的考勤记录、因病缺勤情况,接触者健康情况。

(4) 事件发生前1周及发生后单位内外集体活动情况。

(5) 环境状况(通风、一般清洁状况、宿舍情况)。

(6) 必要时,收集其他影响传播的流行病学因素。

(7) 综合资料分析疫情特点、疫情的发展和疾病特征,对疫情的严重程度和发展变化趋势做出分析。

4. **疫情追踪调查** 疫情处理期间,疫情暴发单位向属地县级疾病预防控制机构报告本单位每日新增病例数。疾病预防控制机构据此及时更新《流感样病例暴发疫情监测报告表》。必要时,疾病预防控制机构对新发病例进行调查核实,及时掌握和评估疫情趋势,为调整防控措施提供依据。疫情的追踪应至少持续到事件结束后1周。在暴发疫情结束后1周内,补充完成《流感样病例暴发疫情监测报告表》,并进行网络直报。

(二)样本采集

疫情发生地疾病预防控制机构负责暴发疫情病例样本的采集。

1. 采样种类 采集流感样病例的咽、鼻拭子,必要时,可同时采集血清样本。

2. 采样对象 ①咽、鼻拭子:发病3d内,未服用抗病毒药物[金刚烷胺、金刚乙胺、达菲(Tamiflu)等]的流感样病例。②急性期血清:发病后7d内的流感样病例。③恢复期血清:发病后2~4周的流感样病例。

3. 采样方法 ①咽拭子采集:对婴幼儿患者采集样本时,先将棉拭子用Hank氏液(pH为7.4)蘸湿,在试管壁挤干后,在被检者鼻咽部涂抹数次,然后将棉拭子置于含有3mL Hank氏液的试管内送检。采集5岁以上患者样本时,棉拭子可不必用Hank氏液蘸湿。②鼻拭子采集:将棉签轻轻插入鼻道内鼻腭处,停留片刻后缓慢转动退出。以同一拭子拭两侧鼻孔。将棉签头部浸入3~4mL采样液中,尾部弃去。③血清采集:采集静脉血5mL,离心后取上清液装至血清管中。血清样本应采集急性期与恢复期双份血清。

4. 样本采集数量 每一起暴发疫情一般应采集10份左右咽、鼻拭子样本(如果现症病例在10例以下的,应尽量全部采样)。对不能明确诊断的可酌情增加采样批次和采样数量。

5. 样本的包装 样本必须放在密封并有橡胶圈的螺口塑料试管内,做好标记;样本密闭后放入适当的塑料袋内;填写采样登记表,放入另一塑料袋密封。样本放入专用运输箱内,放入冰排,然后充填柔软物质,同一份样本可以放在同一个塑料袋内再次密封。

6. 样本的保存和运送 采集人员填写《流感样病例标本原始登记送检表》中采样及检测部分,并将样本运送至全国流感监测网络实验室进行检测。用于病毒分离和RT-PCR检测的样本采集后应在4℃条件下,于24h内运送至流感监测网络实验室,未能在24h内送至实验室的,应置于-70℃或-70℃以下保存。无-70℃条件的,可在-20℃冰箱中短暂保存。血清样本可暂冻存在-20℃以下冰箱。样本应由专人运送。

（三）样本检测

1. 实验室检测目的 核实暴发疫情是否为流感暴发；对分离到的流感病毒进行抗原性和基因特性分析，及时发现流感变异株；预测流行趋势。

2. 实验室检测方法的选择原则 ①流感样病例暴发疫情中常用的检测方法有流感快速诊断试剂盒检测、RT-PCR检测和病毒分离培养。其中，流感快速检测和RT-PCR检测可用于早期、快速的实验室检测。②具备流感快速检测和RT-PCR检测条件的地区，可选择这两种快速检测方法，尽快明确疫情性质。不具备流感快速检测和RT-PCR检测条件的地区，应尽量采集标本，送全国流感监测网络实验室进行流感病毒分离鉴定。③无论是否进行流感快速诊断试剂盒检测和RT-PCR检测，都应进行常规的流感病毒分离鉴定。尤其是流感快速检测和RT-PCR检测阳性的标本，应尽量分离到流感病毒。④血清学检测在流感样病例暴发疫情中仅作为一种推荐方法，供有条件的地区使用。

3. 实验室检测方法 具体如下。

（1）病毒分离鉴定：病毒分离鉴定是流感实验室诊断中最常用、高度敏感、最准确的方法之一，所分离到的病毒可长期保存，并可进行抗原性、基因特性分析。因此，常规用于暴发疫情实验室检测。

（2）RT-PCR法和Real-time PCR法检测病毒核酸：RT-PCR法和Real-time PCR法是检测流感病毒核酸的方法，能检测出浓度非常低的流感病毒的核酸，不管病毒是否具有活性均可进行测定。可选择区分流感病毒的A型通用引物、B型引物和能区分A型流感病毒不同亚型的引物同时进行试验。

（3）流感快速诊断试剂盒检测：流感快速诊断试剂盒可检测流感病毒的NP抗原和M1抗原，用于暴发疫情中流感样病例咽、鼻拭子或含漱液标本的快速检测。能在30min内提供检测结果，初步判断疫情性质，可在现场中使用，操作简便。快速检测比病毒分离培养或RT-PCR的敏感性低，无法确定流感病毒的亚型，部分试剂盒不能区分A型或B型流感病毒的感染，无法获得毒株及其分子生物学和抗原特征的信息。但鉴于其特异性高，可用于流感样病例暴发疫情检测，阳性结果可高度提示疫情性质，阴性结果尚不能排除流感。

（4）血清学检测：病例的急性期和恢复期双份血清，可采用本起暴发的分离株或国家流感中心每年提供的4种标准参照抗原，进行红细胞凝集抑制（hemagglutination inhibition，HI）试验，如恢复期血清特异性抗体较急性期增高4倍或以上，方可进行诊断。如果仅采集到病例的单份血清，可在相邻无流感暴发的地区,采集相应对照人群(50人份以上)的血清,进行HI试验,可推断暴发流行的病因。

（5）其他检测:对于不能诊断为流感的流感样暴发疫情,有条件的单位要开展其他病原实验室检测工作,以明确病原学病因。

（四）疫情控制措施

1. 隔离患者 ①对发热(体温≥38℃)或体温≥37.5℃,伴畏寒、咳嗽、头痛、肌肉酸痛者,应劝说其及时就医,并回家休息或安排在单独宿舍区居住,休息期间不参加集体活动,不进入公共场所。疫情发生单位指派人员配合当地卫生部门追踪记录转归情况。②热退48h后或根据医生建议,患者可恢复正常上课或上班。

2. 加强室内通风、换气,保持个人卫生 ①注意保持教室、宿舍、食堂等场所的空气流通,经常开窗通风,保持空气新鲜。每天通风不少于2h。学生上课时,宿舍要开窗通风;课间和课后教室要通风。注意应将窗户全部打开,形成对流。②自然通风不良的,需用机械加强通风。如确要使用中央空调或分体空调,应先请专业消毒公司清洗消毒空气滤网、管道后再使用,并保证足够的新风量。③使用分体式空调的场所上一节课后或上户外活动课时开启门窗,启动换气风扇换气,换气完毕再继续使用,换气时间按风扇流量、室内空间大小而定,保证室内空气交换1次以上。④勤晾晒被褥、勤洗手、勤换衣、不合用手帕等,养成饭前便后洗手的卫生习惯(勤洗手,咳嗽和打喷嚏时用手捂住嘴巴,使用一次性纸巾擦鼻涕),发病后或接触患者时要佩戴好口罩等。

3. 疫情监测分析 ①晨检制度:发生流感样病例暴发疫情的学校及托幼机构应强化每日晨检制度,发现流感样患者应劝其及时就医并回家休息。有条件的地区,防保人员应每日参与学校晨检,指导学校开展晨检工作,做好详细记录。督查学校防控措施的落实情况,追踪学生缺课原因。测量体温时要注意安全。一般情况下,不提倡全员测量体温。②缺勤、缺课监测:当学校发现因病缺勤、缺课人数短期内异常增加时,在向教育行政部门报告的同时,还应向当地卫生部门报告。③医疗机构门诊监测:医疗机构的门诊、急诊短期内发现就诊的流感样病例(尤其是中小学生)人数明显增加时,应做好登记,及时向当地防保所或疾病预防控制机构报告。④疾病预防控制机构的信息监测:疾病预防控制机构根据学校、辖区内医疗机构以及其他信息来源的报告情况,进行综合分析,评估疫情趋势,发现流感暴发苗头时及时预警。

4. 在流感样病例暴发期间,高危人群应避免集体活动 根据实际情况,建议暂停或禁止学校等单位在疫情期间进行集体活动,尽可能减少与发病班级学生(员工)的接触机会,避免全校(单位)或较多人员集会。提倡学生多进行户外活动,但应减少剧烈运动。

5. 在疫情发生期间,相关单位应采取日常消毒和终末消毒措施 日常性消毒可在当地疾病预防控制机构的指导下,由疫情发生单位自行开展;终末消毒由当地疾病预防控制机构开展。

6. 加强健康教育 在疫情发生单位可采用张贴宣传画、板报等形式,宣传卫生防病知识,加强健康教育。

7. 预防服药 明确疫情性质为流感暴发后,必要时,可建议卫生行政部门组织专家论证,在疫情发生单位开展预防性服药。药物可选金刚烷胺、金刚乙胺,有条件的还可选用达菲,用法参考世界卫生组织(World Health Organization, WTO)推荐量。也可选中药(方剂或合剂)进行预防。服药前要告知患者药物疗效、副作用等。预防性服药应根据自愿原则。

8. 应急接种 为控制流感疫情的进一步蔓延,保护易感人群,必要时,可按照《疫苗流通和预防接种管理条例》,对疫情发生单位中的易感人群开展流感疫苗应急接种。

思考与练习

1. 简述流感流行病学特征及预防要点。

2. 某学校发生了一起流感暴发疫情,假设你是一名疾控工作者,到现场如何开展疫情处置?

第四节　肠道传染病预防控制

肠道传染病是经粪-口途径传播,并以肠道炎症为主要表现的传染性疾病,其主要症状为腹泻、腹痛、呕吐等,部分患者有发热、头晕、乏力等症状,严重时可引起败血症和急性腹膜炎等。肠道传染病(如霍乱、伤寒、细菌性痢疾及诺如病毒等)传染性很强,发生疫情时,如果处置不及时、不得当,极易导致暴发疫情。常见的肠道传染病包括霍乱、伤寒、细菌性痢疾、甲型和戊型病毒性肝炎、手足口病等。本章以细菌性痢疾为例重点介绍肠道传染病的防控基本技能。

学习目的

1. 掌握细菌性痢疾流行病学特征及临床表现。
2. 掌握细菌性痢疾防控措施。
3. 掌握细菌性痢疾疫情处置方法。

预备知识

1. **病原学**　细菌性痢疾(简称菌痢)是由志贺菌属(又称痢疾杆菌)引起的肠道传染病,主要通过消化道传播。在我国的传染病防治法中,将其列为乙类传染病。

2. **流行病学**　①传染源:传染源包括急、慢性菌痢患者和带菌者。非典型患者、慢性患者及无症状带菌者由于症状不典型而易被误诊或漏诊,因此在流行病学中有重要意义。②传播途径:以粪-口为主要传播途径,经口食入粪便污染的食物、水等感染,也可经苍蝇等媒介传播。③易感性:人群普遍易感,以学龄前儿童与青壮年多发。患病后产生的免疫力不持久,因此易重复感染和多次发病。④流行特征:菌痢全年均可发生,但以夏秋季最为常见。一般5月发病量开始上升,8～9月达到高峰,10月逐渐下降。本病在年龄分布上有两个高峰,一个为学龄前儿童,一个为20～50岁的青壮年。

3. **常见临床表现**　潜伏期一般为1～4d,长者可达7d。起病急,有畏寒、发热,体温可达39℃以上,伴头痛、乏力、食欲减退,并出现腹痛、腹泻,稀水样便或黏液脓血便,里急后重,每日排便10余次。自然病程为1～2周,多数可自行恢复,少数可转为慢性。根据毒血症及肠道症状轻重,可分为普通型(典型)、轻型(非典型)、重型及中毒性4型。

4. **预防措施**　①管理传染源:疑似传染病患者应尽可能隔离治疗,对其住处和活动场所进行消毒处理。②管理密切接触者:对密切接触者进行医学观察,必要时隔离并采样检测。③保护易感人群:对易感人群进行健康教育,嘱其养成良好卫生习惯。④切断传播途径:做好饮用水监测与手卫生,严格把控

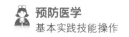
食品安全,保持良好的卫生环境,发生聚集性疫情时暂停聚餐活动。

技能操作方法

(一)现场流行病学调查处置

1. 散发疫情 散发疫情分散发生,彼此难以找到传播的联系,以县为单位发病率通常不会明显超过前5年的平均水平。对散发疫情要做好以下流行病学个案调查和处置:①做好病例的核实诊断和个案调查。②做好患者的隔离治疗,一般可居家隔离治疗。③确定密切接触者并医学观察1周,必要时可预防服药,做好职业人员的复查和返岗工作。④追溯传染源和可能引起疾病传播的因素,采取针对性的消毒、杀虫措施和饮食、饮水卫生措施。

2. 暴发疫情 暴发疫情是指3d内,同一学校、幼儿园、自然村寨、社区、建筑工地等集体单位发生细菌性痢疾病例10例及以上,或出现2例及以上死亡,或1周内在一个县(市)区域内细菌性痢疾的发病水平超过前5年同期平均发病水平1倍以上。对暴发疫情要做好以下流行病学调查和处置。①核实信息:对疫情做一般性了解,确定调查组人员,制定简要的调查计划。②核实诊断:明确暴发疫情的性质,排除误诊和实验室检测差错。③建立病例定义:现场调查早期病例,定义要宽松,以便发现更多可能的病例。④开展调查:根据个案流行病学调查表,对符合病例定义的病例开展调查。⑤确定暴发或流行的存在:根据发病情况和标准判断是否为暴发或流行及严重程度。⑥收集病例并调查相关流行因素:收集信息、采样检测。⑦描述性分析:时间及发展过程、"三间"分布、饮食和活动史等。⑧建立病因假设并验证:提出引起本次暴发疫情可能的病因、传播方式及其他影响因素的假设,通过病例对照调查、回顾性队列研究,进一步验证假设。⑨采取控制措施:调查与控制应同时进行,可早期先提出初步的控制和预防措施。随着调查的进展,当发现了暴发的直接原因后,再采取有针对性的预防和控制措施。同时,还需要开展监测,以评价防控措施的效果。⑩完善现场调查:为了完整、准确地评估流行或暴发的原因及特征,评价预防控制措施的效果,必要时需要进行更深入的调查研究。⑪撰写总结和调查报告:在一起疫情调查处理结束后,应及时撰写全面的调查总结报告,内容包括标题、背景、暴发疫情的发现和报告经过、发病经过、"三间"分布、临床表现、实验室检测结果、流行因素分析、所采取的措施及其效果评估、问题与建议等。

(二) 标本采集、运送

疫情发生地疾病预防控制机构负责暴发疫情病例样本的采集。

1. 标本的采集 粪便标本应在服用抗生素前采集。

(1) 粪便标本:①医院粪便标本采集:可使用留便盒、采便管或肛拭子。采集新鲜粪便的脓血、黏液、水样便或稀便部分1~5g。若患者不能自然排出大便,可用无菌的采样管或灭菌直肠棉拭子先在灭菌生理盐水中蘸湿后,轻轻旋转插入肛门内4~5cm,于紧靠肛环边的隐窝处旋转采集直肠黏液退出。②现场粪便标本采集:用两个灭菌棉拭子多点蘸取患者新鲜排出粪便的脓血、黏液、水样便或稀便部分,采便量为1~2g,立即保存于运送培养基内送检。③标本采集后立即填写采样登记表,并于采样管上写明被采集者的样品编号、姓名、性别和年龄,尽快送检。

(2) 水标本:①直接增菌法:采集可疑水样450mL,加入50mL 10倍浓缩的革兰阴性菌或同类型增菌肉汤,36℃±1℃增菌培养6~8h。②过滤集菌法:采集可疑水样500~1000mL,用0.45~0.65μm无菌滤膜过滤,取下滤膜,可直接接种于选择性琼脂平板过夜培养或无菌条件下剪碎后放入9mL革兰阴性菌或同类型增菌肉汤,36℃±1℃增菌培养6~8h后转种平板。另外,还有吸附沉淀法等方法。

(3) 食品标本:①固体食品:采取可疑食品(鱼虾类、肉类、禽蛋类、蔬菜、水果等)50~100g标本,置于广口瓶或无菌厚塑料袋中,实验室内无菌条件下称取样品25g,剪(绞)研碎后加入225mL革兰阴性菌或同类型增菌肉汤中,36℃±1℃增菌培养6~8h。②液体食品:采集可疑的鲜奶、酸奶、果汁饮料等液体标本50~100mL,或瓶(袋)装样品,迅速送到实验室;无菌条件下称取样品25g(mL),加入225mL革兰阴性菌或同类型增菌肉汤中,乳粉类应以无菌操作称取样品25g放入装有225mL灭菌盐水的三角瓶中,摇匀,36℃±1℃增菌培养6~8h。

(4) 其他标本:外环境标本可采集患者的污染衣物、抹布、污水、坑塘水、井水、公厕粪便等。应立即按1:10接种革兰阴性菌或同类型增菌肉汤。媒介昆虫如苍蝇类,用消毒蝇拍拍杀10~15只/份,装入9mL革兰阴性菌或同类型增菌肉汤,尽快送实验室,36℃±1℃增菌培养6~8h。

2. 标本的运送 采集的标本应立即送检,送到化验室的时间不得超过2h,否则标本应放入卡瑞-布莱尔(Cary-Blair)运送培养基中,在冰浴条件下送检。送检时应填写标本送检单。

（三）疫点消毒

消毒前,根据实际情况选择合理的消毒方法和消毒剂。消毒时,做好自我保护,突出消毒重点,严格区分已消毒和未消毒的物品,防止已消毒物品被再次污染。消毒后,按要求分类收集消毒器械和工作物品,携回的污染物品应立即分类做最终消毒并填写消毒记录及工作记录。完成后应清洗消毒器械,保持清洁干燥。

1. 井水消毒 ①水井卫生要求:水井应有井台、井盖,周围30m不得有渗水厕所、粪坑、垃圾堆等污染源。②直接投含氯消毒剂消毒法:按所需量消毒剂(一般每立方米水投加有效氯量2~6mg/L)加放入碗中,加少许冷水调成糊状,再加适量水静止10min,将上清液倒入井水中,用取水桶上下振荡数次,30min后即可正常使用井水。一般要求余氯量为0.5mg/L,2~3次/d。③持续加氯法:常用的工具有竹筒、无毒塑料袋、陶瓷罐或小口瓶,此法可减少对井水进行加氯消毒的次数,并保持一定的余氯量。一般容器内装250~500g含氯消毒剂,放入井内,用浮筒悬浮于水中,利用取水时的振荡,使容器中的含氯消毒剂慢慢从小孔中放出,以保持井水中一定的余氯量。一次加药后可持续消毒1周左右。应有专人负责定期投加药物,测定水中余氯量。

2. 灭蝇 主要针对孳生地、蝇蛆和成蝇。①搞好环境卫生,密闭储存垃圾和粪便,减少蝇类孳生繁殖。②杀灭蝇蛆:杀蝇蛆防治蝇类的方法有缺点,低剂量的杀虫剂会诱导幼虫产生抗性,还会伤害其自然捕食者。在使用药物灭蛆时,药液量至少每平方米500mL以上,使药物充分渗入孳生物表层10~15cm。昆虫生长调节剂、敌百虫、倍硫磷、杀虫冥松、马拉硫磷等,均可用于灭蛆。③采用多种方法杀灭成蝇。在紧急处理疫情时,在室内外可用醚增效的拟除虫菊酯类杀虫剂做超低容量喷雾及热烟雾喷洒,这是迅速降低蝇密度最有效的方法,宜在清晨进行。物理方法的捕蝇笼诱捕十分有效,每周更换新鲜诱饵即可,还可使用粘蝇纸。药物灭蝇可选用毒饵。

🔍 **思考与练习**

1. 简述日常生活中可能因哪些方式感染菌痢,应如何预防?
2. 某小学某班发现数名学生腹泻,疾控中心人员应如何开展疫情处置?

第五节　自然疫源性传染病预防控制

自然疫源性疾病是指病原体不依赖于人而能在一定的自然环境中的生物群落里长期生存繁殖,只有在一定情况下才传播给人的一类疾病。自然疫源性疾病的病原体包括病毒、细菌、螺旋体、立克次体、原虫等,引发的疾病种类较多。随着人类活动范围扩大以及气候环境变化,部分自然疫源性疾病疫源地呈逐渐扩大趋势,近些年新发的传染病也较多为自然疫源性疾病。现介绍我国流行较广、影响较大的自然疫源性疾病登革热、发热伴血小板减少综合征、狂犬病、流行性出血热和布鲁氏菌病的防控措施。

一、登革热防控

💜 **学习目的**

1. 掌握登革热疾病基本知识。
2. 掌握登革热疫情报告、调查技术和方法。
3. 掌握登革热常规监测以及应急监测的方法与技术。

➕ **预备知识**

1. 病原学　登革热(Dengue fever)是登革病毒(Dengue virus)引起的急性传染病,主要由伊蚊叮咬传播。登革病毒归为黄病毒科(Flaviviridae)中的黄病毒属(*Flavivirus*)。病毒颗粒呈哑铃状、棒状或球形,直径为40～50nm。登革病毒不耐热,60℃、30min 或 100℃、2min 即可灭活,但耐低温。登革病毒对酸、洗涤剂、乙醚、紫外线、0.65%甲醇溶液敏感。

2. 流行病学 ①传染源:患者和隐性感染者是主要传染源。患者在潜伏期末及发热期内有传染性,主要局限于发病前6～18h至发病后第3天,少数患者在病程第6天仍可在血液中分离出病毒。②传播途径:埃及伊蚊和白纹伊蚊是本病的主要传播媒虫。在东南亚和我国海南省,以埃及伊蚊为主;在太平洋岛屿和我国广东、广西等其他南方省份,则以白纹伊蚊为主。③易感人群:在新流行区,人群普遍易感,但发病以成人为主。在地方性流行区,当地成年居民的血清中几乎都可检出登革病毒的中和抗体,故发病以儿童为主。④流行特征:主要发生在东南亚、太平洋岛屿和加勒比海地区,我国主要发生于海南、台湾、香港、澳门、广东和广西;主要流行于夏秋两季。

3. 常见临床表现 潜伏期为3～15d,通常为5～8d,临床特点为突起发热,全身肌肉、骨关节痛,极度疲乏,皮疹,淋巴结肿大,以及因白细胞、血小板减少而出现的出血现象。

技能操作方法

(一)疫情发现与报告

1. 病例发现 医疗机构临床医生在接诊发热病例时,应询问其流行病学史。在门诊及住院患者中发现符合《登革热诊断标准》(WS 216—2018)疑似病例的,应及时采集患者血液标本进行检测。

2. 疫情报告 各级各类医疗机构、疾病预防控制机构、卫生检疫机构执行职务的医务人员,应在诊断登革热病例(疑似、临床或实验室诊断病例)后24h内填写报告卡进行网络直报。疫情报告时应在传染病报告信息管理系统(网络直报系统)传染病报告卡的备注栏注明病例感染来源、实验室检测结果、是否为重症病例,如"境外输入×国家/核酸阳性/非重症病例""境内输入×省×市×县/核酸阳性/非重症病例""本地病例/IgM阳性/重症病例"等类型。县(市、区)级疾病预防控制机构在疫情调查后应及时按要求订正备注栏信息。

3. 病例分类 根据登革热病例感染来源地不同,分为输入性病例和本地病例。

输入病例包括境外输入病例和境内输入病例两类。境外输入病例指发病前14d内到过登革热流行国家或地区的病例。境内输入病例是指发病前14d

内离开本县区(现住址),到过本县区外的境内登革热流行地区的病例。

本地病例指发病前14d内未离开本县区(现住址)的登革热病例。

4. 暴发疫情 暴发疫情是指在一个最长潜伏期(14d)内,在人口相对集中的地点(如一个社区、居委会、村庄、学校或其他集体单位等),发生3例及以上本地感染的登革热实验室诊断病例。

(二)登革热控制要点

1. 个案调查 县(市、区)疾控中心对每例病例开展详细的流行病学调查,重点调查病例发病前的一个最长潜伏期及病毒血症期内的活动地点、活动时间、活动方式、蚊虫叮咬史、诊疗情况等。同时,调查病例活动范围的自然条件、人群居住条件、流动人口特点、环境卫生、卫生设施、当地人习惯与风俗、植物、地形地貌、气温、降雨量、孳生地类型等,分析流行的自然因素和社会因素。

2. 病例管理 建议登革热病例尽可能进行住院防蚊隔离治疗。若病例症状较轻或经动员后确实不愿意住院治疗的,须做好居家防蚊隔离、落实好社区管理。①解除防蚊隔离标准:病程超过5d,并且热退24h以上可解除。②出院标准:登革热患者热退24h以上,同时临床症状缓解可予出院。

3. 病例搜索 各地出现本地病例和流行季出现输入病例时,必须开展病例搜索,也可根据风险评估和疫情控制需要适时开展。按照病例来源采用不同搜索策略。

对于散发病例,以感染者住所或与其相邻的若干户、感染者的工作地点等活动场所为中心,参考伊蚊活动范围划定半径200m之内空间范围为核心区,1例感染者可划定多个核心区,在核心区内搜索病例。可根据城区或乡村不同建筑类型,推测伊蚊活动范围,适当扩大或缩小搜索半径。

对于输入病例,应详细追查旅行史,重点在与其共同出行的人员中搜索。如病例发病前1d至发病后5d(病毒血症期)曾在本县(市、区)活动,还应在其生活、工作区域搜索可疑病例。

出现本地病例后,应第一时间开展社区病例搜索和医疗机构病例搜索。若出现暴发疫情,则根据疫情调查结果,开展风险评估,确定搜索范围后再开始搜索。

4. 应急监测 在流行季节发现输入或本地感染登革热病例时,作为疫情调查处理的重要内容,启动应急监测。

（1）监测区域。①核心区：以感染者住所或与其相邻的若干户、感染者的工作地点等活动场所为中心，参考伊蚊活动范围划定半径200m之内空间范围为核心区。1例感染者可划定多个核心区。②警戒区：在核心区外扩展半径200m范围为警戒区。农村一般以核心区周围自然村，必要时以行政村甚至乡、镇为警戒区。城市一般以核心区周围若干街巷、居委会或街道为警戒区。③监控区：根据不同登革热风险地区疫情大小、流行季节等因素，在警戒区外围划定监控区。

（2）监测方法。蚊蚴密度采用布雷图指数法监测，成蚊密度采用双层叠帐法监测。

（3）监测频次。①布雷图指数法：登革热疫情发生1～2d内，核心区和警戒区进行1次全面覆盖调查和应急蚊媒控制，随后每2～3d重复进行控制与调查，直至布雷图指数<5;警戒区每周调查1次;监控区每2周调查1次。②双层叠帐法：核心区每3d 1次,警戒区每周1次,监控区每2周1次;核心区、警戒区、监控区每次各选3个点开展监测。

5. 蚊媒控制　应采取快速杀灭成蚊和清除孳生地为重点的综合性防控措施。

（1）成蚊杀灭的一般原则：①选择国家正式登记的卫生杀虫剂等快速杀灭成蚊。②室外成蚊杀灭以超低容量喷雾为主要措施，配合对蚊虫栖息地(牲畜棚、绿化带等)的滞留喷洒。③室内成蚊杀灭以滞留喷洒为主要措施，重点场所在滞留喷洒的同时还需要进行超低容量喷雾。④处理应从警戒区到核心区，按由外到内次序处理。

（2）孳生地清理：组织发动相关部门和群众，在专业人员技术指导下，清除各类蚊虫孳生地。孳生地处理方法如下：①翻盆倒罐，清除闲置无用积水。清除废弃的容器，暂时闲置未用的容器应当逐一翻转倒放。②清除卫生死角和垃圾。清除绿化带和卫生死角的塑料薄膜、一次性塑料容器。③管理饮用水或功能性容器积水。饮用水容器要求严密加盖，每周至少换水1次，不能定期换水的功能性容器可放养食蚊鱼等。④种养水生植物的花瓶，每周至少换水1次，冲洗植物根部，彻底洗刷容器内壁；大型莲花缸、池，可放养食蚊鱼等。⑤竹筒、树洞的治理。公园、学校、园林景点的竹筒、树洞要用灰沙等堵塞，或对留根的竹筒，采用"十"字砍刀法，使其裂缝不再积水。⑥治理轮胎。轮胎要求叠放整齐并存放在室内或避雨的场所，如要堆放室外，要用防雨布严密遮盖，不积雨水。如不能有效遮盖，须对废弃轮胎进行打孔处理，防止积水。对于不能清除积水的轮胎,可使用双硫磷等灭蚊蚴剂处理。⑦对于其他不能清除的积水,如密闭市政管网的管道井、地下室或地下车库的集水井,建筑工地积水等,可采取投放长效灭蚊蚴剂控制蚊虫孳生。在使用过程中,记录灭蚊蚴剂的使用场所、使用剂量、处理前后的蚊蚴密度,评价灭蚊效果。

6. **应急控制结束标准** 在25d内无登革热新发病例,且核心区内布雷图指数降至5以下,同时双层叠帐法成蚊密度帐诱指数≤2(只/顶·h),则可以结束应急监测工作。

思考与练习

1. 登革热本地病例和输入病例的定义分别是什么?
2. 登革热个案调查时有哪些注意事项?
3. 登革热媒介应急监测要求及频次是什么?

二、发热伴血小板减少综合征防控

学习目的

1. 掌握发热伴血小板减少综合征基本知识。
2. 掌握发热伴血小板减少综合征疫情报告、调查技术和方法。
3. 掌握发热伴血小板减少综合征预防控制措施。
4. 掌握发热伴血小板减少综合征媒介调查方法。

预备知识

1. **病原学** 发热伴血小板减少综合征是由2006年发现的新型布尼亚病毒感染引起的,该病毒属于布尼亚病毒科(Bunyaviridae)白蛉病毒属(*Phlebovirus*),病毒颗粒呈球形,直径为80～100nm,布尼亚病毒科病毒抵抗力弱,不耐酸,易被热、乙醚、去氧胆酸钠和常用消毒剂及紫外线照射等迅速灭活。

2. **流行病学** ①传染源:尚不清楚。患者可为传染源,其血液和血性分泌物均具有传染性。②传播途径:尚不确定。目前,已从病例发现地区的蜱中分离到该病毒,部分病例发病前有明确的蜱叮咬史,已有报告接触患者血液和血性分泌物可导致感染。③易感人群:人群普遍易感,在丘陵、山地、森林等地区生活的居民和劳动者,以及赴该类地区户外活动的旅游者感染风险较高。④流行特征:目前病例报告分布在我国河南、湖北、山东、安徽、辽宁、江苏、浙江、云南等省的山区和丘陵地带的农村,呈高度散发,发病季节多为春夏两季。

3. 常见临床表现 潜伏期尚不十分明确,可能为1～2周。急性起病,主要临床表现为发热,体温多在38℃以上,重者持续高热,可达40℃以上,部分病例热程可长达10d以上,伴乏力、食欲明显缺乏、恶心、呕吐等。部分病例有头痛、肌肉酸痛、腹泻等。绝大多数患者预后良好,但既往有基础疾病、高龄、出现精神神经症状、出血倾向明显、低钠血症等患者易于重症化,预后较差。

技能操作方法

(一)疫情发现与报告

1. 病例发现 医疗机构临床医生在门诊及住院患者中发现符合发热伴血小板减少综合征疑似病例时,应及时采集患者血液标本进行检测。

2. 疫情报告 各级各类医疗机构、疾病预防控制机构、卫生检疫机构执行职务的医务人员,在诊断发热伴血小板减少综合征(疑似、临床或实验室诊断病例)后24h内填写报告卡进行网络直报。

(二)发热伴血小板减少综合征控制要点

1. 一般资料收集 收集当地的一般资料,包括调查时当地的气象资料(气温、降雨量、湿度、风力、风向等)、地理状况(地理位置、地形、地貌、湖泊、河流、流域等)、人口统计学资料、生产及生活方式(农业、牧业、狩猎等活动)、生活及卫生习惯、特殊风俗、社会经济状况以及其他相关资料等。

2. 个案调查 发现病例后,县(市、区)疾控中心应当及时开展流行病学个案调查。调查内容包括病例的基本情况、家庭及居住环境情况、暴露史、发病经过、就诊情况、实验室检查、诊断、转归等。

(1)基本情况:年龄、性别、民族、住址、职业、联系方式等。

(2)临床资料:通过查阅病历及化验记录,询问经治医生、患者本人及其家属等方法,详细了解病例的发病经过、就诊情况、实验室检查结果、诊断、治疗、疾病进展、转归等情况。

（3）患者家庭及居住环境情况：通过询问及现场调查，了解患者及其家庭成员情况、家庭居住位置、环境、家禽及家畜饲养情况等。

（4）暴露史及病例发病前活动范围：①询问病例发病前2周内劳动、旅行或可疑暴露史，了解其是否到过有蜱生长的场所，是否有蜱叮咬史。②询问病例发病前2周内与类似病例的接触情况，包括接触方式、地点等。

3. 病例管理　发热伴血小板减少综合征病例应住院治疗，按《发热伴血小板减少综合征经接触传播预防控制要点》（中疾控疾发〔2011〕379号）做好病例隔离与管理、医护及陪护人员防护、消毒等工作。出院标准为体温正常、症状消失、临床实验室检查指标基本正常或明显改善后。

4. 密切接触者医学观察　对接触过患者血液、体液、血性分泌物或排泄物等且未采取适宜防护措施的接触者，进行医学观察，自停止接触后观察14d，如出现发热等症状应立即前往医院诊治。

5. 宿主动物调查　①家养动物：牛、羊、犬血清各20份以上，且每个点总数不少于60份。采集调查动物静脉血5mL，分离血清，将血清和血细胞分装后送检，记录所采集动物的种类、雌雄、饲养方式、蜱等媒介昆虫寄生情况等。②鼠形动物：选择有代表性生境，每种生境布鼠笼100个，用油条做诱饵，连续布放2d，计算捕获率，每个点捕鼠总数不少于100只，分类鉴定后，无菌操作取鼠形动物的肝、脾、肺和血清，记录其种类、雌雄、体表寄生虫等。

6. 媒介调查　具体如下。

（1）调查地点：在病例可能感染的地点，或根据当地的地理景观选择媒介蜱的调查地点。开始阶段可从有确诊或可疑病例发生的地点开始，随调查的进展逐步向周边扩大。

（2）捕获方法：①布旗法：用约1m²大小的白绒布旗，在调查地段内定时进行拖蜱。拖蜱时，手持旗杆伸向一侧，使布旗平铺于草丛上，以等速缓步向前行走，每步行2m观察一次，将附着于旗上的蜱捡入玻璃管内保存。每小时检获蜱数即为蜱密度，单位为只/布旗·人工小时，每次捕蜱时间不少于1h（如蜱密度单位采用只/布旗·人工分钟，每次捕蜱时间一般不少于30min）。②动物体表捕获法：牛、羊、犬等家养动物用适当方式固定后，直接检取蜱、蚤等体表寄生虫；鼠形动物捕获后，及时放入鼠布袋带回实验室，用乙醚麻醉后，检取其体表的蜱、蚤、螨等寄生虫。将采集到的蜱、蚤、螨等媒介置于75%乙醇溶液中保存，不同动物体表采集到的媒介置于不同的管中，记录采集时间、地点、所来自动物等。

（3）调查数量：各地采集到的蜱的总数不少于100只，如果均为动物体表采集，应来自至少30只不同的动物。

7. 预防控制措施 ①加强病例管理，降低传播风险。②开展各级医疗卫生专业人员培训，提高防治能力。各地应当开展对医务人员和疾控人员的培训工作，提高医务人员发现、识别、报告和治疗能力，提高疾控人员的流行病学调查和疫情处置能力。③加强检测，提高实验室诊断能力。已发生疫情的，县（区）级疾病预防控制中心和医疗机构应当逐步建立该病的实验室诊断能力。④做好公众健康教育，提高公众防病知识水平。积极、广泛地宣传疾病防治和蜱等媒介的防治知识，使广大群众掌握最基本的预防常识，从而有意识地去保护自己，及时有效地采取预防手段，使公众正确对待疾病的发生，避免疫情发生后引起不必要的社会恐慌。⑤做好媒介控制工作，降低传播媒介密度。应当通过开展爱国卫生运动进行环境清理，必要时采取灭杀蜱等措施，降低生产、生活环境中蜱等传播媒介的密度。

思考与练习

1. 发热伴血小板减少综合征个案调查要求有哪些？
2. 发热伴血小板减少综合征媒介调查的方法有哪些？
3. 发热伴血小板减少综合征预防控制措施有哪些？

三、狂犬病防控

学习目的

1. 掌握狂犬病基本知识。
2. 掌握狂犬病疫情报告、调查技术和方法。
3. 掌握狂犬病预防控制措施。

预备知识

1. **病原学**　狂犬病(rabies)是由狂犬病毒(rabies virus)引起的急性传染病,狂犬病毒属弹状病毒科(Rhabdoviridae)拉沙病毒属(*Lyssavirus*),形似子弹,大小约为75nm×180nm。病毒易被紫外线、苯扎溴铵(新洁尔灭)、碘酒、高锰酸钾、乙醇、甲醛等灭活,100℃加热2min可灭活。

2. **流行病学**　①传染源:带狂犬病毒的动物是本病的传染源,我国狂犬病的主要传染源是病犬,其次为猫、猪、牛、马等家畜。一般来说,狂犬病患者不是传染源,不形成人与人之间的传播。②传播途径:病毒主要通过咬伤传播给人,也可由带病毒的动物唾液或感染性组织,污染各种伤口、黏膜,甚至引起结膜感染。③易感人群:人群普遍易感,兽医与动物饲养员尤其易感。

3. **常见临床表现**　潜伏期长短不一,大多在1~3个月内发病,个别病例潜伏期可短至数天或长达数月甚至数年。潜伏期长短与年龄、伤口部位、伤口深浅、入侵病毒数量和毒力等因素相关。典型临床表现分为3期:前驱期常有低热、倦怠、头痛、恶心、全身不适,继而恐惧不安,烦躁失眠,对声、光、风等刺激敏感而有喉头紧缩感;兴奋期表现为高度兴奋、恐惧不安、恐水、恐风,体温常升高,常出现流涎、多汗、心率加快、血压升高等交感神经功能亢进表现;麻痹期患者肌肉痉挛停止,进入全身弛缓性瘫痪,患者由安静进入昏迷状态,最后因呼吸、循环衰竭死亡。

技能操作方法

(一) 疫情发现与报告

1. **病例发现**　医疗机构临床医生根据《狂犬病诊断标准》(WS 281—2008)对符合狂犬病诊断标准的病例及时诊断。

2. **疫情报告**　各级各类医疗机构、疾病预防控制机构、卫生检疫机构执行职务的医务人员在诊断狂犬病病例(疑似、临床或实验室诊断病例)后24h内填写报告卡进行网络直报。

（二）狂犬病控制要点

1. **基本情况调查**　收集、分析当地自然因素、社会因素、动物情况以及既往狂犬病流行情况等。

2. **个案调查**　各县(市、区)疾控中心对每例狂犬病病例均要及时开展个案调查，重点掌握暴露(咬、抓伤等)及伤口处理情况、免疫接种情况、伤人动物情况，尤其是连续咬伤多人的动物。

3. **病例管理**　对确诊或疑似狂犬病患者及时送到指定医院住院隔离治疗。对病死尸体立即就近火化，不得转运，以免扩大污染区域。

4. **宿主动物调查**　对疫源地乡镇(街道)、社区的宿主动物进行快速调查，掌握宿主动物密度和免疫情况。

5. **控制措施**　①开展狂犬病暴露人群搜索，动员狂犬病暴露人员及时进行规范的暴露后处置。②由狂犬病暴露预防处置门诊对狂犬病暴露人群开展规范的暴露后预防处置。③患者就诊医院的门诊和病房、被病犬或患者污染的区域、患者的分泌物和排泄物都要严格消毒。④建议患者所在的乡镇(街道)组织公安、城管等部门及时追踪捕杀伤人犬，犬尸应消毒、焚烧、深埋(距离地面1m以上，距水源50m以上)。⑤建议捕杀疫点、疫区内所有野犬，对必须饲养的猎犬、警犬、实验用犬以及宠物犬、宠物猫加强管理，进行登记，并做好预防接种，对已发现的病犬、病猫必须击毙，以免伤人，并做好捕杀动物的无害化处理。⑥建议农业部门一个月内完成对疫区内犬类的高密度应急接种，建立宿主动物间免疫屏障。⑦疫区内不得转移、外售、剥食野犬或猫等疫源动物，一年内禁止引入任何犬、猫类等动物。⑧开展健康教育。利用多种形式为公众普及狂犬病防治知识，让人们了解狂犬病的危害性，提高群众的自我防范意识，做到群防群治，树立"早发现、早报告、早隔离、早治疗"意识，自觉做到"三不一坚持"，即对死亡或确诊发病的宿主动物不屠宰、不剥食、不销售，坚持对死亡动物尸体进行焚烧处理。⑨做好个人防护。疫情调查处置人员做好自我防护，建议进行狂犬病暴露前免疫处理。

🖊 思考与练习

1. 狂犬病个案调查有哪些要求？

2. 狂犬病预防控制措施有哪些？

四、流行性出血热防控

学习目的

1. 掌握流行性出血热基本知识。
2. 掌握流行性出血热疫情报告、调查技术和方法。
3. 掌握流行性出血热暴发疫情调查处置措施要求。

预备知识

1. 病原学　流行性出血热是由汉坦病毒属（*Hanta-viruses*）的各型病毒引起的。汉坦病毒属布尼亚病毒科，为负性单链 RNA 病毒，形态呈圆形或卵圆形，直径为 78～210nm。汉坦病毒对乙醚、氯仿、去氧胆酸盐敏感，不耐热、不耐酸，温度＞37℃、pH＜5.0 时易被灭活。56℃ 30min，或 100℃ 1min 可被灭活。对紫外线、酒精和碘酒等敏感。

2. 流行病学　具体如下。

（1）传染源：在我国主要宿主动物是啮齿类，以黑线姬鼠、褐家鼠为主要宿主动物和传染源。

（2）传播途径：①呼吸道传播。鼠类携带病毒的排泄物污染尘埃后形成气溶胶，经呼吸道传播给人。②消化道传播。人进食被携带病毒的鼠类排泄物污染的食物，经口或胃肠道黏膜感染。③接触传播。被鼠咬伤或破损伤口接触带病毒的鼠类排泄物或血液后感染。④垂直传播。孕妇感染本病后可经胎盘传播给胎儿。⑤虫媒传播。从恙螨和柏次禽刺螨中分离到汉坦病毒。

（3）易感人群：人群普遍易感，流行区隐性感染率可达 3.5%～4.3%。

（4）流行特征：主要分布在亚洲，其次为欧洲和非洲，该病一年四季均可发病，有较明显的高峰季节，以男性青壮年农民和工人发病较高。

3. 常见临床表现　潜伏期为 4～46d，一般为 7～14d，以 2 周多见。典型病例病程中有发热期、低血压休克期、少尿期、多尿期和恢复期，主要表现为发热、肾损害、毛细血管损伤、尿毒症、水电解质紊乱、弥散性血管内凝血（disseminated intravascular coagulation，DIC）等。

技能操作方法

（一）病例发现与报告

1. 病例发现　医疗机构临床医生发现符合《流行性出血热诊断标准》(WS 278—2008)疑似病例标准的患者时,应及时采集患者血标本检测。

2. 病例报告　各级各类医疗机构、疾病预防控制机构、卫生检疫机构执行职务的医务人员在诊断流行性出血热病例(疑似、临床或实验室诊断病例)后24h内填写报告卡进行网络直报。

3. 暴发疫情　1周内,在同一自然村、社区、建筑工地、学校等集体单位发生5例及以上流行性出血热,或者死亡1例及以上的。

（二）流行性出血热控制要点

1. 个案调查　各县(市、区)疾病预防控制中心负责对本辖区内医疗机构报告或发现的流行性出血热疑似病例、临床诊断病例和实验室确诊病例全部进行个案调查。

2. 血清学核实诊断　县级疾病预防控制中心对辖区内医疗机构报告的50%以上的疑似病例和临床诊断病例采集急性期(发病7d内)血清或双份血清,进行血清学核实诊断。

3. 病例管理　病例住院隔离治疗,做好病例排泄物、呕吐物的处理。

4. 暴发疫情调查与监测　具体如下。

（1）核实诊断:①病例核实。对报告的病例逐个进行详细的个案调查,并进行血清学或病原学检测。②疫情核实。了解暴发点近期有无类似病例发生,并对发现的可疑病例进行个案调查,了解"三间"分布情况。对所有患者进行血清学或病原学检测。

（2）基本情况调查:①详细调查暴发点的人口资料、患者及居民居住环境、自然地理景观、气象资料等流行因素。②调查暴发点所在地的既往疫情情况和流行强度。③了解暴发点所在地流行性出血热宿主动物的种类、分布、密度及感染情况。④分析、预测流行趋势。

（3）宿主动物调查:在暴发点的居民区(患者居住地及周围)和野外进行宿主动物种类、密度调查,捕获数量各品种不少于50只,对捕获的宿主动物进行感染状况调查。①密度监测。A.调查点的选择:根据监测点的疫情分布情况和地理景观选择调查地点。农村居民区应选择有代表性的、既往有流行性出血热病例发生的自然村;在该自然村外500m半径范围内,进行野外鼠密度调查,应选在河流、水渠、道路两旁、田埂、坟地和场院等可能有鼠类栖息活动的地方。B.方法:采用夹夜法捕鼠,野外300夹次/d,室内100夹次/d,连续捕鼠3d以上,进行鼠密度和鼠种构成调查。②鼠感染率调查。各监测点,每次分别在居民区和野外各捕鼠50只以上,解剖捕获鼠取鼠肺和鼠血,在完成捕鼠任务后1个月内分别检测病毒抗原和抗体,计算感染率。

(4)人群感染状况调查:采集暴发点内高危人群血标本50～100份,用免疫荧光法或ELISA法进行抗体水平的检测,了解人群感染状况。

5. 控制措施 在暴发疫情核实后,立即对暴发点采取灭鼠防鼠、预防接种等综合性防制措施,同时做好患者的管理工作。①灭鼠。按照卫生部流行性出血热防治工作的有关要求进行灭鼠。灭鼠3周后的室内鼠密度应达到1%以下、室外3%以下。②应急预防接种。对暴发点内的高危人群实施应急预防接种,接种率应达80%以上,防止疫情蔓延。③灭螨。对床铺、草垫、地面、室外草丛、柴草堆等处采用药物灭螨。④环境治理。大力开展卫生运动,整治和改善环境卫生。⑤健康教育。利用各种媒体途径,在发生暴发的地区,开展流行性出血热防病知识的宣传,增强群众防病和参与防治的意识。

6. 效果评估 对灭鼠、杀虫、预防接种等控制措施的效果进行评估。

7. 总结 暴发疫情处理后,及时收集、整理、统计、分析调查资料,要求调查、评价等表格齐全,记录完整。并在疫情处理结束后7d内,写出详细的暴发调查报告,逐级上报。

思考与练习

1. 流行性出血热的个案调查要求有哪些?
2. 流行性出血热宿主动物调查有哪些内容?
3. 流行性出血热的暴发疫情调查处置措施要求有哪些?

五、布鲁氏菌病监测与防控

布鲁氏菌病简称"布病",是由布鲁氏菌属的细菌侵入机体引起的人畜共患传染-变态反应性疾病,临床上主要表现为病情轻重不一的发热、多汗、关节痛等,在我国属于乙类传染病。人主要通过接触病畜及其产品或污染物而感染。20世纪90年代中后期以来,我国布病疫情持续呈上升趋势,近年疫情上升趋势更为明显,发病率居甲、乙两类传染病前10位。我国布病病例主要集中在北方地区,南方地区以散发病例为主,但暴发疫情仍时有发生。布病不但严重危及人民身体健康和公共卫生安全,而且严重影响畜牧业生产。本节将着重介绍布病的疫情处置技能和人群筛查常用的方法。

♥ 学习目的

1. 掌握布鲁氏菌病疫情处置流程。
2. 掌握布鲁氏菌血清学初筛常用实验室方法(虎红平板凝集试验)。
3. 了解人间布病采样方法。

♨ 预备知识

布病的流行病学 染疫的羊、牛、犬及猪是人间布病的主要传染源,主要经皮肤及黏膜直接接触、呼吸道和消化道传播。各类人群(不同年龄、性别、人种、民族及地区等)普遍易感,家畜(重点是羊、奶牛)养殖、交易、屠宰、挤乳及畜产品加工的从业者发病率较高。

♨ 技能操作方法

(一) 布病重点人群的监测

1. **监测对象** 与牲畜及畜产品有接触的职业人群,重点是对从事家畜(羊、奶牛)养殖、交易、屠宰、挤乳和畜产品加工的职业人员进行主动监测,年龄为15~70岁。

2. **监测数量** 要求一类地区(北京、天津、河北、山西、内蒙古、辽宁、吉林、黑龙江、山东、河南、陕西、甘肃、青海、宁夏、新疆等15个省市和新疆生产建设兵团)每个监测点每年不少于400人,二类地区(上海、江苏、浙江、安徽、福建、江西、湖北、湖南、广东、广西、重庆、四川、贵州、云南及西藏等15个省市)每个监测点每年不少于200人,三类地区(海南)每个监测点每年不少于100人。

3. **监测场所** 根据当地实际情况设定监测点,选择职业人群集中的乡(镇)及屠宰场、牲畜交易市场和畜产品加工厂等工作场所,作为固定监测乡(镇)和固定监测场所,开展连续监测。选择固定监测乡(镇)养殖户集中的若干个村和若干个固定监测场所,对所有符合条件的兽医、饲养员、放牧员、接羔员、育羔员和牲畜交易、屠宰、皮毛、乳肉加工人员等职业人群开展监测。固定监测乡(镇)或者固定监测场所的数量根据调查样本量确定。

4. **监测时间** 全年开展监测工作,重点在流行季节(3～8月)。

5. **监测内容** 对所有监测对象采用虎红平板凝集试验进行初筛,阳性者再采用试管凝集试验确诊。血清学检查结果阳性者应当由临床医生进一步明确诊断,及时治疗。

(二)布病疫情处置流程

1. **相关定义** ①疫点:造成本次疫情的畜群可能活动范围或传播因子的可能污染范围。②暴发疫情:3周内,同一饲养场、牲畜集散市场、屠宰加工厂等场所或自然村(居委会)等局部地区内发生3例及以上新发急性期人间布病病例。③新发疫情:既往5年内无疫情的县(区),发生1例及以上在本地获得感染的人间布病病例。

2. **处置流程** 具体如下。

(1)疫情报告:各级医疗卫生机构,发现人间布病病例,应按照《传染病防治法》等有关规定及时进行病例报告。达到突发公共卫生事件标准者,按照有关规定进行事件报告。

(2)疫情通报:发现人间布病疫情后,及时通报当地畜牧兽医部门,并上报当地政府。在当地政府领导下,与有关部门组成联合调查处理工作组共同开展疫情调查处置工作。

(3)现场调查:①核实诊断:收集病例的流行病学史、临床表现和实验室检查结果,根据《布鲁氏菌病诊断标准》(WS 269—2019)做出核实诊断。②对确诊的病例进行个案调查,对病例的生产、生活环境开展暴露因素调查。③划定疫点:根据调查资料划定疫点范围。④病例搜索:搜索范围为首发病例发病前3周至调查之日内接触过可疑病畜或畜产品的人群。对搜索到的可疑病例应及时采样,进行布病血清学检测,具备条件时应开展病原学检测,并按照《布鲁氏菌病诊断标准》(WS 269—2019)做出核实诊断。⑤分析、调查暴发疫情原因：卫生行政部门联合农业等相关部门及时汇总、分析有关信息，分析疫情特征，确定造成本次疫情的传染源、传播途径，追溯致病畜群或畜产品的来源，提出处理建议，有针对性地采取各类措施，清除传播因子、切断传播途径、保护易感人群，阻止疫情蔓延。⑥撰写疫情调查报告：及时撰写疫情控制工作报告，分析疫情发生原因及影响因素、评估疫情控制效果、今后的防治意见，上报同级卫生行政部门和上级疾病预防控制机构，并通报当地动物疫病防控机构。

（三）布病采样方法

1. 用于实验室血清诊断的血液样本采集方法　用无菌真空干燥管，采集患者非抗凝血，及时分离血清并以每管0.5mL分装，保存于带螺旋盖、内有垫圈的冻存管，或无菌EP管中，标记清楚后低温保存，及时送相关实验室检测。

2. 用于菌株分离的血液样本采集方法　对怀疑感染布鲁氏菌病的患者，在使用抗生素治疗前，无菌采集血液样本3～5mL，尽快注入血培养瓶，在37℃条件下培养，若怀疑是牛种布鲁氏菌感染，需放入二氧化碳培养箱中通二氧化碳培养。

（四）常用的布氏菌血清学初筛的实验室方法

虎红平板凝集试验又称班氏孟加拉红平板凝集试验，为常用的布氏菌血清学初筛实验室方法。所用的抗原是酸性(pH为3.6～3.9)带色的抗原，该抗原与被检血清作用时能抑制血清中的IgM类抗体的凝集活性，检查出的抗体是IgG类，因此提高了该项反应的特异性。该试验简便、快速、容易操作，适于基层大面积的检疫；有一定敏感性，检查牛的阳性率稍高于绵羊、山羊；因为在酸性环境下IgM活性受抑，此法主要是检查IgG类凝集抗体，所以特异性较好，与补体结合试验、二巯基乙醇(2-ME)试验和抗球蛋白(Coombs)试验有较高的吻合率；该法受制备抗原时条件影响的较大，所以每批制备抗原应予以检查、标准化方可应用。

思考与练习

1. 布病重点监测的职业人群有哪些？

2. 在布病疫情调查过程中需要获取哪些信息？

第二章
艾滋病、性病、麻风病预防控制

　　艾滋病、性病是严重损害人类健康的疾病，艾滋病、性病的流行是全世界面临的重大公共卫生问题和社会问题。截至2018年底，我国估计存活艾滋病感染者约125万，全人群感染率约为9.0/万。自1985年我国报告首例艾滋病病例以来，艾滋病在我国传播流行已经30余年，在传播途径、感染人群、流行地区等方面都发生了很大变化。我国艾滋病传播流行已演变为经性途径传播为主，2016年经性途径传播占当年新报告艾滋病病毒感染者人数的95%，异性性行为占67%，男男性行为占28%。党中央、国务院高度重视艾滋病防治工作，将其作为关系国家经济发展、社会稳定、国家安全和民族兴衰的战略问题纳入政府工作的重要议事日程。国务院先后制定下发了我国预防与控制艾滋病中长期规划、遏制与防治艾滋病行动计划，颁布实施了《艾滋病防治条例》。习近平总书记、李克强总理等党和国家领导人多次考察艾滋病防治工作，看望艾滋病患者、医护人员和志愿者，并做出一系列重要指示和批示，强调做好艾滋病防治工作，关系人民生命健康、关系社会和谐稳定，是党和政府义不容辞的责任。各级党委和政府要坚持以人为本、以民为本，以对人民高度负责的精神，切实把艾滋病防治工作抓紧抓好。艾滋病防控是一项社会系统工程，需要落实涵盖宣传教育、监测检测、行为干预、随访管理、抗病毒治疗等在内的一系列综合防控措施。

第一节　艾滋病哨点监测

　　艾滋病哨点监测是采用系列横断面调查方法，选择有代表性的地区和人群，按照统一的监测方案和检测试剂，连续开展定点、定时、定量的HIV抗体检测，同时收集监测人群与艾滋病传播相关的高危行为信息，获得不同地区、不同人群HIV感染状况和行为危险因素及变化趋势的资料。根据我国目前艾滋病流行特点和趋势,结合防治工作需求,从2009年开始,对现有国家级艾滋病哨点和综合监测点进行调整和整合,建立全国艾滋病哨点监测系统。

学习目的

了解不同人群的艾滋病哨点监测方法。

预备知识

1. 艾滋病哨点监测定义　艾滋病哨点监测是指在固定地点、固定时间连续收集特定人群中HIV感染状况、行为特征及相关信息,为分析当地艾滋病流行趋势、评价艾滋病预防与控制效果提供依据。

2. 艾滋病哨点监测目的　艾滋病哨点监测是为了了解不同地区特定人群艾滋病流行状况和流行因素,分析不同地区特定人群艾滋病流行趋势,为艾滋病疫情的估计和预测提供信息,为制定艾滋病防治策略和干预措施及效果评价提供依据。

3. 国家级艾滋病监测对象　包括吸毒者、男男性行为者、暗娼、性病门诊男性就诊者、男性长途汽车司乘人员、孕产妇、青年学生和流动人口共八类高危人群、重点人群或一般人群。

4. 监测内容　①一般人口学信息:年龄、性别、婚姻状况、户籍、民族、文化程度等;②血清学信息:艾滋病病毒抗体检测、梅毒抗体检测以及丙肝抗体检测情况;③行为学信息:性行为、吸毒行为等高危行为信息;④艾滋病防治有关信息:艾滋病防治知识知晓率、接受检测和行为干预服务的情况等。

技能操作方法

（一）艾滋病哨点监测时间及样本量

1. 监测时间　监测周期为每年一次。4～6月为哨点监测期,在监测期内如果样本量已达到监测要求,即可停止征集。如果监测期结束时样本量仍不足,最多可延长一个月。

　　如果在监测期内发生影响监测工作实施的事件,如治安整治活动、人群大量外出、监测人群开展较大规模的流行病学调查等,可酌情变更监测期,但持续的监测期长短不得变更。

　　2. 样本量　①青年学生监测哨点样本量为800人,其他各类监测人群每个监测哨点样本量为400人;②如果当地某类高危人群感染率高于10%,则该类人群监测哨点样本量可以减少到250人;③如果某类高危人群达不到400人的样本量,则以实际监测的样本量上报;④监测中发现的既往艾滋病病毒抗体阳性者也应纳入到监测对象中,并完成采血和梅毒、丙肝检测。

（二）各类监测人群的抽取方法

　　1. 吸毒者　指口服、吸入和注射海洛因、可卡因、鸦片、大麻、吗啡、冰毒、K粉、摇头丸、麻古等毒品的人。吸毒者监测对象按其来源可分为以下两类:①监管场所吸毒者。对监测期内新进入监管场所的所有吸毒者(包括已知的既往艾滋病抗体阳性者)进行监测。②社区吸毒者。在社区内采用滚雪球等方法招募监测对象。调查员到社区找到关键知情人或监测部门认识的吸毒者,由其介绍各自所认识的吸毒者接受调查;再要求每位吸毒者提供一定数量的其所认识的吸毒者的信息,包括姓名、地址、联系方式等,并依靠这些信息再找到其他吸毒者,以此类推下去,样本就像滚雪球一样越来越大,直到完成所需样本量。

　　美沙酮维持治疗门诊的吸毒者,最近一个月吗啡尿检阳性者可作为吸毒者监测对象,但是严禁纳入尿检阴性者。

　　如果社区或监管场所单独设点不能满足样本量要求,可在本地区的监管场所或社区进行补充,但两者的比例要相对固定。在社区设立的监测哨点,社区吸毒者比例不低于2/3;在监管场所设立的监测哨点,监管场所吸毒者比例不低于2/3。

　　2. 男男性行为者　指过去一年内有过插入性口交或肛交同性性行为的男性。男男性行为人群监测对象的招募可采用以下三种方式获得。

　　（1）滚雪球抽样:可通过调查员到社区找到关键知情人或监测机构认识的男男性行为者,并依靠他们找到其他男男性行为者,以此类推下去,直到完成所需样本量。抽样时,最好选择几个具有不同特征和行为习惯的男男性行为者作为最初调查对象(又称"种子"),从而尽可能避免或减少选择偏倚。

　　（2）男男性行为人群活动场所招募:根据当地男男性行为人群危险行为

特点,将场所分为两个层次:①酒吧、夜总会、茶吧、浴池、桑拿房等;②公厕、公园等。根据对当地两个层次的男男性行为人群规模的估计,按比例抽样。具体分为三步:第一步,绘制场所分布图。分布图上应标示出男男性行为人群活动场所的名称、类别、地理位置、人员数量估计及分布等。第二步,抽取监测场所。根据分布图上标示的场所分布情况选取监测场所。如果场所较少,可全部纳入监测。如果场所较多,则按场所类型分为两层,按各层男男性行为者规模构成比例,在每一层内随机抽取适量场所。第三步,抽取监测人群。在抽中的场所内采取整群抽样,对抽中的男男性行为者进行调查。

(3)网络招募:在监测期内通过在男男性行为人群经常出现的网络论坛、网络聊天室或即时聊天软件上发布招募信息获得监测对象。

3. 暗娼 指目前从事商业性性交易的女性。原则上对该人群的监测应在社区内发生高危行为的场所,或在暗娼监管场所内进行。①社区监测哨点。根据当地暗娼危险行为状况,可将发生高危行为的场所分为高、中、低三个层次。低等层次暗娼不得低于监测样本量的10%,来自中等层次场所的暗娼不低于40%。对发生高危行为的场所进行抽样一般分为以下三步:第一步,绘制场所分布图。为正确掌握监测地区暗娼活动场所的分布及构成情况,抽样前应绘制场所分布图并确定抽样框架。在分布图上标出暗娼活动场所的名称、类别、地理位置、人员数量估计、街头暗娼分布及数量估计等。第二步,抽取调查场所。根据分布图上标示出的场所分布情况选取监测场所。如果场所较少,可全部纳入监测。如场所较多,则按场所类型分为三层,按各层暗娼规模构成比例,在每一层内随机抽取适量场所(至少3个)。第三步,抽取监测人群。如抽中的场所中暗娼人数较少(≤25人),则采取整群调查;如暗娼人数较多(>25人),则随机抽取25人进行调查。②监管场所监测哨点:监测期内需对新近被收容进入监管场所的妇女进行甄别,凡因卖淫行为被收容的妇女均应纳入监测。在暗娼监管场所内,因吸毒等其他原因而被收容的妇女,即使其有卖淫行为,也不应作为暗娼监测对象进行监测。

4. 性病门诊男性就诊者 指主动前来性病门诊或相关门诊就诊的男性,无论其是否被诊断患有性病,均应纳入监测对象。严禁纳入生殖医学咨询者、皮肤病就诊者以及各类防治或科研项目招募的研究对象。

性病门诊男性就诊者监测点要求采用连续采样方法,对监测期内首次来门诊诊治性病、年龄≥15岁的男性均需纳入监测。这类监测对象的采样应强调连续性,即要求所有符合条件者应该全部纳入监测。

5. **男性长途汽车司乘人员** 指因从事长途汽车运输、最近3个月至少在外住宿3次的男性长途汽车司机或乘务员等。男性长途汽车司乘人员监测对象可从以下途径获得:①通过负责司机体检的单位,在年度常规从业体检时招募监测对象。监测时间可根据体检时间而定,不得包括非长途汽车运输司机。②在长途汽车司乘人员休息站招募。在监测期内,对选定的长途汽车司乘人员休息站中所有符合监测对象条件者进行监测。

6. **孕产妇** 指为准备分娩进行孕产期保健的孕妇,不包括到妇女保健机构进行计划生育手术的人员。在监测期内,对首次来监测哨点建卡或进行围产期保健的孕妇连续采样进行监测;对已在别处建卡,首次来监测哨点进行围产期保健的孕妇也应进行相应监测。对于门诊和住院孕产妇均应进行监测,但门诊和住院孕产妇的比例应该保持相对稳定。

7. **青年学生** 在监测哨点所在地区选择大学、中等职业专科学校注册的在读学生,采用分阶段整群抽样方法进行监测。每次监测时的抽样框架应固定。抽样分为三步。第一步,抽取学校。根据当地教育部门提供的监测哨点所在地区大学、中等职业专科学校的分布、设置情况,确定抽样框架,随机抽取不少于2所学校,并考虑涵盖不同种类的学校。第二步,抽取班级。在选中的学校内,每所学校按年级列出班级清单,随机抽取一定数量的班级。第三步,抽取学生样本。将所选班级内的所有学生作为监测调查对象进行监测。如学生人数太多也可考虑采用随机抽样方法抽取其中一部分学生。每所学校应不少于100名学生,男女各半。

8. **男性流动人群** 指在宾馆服务业、工厂、公司、建筑工地或在劳务市场求职的户口不在本地区的男性农民工。流动是指在没有改变原居住地户口的情况下,到户口所在地以外的地方从事务工、经商、社会服务等各种经济活动的人群,应排除旅游、上学、访友、探亲、就医、从军等情形。

监测哨点应设在流入地,哨点监测对象为男性。监测对象可从流动人口集聚的场所征集,并结合当地流动人口登记管理和健康体检等工作开展监测,如外来人口较为集中的建筑工地、厂矿、集贸市场等所在地区。

(三)监测内容

1. **现场问卷调查和采血** 根据监测人群的类别选择不同的调查问卷,开展现场问卷调查同时采集血液。血样的采集需按照《全国艾滋病检测技术规范(2015年版)》相关要求操作,由专人负责血标本的采集、保存和运送,以保证生物安全。采用实名有关联检测时,应确保不能因被监测者参与率下降而使监测信度降低,同时注意相关信息的保密。

2. 实验室检测 采集的血样开展HIV抗体检测、梅毒抗体检测以及丙型肝炎病毒(hepatitis C virus, HCV)抗体检测。执行哨点监测工作的实验室必须是依据《全国艾滋病检测工作管理办法》验收合格的艾滋病检测实验室。检测试剂使用性病艾滋病预防控制中心统一招标的试剂。

(1) HIV抗体检测:所有样品均使用酶联免疫吸附测定(enzyme-linked immunosorbent assay, ELISA)试剂进行初筛,结果阴性者判为阴性,不再进行复检;所有初筛阳性的样品使用另一种不同原理或不同厂家的ELISA试剂进行复检,两次检测结果均呈阳性时,即可判定为HIV抗体阳性,用于哨点监测结果的报告。复检结果如为阴性,则判为阴性结果;如需将检测结果通知本人,应按照《全国艾滋病检测技术规范(2015年版)》相关要求进行HIV抗体检测结果的判断和告知。

(2) 梅毒抗体检测:所有样品均使用ELISA试剂进行梅毒抗体的初筛。结果阴性者判为阴性,不再进行复检;所有初筛阳性的样品使用非特异检测方法-梅毒甲苯胺红不加热血清试验(tolulized red unheated serum test, TRUST)诊断试剂检测血清中梅毒反应素,进行梅毒复检。两次检测结果均呈阳性时,即可判定梅毒抗体阳性,用于哨点监测结果的报告。复检结果如为阴性,则判为阴性结果。ELISA和TRUST检测操作方法及结果判定均参照试剂说明书的要求执行。

(3) HCV抗体检测:所有样品均使用ELISA试剂进行初筛,结果阴性者判为阴性,不再进行复检;所有初筛阳性的样品使用另一种不同原理或厂家的ELISA试剂进行复检,两次检测结果均呈阳性时,即可判定HCV抗体阳性,用于哨点监测结果的报告。复检结果如为阴性,则判为阴性结果。

3. 监测数据的收集 承担监测任务的县(市、区)级疾病预防控制中心负责监测哨点数据的收集和管理,并确定专人负责。哨点监测数据每年8月31日前统一录入哨点监测问卷调查管理系统。原始调查问卷保存在承担监测任务的机构,至少保存5年。各哨点负责单位须对录入的数据进行审核,检查是否存在错录、漏录以及逻辑错误等,对存在的错误进行修订。在上传数据之后,填报本哨点的监测结果一览表。

4. 监测数据的分析 对上传到网络的数据进行数据清理、数据质量及有效性检查。对发现的极端值或歧义值,需在进一步调查、核实的基础上按照统一的统计规则进行处置。各项监测指标应按照人群、时间、地点进行分析,列出各类监测哨点中各类监测人群HIV抗体阳性率及其90%可信区间。承担和负责哨点监测工作的机构应及时完成本年监测报告,呈报本级卫生行政部门及上级疾病预防控制中心。

🖊 思考与练习

1. 艾滋病哨点监测的监测人群有哪些?
2. 如何根据不同人群开展艾滋病哨点监测?

第二节　艾滋病高危行为干预

艾滋病高危行为干预是针对个体或群体的与性病、艾滋病有关的危险行为及其影响因素,采取一系列措施促使目标人群改变、减少和避免危险行为,保持低危或安全行为。其目的是提高被干预对象的艾滋病、性病防治知识、政策和相关信息,减少危险行为,同时也可发现和管理感染者/病人,减缓或阻遏艾滋病在该人群中的传播。艾滋病高危行为干预的重点人群包括男男性行为人群(men who have sex with men, MSM)、吸毒人群、暗娼人群、性病就诊者、青年学生以及男性老年人群等。

❤ 学习目的

1. 掌握艾滋病高危行为干预措施。
2. 了解艾滋病高危行为干预信息管理流程。

🏥 预备知识

(1)《异性传播高危人群预防艾滋病干预工作指南》(中国性病艾滋病预防控制中心,2016年5月)。

（2）《男男性行为人群预防艾滋病干预工作指南》（中国性病艾滋病预防控制中心，2016年5月）。

（3）浙江省疾病预防控制中心办公室关于下发青年学生、老年人预防艾滋病宣传教育及促进男男性行为人群艾滋病检测宣传教育核心信息的通知（浙疾办便函〔2015〕56号）。

（4）教育部、卫生部关于进一步加强学校预防艾滋病教育工作的意见（教体艺〔2011〕1号）。

（5）浙江省教育厅、浙江省卫生计生委关于进一步加强学校预防艾滋病工作的通知（浙教体〔2015〕12号）。

技能操作方法

（一）艾滋病高危行为干预工作内容及措施

1. **分析现状**　高危人群干预工作队在开展工作前，应首先调查了解当地艾滋病、性病流行特征及危险因素；当地高危行为的种类、存在方式和规模；高危场所的种类、数量与分布；高危人群的特点、数量与分布；性病诊疗（妇女保健）服务医疗机构的数量、分布和服务质量；参与高危行为干预工作的有关部门情况；经过动员可参与艾滋病防治工作的非政府组织和社会力量；现有人力、物力和经费等资源与落实干预任务之间存在的差距等。据此确定干预工作重点、对象、任务、经费分配和干预方式，为制订高危行为干预工作实施计划提供依据。上述信息每年更新一次，作为制订下一年度干预工作计划和经费预算的依据。

2. **制订实施计划**　根据现状分析和上级工作要求，逐级制订本级高危行为干预工作实施计划，应包括具体的工作指标（如干预工作覆盖的娱乐场所及从业人员数量等）、工作内容、实施方式、参与机构职责任务、时间安排、评估考核办法和保障措施等。制订计划时应与公安、工商、文化等有关部门和单位协商，确保目标人群参与，并明确有关部门、社区和社会团体的责任、任务和检查办法。计划应突出重点，责任到人，力求实效，并及时调整和完善，提高可行性。

3. **组织培训**　积极动员各地防治技术力量，通过选择现场，建立观摩教学基地等方式，实施片区化培训。对从事高危行为干预工作的专业队伍、社区、社团等组织的骨干和高危行为人群同伴教育者进行系统培训,掌握开展干预工作基本知识和必备技能,发现并培训适宜的同伴教育者(娱乐场所服务小姐等)。同时,还应对高危人群干预工作队成员的家属及其所在单位的职工开展培训,提高相关人群对干预工作重要性和必要性的认识,营造理解与支持的环境与氛围。

4. 实施干预 干预工作可结合既往工作经验,采取以点带面,边实施、边总结的方式进行。高危行为干预的主要目标人群为暗娼、性病就诊者、MSM、吸毒者(多伴有高危性行为),大型工程、建筑工地和流动人口居住地区的长期外出打工人员或外来务工人员,青年学生、主动接受艾滋病检测和咨询的人员和艾滋病病毒感染者/病人及其配偶性伴等。各地应根据本地目标人群分布及特点,分类实施相应的干预措施。

(1)高危行为干预的主要措施:①小媒体宣传:在目标人群活动场所和社区,高危行为干预工作者采用直接培训目标人群和小组讨论的方式,对目标人群采用"面对面"培训、发放小媒体(如折页、张贴画、小画册、录像带、光盘等)等方式开展预防艾滋病知识的健康教育与宣传,提高目标人群防治知识知晓率和自我健康保护意识,并改变高危行为和求医行为。②同伴教育:在目标人群中选择态度积极并有影响力的人作为同伴教育者,进行预防知识强化培训,鼓励他们以适合该人群的方式,通过一对一或多个同伴之间的交流,宣传艾滋病、性病预防知识,传授正确使用安全套、拒绝危险性行为等技能。针对目标人群流动性大的特点,教育场所经营者和雇主支持和配合同伴教育者在场所内开展教育活动和发放宣传品。③外展服务:外展干预服务是加强干预工作人员与目标人群信息沟通,提高信任度,及时了解当地目标人群动向及对性病、艾滋病防治工作需求等的一项重要工作。外展干预的内容可以包括艾滋病、性病基本知识和预防方法以及其危害的警示性教育;HIV、性病检测意义和定期监测的必要性;国家和本地的艾滋病防治政策、各类性病的相关体征、妇女生殖健康知识及保健常识、安全套使用方式及使用技巧等。④安全套的推广与正确使用:拓宽安全套的销售渠道,以商业营销和社会营销等方式,支持、鼓励各类医疗卫生保健机构、药店、商店和超市销售优质安全套,在娱乐场所附近设立安全套自动售货机,提高安全套的可及性。通过有针对性的健康教育,教会目标人群正确使用安全套,促进目标人群每次性行为都全程正确地使用安全套。⑤规范性病诊疗服务和生殖健康服务:整顿规范性病诊疗市场,建立与完善规范化性病门诊,改善性病诊疗服务质量,为目标人群提供包括性伴追踪、病症处理、咨询与健康教育相结合的规范化性病诊疗优质服务,做到早诊断、及时规范治疗,降低艾滋病、性病的传播风险。⑥有关场所干预:在性病诊所、自愿咨询检测点、美沙酮治疗门诊、针具交换项目点等场所均应放置预防艾滋病宣传品、播放宣传教育片、开通热线电话,提供免费咨询、医疗转介服务,并免费发放安全套。有效的性病、艾滋病转介治疗服务是干预工作的关键环节。早诊断、早治疗不仅可以及时缓解感染者的痛苦,延长他们的生存时间,还能降低他们向其他人传播艾滋病、性病的风险。对海洛因等阿片类毒品依赖者应及时转介到美沙酮治疗门诊维持治疗,以减少注射吸毒人群艾滋病感染风险。⑦网络新媒体干预:随着网络通信软件的兴起,有部分女性性服务者、MSM人群等开始利用这些工具开展性交易。目前,针对类似形式的性交易行为,干预难度极大。首先,双方无固定交易时间和固定交易地点,在这种情况下通过工作人员前往场所开展外展干预的方式是不可能的;其次,性交易现场的自由性比较大。如果双方没有防病意识,很可能不使用安全套,这就是一种艾滋病和性病传播的隐形路径。同时,由于工作人员无法接触到现场和本人,个体干预无法实现。因此针对这种新形势,我们可通过各种新媒体开展宣传教育及动员检测的方式介入干预。

（2）重点人群艾滋病高危行为干预策略:近年来,青年学生和男性老年人群体艾滋病疫情呈上升趋势,应根据该人群特点采取相应的艾滋病高危行为干预策略并开展预防艾滋病宣传教育工作。

①青年学生艾滋病高危行为干预:开展青年学生艾滋病高危行为干预应从建立学校防控艾滋病协调组织机制、加强学校艾滋病宣传教育师资培训、落实艾滋病健康教育课时、加强学校艾滋病宣传园地建设、多种形式结合扩大宣传教育影响力、推进学生艾滋病咨询检测工作和加强随访管理六个方面着手逐步推进。第一,建立学校防控艾滋病协调组织机制。成立学校卫生防疫与健康安全领导小组,明确分管领导和相关职能部门;指定具体机构和人员负责本校艾滋病教育教学工作;将艾滋病防治工作列入学校年度计划,落实艾滋病预防教育工作;学校应与当地疾控机构建立经常性联络机制,落实相应的教育、防控、监督措

施。第二,加强学校艾滋病宣传教育师资培训。各高校对本校在岗的校医和辅导员开展艾滋病防治知识和能力培训;组织本校校医、辅导员和承担艾滋病授课任务的教师参加市级和属地卫生行政部门举办的艾滋病宣传教育师资培训;每所学校至少有1名能够开展艾滋病宣传教育的教师。第三,落实艾滋病健康教育课时。初中学段安排6课时、高中学段需安排4课时预防艾滋病专题教育时间;高校每学年需不少于1课时的专题讲座时间。第四,加强学校艾滋病宣传园地建设。每所学校至少有1套艾滋病宣传教育专业教材;学校图书馆配备预防艾滋病、远离毒品、无偿献血等相关知识的科普读物;校园宣传栏中设有相对固定的艾滋病防治宣传园地,并定期更新;有校园网、微信平台等宣传媒体的学校,要设置相对固定的艾滋病防治宣传栏目,宣传艾滋病知识。第五,多种形式结合扩大宣传教育影响力。高校可通过发放艾滋病防治宣传知识手册、新生专题培训等途径,对大一新生进行艾滋病预防知识普及;针对不同阶段学生特点和防治需求,编写艾滋病健康教育专业教材和宣传材料;充分利用"6.26"国际禁毒日、"12.1"世界艾滋病日等契机,动员各有关部门共同参与,每年集中开展一次具有一定规模的预防艾滋病宣传教育活动。第六,推进学生艾滋病咨询检测工作和加强随访管理。学校网络平台开设艾滋病免费检测转接网页,鼓励在校大学生积极寻求和接受艾滋病自愿咨询检测服务;高校与当地疾控机构配合,建立高校医疗机构与疾控机构之间的对接转介机制,促进感染者和病人检测发现,并为后续的随访、监测和治疗等服务奠定基础;做好感染艾滋病师生的教育工作,加强感染艾滋病学生的心理辅导和生活教育。

②老年高危男性艾滋病高危行为干预:老年高危男性艾滋病高危行为干预主要可以通过宣传教育与艾滋病、性病检测咨询两个方面推进干预工作。针对老年高危男性的宣传教育,外展人员可以联合社区居委会,完善社区公共卫生服务和全民健身运动,为高龄人口提供更丰富的生活和多种娱乐活动选择。外展人员也可以和基层老年协会、关心下一代工作委员会等部门联合开展老年慢性病防治、健康而快乐的社区"性福生活"活动等。在某些地区的嫖娼行为通常出现聚集现象,男性之间也经常交流"性话题"。在此类环境中,外展工作人员还可以寻找积极性高、有一定文化程度的男性作为同伴教育员,通过该类人群之间的正面影响,在日常交流中向其他人传播树立安全性行为的观念。针对老年男性的艾滋病、性病检测咨询,可以与商业性交易女性服务者的外展工作相结合以及社区、乡镇健康体检相结合来实施。

（二）艾滋病高危行为干预的组织结构与职责

在疾控中心的组织协调下，以社会组织、社区卫生服务中心和乡镇卫生院为主要力量，并联合其他医疗机构及社区、街道办事处等社会组织开展干预活动。

1. 疾控中心　疾控中心是开展干预工作的协调和管理单位，主要工作包括：①负责组织制订干预工作计划、工作方案、预算方案等；②负责宣传教育材料的开发和制作；③负责培训外展人员及同伴教育员；④负责督导和评估干预工作的进展和效果；⑤负责提供艾滋病、性病检测咨询服务；⑥参与指导HIV阳性感染者随访管理。

2. 社区卫生服务中心和乡镇卫生院　各地可以根据当地防治工作实际情况，充分发挥社区卫生服务中心和乡镇卫生院等基层卫生医疗机构的优势，使他们参与到目标人群的干预工作中。主要工作包括：①定期开展外展干预工作；②HIV、性病检测咨询与转介；③负责HIV阳性感染者的随访管理（如果该社区或乡镇卫生院是当地卫生行政部门指定的抗病毒治疗点，将负责阳性感染者/病人治疗管理工作）。

3. 社会组织　2013年，我国出台了《国务院办公厅关于政府向社会力量购买服务的指导意见》（国办发〔2013〕96号），促进了高危人群干预工作的进一步发展。社会组织已经成为高危人群干预工作中不可替代的力量。近些年，社会组织得到不断发展，但还是非常有限。这些社会组织在目标人群干预中具备相当的优势，主要是因为他们更易接触到目标人群，目标人群对他们的信任度、配合度更高等。因此，可以充分利用这一优势，协助疾控部门共同开展干预工作。社会组织的主要工作是定期按计划开展外展干预工作，包括：①艾滋病、性病和女性生殖健康知识宣传教育和安全套推广；②HIV、性病检测动员与转介；③发展同伴教育员。

4. 医疗机构　干预工作相关的医疗机构包括性病专科门诊、综合或专科医院、妇幼保健院、计划生育服务机构、艾滋病抗病毒治疗定点医院等。医疗机构的主要工作包括：①HIV检测：艾滋病自愿咨询检测和常规入院检测；②艾滋病抗病毒治疗及随访：HIV确认、治疗动员、开展抗病毒治疗及随访、感染者家庭成员检测动员等；③性病规范治疗：根据国家现有的性病治疗规范，对转介的目标人群进行规范治疗；④生殖健康相关服务：为目标人群提供生殖健康相关的医疗服务，包括避孕、绝育手术等。⑤宣传教育及安全套发放：对目标人群开展性病艾滋病知识的宣传教育,免费发放安全套等。有条件的地区、医院相关科室或妇幼保健院的医生等也可参与外展干预工作,对目标人群来说接受性更好。

(三) 艾滋病高危行为干预信息管理

各级疾病预防控制机构高危人群干预工作队在当地卫生行政部门领导下,制订本地高危行为干预工作实施计划,组织实施高危行为干预项目;动员、培训和支持其他有关部门、社区、社团等社会力量开展高危行为干预工作,并进行检查指导。各高危行为干预实施机构应做好现场记录,疾控中心定期收集整理本辖区高危行为干预情况,填写高危行为干预基本信息报表。

(四) 督导与评估

督导的主要目的是随时了解干预工作进展情况,及时发现工作中存在的困难和问题,提出解决问题的办法和建议;评估是对日常开展干预工作的总结,工作所取得的成效主要反映在目标人群知识、行为和感染率等改善情况上。督导内容包括干预活动实施情况、是否按计划执行、是否达到预期结果和目标、查看相关工作记录,以及了解工作中存在的困难和问题,如组织管理、协调及经费使用等。

评估的目的是检验干预措施落实的效果。可以综合利用流行病学专项调查、艾滋病综合防治数据信息、哨点监测、高危人群干预信息报表等数据进行评估。评估指标主要包括干预人次数、宣传材料和安全套的发放数量、HIV阳性率、调查的目标人群中接受HIV抗体检测并知晓结果所占的比例、艾滋病基本知识知晓率、安全套使用率等。

🖊 思考与练习

1. 如何预防艾滋病经性途径传播?
2. 如何开展高危人群艾滋病宣传干预?

第三节　艾滋病自愿咨询检测

为了让更多人了解自己的 HIV 感染状况,促进艾滋病预防控制工作广泛深入地开展,1997 年联合国艾滋病规划署(The Joint United Nations Programme on HIV/AIDS,简称 UNAIDS)提出了艾滋病自愿咨询检测(Voluntary Counseling & Testing,简称 VCT),并将其作为艾滋病预防的重要公共卫生策略之一。通过自愿咨询检测,不仅可以尽早发现、及时治疗和预防感染,为受检者特别是感染者,提供心理支持,而且可以促使受检者减少危险行为,预防 HIV 的传播。

VCT 作为艾滋病预防、治疗、关怀和预防母婴传播等工作的切入点和枢纽,服务内容包括检测前咨询、HIV 抗体检测、检测后咨询、支持性咨询以及相关的治疗、关怀等转介服务。

◐ 学习目的

1. 掌握艾滋病自愿咨询检测的目的和原则。
2. 熟悉艾滋病自愿咨询检测的流程。

◑ 预备知识

1. **艾滋病自愿咨询检测的概念**　艾滋病自愿咨询检测是指人们在经过咨询在充分知情和完全保密的情况下,自愿选择是否接受 HIV 抗体检测、改变高危行为及获得相关卫生服务的过程。

2. **艾滋病自愿咨询检测的技巧**　常用的技巧有以下几种:①积极倾听;②提问;③复述与解释含义;④情感回应;⑤归纳总结;⑥沉默;⑦非语言行为。

参考资料:《艾滋病检测咨询实用手册》。

技能操作方法

（一）HIV抗体检测前咨询

HIV抗体检测前咨询的基本内容包括说明咨询过程，如咨询员的自我介绍和职责说明；强调咨询的保密性；解释艾滋病基本知识和感染艾滋病的危险因素；对求询者个人感染HIV的风险进行评估；讨论降低危险行为的方法或计划；提供有关艾滋病传播途径、窗口期、预防措施等基本知识信息；对HIV检测方法和结果含义进行说明等。

1. **对危险行为进行评估**　求询者来到VCT门诊点后，接待员应友好接待，登记个人相关信息。要求在咨询室内由咨询员提供检测前面对面、一对一的咨询。咨询后咨询员要对求询者感染HIV的可能性进行评估，如认为有感染风险，求询者愿意做HIV抗体检测（知情同意），则填写化验单，安排采血；如不愿意做检测，则提供预防信息，需要时提供转介服务。

2. **标本采集和HIV抗体筛查试验**　求询者同意进行HIV抗体筛查试验后，由有资质的专业人员进行采血。血样匿名编号，样本送有资质的实验室进行检测。同时获取求询者的有效联系方式。待HIV抗体初筛实验结果出来后，及时联系求询者。

3. **告知艾滋病感染的分期**　艾滋病可分为急性感染期（窗口期）、无症状期和艾滋病期。窗口期是指感染HIV后，HIV刺激机体引起免疫反应。此后，进入一个长短不等的、相对健康的无症状感染期。在被感染2～6周后，血清HIV抗体可呈现阳性反应。

4. **健康指导和行为干预**　无论求询者是否进行检测都要向他们强调立即采取预防行为的重要性，增强个人行为责任感，鼓励其改变高危行为，减少自己感染和减少传染他人的风险。帮助求询者根据个人情况做出其可行的改变危险行为的具体建议。

（二）HIV抗体检测后咨询

检测后咨询的内容主要包括告知并解释检测结果，帮助受试者理解和应对；了解与记录HIV抗体结果阳性者的相关信息与联系方式，为今后随访和加强管理打好基础；为阳性者提供HIV复查、CD4$^+$T淋巴细胞检测、治疗转介服务。检测后咨询应该根据求询者的需求、特点以及得知检测结果后的状况选择适宜的内容,基本要点主要包括HIV抗体筛查试验阴性结果的咨询、HIV抗体筛查试验阳性结果的咨询以及HIV抗体筛查试验不确定结果的咨询。

1. HIV抗体筛查试验阴性结果的咨询 认真核实求询者最后一次高危性行为发生时间,推算是否度过窗口期。如果确实已经度过窗口期,可以明确报告检查结果阴性,说明受检者没有感染HIV;如果没有度过窗口期,应告知咨询者在窗口期后再进行复查。

所有被告知检查结果的人,都要强化有关预防HIV传播的信息,告知其降低感染风险的方法,包括坚持使用安全套、减少性伴数量、不使用毒品等,帮助求询者制订改变个人危险行为的计划,并鼓励求询者促使其性伴(同伴)接受HIV检查和咨询。

2. HIV抗体筛查试验阳性结果的咨询 以自然、平静的方式召唤受检者单独进入诊室,核实受试者的资料,重申保密性。核实是否度过窗口期,然后清楚、明确地将阳性结果告知受检者;如果是筛查阳性,要告知只有复查确证试验阳性后才能说明确实感染了HIV。

给受检者充分的时间面对阳性结果的现实,并稳定其情绪,给予情感支持,待受检者情绪稳定后,可以鼓励其积极生活,采取安全的性行为,强调与他人一般生活接触不会造成传播。介绍国家有关的政策和法律,鼓励其接受抗病毒治疗,讨论配偶或性伴通知问题和如何保护他们免受感染,并安排后续的咨询和按需求转介。

3. HIV抗体筛查试验不确定结果的咨询 告知解释检测结果,说明不确定结果指在进行HIV抗体确证试验时,既不能诊断HIV感染也不能排除HIV阴性,需要4周后复查。可能的原因有感染早期、艾滋病进展到终末期或与其他非病毒蛋白抗体的交叉反应等。

(三)转介服务

VCT服务由于受到工作人员的专业和单位工作条件的限制,往往仅能为求询者提供相应的咨询和检测。但是,一旦求询者确定为HIV感染者,则需要更多的心理、医疗、社会服务等支持,就必须将求询者转介到相关的机构,使之获得早期干预及其他医疗和社会心理学等方面的服务,这一过程就是转介服务。

根据转介服务的内容,承担转介服务的机构和组织一般包括:①医疗卫生机构,如综合性医院、专业医院、各类门诊、精神心理咨询中心等;②预防与保健机构,如疾病预防控制中心、妇幼保健机构、生殖健康机构等;③专业项目支持工作,如娱乐场所从业者干预、安全套推广、戒毒、美沙酮维持治疗、针具交换等项目;④非政府组织和宗教团体,如妇联、工会、共青团、社区志愿者、各类协会、宗教慈善组织、法律援助机构等;⑤政府相关机构,如民政、教育、卫生行政、公安、司法、劳动和社会保障、计划生育、社区或乡镇等;⑥其他参与转介服务的国际非政府组织和感染者组织等。

思考与练习

1. 简述艾滋病自愿咨询检测在艾滋病防治中的作用。

2. 假设你是一名自愿咨询检测门诊医务工作者,请进行一次艾滋病自愿咨询检测模拟练习。

第四节　艾滋病感染者和病人的抗病毒治疗与随访管理

在被确证为 HIV 抗体检测试验阳性后,需对 HIV 感染者和病人开展进一步的抗病毒治疗与随访管理。对 HIV 感染者和病人进行规范的抗病毒治疗与随访管理对于控制艾滋病传播的传染源至关重要。为了让艾滋病病毒感染者和病人能够尽早服药治疗,我国经历了不断调整免费治疗标准,不断扩大治疗对象范围的过程。2004 年抗病毒治疗标准是 CD4[+]T 淋巴细胞≤200 个/mm^3,2008 年、2014 年分别调整到 CD4[+]T 淋巴细胞≤350 个/mm^3、CD4+T 淋巴细胞≤500 个/mm^3,2016 年国家卫生计生委提出,对于所有确认感染艾滋病病毒的人,经过临床评估适宜治疗后,均建议实施抗病毒治疗,即"发现即治疗"。

学习目的

1. 熟悉 HIV 确证试验阳性结果告知的流程。

2. 掌握 HIV 感染者的流行病学信息收集的技能。

3. 掌握联合国艾滋病规划署"三个90％"防治目标。

预备知识

1. 确证阳性结果告知的对象和流程 具体如下。

（1）告知对象。根据《中华人民共和国民法通则》对民事行为能力的界定，建议将诊断结果以三种不同方式告知感染者或其法定监护人：①若感染者为十周岁以下，或不能辨认自己行为的精神病患者，需将诊断结果告知其法定监护人；②若为十周岁及以上且十六周岁以下，需将确证阳性结果告知其本人及其法定监护人；③若为十六周岁及以上，则告知感染者本人。

（2）告知流程。①核对感染者的身份证或医保卡，与确证检测报告单登记的信息一致；②将确证阳性结果告知书内容向感染者或其法定监护人逐条叙述并讲解；③询问感染者或其法定监护人是否理解，是否有疑问；④感染者或其法定监护人在告知书上签字，同时，首次咨询/随访人员也应在告知书上签字。感染者或其法定监护人留存有首次咨询/随访人员签字的告知书，首次咨询/随访人员保留有感染者或其法定监护人签字的告知书存根。

2. 联合国艾滋病规划署三个"90％"防治目标 2014年，联合国艾滋病规划署提出了"2030年终结艾滋病"愿景，并同时提出"三个90％"防治目标，即90％的感染者通过检测知道自己的感染状况，90％已经诊断的感染者接受抗病毒治疗，90％接受抗病毒治疗的感染者病毒得到抑制。

3. HIV 感染的诊断和治疗标准 HIV 感染需根据流行病学史、实验室检查和临床表现进行综合判断。具体的实验室检测流程和判断标准参照最新版的《全国HIV检测技术规范》的具体要求进行操作。所有感染者，无论 $CD4^+T$ 淋巴细胞水平多少，均可接受抗病毒治疗。应该优先提供抗病毒治疗的情况包括：① $CD4^+T$ 淋巴细胞计数≤350 个/mm^3；②WHO 临床分期为 Ⅲ、Ⅳ 期疾病；③合并相关肾脏疾病；④妊娠；⑤配偶和性伴为 HIV 感染的一方。

技能操作方法

（一）艾滋病病毒感染者的随访管理

1. 首次随访 具体如下。

（1）确证阳性结果告知：首先，应核实感染者的身份证或医保卡，判断与确证检测报告单登记的信息是否一致,确保免费抗病毒治疗及副反应检测的有效开展,同时保护好个人隐私。其次,对感染者进行HIV抗体确证试验或核酸试验阳性结果(以下简称"确证阳性结果")告知,使其明确知晓自身已感染HIV,并分析确定可能的感染途径,回答感染者提出的有关问题,消除其顾虑。

（2）个案信息收集:艾滋病病例个案信息收集包括基本信息、感染途径、对艾滋病的认知以及危险行为传播情况等,进行结核病问卷调查和检查、CD4$^+$T淋巴细胞检测、梅毒检测以及新发感染血样的采集,告知后续需要与居住地疾控中心联系,由他们安排接下来的随访管理及国家免费抗病毒治疗。

（3）介绍国家政策:"四免一关怀"中的"四免"分别是:①农村居民和城镇未参加基本医疗保险等医疗保障制度的经济困难人员中的艾滋病病人,可到当地卫生部门指定的传染病医院或设有传染病区(科)的综合医院服用免费的抗病毒药物,接受抗病毒治疗;②所有自愿接受艾滋病咨询和病毒检测的人员,都可在各级疾病预防控制中心和各级卫生行政部门指定的医疗等机构,得到免费咨询和艾滋病病毒抗体初筛检测;③对已感染艾滋病病毒的孕妇,由当地承担艾滋病抗病毒治疗任务的医院提供健康咨询、产前指导和分娩服务,及时免费提供母婴阻断药物和婴儿检测试剂;④地方各级人民政府要通过多种途径筹集经费,开展艾滋病患者遗孤的心理康复,为其提供免费义务教育。"一关怀"指的是国家对艾滋病病毒感染者和患者提供救治关怀,各级政府将经济困难的艾滋病患者及其家属,纳入政府补助范围,按有关社会救济政策的规定给予生活补助;扶助有生产能力的艾滋病病毒感染者和患者从事力所能及的生产活动,增加其收入。同时,在后续定期的随访中,提供每年随访咨询、免费CD4$^+$T淋巴细胞检测、一次免费的结核病检查,并向其配偶或固定性伴提供每年至少一次的免费HIV抗体检测。部分地区(如杭州)已将艾滋病感染者治疗费用及药物副反应监测检查纳入医保范畴。

（4）医学咨询并推荐抗病毒治疗:感染者第一次接触艾滋病抗病毒治疗的信息,仅告知《国家免费艾滋病抗病毒药物治疗手册》明确提出感染者发现后即推荐进行国家免费抗病毒治疗,并介绍早治疗的益处和晚治疗的弊端。主要目的是通过简要的咨询,了解感染者接受治疗的意愿,并及时将其转介到居住地所属的疾控中心安排的抗病毒治疗点,接受抗病毒治疗。

（5）配偶和(或)固定性伴告知及检测:感染者和(或)病人在知晓其HIV

抗体确证阳性结果一个月内必须告知配偶和(或)固定性伴,可以选择自行告知和协助告知,目的是使感染者的配偶和(或)固定性伴知晓患者的感染状况,并进行 HIV 抗体检测,同时保护配偶和(或)固定性伴免于感染,也可以使感染者在今后的治疗和生活中能够得到配偶和(或)固定性伴的理解和支持。

告知配偶和(或)固定性伴的实施步骤:对感染者的告知动员、商定告知方式、告知前风险评估、制订告知实施计划、对配偶和(或)固定性伴实施告知并提供后续服务等。

(6)健康指导及心理支持:随访管理人员要提醒感染者在以后日常生活中,一定要注意合理的饮食,要多吃蛋白质含量丰富的食物,遵循"多样、少量、均衡"的饮食原则。保持良好的生活习惯,注意休息,保持足够的睡眠时间,不熬夜、不劳累、不生气。因为这些因素会促使免疫功能下降,在一定程度上加速病情的发展。

感染者在得知自己感染艾滋病病毒后会产生不同程度、不同形式的心理压力,有可能出现紧张焦虑、恐惧、悲观、失望、抑郁等心理问题,应了解感染者的心理和精神状况,帮助其正确认识感染艾滋病病毒之后出现的正常情绪反应,提供基本的心理支持服务。对于情绪反应过度或心理问题明显的感染者,应提供心理支持方面的服务信息,协助其转介并获得心理支持机构服务。

(7)随访管理要求:对不愿接受治疗的 HIV 感染者每年进行两次随访,至少一次 CD4$^+$T 淋巴细胞、梅毒检测,一次肺结核问卷调查和检测;对接受治疗的 HIV 感染者每年进行四次随访,至少一次 CD4$^+$T 淋巴细胞、梅毒检测,一次肺结核问卷调查和检测。开始抗病毒治疗的感染者及病人,第一个治疗年进行七次随访,四次 CD4$^+$T 淋巴细胞和梅毒检测,一次肺结核问卷调查和检测;在治疗后 6~12 个月进行一次病毒载量检测,之后,有条件的地区每年进行两次,不具备条件的地区每年进行一次病毒载量检测,对病毒载量≥1000 的患者进行耐药检测。

2. 艾滋病病毒感染者后续随访 后续随访需要评估感染者的身体状况和需求,关心其健康和生活状况,在相互信任的基础上,评估抗病毒治疗依从性情况。后续咨询和随访由感染者常驻地的疾控中心或疾控中心指定的医疗机构负责完成。

(1)基本情况了解:主要了解感染者和(或)病人、配偶、性伴情况以及他们的检测情况,促进其建立积极的生活态度和行为计划,督促其逐步建立有利于改善身体和生活状况的行为习惯。

（2）抗病毒治疗副反应监测：接受治疗的患者需进行抗病毒治疗副反应监测包括血常规、生化检测，以及治疗效果评估，如 $CD4^+T$ 淋巴细胞、病毒载量、病毒载量高者进行耐药检测。

（3）高危行为干预：后续随访人员在对感染者开展行为干预时，应与其沟通发生危险行为对自身及他人健康和生活的危害，讨论改变危险行为对于预防其重复感染艾滋病病毒或其他致病微生物、提高治疗效果和改善生活状况的重要性。针对暗娼，建议其要避免再从事商业性行为；针对男男性行为人群，建议其要避免发生可能产生体液交换的性行为；将注射吸毒人群转介至美沙酮维持治疗门诊，当地有针具交换点的，同时提供针具交换点的转介信息；帮助其制定改变危险行为的行动计划，引导感染者避免发生危险行为。

（4）日常护理咨询和心理支持服务：患者在病程中会遇到各种各样的心理问题，大部分患者面对艾滋病的难治性、死亡、社会的孤立、人们的歧视等往往会做出多种反应，如自卑、绝望、否认、愤怒、抑郁及自杀倾向等。不同患者、不同发病时期会有不同的心理问题，随访人员在每次随访时应给予患者适当的心理支持，随访人员不宜评价患者的生活方式，不宜有伦理偏见或在语言行动上的歧视，应将其视为一般传染病患者予以尊重，应注意给予患者良好的心理支持。多与他们近距离的交谈沟通，用现实生活中的案例，激发患者的求生欲，同时向患者耐心地讲解进行治疗的重要性和必要性，帮助其树立信心，使患者做好心理准备，积极克服困难、配合治疗，从而达到有效控制病情、抑制病毒复制、减少艾滋病毒传播的目的。

（二）抗病毒治疗

近年来，全球 HIV 感染者抗病毒治疗领域取得了长足的进展，越来越多的证据证实了早期抗病毒治疗可以使感染者获得更长的生存期和更好的健康状况，可以修复机体受损的免疫功能并保持正常状态，减少或避免机会性感染和部分肿瘤的发生，提高患者生活质量。同时，也可以基本消除新生儿感染 HIV，保护 HIV 感染者性伴免受感染，减少非艾滋病相关疾病，如肝脏、肾脏和心血管疾病的发生，减轻慢性免疫性反应等。我国免费抗病毒治疗的总目标是降低 HIV 感染者的发病率和病死率，并通过有效抗病毒治疗减少 HIV 的传播。

1. 抗病毒治疗前准备 判断是否具备抗病毒治疗的适宜性，包括是否存在需要先处理的临床疾病或状况；HIV 感染者是否已经做好抗病毒治疗准备，能否具备良好的依从性;基线实验室评估。

2. 抗病毒治疗方案 成年人和青少年感染者抗病毒治疗的标准一线方案为替诺福韦(TDF)或齐多夫定(AZF)＋拉米夫定(3TC)＋依飞韦伦(EFV)或奈韦拉平(NVP)。

医生应根据感染者的情况综合考虑,如是否合并肺结核或者肝炎,是否处于妊娠期或者准备妊娠,以及是否接受过抗病毒治疗等因素来选择事宜的治疗方案。

3. 治疗失败的确定 具体如下。

(1)病毒学失败:①未能达到抑制病毒复制并维持HIV RNA＜400 cps/mL;②病毒抑制不完全:患者在接受抗病毒治疗后24周后,连续2次血浆中HIV RNA＞400cps/mL(患者病毒载量基线值的高低会影响到机体/病毒对药物的反应时间,某些治疗方案比其他方案需要更长的时间才能够完全抑制病毒);③病毒反弹:病毒曾经被完全抑制,但是目前可以检测到HIV RNA＞400 cps/mL;④持续低水平病毒血症:病毒载量可以检出,但HIV RNA＜1000 cps/mL;⑤一过性病毒血症。

(2)免疫学失败:无论病毒是否被完全抑制,治疗6个月以后,CD4$^+$T淋巴细胞计数下降到或低于治疗前的基线水平,或降低至峰值的50%,或持续低于100个/mm³,均可考虑发生了免疫学失败。加做病毒载量检测和耐药检测。

(3)临床失败:抗病毒治疗至少3个月以后,先前的机会性感染重新出现,或者出现预示临床疾病进展的新的机会性感染或恶性肿瘤,或者出现新发或复发的WHO临床分期为Ⅳ期疾病,可考虑发生了临床失败。

(4)HIV耐药及其检测:病毒的耐药性是指病毒发生变异而对某种药物的敏感性降低。原发性耐药是指在抗病毒治疗之前就产生的耐药;继发性耐药是指抗病毒治疗后,在药物压力下诱导产生的耐药。

4. 二线治疗方案 具体如下。

表2-1 推荐的成人和青少年二线抗病毒治疗方案

目标人群	原始治疗方案	二线推荐方案
成人和青少年	AZT/d4T＋3TC＋NVP/EFV	TDF＋3TC＋LPV/r
	TDF＋3TC＋NVP/EFV	AZT＋3TC＋NVP/EFV AZT＋TDF＋3TC＋LPV/r(HIV/HBV合并感染)

注:AZT-齐多夫定,d4T-司他夫定,3TC-拉米夫定,NVP-奈韦拉平,EFV-依非韦伦,TDF-替诺福韦,LPV/r-克力芝。

5. 特殊人群的抗病毒治疗 具体如下。

（1）HIV合并结核病患者的抗病毒治疗：①治疗原则：HIV感染合并活动性结核病的抗结核治疗原则与HIV阴性合并活动性结核病患者相似；所有HIV感染者一旦发现活动性结核病都应立即开始抗结核治疗；所有HIV感染者一旦发现活动性结核病都应接受抗病毒治疗。②治疗时机：在治疗非结核分枝杆菌病两周后开始抗反转录病毒治疗（anti-retroviral therapy，ART），以减少药物之间的相互作用，减轻HIV感染者药物负担，降低免疫重建炎性综合征（immune reconstitution inflammatory syndrome，IRIS）的发生率。如果HIV感染者已经接受了ART，则需继续ART，并依据患者对药物的敏感性给予抗非结核分枝杆菌病治疗，疗程可适当延长。注意调整和优化抗病毒治疗方案，以减少药物之间的相互作用。③治疗方案：与普通HIV感染者的抗病毒治疗方案类似，但应注意药物之间的相互作用、患者对药物的敏感性，必要时调整抗病毒药物或抗非结核分枝杆菌药物的剂量。治疗过程中注意药物的毒副作用，必要时进行药物浓度监测。

（2）HIV合并乙型肝炎病毒（hepatitis B virus，HBV）的抗病毒治疗：①治疗原则：所有合并感染HBV的HIV感染者，如果需要HIV或HBV抗病毒治疗，应同时开始抗HIV和抗HBV治疗。②治疗时机：所有合并感染HBV的HIV感染者，当慢性活动性肝炎或肝硬化需要用核苷类药物抗乙肝病毒治疗时，应同时开展ART治疗。③治疗方案：推荐使用两种对HBV同样有效的核苷类反转录酶抑制剂组成的ART骨干药物，即包含TDF＋3TC的ART方案。

（3）婴幼儿和儿童的抗病毒治疗：无论WHO临床分期或CD4+T淋巴细胞水平如何，全部进行病毒治疗。其中，优先尽快启动治疗的情况如下：①年龄≤2岁的所有婴幼儿；②年龄为2～5岁，WHO临床分期为Ⅲ、Ⅳ期或CD4+T淋巴细胞计数≤750个/mm³或CD4+T淋巴细胞百分比＜25%的患者；③年龄≥5岁，WHO临床分期为Ⅲ、Ⅳ期或CD4+T淋巴细胞计数≤350个/mm³的患者。治疗方案选择AZT/ABC＋3TC＋NVP/EFV/LPV/r。

6. 抗病毒治疗的监测 对抗病毒治疗的感染者需要定期随访，开始接受抗病毒治疗的HIV感染者应在治疗开始的第1个月内每2周到所在地区的抗病毒治疗门诊复诊一次，以评估药物不良反应和HIV感染者的治疗依从性。如果HIV感染者能耐受治疗，可在开始治疗后的第2个月和第3个月分别到门诊复诊一次。以后可每3个月常规复诊一次。①随访内容：临床评估主要包括HIV感染者的身高、体重、全面的体格检查、系统的全面评估和用药史；实验室检查主要包括血细胞计数和分类、尿常规、肝功能、肾功能、CD4$^+$T淋巴细胞计数、病毒载量、胸部X线检查。②治疗效果的评价：抗病毒治疗抑制病毒复制和改善免疫功能的效果可以通过定期监测HIV病毒载量和CD4$^+$T淋巴细胞来评价。

思考与练习

1. 假设您是一名疾控中心艾滋病防治科工作人员，请与同学模拟一场"多性伴、异性性传播引起的HIV感染者病例"的HIV确证实验阳性结果告知过程。

2. 假设有一名"多性伴、不使用安全套的同性性传播引起的HIV感染者"，请对他进行流行病学调查，完成一份HIV感染者流行病学信息收集问卷。

3. 简述抗病毒治疗在艾滋病防治中的作用。

第五节　艾滋病职业暴露处置技能

艾滋病职业暴露是指实验室、医护、预防保健人员以及有关的监管工作人员在从事艾滋病防治及相关工作过程中，意外被艾滋病病毒感染者或艾滋病患者的血液、体液污染了破损的皮肤或非胃肠道黏膜，或被含有艾滋病病毒的血液、体液污染了的针头及其他锐器刺破皮肤，从而发生可能被艾滋病病毒感染的情况。可导致感染的体液包括血液和含有血液的体液、精液、阴道分泌物、乳汁、脑脊液、滑膜液、胸腹水。而一般粪便、唾液、眼泪、尿液、鼻涕、汗液、呕吐物不会导致感染，但当其中含有血液时仍然有感染可能。1984年，国外报道了首例医务人员由于职业暴露导致HIV感染，此后许多国家进行了大量职业暴露危害调查；据美国疾病预防控制中心（center for disease control and prevention，CDC）统计，截至1997年12月底，美国共有54名医务工作者因职业暴露感染HIV，另有132名医务工作者可能因职业关系感染HIV，但一直未能证实暴露前后的血清阳转，总感染率约为0.3%。近年来，我国职业暴露的情况呈逐年上升趋势，暴露方式主要为针头刺伤，但目前尚未见职业暴露感染HIV的报道。

学习目的

1. 了解职业暴露的现场处置、暴露后感染危险性评估咨询、预防性治疗、信息登记报告以及随访检测等。

2. 了解日常工作中如何预防职业暴露。

3. 初步具备处置HIV职业暴露的能力。

预备知识

2013年印发的《职业病分类和目录》(国卫疾控发〔2013〕48号)将"艾滋病(限于医疗卫生人员及人民警察)"纳入"职业性传染病"类别。2015年国家卫生计生委制定了《职业暴露感染艾滋病病毒处理程序规定》,规范职业暴露感染艾滋病病毒的处理程序,并为艾滋病职业暴露诊断提供依据。根据该规定,艾滋病病毒职业暴露防护及暴露后的局部紧急处理、感染危险性评估要按照《医务人员艾滋病病毒职业暴露防护工作指导原则(试行)》(卫医发〔2004〕108号)有关规定执行。预防性治疗要按照国家免费艾滋病抗病毒药物治疗的有关规定执行,具体可参考《国家免费艾滋病抗病毒药物治疗手册》(第4版)。

技能操作方法

(一) HIV职业暴露的现场处置和风险评估

1. **局部应急处理措施**　①立即用肥皂液和流动水清洗污染的皮肤,用生理盐水冲洗黏膜。②如有伤口,应在伤口旁端轻轻挤压,尽可能挤出损伤处的血液,再用肥皂液和流动水进行冲洗。禁止对伤口的局部进行挤压。③伤口冲洗后,用消毒液如75%乙醇溶液或0.5%聚维酮碘溶液进行消毒,并包扎伤口。④尽快脱掉被污染的衣物,进行消毒处理。⑤发生小范围的泼溅事故时,应立即进行消毒处理;发生大范围泼溅事故时,应立即通知实验室领导和安全负责人到达现场,查清情况,确定消毒范围和程序。

2. **职业暴露报告**　职业暴露发生后1h内报告用人单位,用人单位应当在暴露发生后2h内向辖区内的处置机构报告。

3. 艾滋病病毒职业暴露的评估　具体如下。

（1）艾滋病病毒职业暴露分级。发生以下情形时,确定为一级暴露:①暴露源为体液、血液或者含有体液、血液的医疗器械、物品;②暴露类型为暴露源沾染了有损伤的皮肤或者黏膜,暴露量小且暴露时间短。发生以下情形时,确定为二级暴露:①暴露源为体液、血液或者含有体液、血液的医疗器械、物品;②暴露类型为暴露源沾染了有损伤的皮肤或者黏膜,暴露量大且暴露时间较长,或者暴露类型为暴露源刺伤或者割伤皮肤,但损伤程度较轻,为表皮擦伤或者针刺伤。发生以下情形时,确定为三级暴露:①暴露源为体液、血液或者含有体液、血液的医疗器械、物品;②暴露类型为暴露源刺伤或者割伤皮肤,但损伤程度较重,为深部伤或者割伤物有明显可见的血液。

（2）暴露源分级:①经检验,暴露源为艾滋病病毒阳性,但滴度低、艾滋病病毒感染者无临床症状、$CD4^+T$淋巴细胞计数正常者,为轻度类型。②经检验,暴露源为艾滋病病毒阳性,但滴度高、艾滋病病毒感染者有临床症状、$CD4^+T$淋巴细胞计数低者,为重度类型。③不能确定暴露源是否为艾滋病病毒阳性者,为暴露源不明型。

（二）HIV职业暴露后的预防性治疗

1. 用药时间　预防性用药应当在发生HIV职业暴露后尽早开始,最好在4h内实施,最迟不得超过24h;超过24h的,也应当实施预防性用药。

2. 用药方案　HIV职业暴露用药方案为三联组合方案。推荐为选择用药之前应该考虑到暴露源的抗病毒治疗药物使用情况、治疗效果及耐药问题。如果暴露源为HIV耐药株或者可疑耐药株,需要咨询专家确定治疗方案。

推荐HIV职业暴露用药方案为:TDF＋3TC(或FTC*)＋LPV/r**(*有条件的可使用TDF与FTC的合剂。**如果LPV/r获得困难,可以考虑使用EFV代替;有条件的可使用TDF＋3TC(或FTC)＋整合酶抑制剂。)

3. 用药注意事项　①如果暴露源为HIV感染者,且正在进行ART,如果HIV病毒载量阳性,最好参考进行耐药检测结果,如无耐药检测结果,先尽快启动治疗。②肾小球滤过率<50mL/min和长期糖尿病、高血压控制不理想或肾功能衰竭的HIV感染者应当避免使用TDF。虽然TDF用于暴露后预防,疗程为28d,也要警惕这些因素。③合并HBV感染者应用TDF、3TC(或FTC)进行暴露后预防时,在停止TDF、3TC(或FTC)用药后应密切监测肝功能变化,并考虑抗HBV治疗。④禁止将NVP用于暴露后预防用药。因为HIV阴性者应用这个药

物存在威胁生命的严重不良事件。

（三）HIV职业暴露后信息登记

发生职业暴露事件的单位和事件处理者要建立事故登记制度,根据事故情况按要求填写"艾滋病职业暴露个案登记表"。记录如下信息:事故发生的时间、地点及经过;暴露方式;损伤的具体部位、程度;接触物种类(培养液、血液或其他体液)和艾滋病病毒载量水平;处理方法及处理经过;是否采用暴露后预防药物,并详细记录用药情况、首次用药时间、药物毒副作用情况(包括肝肾功能化验结果)、用药的依从性状况、定期检测及随访情况(日期、项目和结果等),并按统一规定保存和上报。

（四）随访和保密

根据谁处理谁随访的原则,暴露事件处理的专家小组应在发生艾滋病病毒职业暴露事件后对暴露人员进行随访和提供咨询。随访内容包括在暴露后的当天、第4周、第8周、第12周及第6个月时,对暴露人员进行HIV抗体检测,对服用药物的毒性进行监控和处理,观察和记录暴露人员HIV感染的早期症状等。最基本的监测是血常规、肾功能和肝功能,一般在服药2周后开始监测,以后每隔1周进行一次监测。结果填写在"艾滋病职业暴露个案登记表"内,在随访的同时,向暴露人员提供咨询,并做好保密工作。

（五）职业暴露的预防

发生职业暴露的途径包括暴露源损伤皮肤(刺伤或割伤等)和暴露源沾染不完整皮肤或黏膜。如暴露源为HIV感染者的血液,则经皮肤损伤暴露感染HIV的风险为0.3%,经黏膜暴露感染HIV的风险为0.09%,经不完整皮肤暴露的感染风险尚不明确,一般认为比经黏膜暴露低。高风险暴露因素包括暴露量大、污染器械直接刺破血管、组织损伤深。职业暴露导致职业感染的风险较低,但确实是存在的,在日常工作中严格遵守普遍防护原则能有效减少职业暴露的发生。常见的预防措施如下。①患者的血液、体液(包括羊水、心包液、胸腔液、腹腔液、脑脊液、滑液、阴道分泌物等)及被血液、体液污染的物品均视为具有传染性的病原物质,医务人员在接触这些物质时,必须采取预防措施。②在诊疗、护理操作工程中(如外科手术、口腔治疗、消化道内镜、泌尿系内镜等专科检查诊疗),有可能发生患者血液、体液飞溅到医务人员的面部时,医务人员应当戴手套和具有防渗透性能的口罩、防护眼镜;有可能发生血液、体液大面积飞溅或有可能污染医务人员的身体时,还应当穿戴具有防渗性能的隔离衣或者围裙。③进行可能接触患者血液、体液的诊疗和护理工作时,必须戴手套,操作完毕脱去手套后,应立即洗手,必要时进行手消毒;医务人员在进行接触患者血液、体液的诊疗和护理操作时,若手部皮肤存在破损时,必须戴双层手套。④医务人员在进行侵袭性诊疗、护理操作过程中,要保证充足的光线,并特别注意防止被针头、缝合针、刀片等锐器刺伤或划伤。⑤使用后的锐器应当直接放入耐刺、防渗漏的利器盒,或者利用针头处理设备进行安全处置,也可以使用具有安全性能的注射器、输液器等医用锐器,以防刺伤。⑥禁止将使用后的一次性针头重新套上针头套;禁止用手直接接触使用后的针头、刀片等锐器。

✐ 思考与练习

1. 请简述发生职业暴露后应如何处置。
2. 在日常工作中,医务人员应该如何预防职业暴露的发生?

第六节　性病预防控制

自20世纪70年代末性病在我国死灰复燃以来,性病发病率呈逐年上升趋势,尤其是梅毒发病率居高不下。自20世纪90年代开始浙江省性病发病率亦居高不下。有效地防治性病成为重要的公共卫生任务。国家卫生部于2012年修订并颁布了《性病防治管理办法》,明确了重点防治的性病包括纳入《中华人民共和国传染病防治法》规定的乙类传染病梅毒和淋病,以及作为其他法定管理与重点监测传染病管理的生殖道沙眼衣原体感染、尖锐湿疣和生殖器疱疹。目前,这五种性病执行的诊断标准分别为《淋病诊断标准》(WS 268—2019)、《梅毒诊断标准》(WS 273—2018)、《生殖道沙眼衣原体感染诊断标准》(WS/T 513—2016)、《尖锐湿疣诊断标准》(WS/T 235—2016)和《生殖器疱疹诊断标准》(WS/T 236—2017)。这些文件的贯彻和实施推动了性病的防治,特别是规范化诊断和治疗工作的开展。

🫀 学习目的

1. 了解性病疫情管理内容和要求。

2. 了解梅毒、淋病、尖锐湿疣、生殖器疱疹和生殖道沙眼衣原体感染这五种性病的诊断标准和报告要求。

3. 了解性病规范化诊疗服务工作内容与要求。

🚑 预备知识

性病　性病是性传播疾病(sexually transmitted diseases,STD)的简称,是通过性接触而发生传播的一组传染病。目前,浙江省主要监测的性病病种为梅毒、淋病、生殖道沙眼衣原体感染、尖锐湿疣和生殖器疱疹。

👤 技能操作方法

（一）性病疫情管理

1. **疫情报告**　按照规定报告性病疫情,不得泄露性病患者涉及个人隐私的有关信息和资料,不得隐瞒、谎报、缓报、误报疫情,并做好对五种性病的资料汇总和数据分析等工作。同时,要保证性病传染病报告卡的准确与完整。医疗机构赋权给防保人员,防保人员具有管理医生报病的权利,发挥防保人员第一关口作用。医疗机构要完善重要的疫情管理制度包括首诊医生报告负责制度、疫情报告奖惩制度、"双监管"制度(漏报、准确性同时监管)、传染病登记制度、传染病报告卡审卡制度,以及门诊、实验室、住院部登记制度。

2. **漏报管理**　开展性病诊疗的医疗机构每日在上报传染病报告卡的同时从实验室性病检查结果和临床诊疗日志两方面对本院内的性病漏报进行检查,每月再次核对漏报情况,同时进行报告卡质量分析,对结果整理汇总,撰写漏报小结。上报相应的管理部门,及时改正。按制定相应的奖惩机制处理。疾控中心每季度或定期按照性病报病情况检查各医疗机构漏报,核对一定期限内实验室性病检查结果、临床诊疗日志和传染病报告卡,防止医疗机构漏报。上报并填写每季度性病漏报情况。

3. **重复报告管理**　各县(市、区)按照大疫情各字段及时进行病例的查重,及时删除重复报告卡。由于大疫情条件限制,各县(市、区)以身份证号和姓名为字段进行人工手动查重,删除重复的报告卡。医疗机构核查以往报告病例,做到不重复报告。

4. **疫情分析**　内容包括概要,简述报告病例数、增长率,累计报告病例数、增长率;五种性病的地区分布、人群分布(性别、年龄,人群类别);数据来源与质量;分析与建议,对疫情变化、地区分布和人群分布特点进行解读,并提出建议。各县(市、区)疾控中心做好季度和年度疫情分析的撰写工作,并上报至上一级疾病预防控制中心。季度疫情分析,分别在4月15日、7月15日、10月15日、1月10日前完成。全年疫情分析,在1月10日前完成。

(二) 性病诊断和报告标准

1. **梅毒诊断和报告标准**　梅毒诊断标准根据卫生部卫生行业标准《梅毒诊断标准》(WS 273—2018)。梅毒诊断分为一期、二期、三期、隐性和胎传梅毒。梅毒诊断原则应根据病史、临床表现及实验室检查等进行综合分析,具体见表2-1。

表2-1　梅毒诊断和报告标准

分期/类	病例分类	流行病学史	临床表现	实验室检查
一期梅毒	疑似病例	性接触史或性伴感染史	硬下疳等	非梅毒螺旋体抗原血清试验阳性
	确诊病例(实验室诊断病例)			暗视野检查阳性;或梅毒螺旋体抗原血清试验阳性,非梅毒螺旋体抗原血清试验阳性
二期梅毒	疑似病例	性接触史或性伴感染史	二期梅毒皮疹	非梅毒螺旋体抗原血清试验阳性
	确诊病例(实验室诊断病例)			暗视野检查阳性;或梅毒螺旋体抗原血清试验阳性,非梅毒螺旋体抗原血清试验阳性
三期梅毒	疑似病例	性接触史或性伴感染史	三期梅毒表现,病期在2年以上	非梅毒螺旋体抗原血清试验阳性
	确诊病例(实验室诊断病例)			梅毒螺旋体抗原血清试验阳性,非梅毒螺旋体抗原血清试验阳性;或三期梅毒组织病理改变

分期/类	病例分类	流行病学史	临床表现	实验室检查
隐性梅毒	疑似病例	性接触史或性伴感染史；既往无梅毒诊断与治疗史	无任何临床症状与体征	非梅毒螺旋体抗原血清试验阳性
	确诊病例（实验室诊断病例）			梅毒螺旋体抗原血清试验阳性，非梅毒螺旋体抗原血清试验阳性
胎传梅毒	疑似病例	生母为梅毒患者或隐性梅毒者	胎传梅毒的临床表现；或无任何临床症状	非梅毒螺旋体抗原血清试验阳性，其抗体滴度高于生母4倍及以上，但低于该值并不排除胎传梅毒；或出生后3个月随访滴度升高。应取婴儿静脉血进行检测，而不是脐带血
	确诊病例（实验室诊断病例）			暗视野检查阳性；梅毒螺旋体抗原血清试验阳性，非梅毒螺旋体抗原血清试验阳性，其抗体滴度高于生母4倍及以上，但低于该值并不排除胎传梅毒，或出生后3个月随访滴度升高。应取婴儿静脉血进行检测，而不是脐带血

梅毒报告标准：
1. 病例按一期、二期、三期、隐性和胎传梅毒进行报告。
2. 病例分为疑似病例和确诊病例。
3. 仅报告以前未做出诊断的首诊病例，复诊与随访病例不报告。
4. 作为胎传梅毒报告要求如下。
①新生儿静脉血梅毒螺旋体抗原血清试验（TPPA、TPHA、TP-ELISA、TP-RT等，下同）阳性，非梅毒螺旋体抗原血清试验（RPR、TRUST等，下同）阳性且其滴度高于生母4倍及以上者。
②新生儿静脉血梅毒螺旋体抗原血清试验阳性，非梅毒螺旋体抗原血清试验阳性但其滴度低于生母4倍，随访3个月后滴度升高者。
5. 以下情况不作为隐性梅毒病例报告。
①无症状的胎传梅毒。
②筛查中发现的无任何症状与体征，非梅毒螺旋体抗原血清试验阳性，梅毒螺旋体抗原血清试验阴性者。
③筛查中发现的无任何症状与体征，非梅毒螺旋体抗原血清试验阴性，梅毒螺旋体抗原血清试验阳性者。
④筛查中发现的无任何症状与体征，非梅毒螺旋体抗原血清试验阳性，梅毒螺旋体抗原血清试验阳性，经询问病史，过去有明确梅毒诊断史，经过规范治疗者。
⑤献血员梅毒检测阳性者不作病例报告，应转诊以进一步确诊。
⑥术前、孕产妇梅毒血清检测阳性者不作病例报告，应由有性病诊疗资质的医生进一步确诊。

2. 淋病诊断和报告标准 淋病诊断标准根据卫生部卫生行业标准《淋病诊断标准》（WS 268—2019）。淋病诊断原则应根据流行病学史、临床表现及实验室检查等进行综合分析。具体见表2-2。

表2-2 淋病诊断和报告标准

病种	病例分类	流行病学史	临床表现	实验室检查
淋病	疑似病例	不安全性行为，或性伴感染史，或新生儿的母亲有淋病病史	男性尿道脓性分泌物；女性宫颈黏液脓性分泌物或脓性分泌物；肛交者直肠黏液脓性分泌物或脓性分泌物；新生儿眼结膜脓性分泌物	无
	确诊病例（实验室诊断病例）			男性尿道分泌物涂片查到细胞内革兰化阴性双球菌；或淋球菌培养阳性；或淋球菌核酸检测阳性

淋病报告标准：
1. 病例分为疑似病例和确诊病例。
2. 仅报告以前未做出诊断的首诊病例，复诊与随访病例不报告。
3. 淋球菌培养或涂片（男性）阳性者可作为报告依据；核酸检测阳性者应同时符合病史和临床表现，或淋球菌培养或涂片（男性）阳性，才能报告。

3. 尖锐湿疣诊断和报告标准 尖锐湿疣诊断标准根据卫生部卫生行业标准《尖锐湿疣诊断》（WS/T 235—2016）。具体见表2-3。

表2-3 尖锐湿疣诊断和报告标准

病种	病例分类	流行病学史	临床表现	实验室检查
尖锐湿疣	临床诊断病例	有多性伴，不安全性行为，或性伴感染史，或感染史不明	生殖器或肛周有肉眼可见的赘生物损害，疣体形状有丘疹型、乳头型、菜花型、鸡冠型、覃样型等。	无
	确诊病例（实验室诊断病例）			疣体取材组织病理检查阳性；或疣体取材人乳头瘤病毒核酸检测阳性。

尖锐湿疣报告标准：
1. 病例分为临床诊断病例和确诊病例。
2. 仅报告以前未做出诊断的首诊病例，每例尖锐湿疣患者只报告一次，复发和随访病例不报告。
3. 无临床表现，仅为人乳头瘤病毒（HPV）核酸检测阳性，或HPV血清抗体检测阳性者不报告。

4. 生殖器疱疹诊断和报告标准 生殖器疱疹诊断标准根据卫生部卫生行业标准《生殖器疱疹诊断》（WS/T 236—2017）。具体见表2-4。

表2-4　生殖器疱疹诊断和报告标准

病种	病例分类	流行病学史	临床表现	实验室检查
生殖器疱疹	临床诊断病例	有多性伴、不安全性行为、或性伴感染史，或病史不明	外生殖器或肛门周围部位的疼痛性水疱、糜烂、溃疡、结痂	无
	确诊病例（实验室诊断病例）			生殖器肛门部位皮损取材单纯疱疹病毒细胞培养阳性；或生殖器肛门部位皮损取材单纯疱疹病毒抗原检测阳性，或核酸检测阳性；或单纯疱疹病毒-2型(HSV-2)特异性抗体检测阳性。

生殖器疱疹报告标准：
1. 病例分为临床诊断病例和确诊病例。
2. 仅报告以前未做出诊断的首诊病例，每例生殖器疱疹患者只报告一次，复发和随访病例不报告。
3. 无临床表现，仅为单纯疱疹病毒(HSV-1或HSV-2)血清抗体阳性者不报告。

5. 生殖道沙眼衣原体感染诊断和报告标准 生殖道沙眼衣原体感染诊断标准根据卫生部卫生行业标准《生殖道沙眼衣原体感染诊断》（WS/T 513—2016）。具体见表2-5。

表2-5　生殖道沙眼衣原体感染诊断和报告标准

病种	病例分类	流行病学史	临床表现	实验室检查
生殖道沙眼衣原体感染	确诊病例（实验室诊断病例）	有多性伴、不安全性行为或性伴感染史	男性尿道炎、附睾炎；女性宫颈炎、盆腔炎；男性和女性直肠炎、眼结膜炎；新生儿眼结膜炎、肺炎等	沙眼衣原体抗原检测阳性；或沙眼衣原体核酸检测阳性；或沙眼衣原体细胞培养阳性
	无症状感染（病原携带者）		无临床症状	

生殖道沙眼衣原体报告标准：
1. 病例分为确诊病例和无症状感染。
2. 仅报告以前未做出诊断的首诊病例，复诊与随访病例不报告。

（三）性病规范化诊疗服务

性病规范化诊疗服务是指性病诊疗机构应根据《性病防治管理办法》、性病相关政策和文件规定,按要求提供规范、合法、有序的性病诊疗服务。性病诊疗机构在开展性病规范化诊疗服务时,应当向患者提供规范合理的咨询、检测、诊断、治疗等服务,同时要开展疫情监测报告、宣传教育和综合干预等工作。

1. 主要目标　①健全政府组织领导、部门各负其责、全社会共同参与的工作机制。②建成职责明确、分工合作、运行顺畅、医防整合的性病防治工作模式。③提升医疗机构性病诊疗能力,形成规范的性病诊疗体系。

2. 具体目标　①性病疫情报告现场复核准确率达98%以上,胎传梅毒报告准确率达95%以上,梅毒分期准确率达90%以上,性病漏报率控制在2%以下。②性病诊疗机构对性病门诊就诊者提供梅毒咨询、检测服务比例达90%以上,梅毒患者接受规范诊疗比例达90%以上。③孕产妇和婚前保健人群梅毒检测率达90%以上,梅毒感染的孕产妇孕期治疗覆盖率达90%,胎传梅毒患儿接受规范治疗率达95%。④从事性病疫情管理、临床诊疗和实验室检测人员培训覆盖率达85%以上,相关专业知识培训合格率达95%以上。⑤性病诊疗机构实验室梅毒血清学检测室间质评参加率达100%,合格率达95%以上。⑥按要求开展性病防治知识宣传、健康教育和咨询,并提供性伴通知、安全套推广及发放干预包等综合预防服务工作。

3. 工作内容　具体如下。

（1）规范化诊疗要求:①实行首诊医师负责制,建立性病门诊日志,对有可能感染性病或者具有性病可疑症状、体征的就诊者应当及时进行相关性病检查。②按照安全、有效、经济、方便的原则提供性病治疗服务,优先使用基本药物,并公示诊疗及检验服务、药品等的价格,按照有关规定收费。③医务人员应按照国家卫生行政部门发布的性病诊断标准及相关规范要求,采集完整病史,进行体格检查、临床检验和诊断治疗。同时,要准确填报传染病报告卡报告疫情,做好主动随访、追踪管理、性伴通知、安全套推广及发放干预包等综合预防服务工作,并予以记录。④开展性病规范化诊疗服务并提供孕产期保健和助产服务的医疗机构,应当按照国家推荐方案及时为感染梅毒的孕产妇提供治疗,并为其婴幼儿提供必要的预防性治疗、随访、梅毒相关检测服务等。对确诊的胎传梅毒患儿根据国家推荐治疗方案给予治疗或者转诊。⑤性病诊疗机构实验室应具备开展性病病原体检测的能力,制定相应的规章制度和标准操作规程,按规范进行检测和报告,并参加性病实验室室间质量评价活动。

(2)性病疫情管理要求:①性病诊疗机构是性病疫情责任报告单位。具有性病诊疗资质的医务人员是性病疫情报告责任人。性病诊断应当结合流行病学史、临床表现和实验室检验结果。②性病诊疗机构应当建立健全性病疫情登记和报告制度。按照规定报告性病疫情,不得泄露性病患者涉及个人隐私的有关信息和资料,不得隐瞒、谎报、缓报、误报疫情,并做好五种性病的资料汇总和数据分析等工作。③性病诊疗机构每月进行一次疫情漏报自查和报告卡质量分析。同时要协助疾病预防控制机构开展性病疫情漏报调查、性病诊断符合率调查和流行病学调查等工作。

(3)宣传教育和干预:①积极开展大众和就诊人群性病防治知识健康教育,为性病门诊就诊者提供健康教育处方或有针对性的宣传资料。候诊区要张贴性病相关的健康教育宣传画或设宣传栏。诊室或候诊区备有性病健康教育处方、性伴通知卡、安全套及使用方法演示图。②加强对性病患者的追踪治疗和随访,进行复查和判愈,并做好记录。随访的次数、频率、时间长短等应根据不同的感染情况而定。对出现性病并发症的患者应密切进行随访,直到其康复。③性病诊疗机构开展妇幼保健和助产服务的应对孕产妇进行梅毒筛查检测、咨询、必要的诊疗或者转诊服务,预防胎传梅毒的发生。④基层医疗卫生机构和开展性病防治工作的社会组织,应当在当地卫生行政部门的统一规划和疾病预防控制机构的指导下,对有易感染性病高危行为的人群开展性病知识宣传,并提供咨询和综合干预等服务。

(4)人员培训:①医务人员开展性病规范化诊疗服务,应当依法取得执业资格,并按要求取得岗位培训证。②从事性病疫情管理、临床诊疗和实验室检测的专业人员要进行上岗前培训,且应当每三年接受一次在岗复训,并参加考核。③性病诊疗机构每年应当组织院内各相关科室的医务人员开展性病防治知识业务培训。

4. 性病规范化诊疗服务考核评价标准 各市根据项目试点工作情况,适时对辖区试点县区工作进行现场检查督导。省皮肤病防治研究所不定期组织对项目点进行现场督导和评估。

思考与练习

1. 某医院对一名住院患者开展梅毒ELISA筛查,ELISA结果呈阳性,再进一步开展RPR检测,RPR也呈阳性,但滴度为1∶4。请问该如何进行梅毒病例报告?

2. 当一名患者同时患有梅毒、淋病和尖锐湿疣三种性病时,应如何填写"传染病报告卡"?

3. 某医院为了传染病报告方便,将电子"传染病报告卡"加入到医院信息系统中,但电子版"传染病报告卡"梅毒诊断的选项为"梅毒",未分期。医生在填报各期梅毒病例时,只能选择"梅毒",防保科工作人员在开展梅毒病例网络报告录入时,应如何处理?

第七节　麻风病预防控制

麻风病是人类最古老的疾病之一,已广泛流行4000多年,与"梅毒、结核病"并称为世界三大慢性传染病。世界上麻风发病主要分布热带和亚热带地区。我国麻风病患者多数分布在北纬38°以南的东南沿海及长江流域,目前我国麻风现症病人主要分布在云南、贵州、四川等省。麻风病是由麻风杆菌引起的一种慢性传染病,主要侵犯皮肤、黏膜和周围神经;主要通过直接方式(长期密切的皮肤接触、飞沫经呼吸道吸入等)传播,潜伏期通常为2~5年,最长可达20年。浙江原属麻风中等流行区,现为全国Ⅱ类流行地区,患者主要集中分布在杭州、嘉兴、湖州和宁波、绍兴平原。

新中国成立后,党和政府高度重视麻风病防治工作,经过浙江省几代麻防工作者几十年的艰苦奋斗和无私奉献,积极组织培养专业队伍、开展宣传教育、普及麻风防治知识、规范管理患者等措施,综合防治体系不断健全,全省的麻风病防治工作取得了显著的成绩。1995年达到以县(市、区)为单位基本消灭麻风病考核指标,患病率持续控制在1/10万以下。至2017年,浙江省累计发现病人16831例,麻风病患病率从1973年的27.75/10万下降到2017年的0.14/10万。经验表明,社会经济发展、卫生状况改善、文化教育程度提高、居住条件改善可降低麻风的发病率。在经济不发达的发展中国家，动乱、卫生条件差、营养不良和居住拥挤等因素，是造成麻风持续流行的因素之一。

学习目的

1. 了解麻风病的可疑症状转诊要求。
2. 掌握麻风病患者管理。

预备知识

1. **临床表现**　麻风病早期主要表现为皮肤出现不痛不痒的浅色或红色斑片，如不能早期发现和及时治疗，随着病期延长，皮肤多伴有感觉减退或丧失，至晚期可出现兔眼、面瘫、爪形手、垂足、足底溃疡等畸残。除纯神经炎型麻风病，绝大多数麻风病患者早期有不同形态和数量的皮肤损害，如斑疹、丘疹、结节、斑块、浸润和少见的皮肤原发性溃疡等，皮损的外观、形态、大小与一般其他皮肤病损害差异不大，皮损的数目、大小、形态、分布、边缘、表面、颜色变化取决于病人的免疫力、病期和反应状态。

2. **分型**　光谱分类（五级分类法），主要根据免疫学、细菌学、组织病理和临床表现分为结核样型麻风（tuberculoid leprosy, TT）、界线类偏结核样型麻风（borderline tuberculoid leprosy, BT）、中间界线类麻风（mid-borderline leprosy, BB）、界线类偏瘤型麻风（borderline lepromatous leprosy, BL）、瘤型麻风（lepromatous leprosy, LL）和未定类麻风（indeterminate leprosy, I）。联合化疗分类方法，分为多菌型麻风（multibacillary leprosy, MB）和少菌型麻风（paucibacillary leprosy, PB）。皮肤涂片查菌阳性的任何类型的患者、皮损数≥6块或损伤神经≥2条的查菌阴性患者为多菌型；皮肤涂片查菌阴性，同时皮损数≤5块或损伤神经≤1条的患者为少菌型。

3. **诊断和治疗**　诊断要点：①皮损伴有或暂无感觉障碍。②周围神经干粗大伴触痛。③皮肤组织液涂片查抗酸杆菌（acid-fast bacillus, AFB）呈阳性。④组织病理学检查有麻风特异性改变和（或）查AFB阳性。符合临床诊断要点①和（或）②，同时符合实验室检查中的③和（或）④者即为确诊病例。成人少菌型麻风病患者化疗方案和疗程：利福平600mg＋氨苯砜100mg，每月1次，在医生监督下服用。氨苯砜100mg，每天1次自服，治疗6个月。每月服药不少于

20d,可在9个月内完成;连续中断3个月则应重新开始治疗。成人多菌型麻风化疗方案和疗程:利福平600mg＋氯法齐明300mg＋氨苯砜100mg,三种药物每月1次,在医生监督下服用,然后,氨苯砜100mg＋氯法齐明50mg,每天1次自服,治疗12个月。每月服药不少于20d,一年中至少服药8个月,连续中断4个月应重新开始治疗,整个疗程可在18个月内完成。

技能操作方法

（一）麻风病可疑症状监测

1. 监测体系　麻风病可疑症状监测体系由省卫生健康委员会、各级卫生行政部门、省皮肤病防治研究所、各级麻风病预防控制机构及各级各类医疗机构组成。

2. 地区分类与上报任务要求　根据近年来各市麻风病患病率、发现率、人口数、新发病例中流动人口所占比例以及历年累计麻风病患者数等指标进行综合评定,将各地划分为三类地区。以浙江省为例,一类地区为杭州市、嘉兴市、宁波市、绍兴市和金华市;二类地区为温州市、湖州市、衢州市、台州市和丽水市;三类地区为舟山市。一类地区每季度要求报告的麻风病可疑症状病例任务数为上年底常住总人口数的2.0/10万以上,而且在上报的可疑症状病例任务数中,流动人口须占25%以上。二类地区每季度要求报告的麻风病可疑症状病例任务数为上年底常住总人口数的1.5/10万以上,且在上报的可疑症状病例任务数中,流动人口须占20%以上。三类地区每季度要求报告的麻风病可疑症状病例任务数为上年底常住总人口数的1.0/10万以上,且在上报的可疑症状病例任务数中,流动人口须占15%以上。

3. 可疑症状报告　各地市必须指定至少一家麻风病诊治机构负责麻风病可疑症状的确诊和排除。各级各类医疗卫生机构发现有麻风可疑症状的病例后,应填报"皮肤病可疑症状病例转诊单",在1周内报告至当地麻风病预防控制机构和指定的麻风病诊治机构。麻风病诊治机构负责排查,并将结果反馈给麻风病预防控制机构。当地麻风病预防控制机构负责可疑症状病例转诊的追踪,同时填写"麻风病可疑症状病例登记表"。指定的麻风病诊治机构在确诊麻风病例后,应按规定填写传染病报告卡及"麻风病新(复)发病例个案报告卡",并及时进行报告。

4. 可疑症状主动监测　辖区内各级各类医疗机构均为麻风病可疑症状主

动监测单位,开展麻风病可疑症状主动监测工作。麻风病主动监测医疗机构开展本单位就诊人员中的麻风可疑症状主动监测工作;县级麻风病预防控制机构每季应对辖区内麻风病主动监测医疗机构进行业务指导与督查。各级监测医疗机构应指定一名监测人员开展主动监测工作,监测人员应查阅相关门诊日志和实验室检测记录,主动搜索麻风可疑症状病例,并记录监测结果。麻风病可疑症状病例转诊流程如图2-1。

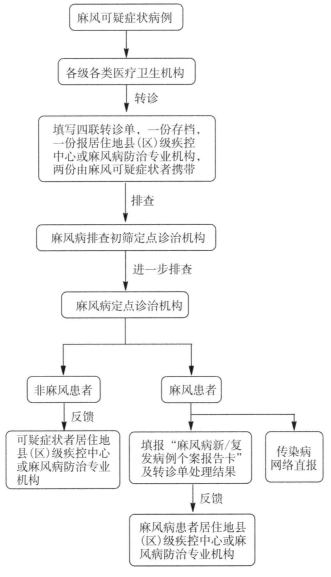

图2-1　麻风病可疑症状病例转诊流程

5. **监测资料收集和报告**　麻风病主动监测医疗机构应每季以报表形式向本级麻风病预防控制机构报告"监测医院麻风病可疑症状病例季报表",县、市级麻风病预防控制机构分别于7月3日和次年1月3日前逐级上报"麻风病可疑症状病例报告汇总表"。各级麻风病预防控制机构应根据辖区内麻风病疫情实际情况确定各医疗机构上报可疑症状病例数,并将工作内容纳入到公共卫生考核体系。

（二）麻风病患者管理

1. **麻风病病例个案报告**　麻风病新发患者确诊后,按传染病报告要求,进行网络直报,新发和复发患者还需填写《麻风病新/复发病例个案报告卡》,并登录"全国麻风病防治管理信息系统(leprosy managment information system in China, LEPMIS)"进行网络专报。

2. **病例随访要求**　联合化疗期间的患者每个月随访一次;完成治疗后每半年监测检查1次至临床判愈。根据患者病情可增加随访频率,同时及时填报"麻风病病例随访报告卡"并录入LEPMIS。完成联合化疗规定疗程后即开始计算监测时间,多菌型方案治疗者监测10年,少菌型方案治疗者监测5年。随访内容主要有体格检查(包括全身检查、皮肤检查和神经检查)、周围神经炎的早期发现和实验室检查(包括皮肤查菌、组织病理检查和其他实验室检查),同时还要进行规则服药教育和监测。

3. **密切接触者检查**　按照至少1:5的比例开展密切接触者检查(即1个现症病人至少检查5个密切接触者),每年至少检查1次,直至患者临床治愈。专业医师需对新确诊的麻风病患者主动说明接触者检查的意义,以取得配合做好该项工作,专业医师应采取一种患者易于接受的方式进行检查,做好保密工作,消除顾虑。对接受检查的密切接触者,应及时反馈检查结果,并在"密切接触者健康检查登记表"上记录,及时上报LEPMIS。一旦密切接触者确诊为麻风病,则在"初诊麻风病患者/疑似麻风病患者登记表"上进行登记,暂时不能确诊者则进行定期随访。

4. **流动人口病例管理**　流动人口中的麻风病患者按属地管理的原则加强管理,涉及跨省流动的麻风病患者,省级麻风病预防控制机构应及时与相关省份麻风病预防控制机构进行沟通;有病例迁出时,应及时登录LEPMIS进行"迁出病例"操作,同时做好相关记录。各地按照患者自愿原则考虑是否迁入病例。在病例迁入前,必需告知LEPMIS省级系统管理员,经核实后,方可进行迁入操作。收到患者转出单或在LEPMIS上看到患者的转入信息或收到转出地请求协助追访患者信息后,转入地麻风病防治机构应在2周内进行追访。转入患者到位后,首先应及时向转出地县(区)麻风病防治机构发送"麻风病患者到位反馈单"。同时,在追访结束后的1周内填写LEPMIS"患者到位反馈单",并完成迁入病例操作流程。转入地县(区)级麻风病防治机构应将患者治疗和随访结果,以及相关信息填写在"转入麻风病患者治疗管理信息反馈单"上,及时向其转出地麻风病防治机构反馈,并将转入患者的治疗随访信息录入LEP-MIS,使转出地麻风病防治机构可查看该患者的后续治疗和随访情况。各地按照患者自愿原则考虑是否迁出病例。在病例迁出前,必需告知LEPMIS省级系统管理员,经与迁入方核实后,方可进行迁出操作。取得患者及其家属的联系方式,嘱患者到转入地麻风病防治机构接受后续的治疗和随访,并保持与原籍地麻风病防治机构联系。在LEPMIS中完成迁出病例流程,同时开具"麻风病患者转出单",一式三联,第一联交患者携带到转入地县(区)级麻风病防治机构,第二联通过邮寄、传真或电子邮件等方式,在3个工作日内发送给转入地县(区)级麻风病防治机构,第三联由转出地麻风病防治机构留存。

 思考与练习 --

1. 麻风病可疑症状有哪些?

2. 如果你是一名医疗机构医务科或者防保科人员,医院内发现一例可疑麻风病患者,你要做哪些事情?

第三章　肺结核病预防控制

肺结核是一种由结核分枝杆菌引起、经呼吸道传播的传染病，是一种对人类健康构成严重危害的慢性传染性疾病，已成为全球关注的严重公共卫生问题。目前，全球已有20亿人感染结核菌，活动性结核病患者数达1500万，每年新发结核病患者达800万～1000万，有180万人因结核病死亡。据2018年WHO全球结核病控制报告估计，我国结核病发病人数位居全球第二位，是全球22个结核病高负担国家之一。在我国农村结核病患者多，全国约80%的结核病患者在农村，而且主要集中在中西部地区，且耐药患者多，特别是耐多药患者。WHO统计数据表明，平均每年新发病例约600万，绝大多数在发展中国家。结核病的死亡率位居各类疾病之首，其广泛流行对全球经济、社会发展及进步构成严重威胁。20世纪50年代有效抗结核药物的出现，使肺结核的流行得到一定程度的控制。但由于肺结核的流行特征和各种社会因素作用，20世纪80年代以来肺结核重新大范围流行。目前，在发达国家，肺结核已经基本得到控制，全球肺结核高发地区主要集中在亚洲和非洲地区，其中印度肺结核发病率世界第一。由于治疗不规范等原因，近几年耐药结核杆菌大量出现并广泛流行，使得肺结核的控制难度进一步加大。东欧、西太平洋以及东南亚地区为耐多药结核病高发区。

我国是全球22个结核病高负担国家之一，肺结核年新发病例数和患病总人数仅次于印度，居世界第2位。目前，我国肺结核报告发病和报告死亡人数位居甲乙类传染病前列。我国大陆地区结核杆菌耐药特点是耐药率较高，特别是对利福平、异烟肼同时耐药的发生率较高。肺结核在经济文化不发达地区、HIV感染人群以及流动人群中高发，在我国不同地区，肺结核疫情差别较大。农村发病率远高于城市，越是贫困地区，肺结核的发病率就越高。另外，肺结核病患者的病死率与医务人员配备条件、地区文化水平相关，即医务人员配备低、文化水平低的地区肺结核病患者的病死率较高。流动人群高发，从全国统计的肺结核患者发病年龄来看，20～40岁年龄组人群高发，而这一年龄组人群以流动人口为主。

我国结核病防治工作还面临着流动人口结核病、耐多药肺结核(multidrug resistant tuberculosic, MDR-TB)和结核菌与艾滋病病毒双重感染等新的挑战。虽然我国在结核病控制方面已经取得了举世瞩目的成效,实现了全球结核病控制阶段性目标,但要如期实现《中国结核病防治规划实施指南(2008)》终期目标,以及我国政府承诺的联合国千年发展目标,仍然面临许多困难和障碍。因此,我们必须保持清醒的头脑和实事求是的科学态度,在各级政府的领导下,认真研究防控对策,不断完善可持续发展机制,努力提高现代结核病控制策略实施质量,为消除结核病的危害,提高人民健康水平做出贡献。

第一节　肺结核病患者的发现、登记、报告、转诊与追踪

发现和治愈肺结核患者是当前控制结核病疫情的最有效措施。发现、登记、报告、转诊与追踪是管理患者的主要措施。

🔴 学习目的

掌握肺结核患者的发现、登记、报告、转诊与追踪。

🚑 预备知识

目前,我国从国家到省(自治区、直辖市)、地(市)、县(区)都要建立结核病防治机构,并按管辖地域、覆盖人口和工作任务配备相应的专职人员从事结核病防治工作。结核病防治机构是指卫生行政部门指定负责结核病防治规划管理、患者诊断和治疗的机构,包括疾病预防控制机构的结核病防治中心(所、科)、独立结核病防治所和结核病定点医院。

我国各地构建了疾病预防控制机构、结核病定点医疗机构和基层医疗卫生机构分工明确、协调配合的"三位一体"防治服务体系。结核病预防控制机构负责制订规划、疾病监测、技术指导、人员培训,医疗机构负责报告和转诊,结核病定点医院负责对结核病患者的诊断、治疗和登记,社区卫生服务中心和其他基层医疗机构负责对结核病患者的转诊、追踪和治疗督导管理。

技能操作方法

（一）肺结核病患者的发现

1. 肺结核可疑症状者　咳嗽咳痰时间≥2周、咯血或血痰是肺结核的主要症状,具有以上任何一项症状者为肺结核可疑症状患者。此外,胸闷、胸痛、低热、盗汗、乏力、食欲减退和体重减轻等为肺结核患者的其他常见症状。

2. 发现对象　活动性肺结核患者是发现对象,其中痰涂片阳性的肺结核患者是主要的发现对象。

3. 肺结核患者的发现方式　具体如下。

（1）因症就诊:指患者出现肺结核可疑症状后主动到结核病防治机构(简称结防机构)就诊。

（2）转诊:指患者出现肺结核可疑症状后到医疗卫生机构(不包括结防机构)就诊,经胸部X线或痰菌检查等诊断为肺结核或疑似肺结核患者后,患者携带医生填写的转诊单到结防机构就诊。

（3）追踪:指对于医疗卫生机构疫情报告(转诊)的肺结核和疑似肺结核患者,未按时到结防机构就诊,由结防机构或乡村医生进行追踪,使其到结防机构接受检查和治疗。

（4）因症推荐:指医务人员或有关人员将发现的肺结核可疑症状患者推荐并督促其到结防机构接受检查。

（5）接触者检查:对痰涂片阳性肺结核患者的家庭成员、同学、同事和邻居等有肺结核可疑症状的密切接触者进行结核病检查。

（6）健康检查:开展健康体检的机构在进行健康体检时,要关注结核病高发人群和重点行业人群,以便及时发现和转诊肺结核患者。①高发人群:进入城市谋业的流动人口、来自结核病高发地区和国家的外籍求职者;儿童及青少年中结核菌素反应强阳性者;结核病暴发流行的集体或人群;糖尿病患者、接受免疫抑制剂治疗患者、硅沉着病患者、艾滋病病毒感染者及艾滋病患者等。②重点行业人群:托幼机构职工及中小学教职工;入伍新兵、大学新生、企事业招工对象及由农村、边远少数民族地区进入城市工作或学习者;与社会人群接触多、易受感染的卫生服务行业职工;接触职业性有害物质的矿厂、企业职工(如粉尘作业、接触有害气体等)。

（7）其他发现方式：如流行病学调查等。

（二）登记报告

1. 报告依据　依照《中华人民共和国传染病防治法》乙类传染病报告的要求，对肺结核病例限时进行报告。

2. 责任报告单位及报告人　各级疾病预防控制机构、各类医疗卫生机构和采供血机构均为责任报告单位；其执行职务的人员、乡村医生和个体开业医生均为责任报告人。

3. 报告对象　凡由各级各类医疗卫生机构诊断的肺结核患者（包括确诊病例、临床诊断病例）和疑似肺结核患者均为报告对象。

4. 报告时限　凡肺结核或疑似肺结核病例诊断后，实行网络直报的责任报告单位应于24h内进行网络报告。未实行网络直报的责任报告单位应于24h内寄/送出"中华人民共和国传染病报告卡"（以下简称"传染病报告卡"）给属地疾病预防控制机构。县（区）级疾病预防控制机构收到无网络直报条件责任报告单位报送的传染病报告卡后，应于2h内通过网络直报进行报告。

5. 报告程序与方式　结核病报告实行属地化管理。传染病报告卡由首诊医生或其他执行职务的人员负责填写。现场调查时发现的结核病病例，由属地结防机构的现场调查人员填写传染病报告卡。①结核病疫情信息实行网络直报，没有条件实行网络直报的医疗卫生机构，应在24h内将传染病报告卡寄/送给属地县（区）级疾病预防控制机构。②军队医疗卫生机构向社会公众提供医疗服务时，发现结核病疫情应当按照国务院卫生行政部门的规定向属地疾病预防控制机构报告。

6. 传染病报告卡订正与查重　①在同一医疗卫生机构发生报告病例诊断变更、已报告病例死亡或填卡错误时，应由该医疗卫生机构及时进行订正，并重新填写传染病报告卡，卡片类别选择"订正"项，并注明原报告病名。对报告的疑似病例，应及时进行排除或确诊。②转诊病例发生诊断变更或死亡时，由转诊医疗卫生机构填写订正卡，并向患者现住址所在地县（区）级结防机构报告。③对于调查核实现住址查无此人的病例，应由核实单位更正为地址不详。④结核病防治机构对其他单位报告的病例进行追踪调查，发现报告信息有误或排除病例时应及时订正。其他单位需要订正已由结防机构订正过的病例时，应通知结防机构再次进行订正。⑤结防机构及具备网络直报条件的医疗卫生机构每日对报告信息进行查重，对重复报告信息进行删除。

（三）转诊与追踪

医疗卫生机构与结核病防治机构合作（以下简称"医防合作"）发现肺结核患者已经成为我国肺结核患者发现的重要手段。在医防合作中，卫生行政部门负责领导、协调开展转诊和追踪工作；要将肺结核患者转诊和追踪实施情况纳入对医疗卫生机构和结防机构的公共卫生任务目标考核内容，至少每年考核一次；要建立例会制度，定期听取医疗卫生机构和结防机构关于转诊和追踪工作的进展情况汇报，解决实施过程中出现的问题，并提出下一步工作要求。

1. 医疗卫生机构转诊　医疗卫生机构分管院长负责组织领导，感染性疾病科或其他指定科室负责肺结核患者的登记与管理工作，接诊医生负责肺结核患者的疫情报告卡填写和转诊工作。

（1）转诊对象：不需要住院治疗的肺结核患者或疑似肺结核患者，以及出院后仍需治疗的肺结核患者均为转诊对象。

（2）转诊程序：①填写转诊单。对需转诊的对象，医疗卫生机构要填写"肺结核患者或疑似肺结核患者转诊/推荐单"一式三份。一份留医疗卫生机构存档；一份由医疗卫生机构送达指定的结防机构；一份由患者携带，到指定的结防机构就诊。②转诊前健康教育和转诊。医疗卫生机构转诊医生在转诊患者前要对患者进行必要的健康教育，向患者解释他/她可能患了肺结核，并讲解结核病的相关知识，以及要转诊到结防机构的原因等内容，然后嘱患者及时到结防机构就诊。③感染性疾病科或其他指定科室每天收集转诊单，并及时核对填写资料，对患者的相关信息，尤其是患者联系信息不详的，要督促转诊医生及时更正。同时填写"医院肺结核患者及疑似肺结核患者转诊登记本"。

医疗卫生机构内各有关科室要及时详细填写门诊工作日志、放射科结核病患者登记本、实验室登记本、出入院登记本等。具体转诊程序见图3-1。

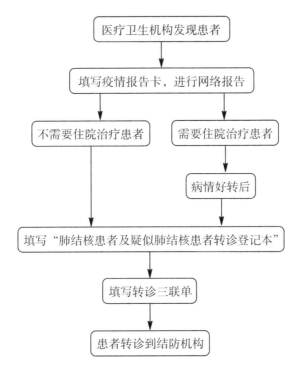

图3-1 医疗卫生机构报告、转诊工作流程图

2. 结防机构追踪结核病患者 结防机构要指定专人负责,对医疗卫生机构在疾病监测信息报告管理系统(以下简称"网络直报")中报告的肺结核患者或疑似肺结核患者信息进行浏览、核实,并对转诊未到位的患者进行追踪。

(1)核实肺结核患者网络直报信息:①查重。每天将前一天医疗卫生机构网络直报的确诊或疑似肺结核患者逐一进行浏览、查重,对于重复报告的传染病报告卡按照有关要求进行删除。②导出。每天将浏览、查重后的网络直报中的肺结核患者(包括辖区内医疗卫生机构报告的和辖区外医疗卫生机构报告的"现住址"为本辖区的患者,无论患者到位与否)的基本信息导出或抄录到"县(区)结防机构肺结核患者和疑似肺结核患者追踪情况登记本"(简称"追踪登记本")中。

(2)核实肺结核患者到位情况:将"追踪登记本"的信息与结防机构"初诊患者登记本"和"肺结核患者或疑似肺结核患者转诊/推荐单"进行核对并记录所有具有报告信息患者的"转诊日期"及"追踪、到位信息"。发现"传染病报告卡"备注栏中注明住院患者的,通过与报告医疗卫生机构住院部核实,确定患者已住院,则应在追踪登记本的备注栏中注明。

（3）追踪未到位肺结核患者：①医疗卫生机构报告的长期居住在本辖区的患者中具备下列情况之一者为追踪对象。医疗卫生机构报告或转诊的非住院肺结核患者或疑似肺结核患者，在报告后24h内未到当地结防机构就诊者；在医疗卫生机构进行住院治疗的肺结核患者，出院后2d内未与当地结防机构取得联系者。②追踪方法有县（区）级医生电话追踪和村卫生室（社区卫生服务站）医生现场追踪。县（区）级医生电话追踪由县（区）结防机构负责追踪的工作人员直接与患者电话联系，了解患者未就诊原因，劝导患者到结防机构就诊和治疗。针对没有电话或通过电话追踪3d内未到位的患者，由村卫生室（社区卫生服务站）医生现场追踪，县（区）结防机构追踪人员与乡镇卫生院（社区卫生服务中心）医生电话联系，或将"患者追访通知单"传真或邮寄给乡镇卫生院（社区卫生服务中心）医生，告知患者的详细情况。乡镇卫生院（社区卫生服务中心）医生接到信息后，及时通知村卫生室（社区卫生服务站）医生与患者进行联系，劝导患者到结防机构就诊。③乡镇卫生院（社区卫生服务中心）防疫医生现场追踪。经电话和村卫生室（社区卫生服务站）医生追踪的患者，若5d内未到结防机构就诊，乡镇卫生院（社区卫生服务中心）医生应主动到患者家中，了解具体情况，劝导患者到结防机构就诊。同时电话通知或填写"患者追访通知单"第二联，向县（区）级结防机构进行反馈。④县（区）级医疗机构医生现场追踪。经电话、乡（村）医生追踪，7d内仍未到位的患者，县（区）结防机构追踪人员应主动到患者家中，了解具体情况，劝导患者到结防机构就诊。

（4）追踪到位情况订正：①在"追踪登记本"的"到位情况"和"到位诊断结果"栏目中填写患者的到位情况和核实诊断结果。②在结核病专报系统中的"传染病报告卡浏览模块"查找患者传染病报告卡，并填写患者追踪信息，收治确诊的肺结核患者情况，并录入后续相关信息。

（5）转诊和追踪结果的反馈：县（区）结防机构应每月采用反馈表的方式将患者转诊和追踪到位情况、结核病的核实诊断情况反馈给转诊单位、参与追踪的乡镇卫生院（社区卫生服务中心）医生和村卫生室（社区卫生服务站）医生，对他们的合作表示感谢。

思考与练习

1. 你作为一名在骨科专科医院工作的骨科医生，在给患者进行检查时，发现放射科报告显示患者可能感染了肺结核，你需要做哪些事情？

2. 你作为××社区卫生服务中心公共卫生科的工作人员,追踪1例住在本辖区的疑似结核病患者时,发现其手机号为空号,你应当如何应对?

第二节　结核病患者社区健康管理

基层医疗卫生机构是"三位一体"防治服务体系的重要组成部分,承担患者发现、管理、健康教育等基础性工作《国家基本公共卫生服务规范(第三版)》对结核病患者社区健康管理提出明确目标和要求,本章节主要概述操作层面上具体步骤和方法。

学习目的

掌握《国家基本公共卫生服务规范》和《浙江省基本公共卫生服务规范》结核病患者社区健康管理基本要求和具体操作内容。

预备知识

1. **结核病临床基础知识**　①结核病诊断参照《中华人民共和国卫生行业标准》(WS 288—2017)。②结核病诊断分类参照《中华人民共和国卫生行业标准》(WS 196—2017)。

2. **肺结核管理基本概念、基本知识**　①《中国结核病防治规划实施工作指南》。②《国家基本公共卫生服务规范(第三版)培训手册》第十章《肺结核患者健康管理》。

技能操作方法

(一) 服务对象

结核病患者社区健康管理服务对象为辖区内确诊的常住肺结核患者。

（二）肺结核患者报告、转诊和追踪

1. 肺结核可疑症状者筛查 乡镇卫生院、村卫生室、社区卫生服务中心（站）（以下简称基层机构）的医生对前来就诊的患者发现肺结核可疑症状时，要仔细询问既往史、症状出现和持续的时间、其他伴随症状及接触史等，进行初步鉴别诊断。

2. 推介转诊 基层医生发现肺结核可疑症状者，在初步鉴别诊断的基础上，核实患者基本信息，及时填写"双向转诊单"，将转出单交给患者，推荐患者到结核病定点医疗机构进行结核病检查，存根保留并定期整理备查。

3. 追踪 对于推介转诊的肺结核可疑症状者、肺结核和疑似肺结核患者资料进行统一登记，1周内电话随访，了解患者是否去定点医疗机构就诊，未去就诊患者动员其及时就诊，做好追踪和到位情况记录。

（三）肺结核患者第一次入户访视

乡镇卫生院、村卫生室、社区卫生服务中心（站）接到上级专业机构管理肺结核患者或耐多药肺结核患者的通知单后，在72h内访视患者。

1. 入户访视前准备 了解患者信息、诊断和治疗信息和建档信息，准备访视用品，主动联系患者，预约访视时间，72h内完成第一次入户访视。

2. 入户访视 ①见面问候，自我介绍并说明来意，取得患者信任。②简要了解病情，掌握患者发病、诊断和治疗概况。③督导医生与家属一起商议，共同确定督导人员。一般优先选择医务人员，耐多药肺结核患者必须选择医务人员。选择医务人员督导，则需同时与患者确定服药地点和服药时间。选择家属或志愿者为导员必须经过医生培训，培训建议患者一起参与，结合患者情况进行健康教育。培训结束后留取家属或志愿者联系方式并签名。培训应包括基本用药知识、定期复查取药、定期查痰（留痰正确方法）、服药卡填写和健康教育等。④对患者的居住环境进行评估，告诉患者及其家属做好防护工作，防止传染。评估患者是否具备单独居住一个卧室的条件并给予指导，有条件者，患者应单独居住一个卧室；无条件者，尽可能与配偶分床睡（床位应处在下风向）或头脚睡。患者家中是否能够保持通风良好，指导居住房间需定期开窗通风。⑤了解患者生活方式并进行评估，同时给予指导。告诉患者戒烟、酒，养成健康的生活习惯。⑥询问肺结核患者密切接触者的可疑症状，记录痰涂片检查结果呈阳性肺结核患者的基本信息，推介患者的家属、同班和同宿舍同

学、同办公室同事或好友等密切接触者,及时到定点医疗机构进行结核菌感染和肺结核筛查,并告知筛查的方式和地点。注意询问患者共同居住的人员是否包括5岁以下的孩子和65岁以上的老人,建议患者在与其他人同处一个房间时,尽量减少与家属直接面对面无防护接触,尤其是家中有年龄<5岁的儿童和年龄>65岁的老人时;若必须进行接触时,患者需佩戴外科口罩。社区医生询问密切接触者后,要对痰涂片检查结果呈阳性肺结核患者的密切接触者情况和筛查情况进行登记。⑦耐药肺结核患者病情复杂,治疗时间长,用药种类多且多为二线抗结核药品,不良反应发生率较高,治愈率较低,需给予患者一定的心理支持。⑧详细介绍当地政府对肺结核患者诊治减免政策和程序。⑨记录患者下次复诊取药的门诊地点和日期,提醒患者按时取药和复诊。⑩留下随访医生联系方式,预约下次访视时间并告知患者。⑪访视结束,患者在入户访视记录表底边上签字证明,或经患者或家属同意留取影像资料。

3. 访视后工作 访视后按规范填写"肺结核患者第一次入户访视记录表",若72h内2次访视均未见到患者,则将访视结果报告上级专业机构。肺结核患者第一次入户访视记录表填写要求如下。①编号填写居民健康档案的后8位编码。前面3位数字,表示村(居)民委员会等;后面5位数字,表示居民个人序号。②诊疗情况填写患者类型、痰菌、耐药情况和用药的信息。③用药填写。入户访视时,将患者家中抗结核药品与化疗方案进行核对,如有不符应与上级专业机构取得联系。药品剂型根据患者所配药品选择,可以单选或多选。④家庭居住环境评估。入户后了解患者居住情况,是否有单独房间并了解居住环境通风情况。下述为通风情况评估建议标准,供参考。"良好"一般指家庭居住环境中双侧有窗,能形成对流通风;"一般"指单侧有窗,但不能形成对流通风;"差"指没有窗或虽有窗但开在过道内等导致空气流通不畅。⑤生活方式评估。在询问患者生活方式时,同时对患者进行生活方式指导,与患者共同制定下次随访目标。⑥填写患者下次复诊取药的门诊地点和日期。

(四)督导服药和随访管理

1. 督导服药 ①医务人员督导。患者服药日,医务人员对患者进行直接面视下督导服药。②家属或志愿者督导。患者每次服药要在家属或志愿者的面视下进行。

2. 随访评估频次 ①医务人员督导。对于由医务人员督导的患者,医务人员至少每月记录1次对患者的随访评估结果。②家属或志愿者督导。对于由家属或志愿者督导的患者,基层医疗卫生机构要在患者的强化期或注射期内每10d随访1次,继续期或非注射期内每1个月随访1次。

3. 随访评估内容 ①评估临床症状体征变化。询问并记录上次随访至此次随访期间的症情变化情况、并存其他疾病状况及用药史等。评估是否存在危急情况,是否存在不能处理的危险疾病,如有则紧急转诊,2周内主动随访转诊情况。②评估检查结果变化。评估并记录最近一次检查的各项结果,如痰涂片、痰培养、药敏,血、尿常规和肝、肾功能等结果变化情况。③评估不良反应。询问患者症状和检查情况,如果患者对服用的抗结核药物有明显的不良反应,则应具体描述不良反应或症状;如果患者出现了合并症或并发症,则应具体记录。经初步鉴别轻重后转诊,2周内主动随访转诊情况。④评估服药情况。了解患者服药是否规则。访视中请患者取出剩余药品,查看药品种类和剂型,与化疗方案核对是否已调整,了解患者服药剂量、服药时间和服法是否规范,查看肺结核患者的"肺结核患者治疗记录卡"、耐多药患者查看"耐多药肺结核患者服药卡",并清点剩余抗结核药品数量,核查漏服情况,核实并记录漏服次数。询问是否有因不良反应,医嘱暂停服药情况,有则记录暂停服药天数。⑤评估生活方式。询问患者吸烟和饮酒情况,评估上次随访至本次随访期间生活方式改善情况,进一步对患者进行生活方式指导,与患者共同制定下次随访目标。

4. 健康教育 在后续随访中,依据患者实际情况有针对性地开展结核病防治知识教育和健康指导。重申规则服药的重要意义以及不规则服药的危害,继续强调查痰的重要性,并提醒按时复查。每次入户随访时,需口头对家属进行肺结核可疑症状询问,尽早发现和转介家庭成员中的可疑肺结核患者。

5. 分类干预 ①对于能够按时服药,无不良反应的患者,则继续督导服药,并预约下一次随访时间。②发现有漏服药或自行停药情况要进一步加强健康教育,强化服药依从性,若患者漏服药次数超过1周及以上,要及时向上级专业机构进行报告。③对出现药物不良反应、并发症的患者,要立即转诊,2周内随访。提醒并督促患者按时到定点医疗机构进行复诊。

6. "肺结核患者随访服务记录表"填写 具体如下。

(1)用药。①化疗方案。访视发现患者调整抗结核药品的应向上级专业机构了解方案变更情况,并记录在本次访视化疗方案栏中。已完成当前治疗方案但仍需延长治疗,应据实调整治疗方案。②漏服药次数和暂停服药天数。记录上次随访至本次随访期间患者漏服药次数。因不良反应,医嘱暂停服药,备注暂停服药天数。漏服药次数和暂停服药天数应与肺结核患者治疗记录卡一致。

（2）不良反应和并发症。如果患者服用抗结核药物有明显的不良反应,则应具体描述何种不良反应或症状。如果患者出现了并发症,则应具体记录。

（3）转诊。患者转诊要写明转诊的医疗机构及科室类别,如××市人民医院结核科,并在原因一栏写明转诊原因。转诊2周内,对患者进行随访,并记录随访结果。转诊后2周内随访结果应填入该次转诊所在列的随访记录中。

（4）处理意见。根据患者服药情况进行分类干预。

（5）下次随访时间。根据患者此次随访分类,确定下次随访日期,并告知患者。

（6）随访医生签名。随访完毕,核查无误后,由随访医生签名。

（五）肺结核患者结案和评估

当患者停止抗结核治疗后,要对其进行结案和评估。

1. 记录患者停止治疗的时间及原因　社区医生访视确认患者停止抗结核治疗后,记录患者停止治疗的时间和原因。

停止治疗时间:患者停止服药的日期。

停止治疗原因:治愈、完成疗程、死亡和丢失等。

2. 对其全程服药管理情况进行评估　应访视患者次数指按《国家基本公共卫生服务规范》(第三版)要求,社区医生在肺结核患者规定的治疗时间内需要访视的频次数。实际访视次数指肺结核患者治疗时间内社区医生实际访视次数。

以初治肺结核化疗方案2HRZE/4HR患者实际治疗6个月且家属督导的患者为例,应访视次数为11次＝1次(第一次入户访视)＋6次(强化期2个月,10d访视一次)＋4次(继续期4个月,每月访视1次)。

应服药次数指"开始服药日期"至"停止治疗日期"期间的服药次数,扣除患者因不良反应暂停服药的次数。实际服药次数指在此期间患者实际服药累计次数。评估完毕,核查所有随访记录完整无误后,由评估医生签名。

3. 收集和上报患者服药卡　社区医生应及时收集患者的"肺结核患者治疗记录卡"或"耐多药肺结核患者服药卡",并上报至县(区)级疾病预防控制机构。

（六）社区结核病患者健康管理工作指标

1. 肺结核患者管理率　具体如下。

肺结核患者管理率＝已管理的肺结核患者人数/辖区同期内经上级定点医疗机构确诊并通知基层医疗卫生机构管理的肺结核患者人数×100％。

已管理的肺结核患者人数指辖区内确诊的、有第一次入户随访记录的患者人数。

辖区同期内经上级定点医疗机构确诊并通知基层医疗卫生机构管理的肺结核患者人数指现住址为辖区内，且是上级专业机构确诊并告知的患者人数。

2. 肺结核患者规则服药率　具体如下。

肺结核患者规则服药率＝按照要求规则服药的肺结核患者人数/同期辖区内已完成治疗的肺结核患者人数×100％。

规则服药指在整个疗程中，患者在规定的服药时间实际服药次数占应服药次数的90％以上。

思考与练习

1. 社区卫生服务中心(站点)怎样做好转诊推介工作？
2. 第一次入户访视肺结核患者要求做到哪些内容？
3. 后续访视肺结核患者要求关注哪些患者变化？
4. 简述社区肺结核患者健康管理考核指标的合格标准。

第三节　肺结核疫情的现场流行病学调查处置

肺结核是呼吸道传染病，易传播扩散，国家、社会和患者的疾病负担重。疾病控制机构需要通过现场流行病学理论和方法，及时做出科学的调查结论，并采取有效的控制措施。

学习目的

1. 熟悉肺结核个案调查。
2. 熟悉肺结核传播链调查。

预备知识

1. 肺结核的传染源、传播途径、易感人群三环节基本知识 肺结核的传染源主要是痰涂片或痰培养阳性的肺结核患者,其中痰涂片阳性肺结核患者的传染性更强。肺结核主要通过呼吸道传播。活动性肺结核患者咳嗽、喷嚏或大声说话时,会形成以单个结核菌为核心的飞沫核悬浮于空气中,感染新的宿主。此外,患者排出的结核杆菌形成带菌尘埃,亦可侵入人体导致感染。糖尿病、硅沉着病(矽肺)、肿瘤、器官移植、长期使用免疫抑制药物或糖皮质激素的患者易伴发结核病;贫困、居住条件差以及营养不良是经济落后人群肺结核病高发的原因。除病原体、环境和社会等因素外,宿主遗传因素在结核病的发生发展中扮演着重要角色,个体对结核病易感性或抗性的差异与宿主某些基因相关。

2.《学校结核病防控工作规范》(2017版) 学校是结核病高发场所,学生是易感染人群。为规范学校结核病防控工作,2017年6月26日,国家卫生计生委办公厅、国家教育部办公厅联合下发了《关于印发学校结核病防控工作规范(2017版)的通知》(国卫办疾控发〔2017〕22号)。其内容包括四部分:第一部分为学校结核病常规预防控制措施,这是做好学校结核病防控的基础性工作,是常规性工作。第二部分为学校结核病散发疫情的防控措施,要求在专业技术上采取以病例管理和密切接触者筛查为主的防控措施,严防结核病在校园内传播蔓延。第三部分为学校结核病突发公卫事件的应急处置,要求严格按照《突发公共卫生事件应急条例》及相关预案的要求积极开展应急处置。第四部分为监督与管理,要求对未按照有关法律、法规和规范等要求落实各项防控措施的单位和个人责令改正,对报告不及时、疫情处置不力等造成疫情扩散的单位和个人进行问责,构成犯罪的,依法追究刑事责任。

技能操作方法

（一）肺结核个案调查

肺结核病例个案调查内容主要包括以下三部分。

1. 一般情况　姓名、身份证号码、性别、出生日期、专业、文化程度、现住址、户籍、单位(师生要填写详细的班级、宿舍信息)等。

2. 临床发病诊治情况　首次发病日期(或症状出现日期)、症状,就医过程,患者发现方式(因症就诊转诊追踪、因症推介、密切接触者筛查、健康体检)、结核菌素皮肤试验结果、X线片检查异常情况、痰液检查结果、诊断分型、本次登记日期、登记分类、开始接受抗结核治疗的日期,抗结核治疗方案,是否隔离治疗等。

3. 流行病学调查　患者的流行病学暴露史,周围人(如家人、亲戚、邻居、同事、同学、朋友)中有无结核病患者;有害因素暴露史,如吸烟史、煤矿等高危职业史;预防接种史;教室、宿舍、卫生间面积及通风采光情况;学校校医的配置、常规开展的防治工作等;班级、宿舍、食堂等公共场所的环境卫生及卫生设施情况;个人居住、卫生状况、卫生行为、基础疾病等;确定患者的密切接触者。

（二）肺结核传播链调查

1. 患者流行病学暴露史　对单个病例的调查,目的是调查爆发的"来龙去脉",了解病例是怎样感染的。需要对病前活动范围进行调查,了解患者病前接触肺结核或可疑症状者情况,如家人、亲戚、邻居、同事、同学、老师、朋友等;接触方式,如工作、生活、学习;接触剂量,如连续接触的累计时间或间断接触的累计时间。

2. 流行特点描述　为查明疫情波及范围,应主动、系统搜索病例。通过深入的流行病学调查,需要对发病的时间分布、地点分布、事件的波及范围、涉及人群特征进行详细的"三间"分布描述,可以逐步探明此次暴发的传染源和传播途径。

3. 传染源的传播链分析　根据流行病学"三间"分布特征和暴露史可以确定患者的可疑感染来源,确定传播关系,如同学、师生、同宿舍、家属、邻居、同事,还可以进行传染性分析,计算各类续发率,绘制传播链图,展示病例间的传播链关系。

（三）密切接触者筛查

1. 筛查范围判定 肺结核病例的密切接触者是指与肺结核病例直接接触的人员,主要包括同班师生、同宿舍同学、同事、家人等。如果在同班、同宿舍师生筛查中新发现了1例及以上肺结核病例,需将密切接触者筛查范围扩大至与病例同一教学楼和宿舍楼楼层的师生;同时,根据现场情况判定,也可适当扩大筛查范围。

2. 筛查方法 ①15周岁及以上的密切接触者,必须同时进行症状筛查、结核菌素皮肤试验和胸部X线片检查,以便早期发现感染者和肺结核患者。②15周岁以下的密切接触者,应当先进行肺结核症状筛查和结核菌素皮肤试验,对肺结核可疑症状者以及结核菌素皮肤试验强阳性者开展胸部X线片检查。③对肺结核可疑症状者、结核菌素皮肤试验强阳性者、胸部X线片异常者应当收集3份痰标本进行痰涂片和痰培养检查,培养阳性菌株进行菌种鉴定和药物敏感性试验。

3. 筛查后处理 ①对筛查发现的疑似肺结核患者转到属地的结核病定点医疗机构进一步检查确诊。②对密切接触者,要加强卫生宣教和随访观察。随访观察期间一旦出现肺结核的可疑症状,应当及时到结核病定点医疗机构就诊检查。③对筛查发现的胸部X线片未见异常并且排除活动性肺结核,但结核菌素皮肤试验强阳性的密切接触者,在其知情、自愿的基础上可对其进行预防性服药干预;拒绝接受预防性服药干预者应在首次筛查后3个月末、6个月末、12个月末到结核病定点医疗机构各进行一次胸部X线片检查。

思考与练习

1. 肺结核个案调查的主要内容是什么?
2. 如何筛查肺结核的密切接触者?

第四节　结核菌素皮肤试验筛查

结核菌素皮肤试验(tuberculin skin test, TST),是指通过皮内注射结核菌素,并根据注射部位的皮肤状况诊断结核杆菌感染所致IV型超敏反应的皮内试验。目前临床上常用的方法是结核菌素纯蛋白衍生物(tuberculin purified protein derivative, TB-PPD)皮肤试验。

🔴 学习目的

1. 掌握结核菌素制品的特点,结核菌素皮肤试验适用范围、操作方法、结果判断和异常反应的处理等。

2. 掌握结核菌素皮肤试验的筛查和诊断流程。

💧 预备知识

1. **病原学阳性肺结核患者密切接触者筛查程序**　县(区)级结核病定点医疗机构要对登记的病原学阳性肺结核患者进行有关密切接触者的宣传教育,嘱其告知有肺结核可疑症状的密切接触者要在1周内到县(区)级结核病定点医疗机构接受结核病检查;要对前来就诊的有肺结核可疑症状的密切接触者进行结核病检查。县(区)级疾病预防控制机构要开展对有症状密切接触者的追踪工作,超过7d内未去结核病定点医疗机构接受结核病检查者,通知基层医疗卫生机构督促其到结核病定点医疗机构就诊。基层医疗卫生机构人员在对病原学阳性肺结核患者开展第一次入户随访时,要对患者的密切接触者进行症状筛查,在开始实施结核潜伏感染者预防性治疗的地区,要对其进行结核感染的检测,特别是5周岁以下儿童。要将发现的肺结核可疑症状者推介到结核病定点医疗机构接受结核病检查。

2. **结核菌素皮肤试验**　我国是结核病高流行国家,儿童普种卡介苗,阳性对诊断结核病意义不大,但对未接种卡介苗的儿童则提示已被结核分枝杆菌感染或体内有活动性结核病。呈现强阳性时表示机体处于超过敏状态,发病概率高,可作为临床诊断结核病的参考指征。

3. 学校结核病疫情密切接触者筛查方法　15岁及以上的密切接触者,必须同时进行症状筛查、结核菌素皮肤试验和胸部X线片检查,以便早期发现感染者和肺结核患者。15周岁以下的密切接触者,应当先进行肺结核症状筛查和结核菌素皮肤试验。对肺结核可疑症状者以及结核菌素皮肤试验强阳性者,应开展胸部X线片检查。对肺结核可疑症状者、结核菌素皮肤试验强阳性者、胸部X线片异常者,应当收集3份痰标本进行痰涂片和痰培养检查,培养阳性菌株进行菌种鉴定和药物敏感性试验。

🔘 技能操作方法

（一）结核菌素纯蛋白衍生物的特点

目前,临床上用于结核菌素皮肤试验的主要生物制品有结核菌素纯蛋白衍生物(TB-PPD)和卡介菌纯蛋白衍生物(purified protein derivative of Bacillus Calmetle-Guerin, BCG-PPD)。TB-PPD是用于临床疑似患者的检测、诊断与鉴别诊断,因不受卡介苗接种影响,特异性高,也可应用于新生入学结核病体检筛查。而BCG-PPD则主要用于卡介苗接种后的免疫效果评价。TB-PPD为全球结核菌素皮肤试验标准化用药,也是中国《肺结核诊断标准》推荐使用的结核菌素皮肤试验生物制品。我国常用的纯蛋白衍生物(purified protein derivative, PPD)规格和剂量,参见表3-1。

表3-1　我国常用的纯蛋白衍生物规格和剂量

制品种类	规格	皮内注射剂量
结核菌素纯蛋白衍生物(TB-PPD)	20IU/mL×1mL/支	0.1mL(2IU)/人次
	50IU/mL×1mL/支	0.1mL(5IU)/人次
卡介菌纯蛋白衍生物(BCG-PPD)	50IU/mL×1mL/支	0.1mL(5IU)/人次

（二）PPD皮肤试验适用范围和注意事项

1. PPD皮肤试验的实际应用范围　由于我国结核病疫情严重,结核菌感染基数大、患病人数多,故该菌素皮肤试验的应用范围较为广泛。且该试验价廉、操作方便,适合在各级医疗卫生和卫生保健机构使用。实际应用范围:①结核分枝杆菌感染率和年感染率测定;②结核杆菌阴性肺结核和肺外结核的辅助诊断;③肺结核患者密切接触者筛查;④新生入学体检筛查;⑤特殊人群的健康体检;⑥预防性治疗对象的筛查;⑦卡介苗接种者的筛选;⑧卡介苗接种后的阳转率考核;⑨监测结核病暴发流行;⑩估算发病的可能性。

2. PPD皮肤试验的禁忌证 在进行PPD皮肤试验前,要注意对每个受试者询问和观察是否有禁忌证。①患急性传染病(如麻疹、百日咳、流行性感冒、肺炎等)、急性眼结膜炎、急性中耳炎等。②有多种药物过敏反应史、癔症史者。③受试者患有全身性皮肤病。④临床医生判定暂不适合进行PPD皮肤试验的其他情况。

(三)PPD皮肤试验的操作方法

1. PPD皮肤试验的方法

PPD皮肤试验的方法历经皮下法、皮上法、刺皮法到皮内法的过程,因皮下法反应较重很快被放弃,目前皮上法、刺皮法也很少应用,主要推行皮内法。皮内注射法是国际通用的标准PPD皮肤试验方法。该方法反应比较敏感,注射剂量准确。在前臂的掌侧或背侧面皮内注射0.1mL PPD,呈直径为6~10mm大小的白色凸泡,48~72h测量硬结直径。此法是最好的可控制剂量的技术,为目前全球推广的标准化PPD皮肤试验方法。在确定标准化的皮内注射技术和标准剂量的PPD之后,确定最佳剂量是十分重要的,因为敏感性和特异性是互相依赖,敏感性的获益常被特异性的丢失所抵销,反之亦然。达到最好平衡的剂量是5 IU PPD。

2. PPD皮肤试验的规范操作流程 具体如下。

(1)操作前准备:①物品准备。测量卡尺(或小塑料尺)、标记硬结边缘的圆珠笔、1mL一次性注射器(4~5号针头)、75%乙醇溶液和消毒棉签、PPD试剂、PPD皮肤试验测试记录表、应急处置器材和药品等。②操作者准备。核对结核菌素试剂品名、剂量及有效期,如有沉淀、安瓿破损及过期者不得使用,用时应记录批号;结核菌素试剂应冷藏,不可直接放在冰上或泡在冰水中;操作者洗手并戴上手套;应在室内进行注射,避免日光直接照射;确认受试者信息,观察健康状况和询问禁忌证等情况,同时向受试者解释进行结核菌素皮肤试验的目的;告知受试者不要在注射后在注射部位洗、擦,并保持局部干燥、清洁;告知受试者局部出现不良反应时的处理方法,在注射后48~72h返回看结果等。

(2)皮内注射操作步骤:首先做好注射部位的选择,然后进行局部消毒和皮内注射,最后开展注射后观察,特别需要注意的是每注射针次需要更换一次性注射器,严格做到一人一针一管。

（3）结果检查与记录：①观察时间。根据 PPD 皮肤试验反应过程，一般于注射后 8～12h 局部开始出现红肿。48～72h 反应达高峰，试验局部出现硬结。因此，以注射后 72h 观察结果最佳。②硬结的测量。测量前首先找到注射针眼，然后用食指从红晕周边向中心轻轻触摸，找到硬结边缘，确定横径和纵径测量点，并用透明的毫米尺测量。如果硬结边缘不清楚，需要轻触确定边缘后，用笔做标记，再进行测量。③记录。首先记录硬结的横径，再记录硬结的纵径，以毫米为单位表示。局部有水疱、坏死、溃疡、双圈、淋巴管炎等再纪录在硬结毫米数的后面。如：硬结横径为 16mm，纵径为 18mm，有水疱，则记录为"16×18，水疱"。④PPD 硬结反应，以硬结平均直径表示。硬结平均直径＝（横径＋纵径）/2。如上例：PPD 反应大小为（16＋18）/2＝17mm，我国和英国 PPD 测量均采取硬结平均直径测量方法。荷兰和美国采取最大横径法。在阅读人技术稳定，不同阅读人技术水平相当的前提下，两种方法测量结果具有一致性和可比性。然而，在不同阅读人技术有差异的情况下，以针眼为中心的横竖平均直径法，操作规范，可以减少误差，且更方便和简易。因此，历年来我国一直采取横竖平均直径法测量硬结的大小。⑤将结果记录在 PPD 皮肤试验检查记录表中。PPD 皮肤试验记录需要包括以下内容：第一，PPD 试剂信息，包括 PPD 试剂批号、有效期，受试者使用同一个批号和相同的有效期，登记在同一页上，如更换新的 PPD 试剂批号，另换新的一页。第二，受试者信息，包括姓名、性别、年龄、受试者联系方式。第三，注射信息，包括注射时间（应精确到小时）、注射人员签名（为受试者进行注射的医疗卫生保健人员）。第四，查验反应信息，包括查验反应时间（也应精确到小时）；结果包括硬结大小（记录横径和纵径）；皮肤强反应需要分别记录水疱、溃疡、坏死、淋巴管炎；查验反应人员签名等，应有 PPD 皮肤试验记录表。

（4）PPD 皮肤试验查验反应的注意事项：①光线要充足。要避免光线直接照射影响视线。②察看反应时，衣袖要解开，胳膊稍弯曲使肌肉放松，保证查验反应的标准性。③察看反应前，应先找到针眼，以免误将未注射者当作阴性反应处理。④反应明显者，可直接用尺测量，反应不明显者，需用食指轻轻抚摸后测量。

（5）我国 PPD 皮肤试验阴性和阳性反应不同等级的判断标准：①阴性。无反应或仅有轻微红晕，硬结平均直径在 5mm 以下者。②一般阳性。硬结平均直径为 5～9mm 者。③中度阳性。硬结平均直径为 10～14mm 者。④强阳性。硬结平均直径≥15mm 或局部出现水疱、坏死、溃疡、双圈、淋巴管炎等任意一项者。

（6）PPD皮肤试验的假阴性反应:①变态反应前期。从结核分枝杆菌感染到产生反应约需一个多月,在反应前期,PPD皮肤试验无反应。②免疫系统受干扰。急性传染病,如百日咳、麻疹、白喉等,可使原有反应暂时受到抑制,呈阴性反应。③免疫功能低下。重症结核病、肿瘤、结节病、艾滋病等患者PPD皮肤试验反应可降低或无反应,但随着病情好转,PPD皮肤试验又呈阳性反应。④PPD试剂失效或试验方法错误,也可出现PPD皮肤试验呈阴性。

（7）结核感染判断标准:①一般情况下,在没有卡介苗接种和非结核分枝杆菌干扰时,PPD皮肤试验反应硬结平均直径≥5mm应视为已受结核菌感染。②在卡介苗接种地区和(或)非结核分枝杆菌感染流行地区,以PPD皮肤试验反应硬结平均直径≥10mm为结核感染标准。③在卡介苗接种地区和(或)非结核分枝杆菌流行地区,对HIV阳性、接受免疫抑制剂治疗时间＞1个月,PPD皮肤试验反应硬结平均直径≥5mm为结核感染。④与痰涂片阳性肺结核有密切接触的5岁以下儿童,PPD皮肤试验反应硬结平均直径≥5mm为结核感染。⑤PPD皮肤试验反应硬结平均直径≥15mm或存在水泡、坏死、淋巴管炎等为结核感染强反应。

（四）PPD皮肤试验的异常反应的处理

1. PPD皮肤试验的异常反应　PPD皮肤试验不良反应相对较少见。但在试验前医疗卫生保健人员了解不良反应的种类和处理原则是十分必要的。

（1）全身不良反应:①晕厥;②过敏反应;③发热。

（2）局部不良反应:①水疱;②溃疡或坏死;③淋巴管炎;④病灶反应。

2. PPD皮肤试验的异常反应处置方法　具体如下。

（1）全身不良反应处理:①晕厥。在PPD皮肤试验中,极个别受试者会出现头晕、心慌、脸色苍白、出冷汗等现象,甚至突然晕倒,失去知觉。一般在注射后6～10min出现。此时应立即起针,让受试者躺下,头部放低,松解领扣及腰带,保持安静,注意保暖。可同时捏压人中、合谷、足三里等穴,待稍好转时可喝些开水或糖水。一般不需特殊处理,在短时间内即可恢复正常。同时要特别注意受试者的血压、脉搏等生命体征,判明是否为过敏性休克。如在数分钟不恢复正常者,可皮下注射0.1%肾上腺素,10周岁左右儿童注射0.3～0.5mL,幼儿酌减。晕厥主要发生在学龄儿童,新生儿和学龄前儿童少见,性别特征主要为女性,男性少见。此种晕厥大多由于各种精神因素(如精神紧张、恐惧等)和刺激,通过神经反射发生急性一过性脑缺血引起,系血管神经性晕厥,短期内可自然恢复,好转后不留任何症状。为预防晕厥,试验前应加强对受试者的宣教,解除精神紧张,接种前做好健康询问和检查工作。空腹、劳累、体质衰弱、睡眠不足、室内通风不足等常易引起晕厥,尤需注意。②过敏反应。过敏反应可表现为全身皮肤瘙痒,部分患者可出现皮疹,极少数患者出现过敏性休克反应。全身皮肤瘙痒和皮疹可以服用抗组胺药对症处理。如果发生过敏性休克,需要按照过敏性休克程序及时处理,必要时皮下注射0.1%肾上腺素0.5~1.0mL。③发热。首先需要与其他引起发热的疾病相鉴别。如确为PPD皮肤试验所致,轻度发热无需特殊处理,可多休息;中度和重度发热者,要进行对症治疗,并做好观察,直到发热情况改善。

(2)局部不良反应处理:①水疱。注射部位出现小水疱时,保持局部清洁、干燥,避免抓挠;注射部位出现大水疱时,应用消毒过的空针将水疱内液体抽出,保持局部清洁,用消毒纱布包扎,以免感染。②溃疡或坏死。保持局部清洁,涂擦外用地塞米松(规格为0.05%)或氟轻松软膏(规格为0.025%),并覆盖无菌纱布,以防感染。③淋巴管炎。限制患肢活动,早期可热敷,缓解症状。④病灶反应。个别肺结核患者注射PPD后肺部病灶周围毛细血管扩张,通透性增加,浸润渗出增多,发生反应性病灶周围炎,一般不必特殊处理,随诊观察,1周内多可自行消退。

思考与练习

1. 简述结核菌素皮肤试验的适用范围和注意事项。
2. 简述结核菌素皮肤试验的规范操作流程。

第五节　肺结核的痰涂片检测

结核病实验室检测为结核病确诊提供病原学证据,是开展结核病疫情监测和治疗的技术关键。痰涂片镜检是结核病实验室诊断的常规方法。该方法简单、快速、易操作且成本低廉,适用于基层广泛开展工作。

学习目的

1. 了解结核分枝杆菌涂片镜检的目的和意义。
2. 掌握结核分枝杆菌涂片检测的规范流程。

预备知识

结核分枝杆菌的生物学特性　结核分枝杆菌是分枝杆菌属内对人类(及动物)致病的主要病原菌。正常典型的结核分枝杆菌是直的或者稍弯曲的细长杆菌,显微镜下单个散在,有时呈V、Y型或条索状、短链状排列。结核分枝杆菌生长很缓慢,培养时间一般需要3～6周才出现菌落,专性需氧,营养要求较高。结核分枝杆菌对于物理和化学因素作用的抵抗力较强,对干燥、酸、碱等因素均有较强的抵御能力。由于细胞壁含有大量脂质,革兰染色阳性,但不容易着色,若经过加温或延长染色时间着色后能抵抗盐酸酒精的脱色,故常用抗酸染色法,染色后呈红色。

技能操作方法

(一) 分枝杆菌的痰涂片检查

姜尔-尼尔逊(Ziehl-Neelsen)染色法是目前最常用的痰涂片检测方法,主要用于识别抗酸菌,如结核分枝杆菌。

1. **基本原理**　分枝杆菌细胞膜含脂质较多,其主要成分为分枝菌酸,具有抗酸性,经石炭酸复红加温染色后,细胞膜能抵抗盐酸酒精等脱色剂的作用,后用复染剂亚甲蓝复染,分枝杆菌呈红色,为抗酸阳性细菌,而其他细菌则呈蓝色,为抗酸阴性细菌。

2. **操作流程**

(1) 标本的采集:①统一使用螺旋盖、可密封、广口的塑料痰盒收集痰样本。②医务人员在痰容器上注明患者姓名、编号、检查项目、痰标本序号1、2、3(1为即时痰,2为夜间痰,3为次日晨间痰)。

（2）涂片的制备：①准备好一端有磨砂面的干燥、清洁、无划痕的新载玻片。②用2B铅笔在磨砂面（玻片一端1/3处）上注明实验序号及标本序号，确保玻片编号和痰盒编号相同。③使用接种环或折断的竹签茬端挑取痰标本的脓样、干酪样部分0.05～0.1mL，于玻片正面的右侧2/3中央处均匀涂抹成10mm×20mm的卵圆形痰膜，朝上静置30min左右。④涂片自然干燥后，放置在染色架上，相邻玻片保持距离＞10mm，火焰固定（在5s内将玻片置于火焰上来回烘烤4次）。⑤滴加石炭酸复红染液，盖满痰膜，火焰加热至出现蒸汽后脱离火焰，保持染色5min。⑥流水自玻片一端轻缓冲洗，冲去染色液，沥去标本上剩余的水。⑦自痰膜上端外缘滴加脱色剂布满痰膜，脱色3min。⑧流水自玻片一端轻缓冲洗，冲去脱色液，沥去标本上剩余的水。⑨滴加亚甲蓝复染液，染色30s。⑩流水自玻片一端轻缓冲洗，冲去复染液，沥去标本上剩余的水。⑪待玻片干燥后镜检。

（3）镜检与报告方式：①镜检时，使用"10×"目镜，双目显微镜读片。取染色完毕且已干燥的涂片，痰膜向上放置在玻片台上并以卡尺固定。使用"40×"物镜，调节光线与焦距至可见细胞形态。移开"40×"物镜，在玻片上滴1～2滴镜油，使用"100×"油镜进行细致观察。镜检按自左而右，自上而下，再自右而左，一个视野接一个视野，一行接一行，仔细检查每一视野。在淡蓝色背景下，抗酸杆菌呈红色，其他细菌或细胞呈蓝色。②镜检结果分级报告见表3-2。

表3-2　镜检结果分级报告

镜检结果	分级报告标准
连续观察300个视野，未发现抗酸杆菌	萋-尼氏染色抗酸杆菌阴性
1～8条/300视野	萋-尼氏染色抗酸杆菌阳性（抗酸杆菌菌数/300视野）
3～9条/100视野，连续观察300个视野	萋-尼氏染色抗酸杆菌阳性（1+）
1～9条/10视野，连续观察100个视野	萋-尼氏染色抗酸杆菌阳性（2+）
1～9条/1视野	萋-尼氏染色抗酸杆菌阳性（3+）
≥10条/1视野	萋-尼氏染色抗酸杆菌阳性（4+）

🖊 思考与练习

1. 简述分枝杆菌抗酸染色的过程。

2. 痰标本涂抹完干燥时能否使用火焰进行加热？

第四章　免疫预防

接种疫苗是预防控制传染病最有效的手段,疫苗的发明和预防接种是人类最伟大的公共卫生成就。疫苗接种的普及,避免了无数儿童的残疾和死亡。各国政府均将预防接种列为最优先的公共预防服务项目。新中国成立以来,我国免疫预防工作发展迅速,大致经历了计划免疫前期、计划免疫时期、免疫规划时期,疫苗种类显著增加,预防疾病种类也相应增多。本章将着重从目前我国疫苗和免疫程序、免疫规划疫苗针对疾病的监测和处置、预防接种实施、疑似预防接种异常反应监测和处置四个方面进行阐述。

第一节　疫苗和免疫程序

目前,国家免疫规划疫苗包括儿童常规接种疫苗和重点人群接种疫苗。儿童常规接种的疫苗包括乙型肝炎疫苗(乙肝疫苗)、卡介苗、脊髓灰质炎疫苗、无细胞百日咳白喉破伤风联合疫苗(百白破疫苗)、白喉破伤风联合疫苗(白破疫苗)、麻疹风疹腮腺炎联合减毒活疫苗(麻腮风疫苗)、麻疹风疹联合减毒活疫苗(麻风疫苗)、A群流脑多糖疫苗、A群C群流脑多糖疫苗、乙脑疫苗、甲型肝炎疫苗(甲肝疫苗)。在重点地区,对重点人群进行流行性出血热疫苗接种;在发生炭疽、钩端螺旋体病疫情或发生洪涝灾害可能导致钩端螺旋体病暴发流行时,对重点人群进行炭疽疫苗和钩体疫苗应急接种。通过接种上述疫苗,预防乙型肝炎、结核病、脊髓灰质炎、百日咳、白喉、破伤风、麻疹、甲型肝炎、流行性脑脊髓膜炎、流行性乙型脑炎、风疹、流行性腮腺炎、流行性出血热、炭疽和钩端螺旋体病等15种传染病。本节主要通过国家免疫规划疫苗儿童免疫程序表(2016年版),介绍我国当前的免疫程序、免疫程序制定的原则及补种的具体要求。

🩺 学习目的

1. 熟悉疫苗的概念和分类。
2. 掌握我国现有的免疫程序。

📖 预备知识

1. **疫苗的定义** 疫苗是指为了预防、控制疾病的发生、流行,用于人体免疫接种的预防性生物制品。

2. **疫苗的分类** 根据《疫苗流通和预防接种管理条例》,疫苗分为两类。第一类疫苗是指政府免费向公民提供,公民应当依照政府的规定受种的疫苗,包括国家免疫规划确定的疫苗,省级人民政府在执行国家免疫规划时增加的疫苗,以及县级以上人民政府或者其卫生行政部门组织的应急接种或者群体性预防接种所使用的疫苗。第二类疫苗是指由公民自费并且自愿受种的其他疫苗。疫苗根据性质主要分为减毒活疫苗和灭活疫苗。减毒活疫苗是从野生株或致病的病毒或细菌衍生而来,经过实验室反复传代被减毒后,人体接种较小剂量即可在体内复制,并产生良好的免疫反应的疫苗。灭活疫苗是采用加热或化学剂将细菌或病毒灭活后研制成的疫苗。

3. **免疫程序** 免疫程序是指对某一特定人群预防针对传染病需要接种疫苗的种类、次序、年龄、剂量、部位等的具体规定。制定免疫程序主要应考虑疾病的负担、免疫效果、实施条件等因素。①疾病负担。一个合理的免疫程序首先应该根据当地传染病的流行病学情况制定,应考虑当地传染病的发病率、死亡率、疾病的严重性等因素。②免疫效果。需要考虑母传抗体的影响、接种时间间隔和剂次、佐剂、联合免疫等方面的影响。③实施条件。在制定免疫程序时,需要考虑实施的可能性,包括疫苗生产供应能力、冷链运转情况、成本效益分析、服务人群的接受能力等。

技能操作方法

（一）国家免疫规划疫苗儿童程序表

表4-1 国家免疫规划疫苗儿童免疫程序表(2016年版)

疫苗种类		接种年(月)龄													
名称	缩写	出生时	1个月	2个月	3个月	4个月	5个月	6个月	8个月	9个月	18个月	2周岁	3周岁	4周岁	5周岁	6周岁
乙肝疫苗	HepB	1	2					3								
卡介苗	BCG	1														
脊灰灭活疫苗	IPV			1												
脊灰减毒活疫苗	OPV				1	2								3		
百白破疫苗	DTaP				1	2	3				4					
白破疫苗	DT															1
麻风疫苗	MR								1							
麻腮风疫苗	MMR										1					
乙脑减毒活疫苗或乙脑灭活疫苗[1]	JE-L								1			2				
	JE-I								1、2			3			4	
A群流脑多糖疫苗	MPSV-A							1		2						
A群C群流脑多糖疫苗	MPSV-AC													1		2
甲肝减毒活疫苗或甲肝灭活疫苗[2]	HepA-L										1					
	HepA-I										1	2				

注：1. 选择乙脑减毒活疫苗接种时,采用两剂次接种程序。选择乙脑灭活疫苗接种时,采用四剂次接种程序；乙脑灭活疫苗第1、2剂间隔7～10d。2. 选择甲肝减毒活疫苗接种时,采用一剂次接种程序。选择甲肝灭活疫苗接种时,采用两剂次接种程序。

（二）国家免疫规划疫苗儿童免疫程序说明

起始免疫年(月)龄是指免疫程序表所列各疫苗可以接种该剂次疫苗的最小接种年(月)龄。儿童年(月)龄达到相应疫苗的起始接种年(月)龄时,应尽早接种,建议在下述推荐的年龄之前完成国家免疫规划疫苗相应剂次的接种。

（1）乙肝疫苗第1剂：出生后24h内完成。

（2）卡介苗：月龄<3个月完成。

（3）乙肝疫苗第3剂、脊灰疫苗第3剂、百白破疫苗第3剂、麻风疫苗、乙脑减毒活疫苗第1剂或乙脑灭活疫苗第2剂：月龄<12个月完成。

（4）A群流脑多糖疫苗第2剂：月龄<18个月完成。

（5）麻腮风疫苗、甲肝减毒活疫苗或甲肝灭活疫苗第1剂、百白破疫苗第4剂：月龄<24个月完成。

（6）乙脑减毒活疫苗第2剂或乙脑灭活疫苗第3剂、甲肝灭活疫苗第2剂：年龄<3周岁完成。

（7）A群C群流脑多糖疫苗第1剂：年龄<4周岁完成。

（8）脊灰疫苗第4剂：年龄<5周岁完成。

（9）白破疫苗、A群C群流脑多糖疫苗第2剂、乙脑灭活疫苗第4剂：年龄<7周岁完成。

如果儿童未按照上述推荐的年龄及时完成接种，应根据下述疫苗补种通用原则和每种疫苗的具体补种要求尽早进行补种。

（三）国家免疫规划疫苗补种通用原则

未按照推荐年龄完成国家免疫规划规定剂次接种的14周岁以下的儿童，应尽早进行补种，在补种时掌握以下原则。

（1）对未曾接种某种国家免疫规划疫苗的儿童，根据儿童当时的年龄，按照该疫苗的免疫程序，以及对该种疫苗的具体补种原则中规定的疫苗种类、接种间隔和剂次进行补种。

（2）未完成国家免疫规划规定接种剂次的儿童，只需补种未完成的剂次，无需重新开始全程接种。

（3）应优先保证儿童及时完成国家免疫规划疫苗的全程接种，当遇到无法使用同一厂家疫苗完成全程接种情况时，可使用不同厂家的同品种疫苗完成后续接种(含补种)。疫苗使用说明书中有特别说明的情况除外。

（四）国家免疫规划疫苗同时接种原则

1. 不同疫苗同时接种　现阶段的国家免疫规划疫苗均可按照免疫程序或补种原则同时接种，两种及两种以上注射类疫苗应在不同部位接种。严禁将两种或多种疫苗混合吸入同一支注射器内接种。

2. **不同疫苗接种间隔**　两种及两种以上国家免疫规划使用的注射类减毒活疫苗,如果未同时接种,应间隔天数≥28d进行接种。国家免疫规划使用的灭活疫苗和口服脊髓灰质炎减毒活疫苗,与其他种类国家免疫规划疫苗(包括减毒和灭活疫苗)接种间隔不做限制。

3. **两种疫苗接种时间**　如果第一类疫苗和第二类疫苗接种时间发生冲突时,应优先保证第一类疫苗接种。

思考与练习

1. 简述我国目前的免疫程序。
2. 简述疫苗免疫程序制定的依据。

第二节　免疫规划疫苗针对传染病的监测和处置

通过接种疫苗,实施国家免疫规划,我国有效地控制了疫苗针对传染病发病。1995年后通过口服小儿麻痹糖丸,我国即阻断了本土脊髓灰质炎病毒的传播,使成千上万孩子避免了肢体残疾;普及新生儿乙肝疫苗接种后,我国5岁以下儿童乙肝病毒携带率已从1992年的9.7%降至2014年的0.3%;20世纪中期,我国麻疹年发病人数高达900多万,至2017年发病人数已不到6000例;普及儿童计划免疫前,每年有数以十万计儿童发生白喉,2006年后,我国已无白喉病例报告。20世纪60年代,我国流行性脑脊髓膜炎发病人数最高年份曾高达304万,至2017年,发病人数已低于200;流行性乙脑炎发病人数最高年份曾近20万,2017年发病人数仅有千余。麻疹是目前免疫规划疫苗针对传染病控制的重点病种,因此本节以麻疹来介绍相关防控技能。

学习目的

1. 熟悉麻疹流行病学特征。
2. 掌握麻疹疫情的处置流程。
3. 熟悉麻疹疫情控制措施。

预备知识

麻疹是由麻疹病毒引起的病毒感染性疾病,属于乙类传染病。主要临床表现有发热、咳嗽、咳涕等卡他症状及结膜炎,特征性表现为口腔黏膜斑和皮肤斑丘疹。麻疹的传染性很强,呼吸道飞沫传播是主要的传播途径,传染源为麻疹患者,人群普遍易感。全年均可发病,以冬、春季为多见。麻疹疫苗纳入国家免疫规划后,麻疹发病率下降明显,年发病人数从20世纪80年代900多万下降至2017年发病人数不到6000,发病人群中成人比重增加。

技能操作方法

(一)麻疹疫情监测

1. **监测病例的定义**　发热、出疹,伴咳嗽、卡他性鼻炎、结膜炎、淋巴结肿大、关节炎或关节痛症状之一者,或传染病责任疫情报告人怀疑为麻疹或风疹的病例。

2. **监测病例报告**　传染病法定责任报告单位和责任疫情报告人发现监测病例,应按照《中华人民共和国传染病防治法》《突发公共卫生事件与传染病疫情监测信息报告管理办法》和《国家突发公共卫生事件相关信息报告管理工作规范》等规定进行报告。

3. **暴发疫情的判定**　根据我国实际情况,现阶段麻疹暴发疫情定义为以下任一种情况:①以村、居委会、学校或其他集体机构为单位,在10d内发生2例及2以上麻疹病例;②以乡(镇、社区、街道)为单位,在10d内发生5例及5例以上麻疹病例;③以县为单位,在1周内麻疹发病水平超过前5年同期平均发病水平1倍以上。

(二)麻疹疫情处置

1. **散发病例处置**　县级疾病预防控制机构应对每一例麻疹疑似病例开展完整的个案调查,患者姓名、现住址、调查日期等10个关键变量要核实清楚,尤其要获取详细准确的含麻疹、风疹成分疫苗免疫史信息。调查记录暴露期和传染期活动情况,必要时采用门诊病历、医院信息系统加以核实。个案调查中,调查人员应确定其密切接触者,同时向密切接触者发放告知书,对易感者发放应急接种知情同意书。

2. 暴发疫情处置 具体如下。

(1) 核实疫情:了解患者的发病与就诊经过,包括主要临床症状和并发症,尽快进行诊断和分类,结合患者临床表现和流行病学调查结果,判断是否为麻疹暴发疫情。同时,在暴发疫情早期采集5例(病例数<5例时,全部采集)病例的病原学标本。

(2) 病例搜索:开展暴发疫情现场调查时,应回顾性搜索疫情所在地及周边地区近期所有的疑似病例,并开展接触追踪调查。①制定搜索病例定义。搜索病例的定义包括搜索时间段、地域范围和人群范围及患者症状体征等要素。当发现新的首发病例时,应相应地扩大搜索的时间范围,直至首发病例前1个最长潜伏期内无疑似病例。②搜索范围及方式。主要通过医疗机构、学校、社区等途径来搜索病例。医疗机构查阅内科、儿科、皮肤科、传染病科等相关科室门诊日志、出入院登记,访谈医务人员。学校了解学生或教师缺勤情况及原因,通过晨检及早发现既往和续发病例。社区通过社区工作人员和群众访谈搜索病例。

(3) 病例个案调查:对每例疑似病例的个案流行病学调查参照以上"散发病例"疫情调查部分。对首发病例和指示病例要调查清楚发病前7~21d以及在传染期的活动情况、接触人群,了解可疑的暴露因素以及与续发病例间的流行病学关联等信息。

(4) 流行病学特征描述:完成病例搜索和个案调查后,应迅速按照时间、地区、人群分布等流行病学特征对暴发疫情进行描述,确定暴发的范围和严重程度、寻找可能的危险因素和暴发原因线索等。

(5) 传播风险评估:在疫情调查的同时,应了解周边区域人群免疫状态,对疫情向周边区域扩散的风险进行评估。获取发生麻疹暴发疫情地区的人口构成、社会经济状况、卫生服务提供情况、含麻疹/风疹成分疫苗接种情况、近期麻疹/风疹流行情况、近期开展的大型集会活动等相关信息。根据疫情流行病学特点、人群易感性评估结果、经济社会人口等因素,综合判断该起疫情发展趋势,为及时采取相应处置措施提供依据。

(6) 疫情控制:麻疹疫情控制采取边调查边控制的策略,并根据调查中的新发现加以调整。发生散发病例时,采取病例管理、接触者管理、应急接种等措施;发生暴发疫情时,还应结合风险评估结果,在落实每个散发病例控制措施的基础上,进一步采取加强监测、风险沟通、扩大应急接种范围等措施。

①一般措施。主要包括病例管理、接触者管理、疫情监测、风险沟通等措施。

对麻疹患者进行对症治疗、防治并发症,并隔离至传染期结束。麻疹患者应从发现时开始隔离至出疹后4d,并发肺部感染者应隔离至出疹后14d。疑似病例未确诊之前,按确诊病例隔离管理,单独病房收治。

对与传染期的麻疹患者有接触的人员进行医学观察,观察期限到最后一次接触后的21d,在此期间应避免与其他易感者接触。告知接触者出现发热、流鼻涕、咳嗽或结膜炎等症状时应及时就医。

落实疫情报告、主动监测等制度。发生暴发疫情后,当地疾控机构应加强与医疗机构的沟通,使所有责任报告单位、责任报告人都知晓有麻疹暴发疫情发生,及时发现并报告疑似麻疹病例。同时做好暴发地区疑似病例的主动搜索,如在学校、托幼机构和集体用工单位开展晨检,必要时开展病例零报告制度。

暴发期间应做好舆情监测,在负面消息或虚假信息广泛传播之前,及时、主动与媒体沟通,向公众传递正确信息。如开展麻疹疫苗群体性接种,应提前做好社会动员。

②免疫措施。麻疹疫情发生后,结合疫情调查及风险评估结果,对重点人群开展麻疹疫苗应急接种。应急接种应尽早开展,对密切接触者的接种尽量在首次暴露后的72h内完成。对社区内人群开展应急接种,应在尽可能短的时间(如一个最短潜伏期,即7d)内完成(争取3d内接种率达到95%以上)。应急接种开展的区域范围可根据疫情规模和风险评估结果综合确定。

思考与练习

1. 简述麻疹应急接种的要求。
2. 简述麻疹暴发疫情的处置流程。

第三节　预防接种实施

预防接种实施是接种疫苗的具体操作过程,包括预防接种前准备工作、预防接种操作、预防接种后工作,涉及受种者通知、预检、接种、留观等环节。由于疫苗的受种者是健康人群,因此要求接种人员在实施接种的全过程中,严格按照《预防接种工作规范》要求操作,这是保证接种疫苗安全、有效的重要措施。

学习目的

1. 熟悉预防接种流程。
2. 了解疫苗接种规范操作。

预备知识

1. **预防接种场所要求**　预防接种门诊应当按照预检、登记、接种、留观等内容进行合理分区,确保预防接种有序进行。预防接种场所室外要设有醒目的标志,在预防接种场所显著位置公示相关资料。接种人员穿戴工作衣、帽、口罩。

2. **接种途径**　按接种途径分类,接种方法主要分为皮上划痕法、喷雾吸入法、口服法和注射法,其中注射法包括皮内注射法、皮下注射法、肌内注射法。

（1）口服法:适用疫苗包括口服脊灰减毒活疫苗、轮状病毒疫苗,液体剂型疫苗直接将规定剂量的疫苗滴入儿童口中。

（2）皮内注射法:适用疫苗为卡介苗,接种部位为上臂外侧三角肌中部略下处。监护人固定儿童,露出儿童接种部位。预防接种人员用相应规格注射器吸取1人份疫苗,排尽注射器内空气,皮肤常规消毒,左手绷紧注射部位皮肤,右手以平执式持注射器,食指固定针管,针头斜面向上,与皮肤呈10°～15°刺入皮内。再用左手拇指固定针栓,然后注入疫苗,使注射部位形成一个圆形隆起的皮丘,皮肤变白,毛孔变大,注射完毕,针管顺时针方向旋转180°后,迅速拔出针头。

（3）皮下注射法：适用疫苗包括麻疹疫苗、麻风疫苗、麻腮风疫苗、乙脑疫苗、A群流脑多糖疫苗、A群C群流脑多糖疫苗、甲肝减毒活疫苗、钩体疫苗等。接种部位为上臂外侧三角肌下缘附着处。监护人固定儿童，露出儿童接种部位。预防接种人员用相应规格注射器吸取1人份疫苗后，排尽注射器内空气，皮肤常规消毒，左手绷紧注射部位皮肤，右手持注射器，针头斜面向上，与皮肤呈30°～40°，快速刺入皮下，进针深度为针头长度的1/2～2/3，松左手，固定针管，缓慢推注疫苗，注射完毕后用消毒干棉球或干棉签轻压针刺处，快速拔出针头。

（4）肌内注射法：适用疫苗包括百白破疫苗、白破疫苗、乙肝疫苗、脊灰灭活疫苗、甲肝灭活疫苗、流行性出血热疫苗等。接种部位为上臂外侧三角肌、大腿前外侧中部肌肉。监护人固定儿童，露出儿童接种部位。预防接种人员用相应规格注射器吸取1人份疫苗后，排尽注射器内空气，皮肤常规消毒，左手将注射肌肉部位绷紧，右手持注射器，针头与皮肤呈90°，快速刺入肌肉，进针深度约为针头的2/3，松左手，固定针管，缓慢推注疫苗，注射完毕后用消毒干棉球或干棉签轻压针刺处，快速拔出针头，观察有无渗血或药液渗出，若有渗出，应将消毒干棉球或干棉签按压片刻。

技能操作方法

（一）预防接种前的准备工作

1. 确定受种对象　根据国家免疫规划疫苗的免疫程序、群体性预防接种、应急接种或补充免疫方案等，确定受种对象。受种对象包括本次受种对象、上次接种漏种者和流动人口等特殊人群中的未受种者。

2. 通知儿童监护人或受种者　采取口头预约、书面预约、电话联系、手机短信（微信）告知、邮件通知、广播通知、公示告知等方式，通知儿童监护人或受种者，告知接种疫苗的种类、时间、地点和相关要求。

3. 领取或购进疫苗　接种单位根据各种疫苗受种人数计算领取或购进疫苗数量，做好疫苗领发登记。运输疫苗的冷藏箱（包），应根据环境温度、运输条件、使用条件放置适当数量的冰排。按照受种对象人次数的1.1倍准备相应规格的注射器材。注射器使用前要检查包装是否完好并在有效期内使用。

（二）预防接种时的工作

1. 核实受种对象 预防接种人员应查验儿童预防接种证和儿童预防接种个案信息,核对受种者姓名、出生日期及预防接种记录,确定本次受种对象、接种疫苗的品种。发现原始记录中受种者姓名、出生日期、联系方式等基本信息有误或变更的,应及时更新。对不符合本次预防接种的受种者,应向儿童家长或其监护人做好解释工作。对因有预防接种禁忌而不能预防接种的受种者,预防接种人员应对受种者或其监护人提出医学建议,并在预防接种证、卡(簿)或儿童预防接种个案信息上记录。

2. 预防接种前告知和健康状况询问 预防接种人员在实施预防接种前,应当告知受种者或其监护人所接种疫苗的品种、作用、禁忌证、可能出现的不良反应以及注意事项,并如实记录告知情况。当对受种者的健康状况有怀疑时,应建议其到医院进行检查后,再决定是否进行预防接种。受种者或其监护人自愿选择预防接种第一类疫苗同品种的第二类疫苗时,接种单位应当告知费用承担、预防接种异常反应补偿方式及接种疫苗的品种、作用、禁忌证、可能出现的不良反应以及注意事项。

3. 预防接种现场疫苗管理 预防接种前将疫苗从冷藏设备内取出,尽量减少开启冷藏设备的次数。核对接种疫苗的品种,检查疫苗外观质量。凡过期、变色、被污染、发霉、有摇不散凝块或异物、无标签或标签不清、疫苗瓶有裂纹的疫苗一律不得使用。疫苗使用说明规定严禁冻结的疫苗,如百白破疫苗、乙肝疫苗、白破疫苗等,冻结后一律不得使用。

4. 预防接种操作 预防接种人员在预防接种操作前进行"三查七对",无误后予以预防接种。三查:检查受种者健康状况,明确是否有接种禁忌证;查对预防接种卡(簿)与儿童预防接种证;检查疫苗、注射器外观与批号、有效期。七对:核对受种对象的姓名、年龄、疫苗品名、规格、剂量、接种部位、接种途径。注射剂型疫苗的接种操作如下。

（1）疫苗的抽取:①将疫苗瓶上部疫苗弹至底部,用75%乙醇棉球消毒开启部位。②在乙醇挥发后将注射器针头斜面向下插入疫苗瓶的液面下吸取疫苗。③吸取疫苗后,将注射器的针头向上,排空注射器内的气泡,直至针头上有一小滴疫苗出现为止。④自毁型注射器的使用方法参见相关产品使用说明。⑤使用含有吸附剂的疫苗前,应当充分摇匀。使用冻干疫苗时,用一次性注射器抽取稀释液,沿疫苗瓶内壁缓慢注入,轻轻摇荡,使疫苗充分溶解,但应避免出现泡沫。⑥开启减毒活疫苗的疫苗瓶和注射时,切勿使消毒剂接触疫苗。⑦疫苗瓶开启后应尽快使用。如不能立即用完,应盖上无菌干棉球冷藏。当疫苗瓶开启后,活疫苗超过30min、灭活疫苗超过1h未用完,应将剩余疫苗废弃。⑧采用预充式注射器分装的疫苗,按其使用方法进行注射。

(2)接种部位皮肤消毒:①确定接种部位。接种部位要避开瘢痕、炎症、硬结和皮肤病变处。②用灭菌镊子夹取75%乙醇棉球或用无菌棉签蘸75%的乙醇溶液,由内向外螺旋式对接种部位皮肤进行消毒,涂擦直径≥5cm,待晾干后立即进行预防接种。

(3)注意事项:①预防接种前,方可打开或取出注射器材。②在注射过程中,防止被针头误伤。③注射完毕后,应将注射器具直接或毁型后投入安全盒或防刺穿的容器内,按照《医疗废物管理条例》统一回收销毁。④使用后的注射器不得用手回套针帽,或用手分离注射器针头。

5. 预防接种记录、观察与预约 ①预防接种后及时在预防接种证上记录接种疫苗的品种和规格、疫苗最小包装单位的识别信息(或批号)以及接种时间等。预防接种记录书写工整,不得用其他符号代替。使用儿童预防接种信息化管理地区,需将儿童预防接种相关资料录入信息系统。②告知儿童监护人、受种者在预防接种后留在预防接种现场观察30min。如出现不良反应,及时报告医生处理。③与儿童监护人预约下次接种疫苗的种类、时间和地点。④产科接种单位在为新生儿预防接种第1剂乙肝疫苗和卡介苗后,应告知儿童监护人在1个月内到居住地的接种单位办理预防接种证。

(三)预防接种后的工作

1. 清理器材 ①清洁冷藏设备。②使用后的自毁型注射器、一次性注射器及其他医疗废物严格按照《医疗废物管理条例》的规定处理。③镊子、治疗盘等器械按要求灭菌或消毒后备用。

2. 处理剩余疫苗 记录疫苗的使用及废弃数量,剩余疫苗按以下要求处理。①废弃已开启疫苗瓶的疫苗。②冷藏设备内未开启的疫苗做好标记,放冰箱保存,于有效期内在下次预防接种时首先使用。③清理核对预防接种通知单,预防接种卡(簿)或儿童预防接种个案信息,确定需补种的人数和名单,下次预防接种前补发通知。④统计本次预防接种情况和下次预防接种的疫苗使用计划,并按规定上报。

思考与练习

1. 简述预防接种规范流程。
2. 预防接种时三查七对包括哪些内容?

第四节　疑似预防接种异常反应监测与处置

接种疫苗是预防传染病的有效措施,但是没有任何一种疫苗是绝对安全的,理想的疫苗是能够提供足够的保护而无不良反应或不良反应发生率极低。疑似预防接种异常反应(adverse event follwing immunization, AEFI)监测是为保障预防接种安全而建立的识别、报告、调查及处置等一系列过程,目的是通过定期收集和分析数据,将所获得信息及时反馈,用于制定和评价 AEFI 的控制策略。通过调查和核实 AEFI 发生情况和原因,为改进疫苗质量和提高预防接种服务质量提供依据。

学习目的

1. 掌握疑似预防接种异常反应病例定义和分类。
2. 了解疑似预防接种异常反应监测的目的和调查处置流程 。

预备知识

1. **疑似预防接种异常反应的定义**　疑似预防接种异常反应(是指在预防接种后发生的怀疑与预防接种有关的反应或事件。
2. **疑似预防接种异常反应分类**　AEFI 经过调查诊断分析,按发生原因分成以下 5 种类型。①不良反应。合格的疫苗在实施规范预防接种后,发生的与预防接种目的无关或意外的有害反应,包括一般反应和异常反应。一般反应是指在预防接种后发生的,由疫苗本身所固有的特性引起的,对机体只会造成一过性生理功能障碍的反应,主要有发热和局部红肿,同时可能伴有全身不适、倦怠、食欲不振、乏力等症状。异常反应是指合格的疫苗在实施规范预防接种过程中或者实施规范预防接种后造成受种者机体组织器官、功能损害,相关各方均无过错的药品不良反应。②疫苗质量事故。由于疫苗质量不合格,预防接种后造成受种者机体组织器官、功能损害。③预防接种事故。在预防接种实施过程中,由于违反预防接种工作规范、免疫程序、疫苗使用指导原则、预防接种方案,造成受种者机体组织器官、功能损害。④偶合症。受种者在预防接种时正处于某种疾病的潜伏期或者前驱期,预防接种后巧合发病。⑤心因性反应。在预防接种实施过程中或预防接种后,因受种者心理因素发生的个体或者群体的反应。

技能操作方法

(一) 疑似预防接种异常反应的监测

1. 监测目的 及时了解疫苗上市后的安全性,为规范管理提供第一手资料,便于早期发现错误,杜绝疫苗质量事故和接种事故的出现。

2. 责任报告单位和报告人 医疗机构、接种单位、疾控机构、药品不良反应监测机构、疫苗生产企业及其执行职务的人员均为 AEFI 的责任报告单位和报告人。

3. 报告程序 责任报告单位和报告人发现 AEFI(包括接到受种者或其监护人的报告)后,应当及时向受种者所在地的县(区)级卫生行政部门、药品监督管理部门报告。发现怀疑与预防接种有关的死亡、严重残疾、群体性 AEFI、对社会有重大影响的 AEFI 时,责任报告单位和报告人应当在发现后 2h 内向所在地县(区)级卫生行政部门、药品监督管理部门报告,县(区)级卫生行政部门在 2h 内逐级向上一级卫生行政部门报告。

(二) 疑似预防接种异常反应的调查处置

接到 AEFI 的报告信息后,应及时做出响应,核实报告的真实性,组织调查,收集临床资料和预防接种资料,形成调查报告。AEFI 的诊断包括疾病的临床诊断和预防接种异常反应诊断。对不属于预防接种不良反应的事件,临床医生可按相应的诊断标准进行诊断;预防接种异常反应诊断必须由调查诊断专家组给出,任何医疗单位或个人均不得做出预防接种异常反应诊断。

1. 核实报告 县(区)级疾控机构接到 AEFI 报告后,应核实 AEFI 的基本情况、发生时间和人数、主要临床表现、初步临床诊断、疫苗预防接种等,完善相关资料,做好深入调查的准备工作。

2. 组织调查 除一般反应(如单纯发热、接种部位红肿、硬结等)外的 AEFI 均需调查。县(区)级疾控机构对需要调查的 AEFI,应当在接到报告后 48h 内组织开展调查,收集相关资料,在调查开始后 3d 内初步完成 AEFI 个案调查表并通过中国免疫规划信息管理系统进行网络直报。对不属于本辖区预防接种后发生的 AEFI,也应当收集相关资料,填写 AEFI 个案调查表,并及时转报至受种者预防接种所在地的县(区)级疾控机构,由预防接种所在地的县(区)级疾控机构进行网络直报。怀疑与预防接种有关的死亡、严重残疾、群体性 AEFI、对社会有重大影响的 AEFI,市级或省级疾控机构在接到报告后应立即组织预防接种异常反应调查诊断专家组进行调查。属于突发公共卫生事件的死亡或群体性 AEFI,同时还应当按照《突发公共卫生事件应急条例》的有关规定进行调查和报告。

3. 收集资料 ①临床资料。了解患者的预防接种史、既往健康状况(如有无基础疾病等)、家族史、过敏史,掌握患者的主要症状和体征、有关的实验室检查结果以及已采取的治疗措施和效果等资料。必要时对患者进行访视和临床检查。对于死因不明需要进行尸体解剖检查的病例,应当按照有关规定进行尸检。②预防接种资料。疫苗供应渠道、供应单位的资质证明、疫苗批签发报告和购销记录;疫苗运输条件和过程、疫苗储存条件和冰箱温度记录;疫苗的种类、生产企业、批号、出厂日期、有效期、来源(包括分发、供应或销售单位)、领取日期等;预防接种服务组织形式、预防接种现场情况、预防接种时间和地点、接种单位和预防接种人员的资质;知情或告知相关资料;预防接种实施情况、接种部位、接种途径、剂次和剂量、打开的疫苗存放时间;安全注射情况、注射器材来源、注射操作情况;预防接种同批次疫苗其他人员的反应情况、当地相关疾病发病情况等。

4. 形成报告 对发生死亡、严重残疾、群体性的 AEFI,或对社会有重大影响的 AEFI,疾控机构应当在调查开始后 7d 内完成初步调查报告,及时将调查报告向同级卫生计生行政部门、上一级疾控机构报告,并向同级药品不良反应监测机构通报。调查报告包括对 AEFI 的描述、诊断、治疗及实验室检查;疫苗和预防接种组织实施情况;发生AEFI后所采取的措施、原因分析;对AEFI的初步判定及依据;撰写调查报告的人员、时间等。同时,县级疾控机构应当及时通过中国免疫规划信息管理系统上报调查报告。

5. 病例诊断 预防接种异常反应诊断必须由调查诊断专家组诊断,任何医疗单位或个人均不得做出预防接种异常反应诊断。省、市和县(区)级疾控机构成立预防接种异常反应调查诊断专家组,调查诊断专家组由流行病学、临床医学、药学等专家组成,负责对AEFI调查诊断。预防接种异常反应调查诊断专家组应当依据法律、法规、部门规章和技术规范,结合临床表现、医学检查结果和疫苗质量检验结果等,进行综合分析,做出调查诊断结论,出具预防接种异常反应调查诊断书。

县(区)级卫生行政部门接到AEFI报告后,对需要进行调查诊断的,交由受种者预防接种所在地的县(区)级疾控机构组织预防接种异常反应调查诊断专家组进行调查诊断。发生死亡、严重残疾、群体性的AEFI,或对社会有重大影响的AEFI,由受种者预防接种所在地的市级或省级疾控机构组织预防接种异常反应调查诊断专家组进行调查诊断。

AEFI的调查诊断结论应当在调查结束后30d内尽早做出。调查诊断怀疑引起AEFI的疫苗有质量问题的,应及时提交药品监督管理部门。省级预防接种异常反应调查诊断专家组对市、县(区)级预防接种异常反应调查诊断进行技术指导。

思考与练习

----

1. 疑似预防接种异常反应调查需要收集哪些资料?

2. 如何看待疑似预防接种异常反应?

第五章 慢性非传染性疾病预防控制

我国慢性病社区防制起步较晚,早期开展的各项防制工作都以单病种的干预为主,忽视了预防危险因素的重要性,重预防而未进行防治结合,忽略了联动作用。1996年,国家卫生部出台《中国非传染性疾病控制规划》,指出建立以社区为基础、多重因素干预、防治结合的慢性病综合防制体系,预示着我国慢性病社区综合防制的展开。随着医药体制改革的进一步深化、卫生网络覆盖面不断加大以及社会保障能力不断加强,政府及相关机构在社区慢性病防制方面不断开展各种项目活动,普遍认识到防制慢性病,要以疾病发展的自然过程为基础,对疾病发生发展全过程进行综合管理,强调慢性病预防与治疗相结合,防治一体,多科协作,提倡早期预防、早发现、早治疗,降低全社会医疗成本支出。

第一节 慢性病相关监测

慢性病相关监测是指长期、连续、系统地收集、分析、解释、反馈及利用慢性非传染性疾病发病、死亡原因及行为危险因素等相关公共卫生信息的过程,以便发现慢性病的分布特征与变化趋势,为制定、完善和评价慢性病干预措施与策略提供依据。在实际工作中,慢性病监测主要包括发病监测、死因监测、伤害监测、行为危险因素监测四大类。监测对象通常覆盖整个辖区或有代表性区域的户籍人口。监测病种涉及恶性肿瘤、糖尿病、脑卒中急性发作、冠心病急性事件等;死因监测涉及全部死亡原因的监测;慢性病相关监测以医院报告和各级疾控中心审核的被动监测形式为主,慢性病主动监测如医院或居民的慢性病、死因漏报调查和行为危险因素调查作为数据收集途径之一也在工作中发挥着重要作用。

一、慢性病发病监测

学习目的

1. 了解4种慢性病发病监测的报卡内容。
2. 熟悉慢性病发病监测的质量控制措施。

预备知识

慢性病发病监测是公共卫生监测中的一项重要内容,用以观察人群中慢性病消长动态和变化趋势。

1. **慢性病发病监测内容**　慢性病发病监测的对象为本地户籍人群,病种包括所有恶性肿瘤(含中枢神经系统的良性肿瘤)、糖尿病、冠心病急性事件、脑卒中急性发作4类疾病。监测内容包括新发病例的一般人口学特征(姓名、性别、出生日期、身份证号码、户口地址、常住地址、工作单位、联系电话、民族、文化程度)、疾病诊断类型、依据、临床症状及编码、发病/首次诊断日期、死亡日期(原因)、病史摘要、诊疗单位及医生姓名等。

2. **慢性病发病监测方法**　慢性病发病监测可以采用手工填报报告卡,根据卡片内容录入计算机网络报告系统,也可以采用计算机直接网络报告。日常监测以各级医疗机构常规上报监测资料的被动监测方式为主,也可以通过定期的医院/居民漏报调查等方式主动发现监测人群中的新发病例。

技能操作方法

(一)4种慢性病报告卡的审核与查重

报卡审核是指对首诊医生上报的恶性肿瘤、糖尿病、冠心病急性发作和脑卒中发作共4种慢性病报卡完整性和准确性进行审核。各级医疗机构需要配备专门的审核人员,通常由医院保健科的专职人员承担。各区县疾控中心需要在医疗机构上报4种慢性病报卡后1周内完成报卡的审核。市疾控中心则每个月抽取一定比例的报卡进行审核。

1. **报卡完整性** 指报卡内容填写完整，没有空缺项。主要包括以下3个方面。①患者的基本信息包括姓名、性别、出生日期、身份证号、户籍和常住居住地址。②诊断信息包括诊断名称（部位）、国际疾病分类第10版（ICD10）编码、国际疾病分类肿瘤学部分第3版（ICD-O-3）编码、病理学类型、糖尿病类型、脑卒中发作和冠心病急性发作的类别、糖尿病的危险因素（身高、体重、血脂等可选项）、诊断依据、首次诊断日期或发病日期、死亡日期、死亡原因、报告医生姓名、报告日期等。③病史摘要是对诊断信息的有效补充，例如肿瘤多部位原发的核实结果，更为详细的疾病史和就诊过程。

2. **报卡准确性** 指报卡信息填写真实可靠，没有逻辑错误。报卡准确性的审核主要核对填报项目的逻辑性，内容包括：①出生日期、性别与身份证号码之间的逻辑关联；②户口/常住地址的区县、街道、详细地址之间的一致性；③糖尿病和心脑急性事件的类型与ICD10之间的一致性；④ICD10和病理学类型之间的一致性；⑤ICD-O-3编码内部及与ICD10之间的一致性；⑥病理学类型与诊断依据之间的一致性；⑦首次诊断日期/发病日期与病史摘要内容之间的一致性；⑧死亡日期与诊断日期之间的逻辑关系。

3. **报卡查重** 指对同一个病例的多条记录，即疑似重卡进行核实和置重。要求户籍区内的每种慢性病疑似重卡率低于2%，街道内低于1%。判断疑似重卡需同时满足以下两个条件：①基本信息完全一致，如身份证号码相同。②疾病诊断或肿瘤原发部位相同，ICD10中前3位字符相同，符合多原发肿瘤判定原则的不是重复卡。此外，针对脑卒中与冠心病急性事件，还需要满足发病时间在28d以内。针对妊娠糖尿病，还需满足诊断时间在10个月以内。查重时需要核实以下内容以保证置重的准确性：①户口地址。②肿瘤原发部位、继发部位，其他3种慢性病的亚型区分。③诊断日期、发病日期。

重复卡合并处置原则：①尽可能保留较为详细的信息原则。②保留最早一次诊断日期。③保留最详细的诊断信息。④保留最高诊断级别。⑤保留区县审核日期早的报卡（旧卡）。

（二）医疗机构慢性病发病漏报调查

医疗机构的慢性病发病报告漏报调查通常采用现场随机抽样方法。首先，随机抽取该医疗机构某个月的所有住院病例和门诊病例；然后，查看其病案资料，记录应报告（即户籍为应报告地区，首次诊断日期为当年的新发病例姓名、身份证号码、出院/门诊诊断为4种慢性病）的病例信息，每种慢性病通常随机选取10例,若不到10例则全部摘录,再与慢性病监测信息系统的数据库进行核对,确定未报告的病例数。未报告病例总数与应报告病例总数之比等于该医疗机构的漏报率。医疗机构慢性病发病漏报率要求在5%以内。

(三) 医疗机构慢性病报卡的准确性复核

医疗机构报卡准确性复核主要包括基本信息和诊断信息两部分内容的准确性。由于门诊病例的病案信息相对较少,通常复核医疗机构的住院病例准确性。复核方法如下:①从慢性病监测信息系统随机抽取该医疗机构某一个时间段的4种慢性病报卡各10例(若不到10例则全部抽取),并将原始信息记录在个案复核表上。②查询该医疗机构的住院电子病历系统或者纸质病案,查看抽查病例的病案首页、入院记录、出院记录、病理报告、影像学诊断报告、生化检验报告等,核对报卡的基本信息、诊断名称(部位)、首次诊断/发病日期、诊断依据填写准确性。③统计报卡准确率。报卡信息中只要有一项填写不准确,该报卡就视为填写不准确,填写完全准确的报卡总数与抽取报卡的总例数之比等于报卡准确率,要求每种慢性病报卡准确率不低于95%。

思考与练习

1. 4种慢性病发病报告内容主要包括哪些项目?
2. 慢性病报卡的规范填写需要注意哪些问题?

二、死因监测

学习目的

1. 了解死亡报卡质量评价指标。
2. 熟悉"居民死亡医学证明(推断)书"的填写。

预备知识

死因监测是通过持续、系统地收集人群死亡(死因)资料,并进行综合分析,研究人群死亡水平、死亡原因及变化规律的基础性工作。通过死因资料了解辖区居民人口变动情况、病伤死亡水平,确定死亡的分布及变化趋势;科学地评价人群健康水平,为制订工作计划、科学研究、防病工作、评估干预措施的效果及提高卫生服务质量等提供依据。

1. 死因监测内容 ①死因监测的资料收集包括人口、出生资料和死因资料。②监测资料的整理分析死因监测结果可以通过简报、专题报告等形式发布,也可进行5年、10年或更长期的监测数据的纵向、横向综合分析和比较,掌握动态变化和死因构成及顺位的变化,进行趋势分析和预测,常见的死因统计指标为死亡率和构成比。

2. 死因监测的方法 采用主动监测与被动监测相结合的方式。除医疗机构常规收集、报告发生在医院的死亡个案信息外,社区医生通过主动搜索辖区发生的死亡个案,按照要求填报相关报告卡,进行网络直报。由于风俗习惯等因素,我国很多地区居民死亡地点仍以家中居多,因此社区医生主动搜索是非常重要的途径。

技能操作方法

(一)"居民死亡医学证明(推断)书"的填写要求

"居民死亡医学证明(推断)书"(以下简称死亡证)是医疗卫生机构出具的、说明居民死亡及其原因的医学证明,是人口管理与死因监测的基本信息来源,是有关部门办理注销户口,殡葬火化等手续的凭证,是诉讼或司法的法律证据,是群众性、社会性凭证及公证必备的文件。因此,要求填写者及相关人员以严肃、认真、科学的态度对待。

死亡证共有四联,第一联是原始凭证由出具单位永久保存,第二联由公安机关注销户籍后保存。第三联由死者家属保存。第四联由殡仪馆凭此联办理殡葬手续后保存。

1. 填写范围 发生在辖区内的所有死亡个案,包括在辖区内死亡的户籍和非户籍中国居民,以及港、澳、台同胞和外籍公民,包括未登记户籍的死亡新生儿。

2. 填写人 ①在医疗卫生机构、来院途中死亡,由负责救治的执业医师填写。②在家中、养老服务机构、其他场所正常死亡,由本辖区社区卫生服务机构或乡镇(街道)卫生院负责调查的执业(助理)医师,根据死亡申报材料、调查询问结果并进行死因推断之后,填写死亡证。

医疗卫生机构不能确定是否属于正常死亡者,需经公安司法部门判定死亡性质,公安司法部门判定为正常死亡者,由负责救治或调查的执业医师填写死亡证。

未经救治的非正常死亡证明由公安司法部门按照现行规定及程序办理。非正常死亡是指由外部作用导致的死亡,包括火灾、溺水等自然灾难致死,或工伤、医疗事故、交通事故、自杀、他杀、受伤害等人为致死(含无名尸)。

3. 死亡证填写的一般要求　要求四联填写齐全,字迹清楚,内容准确,不缺项,不错项。用钢笔或碳素笔填写,不得勾画涂改,签名并加盖公章后生效。填写选择式问题时,只可选择最适合的唯一答案,不能多选。注意逻辑关系,减少不详。死亡原因填写用医学专业疾病名称,并用中文书写,不得用英文或英文缩写。

4. 死亡证各项目的填写要求　①省、市、县。指出具死亡证的医疗卫生机构所在的省、市、县名称。②行政区划代码。填写出具死亡证的医疗卫生机构所在的县(区、旗)6位行政区划代码。③编码。填写17位代码,编码规则为死亡证出具单位的(组织)机构代码(9位)+年份(4位)+流水码(4位)。(省网不自动生成)。④国家或地区填写中文简称。如中国、美国、加拿大或中国港澳台地区。⑤有效身份证件类别及号码。证件类别及号码不得空缺,中国公民要求填写18位身份证号码。⑥年龄。按周岁填写,婴儿填写实际存活的月、日、小时。⑦出生、死亡日期。填写出生或死亡的年、月、日。婴儿死亡填写到时、分。⑧个人身份。按照死亡前的个人身份填写,离退休后死者的个人身份一律填"离退休人员"。⑨死亡地点。"医疗卫生机构"指死于各级各类医疗卫生机构住院部及急诊室;"不详"指未能确定的死亡地点(仅限非正常死亡者)。⑩常住、户籍地址。常住地址指死者居住半年以上的地址;户籍地址指户口簿上登记的地址,均要详细到门牌号码。⑪生前主要疾病的最高诊断单位。三级医院(含相当)包括三级妇幼保健院及专科疾病防治院;二级医院(含相当)包括二级妇幼保健院及专科疾病防治院;其他医疗卫生机构包括急救中心、一级医院、门诊部、诊所(医务室)、疗养院等。⑫生前主要疾病最高诊断依据。"死后推断"仅限死亡地点为"来院途中""家中""养老服务机构""其他场所"填写。⑬致死的主要疾病诊断。第Ⅰ部分按顺序填写直接死因;第Ⅱ部分按程度填写其他死因;时间间隔应尽量填写;每行只能填写一种死因;临死前的表现不需填写;不明确情况及症状体征一般不需填写;优先填写更严重、更特异的疾病诊断;损伤中毒需报告临床表现和外部原因。⑭补发死亡证时,需在第一联及补发联注明"补发"及补发时间。申请人应为死亡证签字家属或委托人并出具有效身份证件。

5. 调查记录填写要求 ①死者生前病史及症状特征。用精简的医学术语,写出病例摘要,如达不到此要求,也可将死者家属提供的有关情况如实记录下来。②被调查者姓名。指接受死因调查的对象。③与死者的关系。指接受调查者与死者的关系,如直系旁系亲属或邻里同事等关系。④联系地址或工作单位。指被调查者的具体地址和所在工作单位。⑤电话号码。指被调查者的电话号码。⑥死因推断。应为明确的疾病诊断名称。⑦调查日期。对死亡病例的调查时间。

(二)死因监测报告的流程

死因监测是一项长期的工作,为保证工作质量,掌握准确的监测数据,必须要有规范的工作流程,死因监测报告流程如下。

1. 死亡证的填写 由负责救治的执业医师或负责死亡调查的执业(助理)医师填写死亡证,并向本单位防保科上报死亡证。

2. 网络报卡 防保科医师对上报的死亡证的完整性和准确性进行审核,按照国际疾病分类第10版(ICD10)对根本死因进行编码,然后完成卡片上报或网络直报。

3. 区县疾控中心审核 县(市、区)级疾病预防控制中心对辖区报告的死亡个案在7d内完成审核,审核不通过要注明审核意见,并将错误信息反馈给报告单位核实及订正;对辖区内的死亡个案进行查重,对疑似重卡经过核实后置重。

4. 初访 区县疾控中心审核通过的卡片经过属地确认后会流转到死亡个案户籍所在地的社区卫生服务中心(乡镇卫生院),社区卫生服务中心(乡镇卫生院)的防保科医师或责任医生需在30d内对非本社区卫生服务中心(乡镇卫生院)填报的死亡个案进行初访。初访方式为入户或电话访视。初访时限为县(市、区)审核合格后1个月内完成初访。初访内容包括死者姓名、性别、出生年月、户籍地址、常住地址、身份证号码、死亡原因、死亡日期等。

5. 数据审核 县(市、区)级疾病预防控制中心、市级疾病预防控制中心每月需对死亡个案进行复审,计算死因相关指标,撰写审核报告。常用的质量评价指标有：①死亡报卡质量包括准确性、完整性、逻辑性。②要求报告及时率在95%以上。对于在医院死亡的病例，报告期限为死亡后的7d以内；对于在家中或者其他地方死亡的病例，报告期限为30d。③身份证号码填写率要求在95%以上。④根本死因编码不准确比例要求在5%以下。根本死因不准确主要为死因不明、伤害无外部原因或其意图不明、心血管病缺乏诊断意义、肿瘤未指明位置以及呼衰和肝衰五大类。⑤初访完成率100%，初访及时率95%以上。⑥要求乡镇（街道）重复卡比率在0.5%以下，县（市、区）在1%以下。另外，还把粗总死亡率、婴儿死亡率、5岁以下儿童死亡率、新生儿死亡率、死因顺位等指标作为全年数据的质量评价指标。

（三）医疗机构死亡漏报调查和社区卫生中心／乡镇卫生院死亡初访准确性复核

对医疗机构督导检查是死因监测工作中一项重要的质量控制措施，通过督导检查可以掌握各级医疗机构死因监测报告质量和管理现况，发现死因报告管理工作中存在的问题，分析原因，提出具有针对性的解决方法，从而进一步提高死因报告工作的质量。而其中医院漏报调查和初访质量复核是两项主要的检查内容。

1. **医院漏报调查** 各县（市、区）疾病预防控制中心每年开展2次医院漏报调查，医院漏报率要求为0。检查方法：查阅年度急诊室的死亡登记本、5岁以下儿童死亡登记本、抢救登记本、留观／离观登记本；全院出入院登记本（转归为死亡）；产科的分娩登记本、围产儿死亡登记本；医院太平间登记本等。将查出的死亡病例与该院的自查记录和死亡上报记录进行核对，凡未报告者作为漏报。

2. **初访质量复核** 每年对全市所有社区卫生服务中心／乡镇卫生院开展1次初访质量复核。检查方法：由省疾病预防控制中心随机抽取5例个案下发给各县（市、区）级疾病预防控制中心进行复核，通过电话或入户调查等方式复核，复核内容包括死者基本信息（姓名、性别、出生日期、身份证号码、户籍区县与街道／乡镇）、死因信息（死亡时间、死亡原因），其中任意一项不相符则判断为"初访不符合"。

思考与练习

1. 死亡报卡质量评价指标主要有哪些？
2. 居民死亡医学证明（推断）书的用途有哪些？

三、伤害监测

学习目的

1. 掌握伤害和伤害监测的定义。
2. 掌握伤害监测流程与伤害监测质量控制。

预备知识

1. 伤害的概念及流行现状　伤害是指由运动、热量、化学、电或放射线的能量交换超过机体组织的耐受水平而造成的组织损伤、窒息引起的缺氧，以及由此引起的心理损伤等。目前，国际上在伤害的定义和分类中仍只包括能量的转移所造成的各类躯体的损伤。《流行病学（第7版）》将伤害定义为"凡因能量（机械能、热能、化学能等）的传递或干扰超过人体的耐受性造成组织损伤，或窒息导致缺氧，影响了正常活动，需要医治或者看护，称之为伤害"。伤害是全球各国面临的一个重要的公共卫生问题。我国每年有70万～80万人死于各种伤害，占死亡总数的11%，居死因顺位第5位。伤害的高发生率和高致残率消耗着大量的卫生资源，给国家、社会、家庭和个人带来了沉重的疾病负担。根据1998年全球死亡率统计，各种伤害造成的死亡每年达580万人。伤害是各年龄组男性和女性的主要死亡原因，而且男性比女性更容易遭受致死性伤害（1998年全球伤害导致死亡中男性占2/3）。根据WHO 2000年度资料估计，每年有560万人死于某些形式的伤害，这些人几乎占到死亡总数的9%，相当于每天有几乎1.4万人因伤害而死亡。

2. 伤害监测的概念　伤害监测是长期、连续、系统地收集伤害的动态分布及其影响因素的资料，经过分析将信息上报和反馈，传达给所有应当知道的人,以便及时采取干预措施并评价其效果。伤害监测是开展伤害预防控制的基础性工作。通过医院伤害监测,收集伤害就诊资料,获取并分析伤害发生的特征和变化趋势,可以为伤害预防控制和相关卫生行政决策提供科学依据。医院伤害监测目的是收集医院伤害发生的种类、时间、地点、原因等资料,监测医院伤害发生的流行病学特征和变化趋势,确定伤害优先问题,为制定伤害预防措施提供依据。

🔘 技能操作方法

(一)伤害的主动监测与被动监测

1. 伤害监测点的确定　①监测系统的组成。全国伤害监测系统由国家、省(自治区、直辖市、计划单列市)、监测点县(市、区)级疾病预防控制机构以及相应的医院组成。②监测点的确定。监测点是根据中国疾病预防控制中心慢性非传染疾病预防控制中心制定的全国伤害监测方案,按照多阶段分层随机抽样的方法产生,城市监测点以城区、农村监测点以县(市、区)为基本单位。③监测对象。首次在监测哨点医院就诊且符合伤害诊断标准的各类伤害病例;因同一次伤害在监测哨点医院复诊的病例不作为监测对象。调查表格应该填写完整。调查应该在患者神志清醒的状态下进行,调查内容要保密,患者不能自己回答时,可询问知道情况的家属或陪同者。

2. 伤害监测流程　伤害监测包括主动监测和被动监测,主要通过医院伤害监测报告及开展伤害调查来完成。主动监测的形式主要为伤害调查,伤害调查是以人群为基础的流行病学研究,通常以社区为基础开展人群调查。以社区为基础的伤害调查与以医院为基础的监测方法相比,前者优势在于可以发现那些没有去医院就诊的伤害病例。伤害调查核心数据集包括人口统计学信息(编号、年龄、性别、教育程度、职业)、伤害发生的因素(地点、行为、机理、动机、性质、酒精饮用程度)、伤害造成的失能(体格损伤、失能的性质)、伤害发生后的治疗和护理(寻求医疗护理、治疗地点、入院治疗、住院的时间)、伤害造成的影响(对正常活动的影响、恢复正常的活动、误工、家庭成员工作或学习的损失),以及与伤害相关的死亡(死亡年龄、地点、死亡时间)。

被动监测主要依靠医院伤害监测信息系统,有关市、县(市、区)级疾控中心按照中国疾病预防控制中心下发的抽样方案,选择部分医疗机构作为监测点,以年度为单位,持续监测。当伤害发生对象到医院就诊时,由医院的医生或护士填写伤害病例个案卡,当伤害发生对象到医院就诊时,由医院的医生或护士填写伤害病例个案卡,由医院防保部门的人员在7d内完成质量审核并通过网络上报给当地县级疾控中心,当地疾控中心的工作人员在7d内完成每一例个案的网络审核、确认并将数据上传至市级疾控中心,市级疾控中心的工作人员对上报数据进行汇总、审核、分析并生成报告。医院伤害监测流程如图5-1。

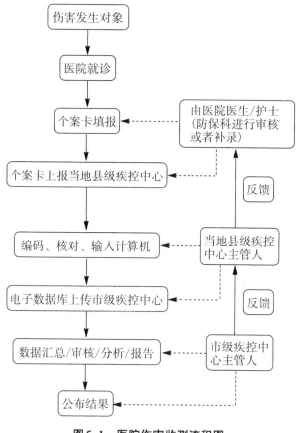

图5-1 医院伤害监测流程图

(二)伤害监测质量控制

1. **填卡情况** ①漏录和错录。县(市、区)疾病预防控制中心对所收集卡片的上报情况进行调查。具体方法为:随机抽取已经上报卡片100张,将卡片与数据库进行核对,检查是否有漏项、录入错误等情况。

漏录率=漏录报告卡数/抽查报告卡数(要求漏录率<5%)

错录率＝上报错误卡片数/抽查报告卡片数（要求错录率＜5％）

②漏报率。检查承担监测医疗机构的伤害病例登记资料（如急/门诊日志、住院病例），并与已填写的报告卡进行核对，检查漏报情况，并予以记录。对重点科室进行重点检查，综合性医疗机构抽查不少于30例，乡镇医疗机构不少于15例，采用随机方法抽取伤害病例。

漏报率＝漏报例数/抽查伤害病例登记资料的伤害病例数（要求漏报率＜5％）

2. 报卡质量　随机抽取承担监测医疗机构上报的报告卡，检查是否有漏项、错项以及逻辑错误等问题，只要报告卡中有任意一项错误就可认为该卡为错误卡。对综合性医疗机构每次检查不少于20例，乡镇医疗机构每次不少于10例。

错填率＝填写错误卡片数/抽查报告卡片数（要求错填率＜5％）

3. 报卡及时性　审核上报卡片，其中伤害发生后1周时间内完成上报的卡片为报告及时卡片，上报后1周内完成区县审核的卡片为审核及时卡片。主要指标为报告及时率和审核及时率。

报告及时率＝报告及时卡片数/总伤害报卡数（要求报告及时率≥95％）

审核及时率＝审核及时卡片数/总伤害报卡数（要求审核及时率≥95％）

思考与练习

1. 伤害监测系统由哪些部分组成？
2. 伤害调查核心数据集包括哪些？

四、行为危险因素监测

学习目的

1. 了解行为危险因素监测概念。
2. 熟悉行为危险因素监测方法。

⊕ 预备知识

行为危险因素监测是指通过长期、系统、持续地收集人群有关的行为、知识、态度的动态分布及变化趋势,分析数据,并将结果上报或发送给所有监测相关的人员,及时采取有效干预措施及评价其效果。

1. 行为危险因素监测的目的 行为危险因素监测的目的是明确成人主要行为危险因素的分布、流行情况及变化趋势;利用成人行为危险因素监测资料,为制定合理公共卫生政策,特别是慢性病和意外伤害的控制措施和策略,评价其效果提供信息。

2. 行为危险因素监测的方法 常见的行为危险因素调查方法有面对面调查和电话调查,可以连续进行,也可采取每2~3年1次的专题调查方式。面对面调查由调查员上门入户,或将调查对象集中在某一固定的场所(居委会、社区卫生服务中心),通过调查员对调查对象面对面询问完成。我国的行为危险因素监测通常采用面对面调查。美国成人行为危险因素监测采用电子计算机辅助电话调查,分配样本至每月,持续进行调查。调查员坐在电脑前,面对电脑屏幕,通过电话进行询问调查,并将调查对象回答结果记录在电子计算机上。电话调查有速度快、对调查员质量控制容易、解决入户难等优势,但需要有一定的电话普及率,也受抽样、调查对象配合程度等影响。

⊕ 技能操作方法

(一) 抽样方法

调查采用多阶段随机抽样方法,具体抽样过程如下:

第一阶段:随机抽取县(市、区)。

第二阶段:在每个抽中的县(市、区)中,随机抽取一定比例的乡镇/街道。

第三阶段:在每个抽中的乡镇/街道中,随机抽取一定比例的行政村/居委会。

第四阶段:在每个抽中的行政村/居委会中,随机抽取若干家庭。

第五阶段:采用KISH表等方法从符合条件的家庭成员中随机抽取1名成员作为调查对象,或将出生日期最接近调查日的成员作为调查对象。

（二）调查内容与方法

成人行为危险因素监测主要是通过自我报告方式监测人们健康和不健康行为。以成人行为危险因素调查表为监测工具，每3年开展一次入户调查。以乡镇/街道为单位进行随机抽样，在抽到的乡镇/街道中随机整群抽样确定样本家庭，并在抽中的样本家庭中随机抽取1人进行调查。监测对象为年龄在15～69岁的当地户口居民。问卷调查内容主要包括人口学资料、健康状况和生活质量、健康保健及卫生服务、吸烟、饮酒、高血压意识、高血脂意识、糖尿病意识、体力活动、饮食习惯、体重控制、交通伤害、农药和鼠药管理、病毒性肝炎和免疫接种、性病和艾滋病知识等情况。调查采用面对面询问方式，问卷由调查员填写完成。

（三）组织实施

1. 市级疾病预防控制中心　负责方案、调查表设计、论证和印刷；调查员师资培训；现场技术检查和督导；录入数据编程；全市数据汇总、清理、分析和调查报告撰写，完成三级质控。

2. 县（市、区）级疾病预防控制中心　负责本地实施方案的制定，现场调查员的二级培训；现场工作实施；数据录入；调查工作总结撰写，完成二级质控。

3. 乡镇/街道调查工作组　负责本区域内调查实施工作，并指派调查指导员，完成一级质控。

（四）质量控制

调查前对调查员进行严格选拔和培训。应选拔工作责任心强，业务素质较高，有一定沟通能力，能讲当地方言的人员作为调查员；调查员在了解调查目的、熟悉调查内容、掌握调查方法、培训合格后方可参加调查。

调查中设置质量控制员查看调查员返回的问卷，检查每一份问卷是否存在遗漏或逻辑错误；每天调查结束后，召集所有调查员，反馈审核中发现的各种问题并及时纠正。

调查后各县（市、区）成立质量考核小组，抽查一定比例的行为危险因素监测调查家庭进行再访，评价两次调查的一致性。

统一编制 EpiData 录入软件，实施数据双录入。做好调查问卷和数据库的保存、管理、备份工作。

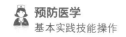

（五）报告撰写

及时做好资料分析和监测报告撰写,把监测结果呈报给有关部门和政策制定者,以便他们掌握信息,制定有效的干预策略和措施;同时把监测结果及时反馈给参与调查的有关单位,以提高其积极性和参与度。

思考与练习

1. 行为危险因素调查内容包括哪些?
2. 行为危险因素调查采用的是哪种抽样方法?

第二节　社区慢性病综合防制

针对慢性病已成为当前我国城乡居民主要健康问题的现状,我国已将慢性病综合防制工作纳入到国家基本公共卫生服务项目中,面向全体居民免费提供慢性病管理和随访服务。要求各级专业防治机构要以社区居民健康服务为中心,以健康教育和健康促进为主要手段,以改善人群行为方式和防治技能为重点,长期开展多方位有效的慢性病综合防制工作。

一、社区高血压患者健康管理

学习目的

1. 掌握高血压的诊断标准。
2. 掌握高血压患者的分级管理。
3. 了解高血压患者的随访评估、干预和管理流程。

预备知识

1. **高血压的诊断**　《中国高血压防治指南 2010》将高血压定义为:在未使

用降压药物的情况下,非同日3次测量收缩压≥140mmHg和(或)舒张压≥90mmHg,或血压为正常水平但正在接受抗高血压治疗。偶尔一次血压超过140/90mmHg并不能诊断为高血压病,同时单次血压测量值为正常范围,亦不能排除高血压状态的存在。

2. **高血压的分级** 根据血压水平,高血压可分为3种级别,血压分级是高血压患者分级管理的定级基础(见表5-1)。血压与心血管疾病风险在很大范围内呈连续性,即便在血压<140/90mmHg,所谓正常血压范围内也没有明显的最低危险阈值。对血压处于正常高值范围的人群,降压治疗可以预防或延缓高血压发生。

表5-1　18岁以上成年人血压水平的定义和分类

类别	收缩压(mmHg)		舒张压(mmHg)
正常血压	<120	和	<80
正常高值血压	120~139	或	80~89
高血压	≥140	或	≥90
1级高血压(轻度)	140~159	或	90~99
2级高血压(中度)	160~179	或	100~109
3级高血压(重度)	≥180	或	≥110
单纯收缩期高血压	≥140	和	<90

3. **高血压的危险分层** 高血压及血压水平是影响心血管事件发生和预后的独立危险因素,但非唯一决定因素,多数高血压患者还有血压以外的心血管危险因素。因此,高血压患者的诊断和治疗不能只根据血压水平,必须对患者进行心血管风险评估并分层。高血压心血管疾病危险分层,有利于确定启动降压治疗的时机,有利于优化降压治疗方案,有利于确立合适的血压控制目标,有利于实施危险因素的综合管理。综合血压分级、心血管疾病危险因素、靶器官损害以及并存的临床情况等高血压患者预后的影响因素,可将高血压患者分为低危、中危、高危三层(见表5-2和表5-3)。

表5-2　高血压患者心血管疾病危险分层

其他危险因素、靶器官损害和疾病史	血压分级		
	1级高血压	2级高血压	3级高血压
无其他危险因素	低危	中危	高危
1~2个危险因素	中危	中危	高危
≥3个危险因素,合并任何靶器官损害或临床疾患	高危	高危	高危

表5-3　影响高血压患者心血管疾病预后的重要因素

心血管疾病危险因素	靶器官损害	并存的临床情况
·年龄 男性＞55岁 女性＞65岁 ·吸烟史 ·血脂异常 TC≥5.7mmol/L(220mg/dL) 或LDL-C＞3.3mmol/L (130mg/dL) 或HDL-C＜1.0mmol/L (40mg/dL) ·早发心血管病家族史 一级亲属,发病年龄 男性＜55岁,女性＜65岁 ·腹型肥胖或肥胖 男性腰围≥90cm 女性腰围≥85cm BMI≥28kg/m²	·左心室肥厚 心电图 超声心动图:LVMI X线 ·动脉内膜中层增厚,或 动脉粥样硬化性斑块形成 颈动脉超声:IMT≥0.9mm ·血清肌酐轻度升高 男性115～133μmol/L (1.3～1.5mg/dL) 女性107～124μmol/L (1.2～1.4mg/dL) ·微量白蛋白尿 尿白蛋白30～300mg/24h 或白蛋白/肌酐比≥30mg/g (3.5mg/mmol)	·脑血管病 缺血性卒中 脑出血 短暂性脑缺血发作 ·心脏病 心肌梗死史 心绞痛 冠状动脉血运重建 充血性心力衰竭 ·肾脏病 糖尿病肾病 肾功能受损(血肌酐) 男性＞133μmol/L(1.5mg/dL) 女性＞124μmol/L(1.4mg/dL) 蛋白尿(＞300mg/24h) ·周围血管病 足背动脉搏动减弱 ·视网膜病变 出血或渗出 视乳头水肿 ·糖尿病 空腹血糖≥7.0mmol/L(126mg/dL) 餐后血糖≥11.1mmol/L(200mg/dL)

注*TC:总胆固醇;LDC-C:低密度脂蛋白胆固醇;HDL-C:高密度脂蛋白胆固醇;LVMI:左心室质量指数;BMI:体重指数。

4. 高血压筛查对象　健康成年人最好每年测量1次血压。年龄≥35岁人群为高血压筛查重点对象,通过开展医疗机构首诊测血压工作,结合社区诊断、专项调查及居民健康体检、就业体检和职工体检等途径,常可以检出高血压患者,特别是无症状高血压患者。

🅱 技能操作方法

（一）血压测量方法

血压测量是了解血压水平、诊断高血压、指导临床治疗以及评估降压疗效的主要依据。血压的测量方式主要包括诊室血压测量、家庭自测血压和动态血压监测,其中诊室血压测量是目前常用的方法。

正确掌握血压测量方法和测量技术,了解我国人群血压状态,是改善人群高血压知晓率和治疗率的基本环节。推荐使用经认证的上臂式电子血压计或符合标准的台式水银柱血压计测量血压,不推荐使用腕式或手指式电子血压计。台式水银血压计要求每半年校准1次。电子血压计和动态血压计均应经过国际标准验证,常用的国际标准有欧洲高血压协会(European Society of Hypertension,ESH)、英国高血压协会(British Hypertension Society,BHS)或美国医疗器械促进协会(Association for the Advancement of Medical Instrumentation,AAMI),我国推荐应用ESH标准。

最常用的血压测量方法为听诊法(又称柯氏音法),其原理是利用充气袖带压迫动脉血管阻断血液流动,随后缓慢放气,当袖带压力小于血压时,血液在血管冲流形成间歇性的动脉搏动音(柯氏音),测试人员通过辨别动脉血流受阻过程中的柯氏音及相应点的压力来确定收缩压和舒张压。柯氏音分5个时相,在大多数情况下以第1时相的柯氏音出现时的血压数值为收缩压,第5时相的柯氏音为舒张压(见表5-4)。

表5-4　柯氏音分类

时相	特征
第1时相	袖带压力下降中听到第1次轻的重复而且清晰的敲击声
第2时相	随着袖带压力的下降,声音变大,成为较响的钝浊声
听诊无音间歇	在一些患者测量过程中,听诊音完全消失的短暂时间
第3时相	声音变得更响,出现较清脆的抨击声
第4时相	声音突然变小,短促而低沉
第5时相	随着袖带压力下降,声音最终消失

注:第2和第3时相的听诊音的临床意义目前尚不清楚。

规范的血压测量可归纳为"三要点"。①安静放松:去除可能有影响的因素(测量前30min内禁止吸烟、饮咖啡或茶等,排空膀胱),安静休息至少5min。测量时取坐位,双脚平放于地面,放松且身体保持不动,不说话。②位置规范:上臂袖带中心与心脏(乳头水平)处于同一水平线上(水银柱血压计也应置于心脏水平);袖带下缘应在肘窝上2.5cm(约两横指)处,松紧合适,可插入1～2指为宜。台式水银柱血压计测量时,听诊器胸件置于肱动脉搏动最明显处,勿绑缚于袖带内。③读数精准:电子血压计直接读取记录所显示的收缩压和舒张压数值;水银柱血压计,放气过程中听到的第1音和消失音(若不消失,则取明显减弱的变调音)分别为收缩压和舒张压,眼睛平视水银柱液面,读取水银柱凸面顶端对应的偶数刻度值,即以0,2,4,6,8结尾,如142/94mmHg。避免全部粗略读为尾数0或5的血压值。

(二)高血压患者的分级管理

《中国高血压防治指南2010》建议将高血压患者按心血管疾病危险因素、靶器官损害等进行总体风险评估,对不同风险级别给予不同的治疗和随访。我国这种分级管理的模式最先在1999年被写入指南。随着指南不断更新以及高血压危险分层和治疗随访方法不断调整,大量的研究实践证明其行之有效。

社区医生将高血压患者纳入管理之初,要求对患者全面询问病史、体格检查及辅助检查,找出影响预后的因素,对其血压水平和危险因素进行评估。根据发生心血管事件和死亡的危险程度不同,将患者分为一、二、三级进行管理。按照分级管理要求,社区医生每年要对高血压患者提供至少4次面对面的随访,患者的管理级别原则上每年调整1次。

1. **一级管理** 针对1级高血压无其他危险因素的低危高血压患者,3个月至少随访1次,监测病情控制情况,以健康教育和非药物干预为主,初诊患者非药物治疗3个月无效后进行药物治疗,注意药物疗效和不良反应。

2. **二级管理** 针对1级高血压伴有1~2个危险因素和2级高血压不伴有或伴有1~2个危险因素的中危高血压患者,2个月至少随访1次,监测病情控制情况,以健康教育和用药指导为重点,强调靶器官损害的早期筛查和检出,有针对性地进行行为干预技能和规范用药指导。

3. **三级管理** 除纳入一、二级管理以外的高危患者,1个月至少随访1次,监测病情控制情况,重点是加强规律降压治疗,注意药物疗效和副作用,强调靶器官损害的检出、干预以及急性心脑血管事件的早期监测和处理,有针对性地进行健康教育和行为干预技能指导。

高血压患者分级管理随访内容和频度见表5-5。

表5-5　高血压患者分级管理随访内容和频度表

随访内容	一级管理	二级管理	三级管理
血压测量间隔时间	<3个月	<2个月	<1个月
24小时动态血压监测	初诊、确诊、血压波动、调整降压药物时		
非药物治疗和健康教育	全程	全程	全程
药物治疗指导	<3个月	<2个月	<1个月
自我管理指导	<3个月	<2个月	<1个月
了解患者自觉症状	全程	全程	全程
测量BMI、腰围	超重或肥胖或中心性肥胖的患者，每次随访时测量； 正常体重的患者1年测量一次		
检查血脂	1~2年一次	1年一次	1年一次
检查空腹血糖	1~2年一次	1年一次	1年一次
检查尿常规	1~2年一次	1年一次	发现靶器官损害与并存相关疾病，视病情决定检查频度，及时转诊
检查肾功能	1~2年一次	1年一次	
检查心电图	1~2年一次	1年一次	
眼底检查	选做	选做	
超声心动图检查	选做	选做	

（三）高血压社区健康管理

高血压社区健康管理人群分为一般人群、高危人群与患病人群三类。

1. **一般人群管理**　社区卫生服务中心应以年龄≥35周岁的常住人口为重点，组织开展多种形式的健康教育，规范建立居民健康档案并实施动态管理。一般人群建议至少每2年测量1次血压。

2. **高危人群管理**　社区医生为高危人群建立管理档案，每半年至少进行1次随访管理，给予个体化生活方式的指导，开展危险因素干预与评估，每半年至少测量1次血压，具体内容见高血压非药物干预。

3. **患病人群管理**　社区医生利用健康体检、为年龄≥35岁首诊患者测量血压和高危人群管理的方式，早期发现和确诊高血压。对发现高血压的患者及时建立管理档案，进行分级随访管理。

（四）高血压药物与治疗原则

高血压治疗三原则：达标、平稳、综合管理。治疗高血压的主要目的是降低心脑血管并发症的发生和死亡风险。

首先，要降压达标。不论采用何种治疗，将血压控制在目标值以下最为关键。

其次，要平稳降压。告知患者长期坚持生活方式干预和药物治疗，保持血压长期平稳至关重要。此外，长效制剂有利于每日血压的平稳控制，对减少心血管并发症有益，推荐使用。

最后，要对高血压患者进行综合干预管理。选择降压药物时，应综合考虑其伴随合并症情况。此外，对于已患心血管疾病的患者及具有某些危险因素的患者，应考虑给予抗血小板和调脂治疗，以降低心血管疾病再发和死亡风险。

（五）高血压社区健康教育与非药物干预

高血压社区健康教育工作内容主要包括：①普及高血压主要危险因素、并发症及其危害、诊断标准、常见症状和体征、预防和治疗等基本知识；②倡导合理膳食、适量运动、戒烟限酒、心理平衡、控制体重等健康生活方式，提供支持性工具与技能指导，鼓励社区人群改变不良生活方式，减少高血压相关危险因素，预防和控制高血压及相关疾病的发生、发展。

（六）高血压患者转诊

起病急、症状重、怀疑继发性高血压，以及多种药物无法控制的难治性高血压患者应及时转诊到上级医院，待病情稳定后再由社区卫生服务中心，根据上级医院制定的治疗方案继续进行管理。有条件的地方可建立与上级医院电子转诊通道、移动式健康管理、血压远程自动传输等信息化平台，提高双向转诊、随访管理的时效性和客观性。

根据《国家基层高血压防治管理指南》建议，以下情况社区卫生服务中心应及时向上级医院进行转诊，并应在2周内随访转诊情况，见表5-6。

表 5-6 高血压患者转诊

初诊转诊	随访转诊
（1）血压显著升高（≥180/110mmHg），经短期处理仍无法控制； （2）怀疑新出现心、脑、肾并发症或其他严重临床情况； （3）妊娠期和哺乳期女性； （4）发病年龄＜30岁； （5）伴蛋白尿或血尿； （6）非利尿剂引起的低血钾； （7）阵发性血压升高，伴头痛、心慌、多汗； （8）双上肢收缩压差异＞20mmHg； （9）因诊断需要到上级医院进一步检查。	（1）至少3种降压药物足量使用，血压仍未达标； （2）血压明显波动并难以控制； （3）怀疑与降压药物相关且难以处理的不良反应； （4）随访过程中发现严重临床疾病或心、脑、肾损害而难以处理。

（七）高血压患者健康管理流程

基层医疗卫生机构是高血压管理的"主战场"，其管理水平的高低将直接影响我国未来心脑血管疾病的发展趋势。依托国家基本公共卫生服务和家庭医生签约服务，基层医疗卫生机构应组建包括医生、护士、公共卫生人员的高血压管理团队，利用日常诊疗、健康体检、健康小屋、家庭访视等方式发现或确诊高血压患者，为辖区居民提供高血压预防和治疗的健康服务。

高血压患者健康管理流程见图5-2。

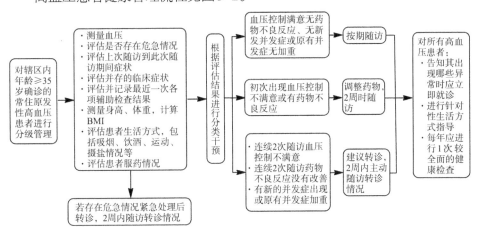

图 5-2 高血压患者健康管理流程

思考与练习

1. 请列出影响高血压预后的心血管疾病危险因素。

2. 高血压患者,男,66岁,已纳入社区慢性病健康管理,BMI＝26.6kg/m²,腰围90cm,患者有30年吸烟史,20支/日,30年规律性饮酒史,52度白酒每天半斤,体力活动分级为轻度体力活动,每周运动3次,每次快走半小时左右,饮食口味较重,日常服用二氢吡啶钙通道阻滞剂(CCB)和血管紧张素Ⅱ受体拮抗剂(ARB),服药习惯规律,无药物不良反应,最近两次随访血压维持在150/80mmHg左右,其他检测指标和身体功能均正常。根据以上信息,社区医生应对该患者提出哪些针对性的健康教育?

二、社区糖尿病患者健康管理

学习目的

1. 掌握糖尿病的诊断标准。
2. 掌握糖尿病患者的分级管理。
3. 了解糖尿病患者的随访评估、干预和管理流程。

预备知识

1. **糖尿病诊断标准** 符合以下三项指标之一,可诊断为糖尿病患者。①有糖尿病症状且随机血糖≥11.1mmol/L。随机血糖是指任意时间的血糖值,典型的糖尿病症状包括多饮、多尿、多食和无其他诱因的体重下降。无症状者若出现血糖异常结果,需在无应激情况下,在另外一天进行重复,如仍然异常,则可确诊。②空腹血糖≥7.0mmol/L(空腹状态定义为至少8h内无热量摄入)。③口服葡萄糖耐量试验(oral glucose tolerance test,OGTT),餐后2h血糖≥11.1mmol/L。

2. **糖尿病筛查对象** 以辖区内年龄≥35岁常住居民为重点筛查对象,通过健康体检、日常诊疗、家庭访视等途径开展筛查,建议年龄≥35岁常住居民每

2年测1次空腹血糖,以获知个人的血糖情况。

技能操作方法

(一)糖尿病患者的分级管理

对确诊的2型糖尿病患者,由社区医生定期进行随访管理,一般根据患者血糖控制、并发症或合并症情况进行分级管理,分为常规管理和强化管理。每年由社区医生提供至少4次面对面的随访和4次免费空腹血糖检测,患者管理级别原则上每年调整1次。

1. 常规管理 针对血糖控制达标且无并发症和(或)合并症,和(或)并发症或合并症稳定的患者,3个月至少随访1次,监测病情控制和治疗情况,开展健康教育、非药物治疗、药物治疗和自我管理指导。

2. 强化管理 有条件的地区可以开展强化管理。针对血糖控制不达标或并发症或合并症不稳定的患者,1个月至少随访1次,严密监测病情控制情况,有针对性地开展健康教育、行为干预和自我管理技能指导,督促规范用药,注意疗效和副作用,提出并发症预警与评价。

(二)糖尿病患者的随访管理

1. 糖尿病患者的随访评估 在随访中对患者身体状况进行准确、及时的评估,不仅是随访的主要内容,也是为下一步采取何种干预方式管理患者,提供了依据。

(1)测量空腹血糖和血压,并评估是否存在危急情况。如出现血糖≥16.7mmol/L或血糖≤3.9mmol/L;收缩压≥180mmHg和(或)舒张压≥110mmHg;意识或行为改变、呼气有烂苹果样丙酮味、心悸、出汗、食欲减退、恶心、呕吐、多饮、多尿、腹痛、有深大呼吸、皮肤潮红;持续性心动过速(心率>100次/min);体温>39℃或有其他的突发异常情况,如视力骤降、妊娠期或哺乳期血糖高于正常值等危险情况之一,或存在不能处理的其他疾病时,须在处理后紧急转诊。对于紧急转诊者,乡镇卫生院、村卫生室、社区卫生服务中心(站)应在2周内主动随访转诊情况。若不需紧急转诊,询问上次随访到此次随访期间的症状。

(2)测量体重,计算体重指数,检查足背动脉搏动。询问患者疾病情况和生活方式,包括心脑血管疾病、吸烟、饮酒、运动、主食摄入情况等。了解患者服药情况。

2. 糖尿病患者的分类干预　对于随访中患者不同的身体状况,采用相应的干预方式。

(1) 对血糖控制满意(空腹血糖<7.0mmol/L),无药物不良反应、无新发并发症或合并症,或原有并发症或合并症无加重的患者,预约下一次随访。

(2) 对第一次出现空腹血糖控制不满意(空腹血糖≥7.0mmol/L)或药物不良反应的患者,结合其服药依从情况进行指导,必要时增加现有药物剂量、更换或增加不同类的降糖药物,2周时随访。

(3) 对连续两次出现空腹血糖控制不满意或药物不良反应难以控制以及出现新的并发症或合并症,或原有并发症或合并症加重的患者,建议其转诊到上级医院,2周内主动随访转诊情况。

(4) 对所有的患者进行有针对性的健康教育,与患者一起制定生活方式改进目标,并在下一次随访时评估进展。告诉患者若出现意识改变、意识模糊、谵妄、昏迷,呼气有烂苹果样丙酮味,心慌、出汗,有深大呼吸、皮肤潮红、发热,视物模糊等异常时应立即就诊。

3. 糖尿病患者健康管理流程　糖尿病管理员国家基本公共卫生服务的重要内容,如何及早发现患者,让糖尿病患者得到规范、有效的健康管理服务,是需要有科学的管理流程加以保障。糖尿病患者健康管理流程见图5-3。

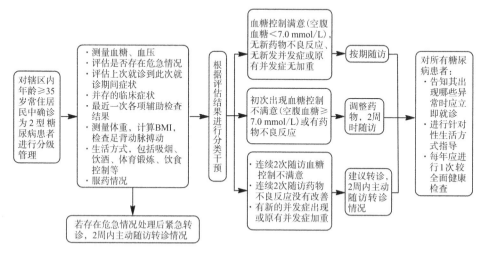

图5-3　糖尿病患者健康管理流程

思考与练习

1. 糖尿病的诊断标准是什么？
2. 糖尿病患者为什么要分级管理？分级的依据是什么？
3. 糖尿病患者的健康管理流程是什么？

三、慢性病社区诊断报告撰写

学习目的

1. 了解如何收集相关资料,确定社区的主要公共卫生问题的方法。
2. 掌握分析造成社区主要公共卫生问题可能原因和影响因素的方法。
3. 掌握如何确定本社区综合防治的健康优先问题的相关技能。
4. 掌握社区诊断报告的书写的各要素及相关知识点。

预备知识

1. **社区诊断** 借用临床诊断这个名词,具体指通过一定的方式和手段,收集必要的资料,通过科学、客观地方法确定,并得到社区人群认可的该社区主要的公共卫生问题及其影响因素的一种调查研究方法。

2. **慢性病社区诊断** 用定性与定量的调查研究方法,摸清本社区的慢性非传染性疾病的分布情况,找出影响本社区人群的主要健康问题。同时,了解社区环境支持、卫生资源和服务提供与利用情况,为社区综合防治方案的制定提供科学依据。

3. **掌握环境行为学相关知识** "环境"包括自然环境、工作和生活环境、政策环境、人文环境等;"行为"涵盖了居民与健康相关知识、态度和行为现状。

4. **流行病学相关知识** 运用疾病的分布、病因的发现和推断等相关知识,探究慢性病相关危险因素的流行和分布。

技能操作方法

社区诊断报告撰写内容包括以下9个部分:①前言;②资料来源;③县级基本情况;④县级疾病谱特点;⑤行为危险因素现状;⑥辖区内社区条件和设施情况;⑦慢性病防控相关组织机构和人员情况;⑧现有的卫生、疾病防治政策;⑨当地慢性病防控重点人群、优先策略、目标、行动措施和评价标准。

1. 前言 具体如下。

(1)慢性病及其相关危险因素的现状:总体概述慢性病严峻形势及影响,简要描述当地慢性病及其危险因素的现状(如果有本辖区死亡率、患者数、行为危险因素流行等数据,建议用当地数据)。

(2)社区诊断目的、方法:利用辖区人口学特征、自然环境、经济状况、文化教育卫生状况等现有资料,开展慢性病及行为危险因素等专题调查,也可结合定性访谈方法,收集社区诊断社会学、流行病学、行为环境等资料,确定社区的主要公共卫生问题,寻找造成这些公共卫生问题的可能原因和影响因素,确定本社区综合防治的优先问题与干预重点人群及因素,为社区综合防治效果的评价提供基线数据。

2. 资料来源 具体如下。

(1)现有资料:建议按照社区诊断内容顺序一一描述现有资料的来源,须注明来源机构、来源资料时间和名称。①辖区基本情况。辖区特点、自然环境、经济状况、文化教育卫生状况可来源于××区/县统计局××年××区/县统计年鉴、国民经济和社会发展统计公报。人口学特征可来源于××区/县统计局××年××区/县统计年鉴、国民经济和社会发展统计公报、××年××区/县第六次人口普查主要数据公报、××区/县公安局××年××区/县人口及其变化情况统计年报表、百岁年龄统计表。②辖区疾病谱特点。死亡率、发病率可来源于××区/县疾控中心××年死因监测报告、慢性病监测报告。就诊率、医疗费用可来源于××区/县统计局××年××区/县统计年鉴、卫生行政部门卫生服务调查分析报告、医疗费用年度分析报告。(若该地区未开展卫生服务调查,该部分可放入专题调查进行收集)。③辖区内社区条件和设施情况。食品标签等推广情况可来源于质量监督部门食品营养标签专项行动资料、疾控中心食品营养标签健康教育活动资料。健身设施情况可来源于××区/县统计局××年××区/县统计年鉴、体育局健身设施等汇总表、疾控中心健康教育情况汇总表。环境改善情况可来源于××区/县统计局××年××区/县统计年鉴、疾控中心健康教育情况汇总表等。④慢性病防控相关组织机构和人员情况。与慢性病防控有关的不同部门、不同机构的工作职责、内容、人员配备情况可参考××区/县慢性病防治工作规划。慢性病防控机构和人员情况可来源于××区/县卫生行政部门组织机构和人员状况报告、基层医疗机构慢性病防控人员配备统计表。⑤现有的卫生、疾病防治政策。慢性病防控有关政策现状可来源于××区/县政府或卫生行政部门文件汇编。慢性病防控经费情况可来源于××区/县财政局××区/县疾控中心年度预算表。慢性病防控有关的医疗服务提供情况可来源于疾控中心、县级以上医疗机构、基层医疗机构慢性病监测与防治工作开展情况统计表。

（2）专题调查：主要慢性病的患病率、行为危险因素现况、居民对慢性病高危人群判定标准和对自身体重、腰围、血压、血糖知晓情况、营养标签知晓情况、卫生服务需求和利用情况等资料可通过开展专题调查获得。此外，慢性病防控优先策略和行动措施等资料也可采用定性访谈法、专家咨询法等方式获得。

为掌握本辖区居民主要慢性病及其行为危险因素的流行现状，区/县疾控中心于××年××月对本区/县年龄≥18周岁（或15周岁）的常住人口进行了慢性病及其危险因素调查。按照多阶段随机整群抽样的方法，随机抽取5个乡镇/街道，抽中乡镇/街道各随机抽取2个行政村/居委会，抽中村/居委会各随机抽取165户，调查抽中家庭户中所有年龄≥18周岁（或15周岁）家庭成员，实际调查××户，××人。调查内容包括一般情况，主要慢性病史及家族史，吸烟、饮酒、体力活动、饮食习惯等生活方式，慢性病核心知识知晓情况，营养标签等健康知识知晓情况，卫生服务需求情况等，并进行身高、体重、腰围、血压测量和实验室检测（静脉血空腹血糖、总胆固醇、甘油三酯、低密度脂蛋白胆固醇、高密度脂蛋白胆固醇和服葡萄糖水后2h血糖等）。

（3）各类资料的质量评价：①现有资料。大部分资料来源于统计局、公安局、卫生行政部门、疾控中心的正式专题报告，数据可靠，质量较高。其中疾病监测资料覆盖全市，已建立了完整的质量控制措施，定期进行漏报调查，报告资料质量趋于稳定可靠。②专题调查。利用性别比、玛叶指数、DELTA不相似系数、GINI集中比等，也可通过拟合优度检验比较调查样本和总体的年龄构成有无差异，来评价专题调查的代表性；问卷设计采用标准化的结构；实验室检测由有检测资质的专业机构进行统一检测；调查前后均有完整的质量控制措施，保证了专题调查的质量。

如果开展定性访谈,定性访谈对象可覆盖不同专业背景的慢性病防治专家和相关群体代表,以体现代表性和权威性。定性访谈内容设计应科学合理,符合社区诊断目的。

3. ××区/县基本情况 具体如下。

(1) 辖区特点:描述地理位置、行政区域、面积、户籍人口数和暂住人口数,重点简要概述该辖区区别与全省或全国其他地区的自然环境、人口、经济、文化、教育、卫生、历史、风俗习惯等方面总的特点。可参考统计年鉴或国民经济和社会发展统计公报或政府网站资料等。

(2) 自然环境:描述地形、地貌、气温、日照时间、湿度、降水、气候、灾害性天气、森林覆盖率,以及环境监测及质量数据,如空气质量监测数据、绿化率、水质监测数据、"三废"排放处理等。

(3) 人口学特征:①人口数量及增长率。户籍人口数、常住人口数、自然增长率、出生率、死亡率、社会增长率(迁入率、迁出率)。②人口构成及变化。年龄(0～14岁、15～59岁/15～64岁、60岁/65岁及以上)、性别(性别比)、职业、文化程度、民族、就业人口、抚养人口[社会抚养系数=(0～14岁人口+60岁及以上人口)/(15～59岁人口)×100%]等构成比,描述标化趋势(如老龄化等)。可参考统计年鉴、国民经济和社会发展统计公报、第六次人口普查主要数据公报、人口及其变化情况统计年报表、百岁年龄统计表等。

(4) 经济状况:描述生产总值、人均年收入(农村、城市)、恩格尔系数、失业人数/失业率、人均住房面积、参加社会保险情况、医疗保险情况。

(5) 文化、教育和卫生状况:①文化。文化设施、宗教、风俗习惯、文化活动、报刊、电视广播等媒体,突出大众传媒对慢性病防控知识宣传情况(媒体宣传专栏、电视健康教育讲座、户外媒体等)。②教育。人口教育程度、学校数、教师和学生数、受教育比例等,可描述相关课程的内容(健康教育课程、讲座等)。③卫生。医疗机构类型及数量,每千人口拥有医生、护士、床位数等。

辖区基本情况及下文的疾病谱特点、行为危险因素现状等数据建议在比较不同年份变化趋势的同时,注重与全市及全省(或全国)的情况进行横向比较。

4. ××区/县疾病谱特点 具体如下。

(1) 死因分析:①死亡水平。总体描述年死亡人数、总死亡率、5岁以下儿童死亡率、婴儿死亡率,注意与全省的数据对比,注意数据是否合理;按性别、年龄分组分别描述死亡率的分布。②期望寿命。描述总体的期望寿命、男性期望寿命、女性期望寿命,同时比较近几年来期望寿命的变化情况,有条件的可以进行去死因期望寿命和潜在寿命损失的分析等。③三大死因。描述传染病、母婴疾病和营养缺乏性疾病的死亡率及死因构成比;慢性病,损伤和中毒的死亡率及死因构成比,描述性别分布及时间变化趋势,构成比可用饼图,时间趋势可用折线图描述。④慢性病死因分析。按肿瘤、呼吸系统、循环系统疾病分组描述死亡率水平,按疾病种类、性别、年龄分组描述死亡率分布,同时比较时间趋势。⑤死因顺位。前5位或前10位死因死亡率及构成比分析。⑥不同年龄组主要死因。5个年龄组(婴儿组、少儿组、青年组、中年组、老年组)的前5位死因顺位及构成。

(2)主要慢性病发病情况:主要慢性病发病情况的分析除描述总体的发病率外,还应侧重描述不同性别组、不同年龄组、不同疾病类型组的发病率,同时比较时间趋势,肿瘤可以补充生存分析的内容。按以下4种慢性病分别进行描述:糖尿病、冠心病急性事件、脑卒中和恶性肿瘤。

(3)主要慢性病患病情况:描述专题调查人群的基本情况,包括年龄、性别、文化程度、职业、婚姻状况、人均收入构成比等。若调查人群的年龄、性别与总体人口差异较大,患病率应进行性别、年龄的标化。主要慢性病患病情况的分析除描述总体的患病率外,还应侧重描述不同性别、不同年龄组的患病率,同时比较时间趋势。按以下4种慢性病分别进行描述:高血压;糖尿病;血脂异常;超重、肥胖、中心性肥胖。

(4)就诊率分析:根据专题调查结果、卫生服务调查资料等描述居民到各级医院就诊的情况、两周就诊率、两周患病率等。

(5)医疗费用分析:根据卫生行政部门提供的医疗机构医疗费用分析报告等描述居民的年平均医疗费用支出等,同时根据医政部门提供的资料描述县级以上医疗机构、社区卫生服务中心门诊、住院平均费用等。

5. 行为危险因素现状 行为危险因素现状分析除描述总体的分布情况以外,还应侧重描述不同性别、不同年龄组的分布情况,同时比较时间趋势。按以下危险因素分别进行描述:①吸烟。②饮酒。③体育锻炼。描述锻炼及日运动量在6000步以上的人群比例。④饮食。总体描述日均油摄入量、日均盐摄入量、油或盐超标的人群比例,其他还可以描述各大类食物日均摄入的水平(每次摄入量×每周食用次数/7)等。⑤慢性病核心知识知晓情况。人群体重、腰围、血压、血糖知晓率、慢性病高危人群判定标准知晓率、慢性病防控核心知识知晓率等。

6. 辖区内社区条件和设施情况 具体如下。

（1）食品营养标签推广：描述食品营养标签的推广活动。通过政策、监督、行政执法等途径，实现行政层面的促进；通过健康讲座、发放宣传折页、举行大型宣传活动等方式由疾控部门落实。专题调查获得的食品营养标签知晓率描述，按性别、年龄等进行描述。

（2）体育设施和健身环境：①社区体育设施数量及覆盖率，包括体育场馆建设情况。②多种大型体育健身活动及社区健身活动开展情况的描述，同时描述体育指导员组建情况等。

（3）环境改善状况：①社区或农村的基础设施改善。如房屋、环境治理、卫生改造、社区办公条件等。②社区医疗服务环境改善。社区卫生服务中心的配置、人员、慢性病专人管理制度等。③健康教育宣传环境改善。媒体环境、户外宣传或健康宣传栏、社区卫生服务宣传提供的各种途径等。④健康支持性环境。创建无烟单位、行动示范、自助检测点、健康步道、健康主题公园、健康酒店、超市低盐低脂食品专柜等。

7. 慢性病防控相关组织机构和人员情况 描述慢性病防控相关组织机构（多部门）的工作职责与内容，以及人员配备情况等。

8. 现有的卫生、疾病防治政策 具体如下。

（1）政策现状：建议按类别描写慢性病相关的政策，注意包括政府、卫生、体育、教育等各部门政策，如慢性病防控规划、肿瘤等慢性病管理、基本公共卫生服务项目、全民健康生活方式行为等列入政府工作报告情况，并简要概括每类政策的重点内容。

（2）经费来源：描述政府部门卫生专项经费投入。描述卫生行政部门、专业防治机构（各防办等）、医疗卫生机构慢性病相关经费的投入，包括疾控中心慢性病业务经费及占疾控中心所有经费的比例、各级医疗机构慢性病防控投入情况等。

（3）慢性病防控机构与人员简介：①描述疾控中心慢性病防控工作职责及内容，相关人员的平均年龄、性别构成、学历构成、专业构成等情况。②描述县级以上医疗机构慢性病防控相关部门的工作职责及内容，人员的总体数量、构成等。③描述社区卫生服务中心慢性病防控相关部门的工作职责及内容，相关人员的平均年龄、性别构成、学历构成等情况。

（4）医疗服务：县级以上医疗机构提供的慢性病相关医疗服务，如慢性病专科诊疗、双向转诊、对年龄≥35岁患者首诊测血压、死因和慢性病监测等，部分医院还开展妇女两癌筛查、儿童口腔干预等。

社区卫生服务中心提供的慢性病相关医疗服务,如居民健康档案动态管理、慢性病患者及其高危人群的随访管理、慢性病患者自我管理、一般人群慢性病健康教育、对年龄≥35岁患者首诊测血压、健康体检等。

9. 当地慢性病防控重点人群、优先策略、目标、行动措施和评价标准

(1)慢性病防控现状及主要问题:该部分为建议补充内容。总结上述社区诊断报告的结果,重点反映以下3个方面的问题:①宏观环境。如自然环境、人口学特征、经济状况、文化教育卫生状况、组织机构及人员、政策与经费等方面存在的影响慢性病防控的主要问题。②疾病谱现状。引用疾病谱分析中的重点数据,发现死亡率、发病率和患病率高及增长趋势明显的疾病问题。③行为危险因素。引用社区诊断分析中的重点数据,以反映当地危险因素流行水平高、增加趋势明显、年龄趋势提前等问题。

(2)慢性病防控重点人群:按照以下标准筛选慢性病防控重点人群。①主要慢性病发病率、患病率高的人群;②慢性病行为危险因素流行水平高的人群;③慢性病死亡率高的人群;④当地重点考虑干预的人群。最终可得出某年龄段的重点人群、特定行为的重点人群或特定职业的人群。

(3)优先策略:针对上述慢性病防控存在的主要问题和重点人群,提出相应的优先策略。可将这些主要问题作为主要内容,采用专家咨询或小组讨论的形式,收集可行的优先策略。若无法开展定性调查,也尽可能按照存在的主要问题逐一或整合地提出优先策略。慢性病防控策略主要包括全人群策略、高危人群策略、病例管理策略、三级预防策略、健康促进策略等。

(4)行动措施:根据优先策略逐一或整合地提出相对应的行动措施。供参考的行动措施:①全面实施全民健康生活方式行动,促进全人群的危险因素控制;②依托基本公共卫生服务项目和高血压、糖尿病社区综合防治工作规范,加强对慢性病患者及慢性病高危人群的疾病管理;③加强县级以上医疗机构对基层医疗机构的培训、指导,加强双向转诊;④提升改造社区家庭档案电子信息系统和医院信息系统的对接,加快区域信息化建设等。

(5)目标及评价标准:提出慢性病防控的总体目标,可参考慢性病工作规划目标。评价标准包括过程性评价指标和效果指标。过程性评价指标根据行动措施的要求具体罗列,如规范管理率、健康教育活动开展等;效果指标主要体现慢性病防控的阶段性效果,如知晓率、控制率、健康行为率等。

附件：

疾病、危险因素判断标准

1. 高血压判断标准

测量收缩压≥140mmHg 和（或）舒张压（diastolic blood pressure，DBP）≥90mmHg 或曾被县级以上医疗机构诊断为高血压。

2. 糖尿病判断标准

（1）参照 1999 年世界卫生组织标准，将符合下列条件之一者定义为糖尿病（diabetes mellitus，DM）：①空腹血糖（fasting blood glucose，FBG）≥7.0mmol/L；②口服葡萄糖耐量试验（oral glucose tolerance test，OGTT）中，2h 血糖≥11.1mmol/L；③经县级以上医院确诊为糖尿病者。

（2）空腹血糖受损（impaired fasting glucose，IFG）：6.1mmol/L≤FBG < 7.0mmol/L，且 OGTT<7.8mmol/L。

（3）糖耐量受损（impaired glucose tolerance，IGT）：7.8mmol/L≤OGTT< 11.1mmol/L，且 FBG <7.0mmol/L。

（4）糖调节受损：包括 IFG 和（或）IGT。

3. 血脂异常判断标准

（1）总胆固醇≥6.22mmol/L，或甘油三酯≥2.26mmol/L，或高密度脂蛋白<1.04mmol/L 或低密度脂蛋白≥4.14mmol/L 或曾被县级以上医疗机构诊断为血脂异常。

（2）胆固醇边缘升高：5.18mmol/L≤总胆固醇<6.22mmol/L。

（3）甘油三酯边缘升高：1.70mmol/L≤甘油三酯<2.26mmol/L。

（4）低密度脂蛋白边缘升高：3.37mmol/L≤低密度脂蛋白<4.14mmol/L。

4. 超重、肥胖和中心性肥胖判断标准

采用卫生部《中国成人超重与肥胖症预防控制指南（试行）2003 版》中的标准，以 24kg/m² ≤BMI<28kg/m² 为超重，BMI≥28kg/m² 为肥胖。中心性肥胖采用中国肥胖研究工作组中国成年人中心性肥胖标准：男性腰围≥85cm，女性腰围≥80cm 判断为中心性肥胖。

5. 吸　烟

吸烟指平均每天至少吸 1 支以上的烟，连续吸烟 1 年以上；重型吸烟指符合现在吸烟者条件，调查时平均每天吸烟 20 支以上者。

6. 饮　酒

饮酒指不论饮白酒、啤酒、葡萄酒、黄酒,平均每周饮酒至少1次且现在还在饮酒者,逢年过节才饮用1次者不算饮酒。过量饮酒指符合现在饮酒条件,调查时平均每周酒精摄入量100g以上(1两40度及以上白酒＝20g酒精,1两40度以下白酒＝15g酒精,1斤葡萄酒＝50g酒精,1瓶啤酒＝10g酒精,1斤黄酒＝65g酒精)。

7. 锻　炼

锻炼指利用业余时间有意识规律进行的、每次超过10min的以强身健体为目的的各种活动,不包括职业性体力活动、体力劳动或日常出行者。经常锻炼是指符合锻炼条件,每周锻炼频度不少于3次且每次锻炼时间不少于30min。

8. 日步量计算公式

日步量＝(走路1000/10×天数×分钟数＋骑车1000/8×天数×分钟数＋跑步1000/4×天数×分钟数＋其他活动1000/对应千步当量时间×天数×分钟数/7天。计算日均6000步以上运动量的人群比例。完成相当于1000步当量的各种活动所需时间参考表5-7。

表5-7　各项活动千步当量时间对照表

单位:min

活动项目	千步当量时间	活动项目	千步当量时间
走路	10	排球	10
骑脚踏车	8	羽毛球	7
上下楼	8	乒乓球	8
爬山	8	高尔夫球	7
交谊舞	10	网球	6
早操、工间操	9	篮球	5
健身操	7	跑步	4
集体舞	5	跳绳	4
太极拳	9	游泳	4
瑜伽	8	保龄球	10

9. 烹调油

烹调使用的各种植物油和动物油,主要包括大豆油、花生油、菜籽油、玉米油、芝麻油、橄榄油、猪油等。

(1) 日均油摄入量 =(月植物油、动物油总摄入量/月人餐次数)×3次。

(2) 月人餐次数 = 所有家庭成员在家就餐次数总和(6岁以下计半个人数),如家庭3人,其中有1个6岁以下小孩,每天在家就餐1次,计算月人餐次数 = 1餐×2.5人×30天 = 75次。

10. 钠　盐

各种调味品中提供的钠盐,主要包括盐、酱油、味精、鸡精、咸酱、咸菜等。平均钠盐摄入量是指人群平均每日钠盐摄入克数。各种调味品提供钠盐数按照以下标准换算:100g酱油中含有23g钠盐,100g味精或鸡精含钠盐84g,100g咸菜、咸酱含15g钠盐。

(1) 月钠盐摄入总量 = 用盐量 + 酱油×23/100g + 味精或鸡精×84/100g + 咸菜、咸肉×15/100g。

(2) 日均盐摄入量 =(月钠盐摄入总量/月人餐次数)×3次。

思考与练习

1. 社区诊断报告中辖区特点应涵盖哪几方面?
2. 当地慢性病防控优先策略与行动措施的侧重点有哪些?
3. 详述当地慢性病防控目标及评价标准。

第六章　寄生虫病预防控制

　　寄生虫病是寄生虫侵入人体而影响人类健康的重要疾病,因虫种和寄生部位不同,引起的病理变化和临床表现也不同。寄生虫病分布极为广泛,世界各地均可见到,但以贫穷落后、卫生条件差的地区多见。

　　我国曾是寄生虫病危害严重的国家。在20世纪40年代,全国近80%的县流行疟疾,年发病人数超过3000万。1954年,疟疾病例数占当年19种报告传染病病例总数的60%。50年代初,血吸虫病在我国长江中下游的12个省(市、自治区)流行,受威胁人数约1亿,受感染人数达1200万,许多地区血吸虫病流行猖獗,出现了寡妇村、坟头山、棺材田,呈现出"千村薜荔人遗矢,万户萧疏鬼唱歌"的悲惨景象。新中国成立以来,党和政府十分重视寄生虫病的防治工作,经过半个多世纪的不懈努力,我国在控制寄生虫病流行与危害方面取得了举世瞩目的成就,目前我国疟疾已无本地感染病例,血吸虫病也已达到传播控制标准,至2020年全国疟疾、血吸虫病将要达到消除标准。从2014年全国人体重要寄生虫病现状调查可见我国土源性寄生虫病也已处于较低水平。但是随着经济全球化和"一带一路"倡议的深入发展,前往非洲、东南亚劳务输出、商业贸易、旅游的人员明显增多,输入性疟疾、血吸虫病病例时有检出。随着食品流动性增加、膳食谱的改变,食源性寄生虫病已成为广泛存在且不断增多的公共卫生问题,特别是与肉食品有关的寄生虫病(如肝吸虫病、广州管圆线虫病、曼氏裂头蚴病),严重危害人民的健康,近年备受关注。

　　本章将着重对目前我国主要寄生虫病(血吸虫病、疟疾、食源性寄生虫病和土源性寄生虫病)防控工作中所采用的监测或调查方法、常用实验室检测方法进行阐述和操作示范。

第一节　血吸虫病

血吸虫病是由裂体吸虫属血吸虫引起的一种严重危害人民身体健康、阻碍社会经济发展的全球范围内重点防治的热带病,属我国乙类传染病,主要流行于亚洲、非洲和拉丁美洲。截至2017年底,我国12个血吸虫病流行省(直辖市、自治区)中,上海、浙江、福建、广东、广西5省(直辖市、自治区)继续巩固血吸虫病消除成果,四川达到传播阻断标准,云南、江苏、湖北、安徽、江西及湖南6省达到传播控制标准。全国共有450个血吸虫病流行县(市、区),总人口2.59亿人;共有28544个流行村,总人口7032.45万人。全国450个流行县(市、区)中,215个(47.78%)达到血吸虫病消除标准,153个(34.00%)达到传播阻断标准,82个(18.22%)达到传播控制标准。寄生于人体的血吸虫有日本血吸虫、埃及血吸虫、曼氏血吸虫、间插血吸虫、湄公血吸虫及马来血吸虫6种。我国仅流行日本血吸虫病,因此本节介绍日本血吸虫病的相关防控技能。

❤ 学习目的

1. 掌握钉螺的形态及钉螺与其他螺类的鉴别要点。
2. 掌握钉螺常用调查技术(5米系统抽样结合环境抽查2框法)。
3. 了解血吸虫病原学检查方法(尼龙绢袋集卵孵化法结合沉渣镜检法)。

🐛 预备知识

1. **血吸虫生活史**　血吸虫包括成虫、虫卵、毛蚴、胞蚴(母胞蚴、子胞蚴)、尾蚴和童虫等阶段。血吸虫成虫寄生于人和多种哺乳类动物(如牛)的门脉–肠系膜静脉系统,雌雄成虫合抱交配,雌虫产卵于肠系膜下层静脉末梢内,虫卵随血流沉淀于肝脏、肠壁血管和周围组织。分布在肠壁组织的成熟虫卵,由于卵内毛蚴的分泌物可透过卵壳,引起虫卵周围组织和血管壁炎症坏死,然后虫卵可随破溃的组织落入肠腔,随宿主粪便排出体外,虫卵入水,毛蚴孵出。孵出的毛蚴利用其体表的纤毛在水中直线游动,遇到中间宿主(湖北钉螺)主动侵入,继续在钉螺体内生长发育,经母胞蚴、子胞蚴的无性生殖,形成大量尾蚴。尾蚴为感染终宿主的阶段,尾蚴自螺体逸出进入水中,当人、畜接触含有尾蚴的水(疫水),尾蚴可主动侵入皮肤成为童虫。童虫随血流循环到肝和肠系膜静脉而定居并发育成成虫。

2. 血吸虫病流行病学 凡是粪便中含有血吸虫虫卵的人或动物均为传染源。血吸虫病流行由5个环节构成:传染源排出虫卵;虫卵在水中孵出毛蚴;毛蚴侵入中间宿主钉螺;螺内发育逸出尾蚴;尾蚴感染终宿主人、畜等哺乳动物。在各个环节中,含有血吸虫卵的粪便污染水体、水体中存在中间宿主钉螺、人或动物接触疫水是3个最重要的环节。

3. 血吸虫病的监测

(1)病情监测:采用主动结合被动的方式开展本地和输入性传染源监测,先进行血清学过筛,阳性者进行病原学检查。人群血清学检查可采用间接红细胞凝集试验(indirect hemagglutination assay,IHA)、斑点金免疫渗滤试验(dot immunogold filtration assay,DIGFA)、胶体染料试纸条试验(dipstick dye immunosorbent assay,DDIA)和酶联免疫吸附试验(enzyme-linked immunosorbent assay,ELISA),可根据情况任选1种。病原学检查采用粪便尼龙绢袋集卵孵化法结合沉渣镜检法。

(2)螺情监测:原流行区、非流行区、特殊区域钉螺及钉螺输入(出)监测。钉螺调查方法,按钉螺的分布,可分为土表、土层、水上及水下钉螺的调查方法;按钉螺的繁殖发育进程,可分为螺卵、幼螺和成螺的调查方法。常用的土表钉螺调查方法有系统抽样调查法、系统抽样结合环境抽查法及全面细查法,按钉螺的密度和分布状况而选取。本书以"5米系统抽样结合环境抽查2框调查法"为例讲解。

技能操作方法

(一)病原学检查——尼龙绢袋集卵孵化法结合沉渣镜检

1. 基本原理 用尼龙绢袋收集成熟虫卵,在适宜的条件下卵内毛蚴活动增剧,不停地转动,最终破壳而出,在上层水中游动,可在三角烧瓶颈部观察到毛蚴。

2. 操作流程图(图6-1) 首先,验看被检者粪便的质量、数量及标签,核对送检名单无误后,统一编号,并做好登记。取尼龙绢袋一只,下口用夹子夹住,将被检者粪便置于铜筛中依次经过淋水、调浆、粪液通过漏斗滤入尼龙绢袋中,然后移去铜筛和漏斗,将漏斗用水洗后套在事先准备好的三角烧瓶上,继续淋水冲洗袋内粪渣、用压舌板或竹筷轻轻振荡尼龙绢袋,加速过滤,直至滤出液变清为止。然后,弃去尼龙绢袋下部夹子,将袋内的滤渣通过漏斗淋洗入三角烧瓶,加水至离瓶口1cm处,放入25～30℃孵化箱进行毛蚴孵化。在孵化前和孵化后分别吸取粪便沉渣3～4滴放在载玻片上进行沉渣镜检。室温在30℃以上时,第一次观察可在孵化后1h,第二次在4h,第三次在8h。室温在26～30℃时,可在孵化后4h、8h和12h各观察1次。室温在20～25℃时,可在孵化后8h、12h和24h各观察1次。如发现毛蚴,应用毛细管吸出,在显微镜下鉴定。

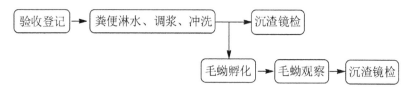

图6-1　尼龙绢袋集卵孵化法结合沉渣镜检流程图

3. 注意事项　①粪便必须新鲜,足量,每包90g;②粪便送检时间冬季不能超过24h,夏季不宜超过12h;③包粪纸张要洁净,切勿用包过农药、化肥或其他化学药品的纸张;④孵化水要除去余氯和水虫;⑤防止交叉污染,一切用具每次使用后都要刷洗3次以上,清洗后用60～80℃的热水浸泡灭卵;⑥观察毛蚴时,应将烧瓶向光源,并衬以黑底板;⑦要注意毛蚴与水中原生动物的区别。

(二)钉螺形态及与其他相似螺类的区别要点

湖北钉螺(简称钉螺)是日本血吸虫唯一的中间宿主,主要分布于亚洲东南部的中国、日本、菲律宾和印度尼西亚等地。我国主要分布于长江流域及其以南的12个省(市、自治区),包括湖北、湖南、江西、安徽、江苏、上海、浙江、广东、广西、福建、四川和云南。

钉螺外形呈长圆锥形,右螺旋状。长度不超过1cm,宽度不超过4mm。湖沼和水网地区的钉螺壳表面纵肋明显,称为肋壳钉螺;山丘地区的钉螺壳表面纵肋不明显或无纵肋,称光壳钉螺。钉螺壳口呈卵圆形,周围完整,略向外翻。如把钉螺壳顶向上,壳口面向观察者,可以发现其壳口偏向螺轴的右侧,从壳顶开始从左向右顺时针方向旋转,一般为6～9个,属于右螺旋。成螺在壳口外唇的后面,紧靠外唇有一条特别肥厚的隆起,称唇脊。个别地区的钉螺,唇脊不明显,只有乳白的颜色。钉螺的厣为角质,较透明,附于螺足后面,卵圆形,是螺体缩入螺壳后封闭壳口的小盖。

(三) 钉螺调查技术

1. 查螺技术 消灭钉螺是控制和阻断血吸虫病传播的重要措施,而钉螺调查则是确定血吸虫病流行范围、制订灭螺计划、考核灭螺质量、评价防治效果的一项重要工作。在血吸虫病传播阻断地区,钉螺的分布往往由片状、线状变为点状、段状,且密度较低,不易被发现。

2. 系统抽样结合环境抽查调查法 此法为土表成螺调查方法,是在系统抽样的基础上,在两点间抽查两个钉螺易孳生环境,其优点是在不同地段有同等机会被查到,避免漏查,同时检查钉螺易孳生环境,发现钉螺的概率较大。目前浙江省采用5米系统抽样结合环境抽查2框法。

3. 查螺后相关指标的计算 为使查螺资料完整、正确并便于汇总统计,统一设计"现场查螺记录表",内容包括查螺市、县、乡、村名,查螺日期,查螺条块编号、环境小地名、环境类型、植被类型、宽度、经纬度、查螺框数及有螺框数等。环境类别一般可分为河流、沟渠、水田、塘堰、旱地、江滩、洲滩、湖滩及其他9类,植被类型一般分为杂草、芦苇、树林、水稻及其他5类,均用阿拉伯数字代之。

查螺时,在记录表的"查螺及有螺框数"一栏中,用画"正"字方法记录无螺机械框数,机械框查1框画1划,查到钉螺时则写机械框的框号(阿拉伯数字)。无螺环境框不要做记录,如查到钉螺,则在环境框一栏中记录机械框的框号。

常用的查螺数据统计指标有查螺框数、查螺面积、有螺面积。有螺框出现率、活螺密度及有螺面积百分比等。

思考与练习

1. 简述钉螺的形态。

2. 常用土表成螺调查方法有哪些?

3. 如何计算查螺面积和有螺面积?

第二节 疟 疾

疟疾是由按蚊传播感染疟原虫而引起的虫媒传染病,属我国乙类传染病。寄生于人体的疟原虫主要有4种,即间日疟原虫、三日疟原虫、恶性疟原虫和卵形疟原虫。迄今疟疾在全球范围内的流行仍很严重,2016年全球约有91个国家2.16亿疟疾病例,其中90%的患者在非洲,东南亚也是疟疾的高发区。2016年,全球因疟疾导致死亡的病例达44.5万。疟疾是全球广泛关注的重要公共卫生问题。自2017年以来,我国已经没有本地疟疾病例传播,但随着我国"一带一路"倡议的持续发展,对外贸易、交流人员、援建项目持续增多,境外输入性疟疾病例数呈逐年增加的趋势,疟疾防控形势依然严峻。本节以疟原虫形态特征、流行特点来介绍疟疾防控相关技能。

🎯 学习目的

1. 掌握疟疾的流行病学调查、处置技术规范。
2. 掌握疟原虫快速诊断方法及操作过程。
3. 熟悉疟原虫血片的制作、染色方法及形态特征。

➕ 预备知识

1. **基本概念** 疟疾是经按蚊叮咬或输入带疟原虫者的血液而传播的虫媒传染病,具有传播快、难控制、易反复的特点,属我国乙类传染病。虽然杭州市已经达到消除疟疾考核标准,但非洲、东南亚仍是疟疾高发区,因此随着我国"一带一路"倡议的提出,境外输入性疟疾病例数呈逐年增加的趋势,做好境外输入性疟疾防控是确保不发生输入续发病例的关键。

2. **流行病学** 疟疾患者及无症状的感染者均为疟疾传染源。按蚊的叮咬是疟疾最主要的传播途径,输血也可以传播疟疾,患疟疾的孕妇也可以通过有损伤的胎盘传染给胎儿,人群对疟疾普遍易感。非洲和东南亚是疟疾的高发区。目前,我国国内已无本地疟疾病例的传播。

技能操作方法

（一）疟疾监测与病例规范处置

1. 病情监测　具体如下。

（1）被动监测：县级及县级以上医疗机构应对就诊的疑似疟疾病例、临床诊断疟疾病例及不明原因的发热患者进行实验室疟原虫检测（来自云南与缅甸边境地区、非洲及东南亚等境外疟疾流行区或有此类地区旅行史的发热患者是重点检测对象）。

（2）主动监测：对疟疾患者的同行人员或周围居住人员主要开展血检或疟原虫抗原快速诊断。通过病原学检测、免疫学检测、分子生物学检测确诊为疟疾。

2. 媒介监测　按蚊种群监测，采用诱蚊灯通宵诱蚊法，每年在蚊媒高峰季节选择不同的生态地理环境开展1次调查。按蚊密度监测，采用通宵人诱法。

3. 疟疾病例规范处置流程（图6-2）　各级医疗单位发现疟疾患者，应在24h内向辖区县疾控中心报告并网络直报、填写传染病报告卡；县级疾控中心在3d内完成疟疾病例的流动病学个案调查，在7d内完成病例现住址所在地疫点处置工作，并分别按时录入寄生虫病专报系统，一个月内撰写疟疾病例结果调查处置报告。

（二）疟原虫血涂片-染色-镜检法

血涂片-染色-镜检法检测疟原虫是诊断疟疾的金标准。本方法对临床疑似疟疾病例进行血液涂片、染色、在光学显微镜下检测，观察疟原虫形态特征。

1. 标本要求　取受检者手指或耳垂血，先用酒精棉球消毒取血部位，然后用一次性刺血针迅速刺入，轻压挤出血液进行涂片。也可采集受检者抗凝全血血样待检。

2. 注意事项　①血片制作与染色。血片未干时不可倾斜放置，需平放。血片自然干燥，不能用太阳晒和火烤（可置于37℃的暖箱中，促其速干）。染色原液稀释后通常需在2h内使用完毕，镜检完毕后需要及时用中性二甲苯等完全洗掉血膜和油镜上的镜油（血片上的镜油易使血膜褪色）。②血片镜检。在

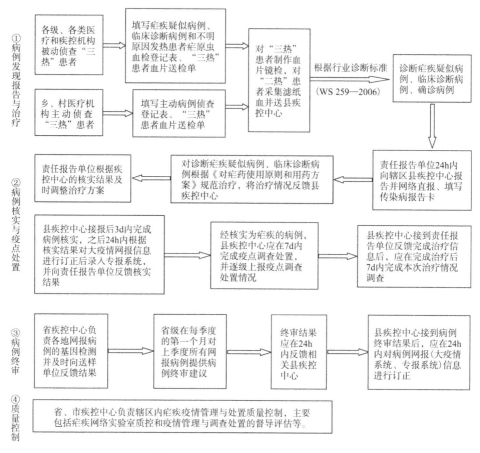

图6-2 疟疾病例规范处置流程图

染色血片上滴少许柏油,用光学显微镜(油镜)检查。先检查厚血膜中心疟原虫,找到疟原虫后,薄血膜进行虫种鉴别。染色后疟原虫核呈红色,胞浆呈蓝色。除环状体外,其他各期疟原虫均可查见疟色素。以查完整个厚血膜,未查见疟原虫判为阴性。根据疟原虫形态判定为间日疟、恶性疟、三日疟、卵形疟或混合感染。

(三)疟原虫形态特征及鉴别要点

1. **疟原虫生活史** 疟原虫的生活史(图6-3)需要人和按蚊两个宿主。疟原虫在人体内寄生包括肝细胞期(红细胞外)和红细胞内期两个时期。红细胞内期又包括小滋养体、大滋养体、裂殖体、配子体等不同阶段。此期是疟原虫的致病阶段,其形态特征是临床实验室诊断的依据。疟原虫在按蚊内的发育,包括雌雄配子体、雌雄配子、合子、动合子、子孢子。疟原虫的生活史包括无性生殖(人体内)和有性生殖(蚊体内)两个阶段,即所谓"世代交替"。

2. **疟原虫形态鉴别特征**　寄生于人体的疟原虫主要有4种,间日疟原虫、恶性疟原虫、三日疟原虫、卵形疟原虫。疟原虫基本形态有4种:小滋养体、大滋养体、裂殖体、配子体,4种疟原虫的主要鉴别特征见表6-1。

(四)疟原虫抗原快速诊断方法

疟原虫抗原快速诊断方法是一种用来定性检测全血标本中的疟原虫抗原的体外快速诊断方法。它不仅可以在15min内检测人是否感染疟疾,而且可以判断所感染的是恶性疟(plasmodium falciparum,P.f)、间日疟(plasmodium vivax,P.v)、卵形疟(plasmodium ovale,P.o)、三日疟(plasmodium malariae,P.m),或恶性疟与其他三种疟原虫的混合感染。

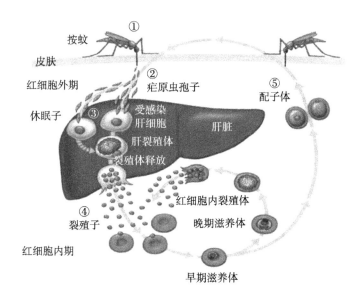

图6-3　疟原虫生活史
(图片来源:世界卫生组织网站)

表6-1 四种疟原虫薄血膜形态鉴别(吉氏染色)

时期	形态	间日疟原虫	恶性疟原虫	三日疟原虫	卵形疟原虫
被寄生红细胞	大小	胀大	正常	正常或缩小	正常或稍胀大
	形状				卵圆形或边缘呈伞矢状
	颜色	褪色	正常或稍紫	正常	褪色
	斑点	薛氏点出现稍晚,红色小数多	茂氏点红色,粗大数少	齐氏点淡红色,微细	薛氏点出现较早粗大,数多
小滋养体(环状体)	大小	较大,约占红细胞直径的1/3	小环状体较小,约占红细胞直径的1/6,大环状体与间日疟原虫相似	中等	中等
	核	1个	1或2个	1个	1个
	胞浆	较薄	小环状体纤细,大环状体与间日疟原虫相似	较粗厚	较粗厚
	色素	无	无	偶见细小褐色颗粒	无
大滋养体	大小	较大	较小	较小	较小
	核	多见1个	1或2个	1个	1个
	胞浆	阿米巴样,常含空泡	圆形,空泡不显著	带状,空泡不显著	圆形,空泡不显著
	色素	黄褐色,细小,杆状,散在分布	黄褐色,细小,结成团块后,呈黑褐色	深褐色,粗大,沿边缘分布	棕黄色,较粗大
未成熟裂殖体	大小	较大	较小	较小	较小
	核	2个以上	2个以上	2个以上	2个以上
	胞浆	圆形或不规则,空泡消失	圆形,空泡消失	圆形,空泡消失	圆形或卵圆形,空泡消失
	色素	黄褐色,分布不匀	黑褐色团块状	深褐色,分布不匀	棕黄色,分布不匀
成熟裂殖体	大小	大于正常细细胞	小于正常红细胞	小于正常红细胞	小于正常红细胞
	裂殖子	12~24个,常为16~18个,排列不规则。裂殖子较大	8~26个,常为8~18个,排列不规则。裂殖子较小	6~12个,常为8个,常排列如菊花状,裂殖子较大	6~14个,常为8个,排列不规则。裂殖子较大
	色素	黄褐色,常聚集一侧	黑褐色团块	深褐色,常聚集中央	棕黄色,聚集中央或一侧

时期	形态	间日疟原虫	恶性疟原虫	三日疟原虫	卵形疟原虫
雌配子体	大小	大于正常红细胞	较大	小于正常红细胞	小于正常红细胞
	形状	圆形	新月形,两端尖锐	圆形	圆形
	核	1个,较小,深红色,位于一侧	1个,较小,深红色,位于中央	1个,较小,深红色,位于一侧	1个,较小,深红色,位于一侧
	胞浆	深蓝色	深蓝色	深蓝色	深蓝色
	色素	黄褐色,均匀散在	黑褐色,紧密分布于核周围	深褐色,均匀散在	棕黄色,散在
雄配子体	大小	大于正常红细胞	较大	小于正常红细胞	小于正常红细胞
	形状	圆形	腊肠形,两端钝圆	圆形	圆形
	核	1个,较大,淡红色,位于中央	1个,较大,淡红色,位于中央	1个,较大,淡红色,位于中央	1个,较大,淡红色,位于中央
	胞浆	浅蓝色	浅蓝色或淡红色	浅蓝色	浅蓝色
	色素	黄褐色,均匀散在	黑褐色,松散分布于核周围	深褐色,均匀散在	棕黄色,散在

表6-2 四种疟原虫薄血膜形态鉴别(吉氏染色)

时期	间日疟原虫	恶性疟原虫	三日疟原虫	卵形疟原虫
小滋养体(环状体)	较大。核1个,较大,胞浆较厚。常呈"！"或","状	较小。核1~2个,较小,胞浆纤细。常呈"！""飞鸟""V"和"断环"状	中等。核1个,较大,胞浆粗厚。常呈"环状"或"鸟眼"状	大小与间日疟原虫相似,胞浆致密,核较大
大滋养体	较大。呈阿米巴样,形状不规则。核位于胞浆之中或外边,胞浆常缩成圆形或断裂成数块。色素分布不匀	较小。常呈圆形,色素细小或结成1~2个团块	中等。常呈圆形,色素粗大	大小与间日疟原虫相似,胞浆呈深蓝色,核较大
裂殖体	较大。裂殖子12~24个。裂殖子较大	较小。裂殖子8~26个。裂殖子较小	较小。6~12个。裂殖子大于间日疟原虫裂殖体	大小与间日疟原虫相似,裂殖子6~14个,核较大
配子体	较大。圆形,色素粗大。雌配子体较大,核小,胞浆深蓝色,雄配子体较小,核大,胞浆浅蓝色	雌配子体新月形,雄配子体腊肠形	与间日疟原虫相似,但较小。色素较粗大	卵圆形,大小与间日疟原虫相似,雌配子体核致密,偏于一侧,雄配子体核疏松

续表

时期	间日疟原虫	恶性疟原虫	三日疟原虫	卵形疟原虫
色素	黄褐色,细小。杆状或结成粗大颗粒。分布不匀	黄褐色,颗粒细小,结成团块后呈黑褐色。配子体色素粗大,分布于核周围	有时小滋养体可见色素,深褐色,较粗大。沿边分布	色素颗粒较大,呈深棕色,分布弥散
被寄生红细胞	常见红细胞"影子"和薛氏点	可见红细胞"影子"和茂氏点	可见红细胞"影子"	小滋养体时即可见薛氏点
其他	常可查到各阶段的疟原虫	仅见小滋养体(或)和配子体。一般不见大滋养体和裂殖体	常可查到各阶段疟原虫	常可查到各阶段疟原虫

📌 **思考与练习** --

1. 疟原虫有几种基本形态特征?间日疟、恶性疟的主要鉴别要点?
2. 如何进行疟原虫厚薄血片的操作?
3. 简述疟原虫抗原快速诊断方法及其结果判断。

第三节 食源性寄生虫病

食源性寄生虫病是通过食用被寄生虫污染的食物而传播的疾病,主要是因生食或摄入未煮熟的猪肉、牛肉、鱼、虾、蟹等引起。近年来,人们不断追求新奇口味,以及食谱的扩展、不良的摄食行为等,导致食源性寄生虫病的发病率明显上升,不仅使原有的食源性寄生虫病的流行出现了新的变化和特点,而且还出现了新的食源性寄生虫病。2006年,在北京爆发的广州管圆线虫病提醒着我们要时刻警惕食源性寄生虫病对个体和人群的危害。

学习目的

1. 掌握食源性寄生虫病现场调查方法。
2. 掌握食源性寄生虫病中间宿主调查方法。
3. 掌握食源性寄生虫病的防治措施。

预备知识

1. **食源性寄生虫病的类别** 根据食物摄入类别可分为：水源性寄生虫病，如隐孢子虫病等；肉源性寄生虫病，如旋毛虫病等；鱼源性寄生虫病，如支睾吸虫病等；螺（软体动物）源性寄生虫病，如管圆线虫病等；淡水甲壳动物源性寄生虫病，如并殖吸虫病等；两栖爬行动物源性寄生虫病，如迭宫绦虫病、舌形虫病等；节肢动物源性寄生虫病，如膜壳绦虫病、裂头绦虫病等；植物源性寄生虫病，如姜片吸虫病、片形吸虫病等。依据流行程度和感染后对人体的危害程度，目前我国流行的主要食源性寄生虫病是肝吸虫病、肺吸虫病、绦虫病、弓形体病等。

2. **主要食源性寄生虫病** 具体如下。

（1）肝吸虫病：肝吸虫病是华支睾吸虫（肝吸虫）寄生于人体肝内胆管引起的寄生虫病。人常因食用未经煮熟含有华支睾吸虫囊蚴的淡水鱼或虾而被感染。轻度感染者可无症状，重度感染者可出现消化不良、上腹隐痛、腹泻、精神不振、肝大等临床表现，甚至可发生胆管炎、胆结石以及肝硬化等并发症。保虫宿主为猫、狗等。第一中间宿主是长角函螺、纹绍螺、赤豆螺、硬豆螺。第二中间宿主是带有囊蚴的多种淡水鱼。

（2）肺吸虫病：肺吸虫病是由并殖吸虫引起的急性或慢性的地方性寄生虫病。人体寄生的肺吸虫，在国内主要有卫氏肺吸虫和斯氏肺吸虫两种。虫体主要寄生于肺部，患者以咳嗽、咳棕红色痰为主要表现，也可寄生于多种组织器官，产生相应症状。人生食石蟹、蝲蛄，被其带有的囊蚴经口感染，在胃和十二指肠内囊蚴破裂，幼虫脱出并穿过肠壁进入腹腔，穿过横膈进入胸腔和肺，在肺内发育成成虫。感染方式是吃生溪蟹、蝲蛄。保虫宿主为小型的猫科动物和哺乳动物（野猫、竹鼠）。中间宿主为溪蟹、蝲蛄和川卷螺。

（3）绦虫病：肠绦虫病是由寄生在肠道内幼绦虫引起的疾病。我国主要是牛带绦虫病和猪带绦虫病。①猪带绦虫病是由于吃生或半生含有猪囊尾蚴的猪肉（米猪肉）感染。人为其终宿主。猪囊尾蚴病，又称囊虫病，吃了虫卵后，经2～2.5个月发育为囊虫，在人体皮下、肌肉、眼、脑等不同部位寄生，产生相应症状，以脑囊尾蚴病最严重，甚至可导致死亡。②牛带绦虫病是吃生或半生含有活的牛囊虫的牛肉而感染，牛囊虫进入人体后，在小肠中受胆汁的作用，虫头伸出，吸附在肠黏膜上而寄生。人为其终宿主。牛带绦虫病在我国散发分布于内蒙古、新疆、西藏、云南、四川、广西、贵州等少数民族人口较多的地区。

（4）广州管圆线虫病：广州管圆线虫隶属后圆线虫科，管圆线虫属，是为数不多的能够寄生在血管系统的线虫之一，常寄生于大鼠肺动脉系统（包括右心室、肺动脉、肺内分支动脉）。人为非正常宿主，病原体为广州管圆线虫幼虫或早期（性未成熟）阶段成虫。初始幼虫感染常出现在内脏，通常移动到人体中枢神经系统，并完成发育。广州管圆线虫病患者可出现以发热、头痛、呕吐、抽搐、昏迷等症状为主的嗜酸性粒细胞增多性脑膜脑炎或脑膜炎。人常因食用含有广州管圆线虫幼虫的生或半生的螺肉而感染。感染方式以经口感染为主。动物实验研究证明，感染期幼虫可通过鼠的损伤或完好皮肤感染。已报告将近60种软体动物（螺类、蜗牛、蛞蝓等）可作为广州管圆线虫的中间宿主。常见螺类有福寿螺、褐云玛瑙螺和环棱螺。

（5）弓形体病：弓形体常称弓形虫，又名弓浆虫，寄生在有核细胞内。弓形虫病又称弓形体病，是由刚地弓形虫引起的人畜共患病。弓形虫病人群感染率较高，在人体多为隐性感染。发病患者临床表现复杂，且症状和体征缺乏特异性，易造成误诊，主要侵犯眼、脑、心、肝、淋巴结等。弓形虫是妊娠期宫内感染导致胚胎畸形的重要病原体之一。

（6）旋毛虫病：旋毛虫病是旋毛形线虫引起的人畜共患病。人常因进食生或未煮熟的含有活的旋毛虫幼虫的肉类食物而感染。主要临床表现有胃肠道症状、发热、眼睑水肿和肌肉疼痛。保虫宿主主要为鼠类，有报道其感染率为0.67%～12.5%。

3. 食源性寄生虫病的预防措施 ①加强食品卫生法规性检疫，加强健康教育，宣传以预防为主，提高自我保健意识；②不吃生的或未经彻底加热的鱼、虾、蟹和水生植物；③不喝生水，不吃生菜；④不用盛过生水产品或生肉的器皿盛熟食；⑤不用切过生水产品或生肉的刀及砧板切熟食；⑥不用生鱼、生肉喂猫、犬。

技能操作方法

肝吸虫病、肺吸虫病、曼氏裂头蚴病等是目前重点防治的食源性寄生虫病,对应的检测技术和防治手段相对比较成熟。本节将以肝吸虫病现场调查为例,完整介绍一般情况调查、第一中间宿主调查、第二中间宿主调查。并以肺吸虫病中间宿主调查和曼氏裂头蚴第二中间宿主调查作为补充。许多学者研究并开发了针对各种食源性寄生虫病的血清学检测方法,其基本原理均依赖于特异性抗原抗体反应。食源性寄生虫病有原虫、吸虫、绦虫、线虫之分,各种寄生虫之间差别很大。因此,实际工作中,应按照各种寄生虫病的特性,采用相应的操作方法,开展现场调查和病例检测。

(一)肝吸虫病现场调查

一般情况调查包括调查点选择、自然条件、生产情况、生活情况等。第一中间宿主调查包括采集地点、调查方法、调查时间等。第二中间宿主调查包括调查方法、调查时间、标本取样方法、样本贮存、检测环境以及测试方法。测试方法分直接压片法和囊蚴检测消化浓集法。以查到囊蚴判断为阳性。

在鱼肉内常同时有其他吸虫的囊蚴寄生,它们的形态、大小、颜色以及排泄囊的形态特点均与华支睾吸虫囊蚴相近似,需加以鉴别。此外,应注意常见人兽共患吸虫的幼虫大多寄生在鱼类的肌肉、鳃、鳞等部位,但某些罕见的寄生虫在鱼的体腔(阔节裂头绦虫的裂头蚴)或肠管内(菲律宾毛细线虫)。

(二)肺吸虫病第二中间宿主调查

调查方法包括捣碎分离法、局部组织压片法和囊蚴检测消化浓集法(见肝吸虫病现场调查之第二中间宿主调查)。以查到囊蚴判断为阳性。现场采样时注意,水温在18～25℃时,溪蟹活动活跃,容易捕捉。

(三)曼氏裂头蚴第二中间宿主调查

采集调查点的情况、样本数量、种类等资料,现场应做好记录。裂头蚴的分离,蛇、蛙操作类同,对每只蛙、蛇的虫体寄生部

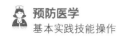

位、数量和长度要做详细记录。解剖蛇时应注意安全。

（四）食源性寄生虫的血清病学检测

血清学检测属于实验室检测技能。基本原理均依赖于特异性抗原抗体反应。目前开发的诊断试剂主要检测血清中IgG抗体。IgM抗体检测理论上可以早期诊断,但由于食源性寄生虫感染患者早期大多没有非常明显的症状,有症状也非常容易被误诊,因此,IgM检测的应用有局限性。也有一些研究报道采用单抗检测循环抗原,期望以虫源性抗原阳性,推测活动性感染的存在,但由于敏感性、特异性不足,尚不能取代抗体检测。

食源性寄生虫病有原虫、吸虫、绦虫、线虫之分,各种虫之间差别很大。而常规检测技术又有酶免疫反应、放射免疫、胶体金技术、胶体染料法等之分,其基本原理均依赖于特异性抗原抗体反应。鉴于各种食源性寄生虫病的血清学检测方法非常多,具体应根据试剂厂家提供的同批试剂附带的说明书进行操作。

（五）改良加藤氏粪检法

方法、原理、具体操作步骤参见第四节土源性寄生虫病。通过加藤氏粪检,可以发现绦虫、肝吸虫、肺吸虫等肠道可以排出的食源性寄生虫卵。

思考与练习

1. 食源性寄生虫病的预防措施有哪些?

2. 依据食源性寄生虫病地域性分布特点,如何开展食源性寄生虫病疫情地调查?

3. 如何开展肝吸虫病现场调查?

第四节　土源性寄生虫病

土源性寄生虫病是指虫卵污染土壤后,在适宜的温度和湿度条件下,发育成感染期虫卵或幼虫,经皮肤或黏膜侵入人体并寄生所引起的一类疾病。根据虫卵在外环境发育的情况可分为:①虫卵需在土壤发育至感染期虫卵,但其内幼虫不能孵出,如蛔虫、鞭虫等。②虫卵内幼虫需在土壤孵出幼虫,进一步发育成感染期幼虫,如钩虫等。③虫卵或幼虫可以不离开人体即具有感染能力,如蛲虫等(蛲虫卵虽不需要在土壤中发育,将其归在土源性线虫,是因为从虫卵到感染期虫卵之间,不需要到另一个生物体内去发育)。④其他发育方式,如粪类圆线虫在土壤中进行自生生活世代发育。

学习目的

1. 掌握土源性线虫病调查方法。
2. 掌握土源性线虫和虫卵检查方法及形态特征鉴别。
3. 了解土源性线虫病的防治措施。

预备知识

1. **病例定义**　土源性线虫病的监测病例是指在人群中开展土源性线虫病原学检查时,发现体内有钩虫、蛔虫、鞭虫和蛲虫等虫卵或虫体的患者。

2. **流行情况**　土源性线虫主要包括钩虫、蛔虫、鞭虫和蛲虫等,在我国分布广泛,感染人数众多,严重危害人民群众的身体健康,阻碍经济发展和社会进步。人群土源性线虫的感染率已成为地区经济发展水平的基本指标。据2015年全国第三次人体寄生虫感染调查结果显示,全国人体重点寄生虫感染率仍高达5.22%,其中钩虫和蛔虫单虫种感染率均超过1%。

3. **防控相关知识**　近年来,随着社会经济的发展,人民生活水平的提高,卫生习惯的改变,特别是农村改水、改厕,改善饮用水卫生,粪便无害化,改变生产生活方式(生产劳动较少接触粪便),降低了感染风险,以及农村居民文化水平的普遍提高,经常性的健康教育,卫生知识知晓率、行为率有了明显的提高,这些都有效阻断了土源性线虫病的感染和传播。通过调查,可了解当地土源性线虫感染率和感染度情况,为寄生虫病防控提供科学依据。

技能操作方法

人群土源性线虫病感染情况调查　根据上级工作要求开展针对学龄儿童

或全人群的调查。调查方法主要是通过检查粪便中土源性线虫和虫卵来获悉人群感染情况。包括直接涂片法、加藤厚涂片法、饱和盐水漂浮法和透明胶带纸肛拭法。因加藤厚涂片法和透明胶带纸肛拭法检出率比直接涂片法和饱和盐水漂浮法高,且经济、简便、省时,故被作为调查寄生虫病感染的常用方法。

（一）改良加藤厚涂片法

加藤厚涂片法是20世纪50年代由日本学者加藤氏首先提出的,目前虫卵鉴定已采用改良加藤厚涂片法。用在甘油透明液中浸泡过的亲水玻璃纸替代盖玻片,使待检粪检清晰透明易于观察,从而提高检出率。一次检查粪便量是直接涂片法的20倍以上,特别适用于人群调查。本法可以检查粪便中的各种寄生虫卵。

1. **材料** 塑料定量模板(规格为30mm×40mm×1mm的聚苯乙烯模板,中央孔为圆台形,其上底直径为3mm,下底直径为4mm,高为1mm)、软性塑料刮片(两头刮片型)、尼龙绢片(规格为80～100目,裁剪成8cm×8cm大小)、透明液(取100mL蒸馏水、100mL纯甘油、3%的孔雀绿或亚甲蓝1mL,按比例混合均匀)、亲水性透明玻璃纸(规格为30mm×25mm,厚为40μm,使用前需在透明液中浸泡24h以上,使玻璃纸显示绿色或蓝色)、载玻片(规格为75mm×25.5mm)和其他(原始登记表、镊子、剪刀、记号笔、标本盒、吸水纸、光学显微镜和一次性手套等)。

2. **操作流程** 被检者粪样经尼龙绢片过滤,加藤定量板取样后,在载玻片上制成粪膜,再用亲水玻璃纸覆盖透明,方可在显微镜下镜检。具体流程见图6-4。

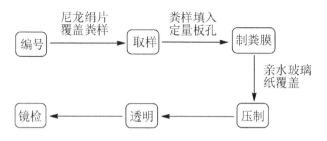

图6-4 改良加藤厚涂片法操作流程

3. **注意事项** 合适的涂片放置时间是确保镜检质量的关键。一般室温25℃,湿度75%以下,涂片放置时间不宜超过2h;若温度低,空气湿度大,涂片放置时间可适当延长。总之,涂片放置时间取决于粪样透明度,只要透明了,就应及时镜检,否则透明过度,薄壳虫卵易变形看不清楚,会造成漏检或误判。

4. 结果观察　将透明后的加藤片置于光学显微镜的载物台上,在低倍(10×)镜下进行镜检。镜检按一定的规律进行,如自左而右,自上而下,再自右而左,一行接一行,一个视野接一个视野地用推行器移动涂片,仔细检查每一视野,每张涂片发现的蛔虫卵、鞭虫卵、钩虫卵和其他吸虫卵都要计数。粪样一送两检,两片全计数后取平均值。每孔所容粪便重量平均41.7mg,每片所得虫卵数乘以24,即为每克粪便的虫卵数。

（二）透明胶纸肛拭法

1. 原理　透明胶纸肛拭法是检查蛲虫卵常用的一种方法,透明胶纸可用专用的透明胶贴,也可用自制的牛皮纸圆形孔胶带纸,或直接用市售透明胶带纸剪成与载玻片一般长或稍长些反折。将有胶的一面拭抹被检者肛周皮肤皱褶处,虫卵即可附于胶纸上,然后将胶面贴于载玻片上进行镜检。

2. 范围和要求　透明胶带纸肛拭法主要用于3～9岁儿童蛲虫卵的检查。检查时间以夜间入睡后2～3h至清晨未解大便前或午睡后为宜。

（三）土源性线虫卵形态特征

目前,直接采用虫卵检查的病原学诊断仍是土源性寄生虫病诊断的金标准,也是最简洁、方便的一种方法。常见土源性线虫卵的形态特征应从虫卵的形态、大小、颜色、卵壳和附属物,以及虫卵的光泽度和内含物特征加以识别。

思考与练习

1. 土源性线虫病防制主要包括哪几方面?
2. 如何进行改良加藤厚涂片法操作?
3. 如何区别蛔虫卵和钩虫卵?

第七章　地方病预防控制

中国是地方病病情严重的国家,地方病呈地方性流行,分布极不一致,但各省份至少有1种以上的地方病流行。迄今,地方病仍是严重威胁我国人民身体健康和生命的疾病之一。

地方病按其原因分为生物地球化学性疾病、自然疫源性疾病和与特定的生产生活方式有关的疾病。生物地球化学性地方病的特点是病因存在于某种特定的环境中,经过特定的途径(饮水、空气、食物等)进入人体,构成地方性流行。在地球地质演变过程中,逐渐形成了地壳表面元素分布的不均一性,造成某一地区自然界的水和土壤中某种元素过多或过少,这种不均一性在一定程度上控制和影响着当地人群和动物的生长和发育,使当地的人群和动物发生特有的疾病。

本章节主要介绍生物地球化学性地方病中的碘缺乏病和地方性氟中毒相关的预防控制基本技能。通过学习了解地方病预防控制基本操作技能,掌握地方性甲状腺肿的触诊方法,以及地方性氟中毒的监测技能和氟斑牙诊断及分度标准。

第一节　碘缺乏病

碘缺乏病是世界上分布广泛、受威胁人口众多的一种地方性疾病,约有22亿人生活在缺碘地区。中国是碘缺乏病病情最为严重的国家之一,在全国30个省、市、自治区和新疆建设兵团都有流行。碘缺乏病的高危人群是0~2岁婴幼儿、儿童、妊娠和哺乳期妇女。在缺碘地区,由于个体缺碘程度不同,表现程度呈现一个由轻到重的谱带,其中地方性甲状腺肿是碘缺乏病最明显的表现形式,而在碘缺乏病病区,任何年龄均可能发生地方性甲状腺肿。在碘缺乏病防控中,对于地方性甲状腺肿的防控是重中之重,因此本节将重点介绍地方性甲状腺肿的分度要点和触诊方法。

学习目的

1. 掌握地方性甲状腺肿的分度及要点。
2. 掌握地方性甲状腺肿的触诊方法。

预备知识

1. 碘缺乏病的定义 碘缺乏病是由于自然环境碘缺乏造成机体碘营养不良所表现出的一组疾病的总称。在缺碘地区,由于个体缺碘程度不同,患病的表现呈现一个由轻到重的谱带,而且根据缺碘发生的不同时期,其相应的表现也不同。

2. 碘缺乏病危害 胎儿期碘缺乏的危害主要包括流产、早产、死产、先天性畸形、克汀病及亚临床克汀病;新生儿期碘缺乏的危害主要是引起先天性甲状腺机能低下症;儿童青少年对碘缺乏比较敏感,可影响智力、身体发育,造成运动、视觉、听觉障碍,突出表现是甲状腺肿大;缺碘对成人最明显的影响是引起地方性甲状腺肿。地方性甲状腺肿是碘缺乏病最明显的表现形式,而克汀病是碘缺乏病最严重的表现形式。

3. 碘缺乏病监测常用技术指标 食盐加碘作为我国防治碘缺乏病采取的基本干预措施,掌握碘盐覆盖率、无碘食盐率、碘盐合格率、合格碘盐食用率的定义与计算方法,是实际工作过程中评价碘盐监测的重要指标。尿碘是反映人体碘营养水平的重要指标。在人群监测中,常以某一群体的尿碘中位数或甲状腺肿大率来判定病情的严重程度,掌握各类人群的尿碘中位数适宜区间对评价碘缺乏病病情程度至关重要。

技能操作方法

碘缺乏病的监测技能,通常包括碘盐监测和病情监测两部分。碘盐监测的对象为居民的食用盐,有全定量与半定量两种检测方法。病情监测包括调查评估和高危地区监测两部分,地方性甲状腺肿的判定与鉴别诊断对病情调查至关重要。在实际工作中,掌握地方性甲状腺肿的分度分型与触诊的要点对于判定地方性甲状腺肿,以及与其他甲状腺疾病的鉴别诊断具有指导意义。

(一) 地方性甲状腺肿的分度

大多数地方性甲状腺肿患者起病缓慢,除颈部逐步变粗(甲状腺肿大)外,一般无明显症状。在实际工作中,触诊法将甲状腺大小分为三度:0度、1度、2度。0度特点是"甲状腺看不见,不易摸得着";1度特点是"甲状腺看不见,容易摸得着";2度特点是"甲状腺看得见,摸得着"。触诊法对1度甲状腺肿的检查其敏感性和特异性较低,会出现一定的误诊和漏诊。因此,在实际工作中,如条件允许,则要采用触诊和B超检查相结合的办法。

(二) 地方性甲状腺肿的分型

根据甲状腺肿大类型分为弥漫型、结节型和混合型3种。①弥漫型:甲状腺呈均匀肿大,属于早期的甲状腺肿,触诊或B超检查未查出结节,多见于儿童和青少年,既易于继续发展,也易于恢复。在轻度缺碘地区的甲状腺肿基本上都是弥漫型。②结节型:在甲状腺上可查到一个或多个结节,结节型甲状腺肿多在弥漫型甲状腺肿的基础上继续发展而形成大小不等的结节,结节一旦形成,一般较难恢复或仅能部分恢复,触诊时甲状腺弥漫性肿大可不明显,但一定能摸到结节。③混合型:在弥漫肿大的甲状腺上可查到一个或多个结节。

(三) 地方性甲状腺肿的触诊检查

甲状腺触诊时需将望诊与触诊结合,受检者充分暴露颈部,面向光线充足方向,检查者从前方和两侧观察甲状腺左右对称及肿大情况,用右手或两手的拇指在环状软骨下方和胸锁乳突肌内缘分别触摸甲状腺左右叶,观察和感触甲状腺随吞咽动作上下移动来进行鉴别诊断,可简单总结为"一望、二触、三吞咽",掌握地方性甲状腺肿触诊的要点对于其他甲状腺疾病的鉴别诊断有指导意义。

🖊 **思考与练习**

1. 简述碘缺乏病的危害。
2. 简述地方性甲状腺肿的触诊要点与分度要求。

第二节　地方性氟中毒

地方性氟中毒在世界范围内分布广泛,全球50多个国家和地区都有不同程度的流行,我国除上海和海南未见相关报道外,其他各省(市、自治区)均有病区分布。我国地方性氟中毒病区类型复杂,不仅有饮水型病区,还有燃煤污染型和饮茶型病区。过量氟暴露会导致氟斑牙和氟骨症,尤其是出生后至8岁这段时间,处于发育阶段的恒牙对氟十分敏感。在地方性氟中毒的防控实际工作中,掌握氟斑牙的诊断与分度标准是判定病情严重程度的重要指标。

学习目的

1. 掌握氟斑牙的诊断及分度标准。
2. 了解地方性氟中毒的危害与常用监测指标。

预备知识

1. **地方性氟中毒**　简称地氟病,是在自然条件下,人们长期生活在高氟环境中,主要通过饮水、空气或食物等介质,摄过量的致病因子——氟,而导致的全身慢性蓄积性中毒。

2. **地方性氟中毒的主要危害**　地氟病主要导致牙齿和骨骼的病变。牙齿损伤的表现称氟斑牙,其牙釉质可出现白垩、着色或缺损改变,残留终生,轻则影响美观,重则影响咀嚼等消化功能,危害健康。骨骼损伤的主要表现称氟骨症,腰、腿及全身关节可出现麻木、疼痛等,甚至弯腰驼背,发生功能障碍,终至瘫痪。

3. **地方性氟中毒监测常用统计指标**　监测工作中常以氟斑牙检出率、氟骨症检出率、降氟改水率,以及降氟改水工程正常运转率、超标率、报废率、实际受益人口数等作为统计指标。这些指标是反映某一地区人群摄氟水平、判定地方性氟中毒流行强度的重要指标,也是地氟病病区划分、预防措施效果评价、环境氟标准制订等的重要参考。

技能操作方法

（一）地方性氟中毒的监测技能

1. **氟斑牙监测** 氟斑牙的患病率是地氟病病情监测的必需指标,氟斑牙一般发生于恒牙形成时期,即出生后至8岁这段时间,成人氟斑牙亦是儿童时期氟暴露形成氟斑牙终生遗留所致,因此监测时一般检查当地出生的全部学龄8～12周岁儿童氟斑牙患病情况,记录缺损型氟斑牙人数,计算氟斑牙检出率、缺损型氟斑牙检出率和氟斑牙指数等指标。

2. **氟骨症监测** 氟骨症的调查对象为在当地居住5年以上年龄＞30岁的成人,普查时要求监测点目标人群临床氟骨症的检查率不得低于90％。X线氟骨症检查因受实施条件的限制,可以在临床氟骨症的受检人群中随机选择一定比例的调查对象,再进行X线拍片。调查对象的选择遵循随机原则,兼顾性别和年龄构成。

3. **尿氟监测** 群体尿氟含量能反映出人群近期摄氟水平,是监测地氟病的常用指标,因采集学龄儿童尿样较方便,易操作,故在实际评价中多测定儿童尿氟。尿样的采集一般与氟斑牙检查同时进行,但因儿童人数太少样本量无法满足,或有足够量的儿童数,但在乡镇小学集中住校长时间不饮本村的水或食用自家的食物,这时采集儿童尿样就无任何意义。此时可用成人尿样代替儿童尿样,或者更换监测点。

（二）氟斑牙的诊断及分度标准

牙齿是机体对氟化物最为敏感的器官,氟斑牙是机体牙轴质发育时期摄氟量过多的一种表现。机体外露的这一体征,在一定程度上反映了机体与外环境的关系,氟斑牙的流行程度和牙轴质的病损程度与机体摄氟量呈明显的剂量-效应关系,Dean氏法将氟斑牙分为正常、可疑、极轻、轻度、中度和重度。①正常:牙釉质呈半透明乳白色,表面光滑,有光泽。②可疑:牙釉质的透明度与正常釉质比有轻度改变。③极轻:细小的白色条纹或似纸样的白色不透明区不规则地分布在牙面上,且不超过牙面的1/4。④轻度:白垩色不透明区超过患牙牙面的1/4,甚至累及整个牙面,牙齿无光泽。⑤中度:白垩色不透明区遍及整个牙面,并且在唇颊面有微小的独立的窝状缺损。⑥重度:牙釉质表面严重受损,明显发育不全,釉质缺损出现融合,呈带状或片状,甚至影响牙齿的正常形态。熟练掌握氟斑牙的诊断及分度标准,对于区别其他牙齿疾病有指导意义。

思考与练习

1. 简述地方性氟中毒病区控制标准主要内容。
2. 简述氟斑牙的诊断及分度标准。

第八章　食品安全与营养

食品安全与营养主要是研究食品中可能存在的危害人体健康的污染物及有害因素、提高食品安全的方法与影响因素、食品中有益成分及其与健康的相互作用机制、人体摄取并利用营养素以维持与促进健康的方法与机制等。这一学科具有很强的社会实践性,其研究和实践方法均采用流行病学、卫生统计学、食品理化与微生物检验学、分子生物学等相关学科领域的方法,在人群和实验室中开展研究与实践应用。

第一节　食品安全

本节主要介绍食品污染和有害因素风险监测、食源性疾病监测及暴发事件的观场流行病学调查。食品污染和有害因素风险监测主要以获得具有连续性、代表性的食品中有害成分的数据为目的,掌握大宗食品中污染物和有害因素的污染状况、污染趋势和地域分布,并为食品安全风险评估、标准制定和修订及跟踪评价提供数据;同时探索发现食品安全隐患及线索、对发现的食品安全问题进行溯源。食源性疾病监测的目的是早期发现和预警食源性疾病病例聚集发生和食品安全隐患,掌握主要食源性疾病的发病及流行趋势、疾病负担。食源性疾病暴发事件现场流行病学调查的目的是预防和控制食源性疾病在人群中聚集性发生。

一、食品污染和有害因素风险监测

🔴 学习目的

1. 熟悉食品污染和有害因素风险监测的内容和目的。

2. 掌握食品污染和有害因素风险监测采样技术要求。

3. 了解食品污染和有害因素风险监测数据报送要求。

预备知识

1. **食品污染和有害因素风险监测的概念**　食品污染和有害因素风险监测是通过系统和持续地收集食品污染以及食品中有害因素的监测数据及相关信息,并应用医学、卫生学原理和方法,对人体健康风险进行评估的过程。

2. **食品污染和有害因素风险监测的目的**　①了解我国食品安全整体状况,掌握食品污染水平、分布及其变化趋势。②为开展食品安全风险评估,制定和修订食品安全标准以及为其他食品安全相关政策的制定提供科学依据。③发现食品安全隐患,为政府食品安全监管提供科学信息。

3. **食品污染和有害因素风险监测的内容**　①食品化学污染物监测。②食品微生物污染监测。③食品放射性污染监测。

技能操作方法

（一）食品污染和有害因素风险监测中的食品采样技术要求

1. **制定"食品采样具体方案"**　采样机构应及时制定"采样具体方案",以便采样工作规范实施,同时采样方案应作为采样人员岗前培训的重要内容。

（1）确定采样点的依据:采样机构应根据监测方案中采样环节要求,在了解该采样环节某食品消费规模、消费人群及消费数量基础上确定具体采样点,如XXX屠宰企业、XXX粮库、XXX超市、XXX农贸市场等。

（2）确定采样点:"采样具体方案"中一类采样环节应至少选择两个不同规模的具体采样点。监测方案中采样环节指屠宰或收购环节(A)、食品生产加工环节(B)、食品流通环节(C,C1为超市/食品店;C2为农贸市场;C3为网购)、餐饮服务环节(D)、早餐服务点(D0)等。

（3）明确采样任务分配:"采样具体方案"应明确具体采样点、具体时间、采样人员、样品种类、样品具体名称、样品数量、采样(依据)方法、样品容器、样品运输和储存条件、检验项目、检验(依据)方法、送检时间、检验机构、检验人员及联系方式等。

需要监管部门协助进入食品生产、流通及餐饮服务场所采样的,方案中应明确协助监测人员的监管部门及联系人。

(4) 规范采样记录内容:采样内容应包括采样点名称、食品名称、样品编号(采样人根据要求给予每个样品的唯一编号)、样品数量、采集前样品保存条件(冷藏、冷冻、常温)、样品规格、样品批号、生产企业、采样方式、采样时间、采样人、检验项目、检验机构、散装样品的采样方式、采样后样品运输和保存条件等。

其中,样品编号为采样人根据要求给予每个样品的唯一编号。采集前样品保存条件包括记录样品采集时样品保存状态为冷藏、冷冻、常温。采样方式包括记录现场该食品的总体分布情况、取样时是否分开几个位置取样、对散装样品是否混匀后取样、是否无菌取样等。

2. 采样过程的注意事项 ①监测技术机构应对相关采样人员进行相应工作的培训并有培训效果评价,并确认采样人员掌握采样具体方案内容。②每一样本的采样人员至少2人,其中至少1人为检验专业人员。③采样人员在采样点采样时,同一采样点内采集同一品种的食品在位置上尽量分开,同时兼顾不同产区。需要溯源产地的,应采集本地生产的样品。④样品采集时,应按照要求逐项记录采样表信息,不得漏项。以确保采样记录完整、准确、可靠。⑤各地食品安全监管部门应协助监测人员进入食品生产、流通及餐饮服务场所采集样品和收集相关信息。

(二) 样品检验要求

1. 检验机构及人员资质 检验机构应按照相关法律法规、监测计划及方案、监测工作手册等要求开展监测工作,并纳入质量管理体系管理。检验机构应对具体从事检测工作的相关人员能力进行确认,同时定期组织检测人员参加监测技术培训,并对培训效果进行评价。

2. 检测方法 检验机构应按照食品污染和有害因素风险监测方案制定统一要求的检验方法开展工作。实施检验前应确认或证实检验机构具有相应检验方法的检验能力。机构按照统一规定的时间要求开展工作,原则上应在样品采集后15d内完成检验。

3. 质量控制 检验机构需开展监测工作质量监督、内审、管理评审等活动,保证监测工作在质量管理体系内有效运行。发现不符合项,应及时启动纠正、预防及改进措施。

（三）监测数据报送与分析

检验机构应按时报送数据，确保监测数据内容完整。在检测过程中发现食品安全隐患应及时报告。相关的食品安全风险监测管理部门应及时对检验机构的数据进行审核，报送工作总结。

思考与练习

1. 食品污染和有害因素风险监测的内容和目的是什么？
2. 食品采样过程的注意事项有哪些？

二、食源性疾病监测

学习目的

1. 掌握食源性疾病监测基本概念及意义。
2. 掌握食源性疾病监测工作基本内容。
3. 了解食源性疾病监测报告系统网报流程。

预备知识

1. **食源性疾病基本概念**　食源性疾病指食品中致病因素进入人体引起的感染性、中毒性等疾病，包括食物中毒。

2. **常见食源性疾病致病因子**　主要包括微生物（包括细菌和病毒等）、有毒化学物质、有毒动物、有毒植物、有毒真菌和食源性寄生虫等。

3. **病原学、流行病学、临床特征和实验室常规检测、鉴定方法**　①微生物类：沙门氏菌、副溶血性弧菌、志贺氏菌、金黄色葡萄球菌、蜡样芽孢杆菌、诺如病毒。②有毒化学物质：亚硝酸盐和有机磷农药。③有毒动物：如河豚和有毒贝类。④有毒植物：生四季豆、发芽马铃薯、生豆浆和鲜黄花菜。⑤有毒真菌：

毒蕈。⑥食源性寄生虫：广州管圆线虫、姜片吸虫和华支睾吸虫等。

技能操作方法

（一）食源性疾病监测目的与内容

食源性疾病监测的目的是早发现、早预警食源性疾病病例聚集发生和食品安全隐患；掌握主要食源性疾病的发病及流行趋势、疾病负担。其中，食源性疾病病例监测为发现食品安全隐患提供技术支持；食源性疾病主动监测为食源性疾病诊断提供病原学确证，提示重要食源性疾病的发病及流行趋势；食源性致病菌分离株分子分型和耐药监测为聚集性病例识别和调查提供技术支持，为耐药性风险评估提供基础数据；食源性疾病事件监测则是为食源性疾病的预防控制和保障食品安全提供依据。

（二）食源性疾病病例监测

1. **监测内容**　二级及以上医疗机构每日对由食品引起的感染性病例、中毒性病例及食源性异常病例或疑似食源性疾病病例进行监测，重点关注婴幼儿、中小学生、孕产妇等病例，以及由定型包装食品、餐饮食品引起的病例。社区卫生服务中心（乡镇卫生院）主要对食源性疾病事件中到本医疗机构就诊的病例进行报告。

具体监测内容包括病例基本信息、症状与体征、饮食暴露史、临检结果、初步诊断等个案信息。同时，所有医疗机构每月需统计汇总本院肠道门诊、儿科、急诊与消化内科当月就诊腹泻病例总数量信息，报告信息需包含就诊腹泻病例总数、就诊腹泻病例中住院数以及就诊腹泻病例中死亡数等信息。有条件的地区还可以进一步区分不同年龄段和性别进行汇总报告。

2. **报告要求**　针对感染性病例与中毒性病例，医疗机构应在病例就诊后2个工作日内通过食源性疾病监测报告系统报送病例信息；辖区疾控中心应在每个工作日内审核、汇总、分析辖区内医疗机构报告的病例信息，发现有共同食品暴露史的聚集性病例或食品安全隐患的，应在2个工作日内向本级卫生行政部门报告；各市疾控中心在每个工作日内对辖区所有监测点上报的数据进行审核，保证上报数据质量；各监测点疾控中心还应定期对辖区内上报数据和信息进行汇总分析,适时向本级卫生行政部门提交监测分析报告。

针对极少数与食品相关,但疾病表现与现有诊疗经验不符或其他难用现有知识体系解释的食源性异常病例,哨点医院临床医生一经发现应填写纸质《疑似食源性异常病例/异常健康事件报告卡》,于接诊1个工作日内上报所在地疾控中心并附病例全部病例复印件。所在地疾控中心接到纸质报告卡并审核后,应当立即向同级卫生行政部门报告,开展初步流行病学调查,并协助卫生行政部门及时组织核实。经核实确认的食源性异常病例,由哨点医院所在地疾控中心通过食源性疾病监测报告系统上报,同时将信息反馈监测点医院。哨点医院还应每月向监测科室了解疑似食源性异常病例发生情况,记录相关结果,按季汇总监测科室的监测记录,并按季将记录表报给所在地疾控中心。

社区卫生服务中心(乡镇卫生院)接诊食源性疾病后需填写"食源性疾病病例监测信息表",于接诊后1个工作日内将病例信息报至所在地区县疾控中心,由所在地区县疾控中心在收到病例信息后1个工作日内通过网报系统报送病例信息。

(三) 食源性疾病病原学监测

1. 监测内容 由辖区卫生行政部门指定医疗机构作为哨点医院开展食源性疾病特定病原体的病原学监测,按其监测数量与内容的差别将监测点分为重点监测点和常规监测点两类。

2. 报告要求 重点监测点每月采集符合监测病例定义的食源性感染性病例样本开展实验室检验,至少开展病例样本沙门氏菌、副溶血性弧菌、志贺氏菌、致泻性大肠埃希菌和诺如病毒等病原体的检验。为保证样本代表性,要求每个监测点每月至少随机采集20份(非5～10月)或40份(5～10月),全年合计不少于360份。常规监测点每月至少随机采集10份(非5～10月)或20份(5～10月)符合监测病例定义的食源性感染性病例样本开展实验室检验,全年合计不少于180份,至少开展病例样本沙门氏菌、副溶血性弧菌和志贺氏菌的检验。此外,重点监测点每个月第1周需统计汇总前一个月本院门诊和住院中就诊腹泻病例总数、腹泻标本采集数量、腹泻标本中对某病原体进行检测的标本数量、检出阳性标本数量及检出菌株等信息并上报。

3. 检验要求 各监测点应严格按照食源性疾病监测工作手册中要求的实

验室监测程序开展样本检验工作,其中重点监测点负责本监测点阳性菌株鉴定和血清分型,血清分型应有明确具体的结果;监测点疾控中心应做好菌株复核、技术指导、检验培训和质量控制工作,提高临床实验室检验能力,确保检验工作按要求开展。

(四) 食源性致病菌分子溯源

1. **监测主体** 市级疾控机构负责食源性致病菌的分子溯源工作。

2. **监测内容** 对在哨点医院食源性疾病病原学监测、各级疾控中心食品微生物及其致病因子监测和参与调查的食源性疾病事件中采集的患者、食品、从业人员和环境标本中分离的沙门氏菌等食源性致病菌进行分子分型分析。

3. **监测方法** 食源性致病菌分子溯源采用脉冲场凝胶电泳,市级疾控中心应对辖区内食源性致病菌分子分型结果进行汇总,通过聚类分析发现聚集性病例。

4. **信息报送** 市级疾控中心完成脉冲场凝胶电泳分子分型分析后,应及时上报检测结果。已和国家食源性疾病分子溯源网络(TraNet)取得对接的,可直接通过该网络进行上报;尚未对接的则及时上报至省疾控中心微生物所。原则上从接收菌株至结果上报时间应不超过两周。

市级疾控中心应定期汇总、分析辖区内分子分型结果,发现分子分型图谱一致的菌株时,应及时结合病例的基本信息、临床症状与体征、饮食暴露史或食品的品牌、批号、生产企业、购买场所等信息进行调查核实,确认为聚集性病例或食品安全隐患的,2个工作日内向本级卫生行政部门提交分析报告。卫生行政部门应当及时将相关信息通报同级食品安全监管部门。

(五) 食源性致病菌耐药性监测

1. **监测主体** 市级疾控机构负责食源性致病菌的耐药性监测工作。

2. **监测内容** 对辖区内食源性疾病事件监测、食源性疾病主动监测和食品微生物及其致病因子监测的沙门氏菌、致泻大肠埃希氏菌分离株及时进行药敏测试,原则上2个月开展一次。

3. **监测方法** 食源性致病菌药敏试验采用微量肉汤稀释法,沙门氏菌相关耐药基因检测采用PCR法。

4. **信息报送** 市级疾控中心完成药敏测试后1周内将检验数据及时上报

至省疾控中心微生物所。

(六) 食源性疾病事件监测

1. 监测主体　各级疾控中心负责实施本行政区域内的食源性疾病事件监测工作。

2. 监测内容　县级及以上疾控中心参与调查核实的所有发病人数≥2人或死亡病例≥1例的食源性疾病事件。

3. 监测结果报告　各县(市、区)疾控中心通过食源性疾病监测系统和各医疗机构日常诊疗中发现疑似食源性疾病事件时,应当及时进行信息核实,经调查核实确认为食源性疾病事件的,应在调查完毕后1周内,填写《食源性疾病事件监测信息表》并通过"食源性疾病事件监测系统"报送流行病学调查报告信息;市级疾控中心应在辖区疾控中心通过网报系统上报食源性疾病事件后的2个工作日完成初次审核。

4. 报告原则与要求　食源性疾病事件报告是《食品安全法》规定的法定报告职责,任何单位和个人不得以可能影响创建全国卫生城市、部门绩效考核等原因干扰或影响依法报告。各级卫生行政部门应协调同级食品安全监管部门,保证调查信息的完整性和报告的及时性。各级疾病预防控制中心应严格按照流行病学调查结果进行报告,确保信息的真实性和准确性。

(七) 食源性疾病监测中的质量控制

1. 技术培训和指导　各级疾控中心应通过多种形式的强化培训,加强地区食源性疾病监测工作管理,使辖区疾控中心和哨点医院工作人员充分了解监测的目的、意义、内容和方法等,确保病例信息采集质量,标本采集的及时性、有效性,标本送检率及检验准确性,不断推进地区食源性疾病监测体系的发展完善。监测点疾控中心应根据食源性疾病监测工作手册的要求经常性对医疗机构进行指导,包括样本采集和保存、实验室检测的规范性、实验室质控、病例信息表填写的规范性等。省级疾控中心应指导地市级疾控中心进行流行病学调查和食源性疾病事件的预防和控制,并协调地市疾控中心开展分子分型分析,以支持流行病学调查。监测点务必重视和加强个案信息的完整性和信息上报的及时性。

2. 流行病学质量控制　流行病学调查人员应掌握调查对象的选择以及调

查表的使用,明确病例组和对照组的纳入标准,明确调查意义,了解设计原则,熟悉调查表内容,掌握调查询问方法。对调查员培训合格后,方可开始调查。调查应采用统一的问卷,保证每个调查员对调查问卷的理解完全一致,调查过程中需保证两名调查员同时在场,调查结束后需有两名调查员现场确认签字。调查员在现场调查结束后应对调查问卷进行一次全面审核,确保调查问卷无缺项漏项、无填写不清、无逻辑错误;数据录入完成后,由数据录入员进行第二次数据审核,确保调查问卷和数据库中数据完全一致,无缺项漏项、无逻辑错误、无异常值;数据上报前,由调查负责人完成第三次数据审核。

3. **实验室质量控制**　各级疾控中心及临床实验室检测人员,应经过培训,具备监测病原菌检测项目的技术能力。微生物实验室由相应技术能力的人员作为质量监督员负责实验室内质量控制。检测方法应依据食源性疾病监测工作手册进行选择,实验操作及废弃物的处置需符合生物安全的相关规定。开展生物标本检验、菌株鉴定、药敏和分型等实验所需的试剂耗材应进行技术验收和质量评价。各检测实验室需积极参加上级技术机构组织的质控考核,同时做好内部质量控制工作,确保实验结果的准确、可靠。

4. **数据审核与管理**　为保证监测数据的真实性、可靠性、完整性,监测机构应建立数据多级审核制度。要求哨点医院和各级疾控中心加强对监测信息的自查和核实;监测点疾控中心加强对哨点医院监测数据的审核;市级疾控中心负责对全市监测数据的审核。

🧭 思考与练习

1. 食源性疾病病例监测的主要目的是什么?
2. 食源性疾病监测的类型主要有哪些?

三、食源性疾病暴发的现场流行病学调查

❤ 学习目的

1. 了解食源性疾病暴发事件报告流程。

2. 掌握描述性流行病学调查的特征与应用。

3. 掌握分析性流行病学研究在食源性疾病暴发调查中的应用。

4. 掌握流行病学调查报告撰写规范。

⊕ 预备知识

1. **食源性疾病** 食源性疾病是指食品中致病因素进入人体引起的感染性、中毒性等疾病,包括食物中毒。引起食源性疾病的病原物质包括生物性和非生物性致病因子,典型的症状为胃肠道症状(呕吐、腹泻、腹痛等),有时也表现为非特异性症状及神经症状。每起暴发的首例病例的临床症状不一定很严重,医生是唯一有机会及时做出早期诊断的人。

2. **食源性疾病的致病因子** 食源性疾病的致病因子指食品中存在的能够导致食用者摄入后产生毒性反应或感染性病变的物质,包括病原微生物(细菌、病毒、寄生虫)、有毒化学物质和动植物食品中所含天然有毒成分等。确定食源性疾病病因的重要线索包括流行病学史(相关食物的进食史、发病时间、发病患者群等)、潜伏期和病程、临床症状和体征、实验室检验结果。

3. **食源性疾病暴发调查是疾病预防控制机构的法定职责** 《中华人民共和国食品安全法》第一百零五条第四款规定:发生食品安全事故,县级以上疾病预防控制机构应当对事故现场进行卫生处理,并对与事故有关的因素开展流行病学调查,有关部门应当予以协助。县级以上疾病预防控制机构应当向同级食品药品监督管理、卫生行政部门提交流行病学调查报告。

◔ 技能操作方法

(一) 食源性疾病事件现场流行病学调查步骤

1. **成立调查组** 接到事件报告后,应当成立相应调查组,整理相应的装备物资,赴现场开展事件人群流行病学调查和卫生学调查。各调查组应当由3名以上调查员组成,其中1名为调查组负责人。

2. **核实诊断** 到达现场后,应首先核实发病情况,通过与接诊医生交流、病例访谈等途径了解患者主要临床特征、诊治情况,查阅患者在接诊医疗机构的病历记录和临床实验室检验报告,摘录和复制相关资料。

3. 制定病例定义,开展病例搜索 具体如下。

(1) 病例定义可分为疑似病例、可能病例和确诊病例。病例定义应当简洁,具有可操作性,可随调查进展进行调整。内容可包括:①时间。限定事件时间范围。②地区。限定事件地区范围。③人群。限定事件人群范围。④症状和体征。通常采用多数病例具有的或事件相关病例特有的症状和体征。症状如头晕、头痛、恶心、呕吐、腹痛、腹泻、里急后重、抽搐等;体征如发热、发绀、瞳孔缩小、病理反射等。⑤临床辅助检查阳性结果,包括临床实验室检验、影像学检查、功能学检查等,如嗜酸性粒细胞增多、高铁血红蛋白增高等。⑥特异性药物治疗有效。该药物仅对特定的致病因子效果明显,如用亚甲蓝治疗有效提示亚硝酸盐中毒,抗肉毒毒素治疗有效提示肉毒毒素中毒等。⑦致病因子检验阳性结果。病例的生物标本或病例食用过的剩余食物样品检验致病因子的阳性结果等。

(2) 根据不同的事件特点,使用统一的个案调查表在目标人群中开展搜索,对所有疑似病例及选定的对照组人群开展个案调查。

4. 现场样本采集 食源性疾病事件调查中的采样和实验室检验应根据有关采样程序和检验工作规范的规定及时开展。调查员采样、保存和运送标本和样品的过程应当符合相关要求,送检前应填写采样记录表,送检时应向检验机构提供检验项目和样品相关信息。检验机构应当具备相应的检验资质和能力,并在收样后尽快进行检验。

5. 描述性流行病学分析 个案调查结束后,应根据病例一览表和(或)个案调查表建立数据库,及时录入收集的信息资料,对录入的数据核对后,对搜索到的所有病例(包括疑似、可能、确诊病例)进行描述性流行病学分析。分析内容应包括病例的临床特征、时间分布(计算潜伏期和估推暴露时间)、人群分布、空间分布以及食物暴露情况。当已具备实验室检测结果时,应将检测结果一并纳入描述性流行病学分析之中。

6. 现场卫生学调查 ①访谈相关人员,查阅有关资料,获取就餐环境、可疑食品、配方、加工工艺流程、生产经营过程危害因素控制、生产经营记录、从业人员健康状况等信息。②现场调查可疑食品的原料、生产加工、储存、运输、销售、食用等过程中的相关危害因素。③采集可疑食品、原料、半成品、环境样品等，以及相关从业人员生物标本。④对卫生学调查中相关样品的实验室检测。

7. 形成假设　根据病例访谈结果、临床特征和流行病学分布，结合现场卫生学调查的结果，形成对引起事件的致病因子范围、可疑餐次和可疑食品的初步假设与判断。

8. 分析性流行病学研究　分析性流行病学研究用于分析可疑食品或餐次与发病的关联性，常采用病例对照研究和(或)队列研究。

9. 流行病学调查报告撰写　综合现场流行病学各项调查资料形成流行病学调查报告。调查报告必须客观、准确、科学，报告中有关事实的认定和证据要符合有关法律、标准和规范的要求，防止主观臆断。报告主要内容包括背景、基本情况、调查过程、流行病学结果(包括病例定义、如何开展病例搜索、描述性流行病学分析、提出假设、如何选择病例和对照进行分析性流行病学研究、资料收集方法、资料分析方法等)、现场卫生学调查与实验室检测的内容、调查结论、建议及总结评估等内容。

（二）食源性疾病事件现场流行病学调查中的注意事项

1. 个案调查要点　实施个案调查时重点注意以下三点：①应向供餐单位索取菜谱后再开始调查，食品药品监管部门在事件处置过程中负责协调供餐单位提供菜谱和食品配方、菜肴和食品生产加工工艺等。在无法取得供餐单位的菜谱时，应向聚餐组织者(如导游)、进食者(患者和未发病者)等了解情况并形成完整的菜谱后再行调查。②病例个案调查表填写内容不得缺项，对于被调查人记不清的项目，应在该栏处填上"记不清"三字，以示已调查。③询问临床症状时不能采用提示或暗示的方法，要根据患者的主诉记录进行调查。询问食谱时可采用提示的方法逐一询问，以提高记忆的准确性，加快调查的速度。对首例病例、末例病例、特例病例的情况应详细了解。记录一定要正确，要真实体现被调查人反映的情况，不能夹杂调查人员的主观推测或想象，填写做到清晰、规范。

2. 采样与实验室检测注意事项　①采样前应通知实验室做好充分准备。②要填写采样记录，采样记录要有采样人签名。样品必须贴上标签，填写名称或编号、时间、地点、数量、现场条件、采样人等。③样本的包装、保存和运输，必须符合生物安全管理的相关规定。做到严密封闭包装，置冰箱内保存，温度通常控制在4℃左右(有特殊要求除外)，并应在4h内送至实验室，如无条件时，在样品采集和运送途中应用冰壶冷藏。④样品容器最好是清洁的玻璃器皿，也可用无色塑料制品，切勿使用金属或陶土器皿。如发现容器可能影响检验结果时，应在检验报告上注明。⑤生物样品采集时，如怀疑为细菌性食物中毒或原因不明时，要采用无菌采样方法采样，尽可能采集未用药患者的样品。使用抗生素治疗者，应注明所用抗生素名称。腹泻患者的大便样品采集最好使用采便管进行采集，若让中毒患者自行留便可能影响检出率。⑥食品样品采集时，应尽量采取中毒患者食用后的剩余食品；无剩余食品时，可采集可疑中毒食品的包装，或用灭菌生理盐水洗涤盛过可疑中毒食品的容器，采集洗涤液；必要时采集半成品或原料，若是化学性物质引起的食物中毒采集食品原料尤为重要。⑦当怀疑细菌性食源性疾病时，应根据对食品加工人员带菌情况调查结果进行采样，可用采便管对厨师进行肛拭。对有呼吸道感染或皮肤病的从业人员，应对其咽部或皮肤病灶处进行涂抹采样。

(三) 食源性疾病暴发的现场流行病学调查流程

为保证调查质量，食源性疾病暴发事件的现场流行病学调查建议按统一流程进行，如图8-1所示。市场监管部门接到食源性疾病暴发事件报告后，应通知卫生行政部门开展观场流行病学调查，同时，市场监管部门依照自己职责开展相关工作。

疾控机构接到卫生行政部门派发的任务后，应启动现场调查。调查步骤依次包括：①核实诊断。②依据初期制定的病例定义，开展病例搜索与个案调查。③对相关的生物样本采样和检测。④对调查信息进行描述性流行病学分析和分析性流行病学研究。⑤综合市场监管部门的工作，对可疑餐饮和(或)可疑食品进行分析研究和判断。⑥形成调查报告，报送相关部门。

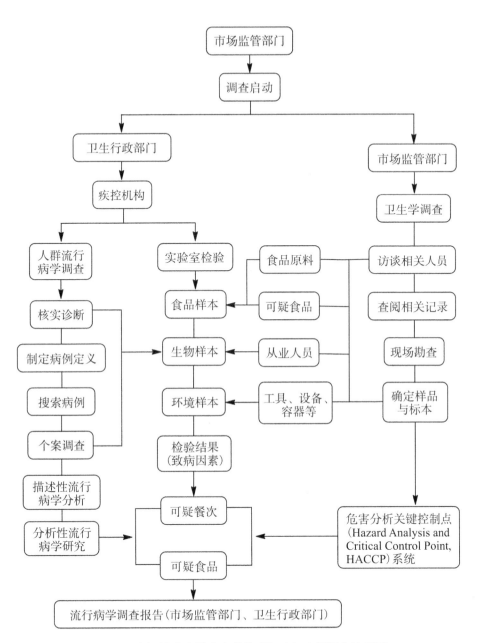

图8-1 食源性疾病暴发事件的现场流行病学调查流程图

思考与练习

2017年7月24日晚8—9时,A医院接诊5名不明原因腹痛、腹泻、头晕的患者,其中3人同时伴发热。5名患者均为B学校的寄宿生。某区疾病预防控制中心接到报告后,7月24日晚上10点赶到A医院进行调查处置。

经调查,B学校为高中,占地面积121亩,建筑面积2万余平方米,全校共1647名学生,男生1065人,女生582人,教职员工141人。其中寄宿生共150人,男生105人,女生45人。有2幢宿舍楼,每间宿舍约25平万米,6~8人居住,有阳台和独立卫生间,采光、通风、环境卫生状况良好,不同年级学生混合住宿。寄宿生于7月23日晚到学校,22日早餐至23日晚餐在家中与父母亲一起食用,具体进食内容无法回忆。学校食堂提供了24日的菜单。

7月25日,区疾病预防控制中心及区市场监管局一起到B学校了解情况,又有26名同学请假,均为B学校的寄宿生。追踪发现,有20名同学去家附近的医院就诊。市场监管局向区疾病预防控制中心的通报了检查情况。

7月26日,区疾病预防控制中心继续调查,上午11时左右又有1名寄宿生去家附近的医院就诊。学生后来再无发病,教职员工无人发病。

1. 根据以上资料,撰写结案报告的框架结构。

2. 如果你是某区疾病预防控制中心调查人员,应如何开展现场采样,特别要注意哪些事项?

第二节 营养调查与营养监测

营养调查与营养监测是指通过各种手段有计划地收集了解特定群体的营养水平与食物摄入状况等信息,判断人群营养和健康状况,探索影响人群健康状况的因素等。营养调查与营养监测是将营养学理论应用于改善人群营养问题的重要手段和方法,对公共营养学科具有重要的支撑作用。

一、营养调查

学习目的

1. 掌握营养调查的基本方法。
2. 了解营养调查结果的分析与评价。

预备知识

1. 营养调查的概念　营养调查是指运用各种手段准确地了解某一人群或特定个体各种营养指标的水平,以判断其当前的营养和健康状况,是公共营养学的基本方法和内容。我国曾于1959年、1982年、1992年和2002年分别进行了四次全国性居民营养调查。2002年开展的第四次全国营养调查,与肥胖、高血压和糖尿病等慢性病调查同时进行,获得了更为全面客观的营养与健康状况数据。此外,中国疾病预防控制中心营养与健康所每年也会开展营养相关的专题调查。

2. 营养调查的目的　①了解不同地区、年龄和性别人群的能量、营养素摄取现况。②了解与能量和营养素摄入不足或过剩有关的营养问题的分布及严重程度。③探索营养相关疾病的病因和干预策略。④预测膳食结构变迁及其发展趋势。⑤提供权威性营养与健康状况数据。⑥为国家或地区制定营养政策提供信息。

3. 营养调查的内容　①膳食调查。②人体营养水平的生化检验。③营养相关疾病临床症状及体征检查。④人体测量资料分析。

技能操作方法

（一）膳食调查

膳食调查是为了了解调查对象在一定时间内通过膳食摄取的能量、各种营养素的数量和质量,据此来评价被调查对象能量和营养素需求获得满足的程度。常用的膳食调查方法有称重法、记账法、膳食回顾法、化学分析法和食物频率法等。通过调查得到的膳食食物量要通过食物成分数据库(食物成分表)计算出各种营养素的量,并对调查结果进行分析评价。膳食调查结果评价通常要考虑以下几个方面:膳食模式,能量和营养素摄入量,能量、蛋白质的食物来源,各餐能量分配比例等。

1. **称重法**　称量和记录各种食物的生重、烹调后的熟重,统计进餐人员组成及人数,据此求得此餐每人所进食的各种食物的生重。称重法在集体单位较易实施。若在家庭等场所,被调查对象年龄、性别等个人属性差别较大时,还需要将不同人群折算成相应的标准人(指轻体力劳动的60kg成年男子)再进行计算每人每日各种食物的摄入量。将1d各餐结果加在一起得出1d各种生食进食量。若每天食谱类似,可称重3～4d。否则应称重1周的饮食,然后将称重期间同类食品相加,与调查天数和进餐人数相除,得出平均每日各种食物的进食量,从而计算各种营养素的摄取量。此法能准确得出被调查单位或个人的膳食情况,但费时费力。

2. **记账法**　调查购入食物的票据和账目,得到各种食物的消耗总量。再与进餐的总人天数相除,得出平均每人每日各类食物的进食量,按食物成分表计算出营养素的摄取量。此种方法主要用于集体单位,如幼儿园、部队、学校等。如学校里学生和教职工共同用餐的,尚需要按进食量系数分别折算。此法所费人力较少,易行,能调查较长时间的膳食。

3. **膳食回顾法**　膳食回顾法又称询问法,指对被调查者最后一餐往前推24h内的膳食摄入情况进行调查,包括每日进餐次数、时间、食物种类和数量,主食、副食,水果和点心等。膳食回顾法一般需要调查三次。食物种类和数量要尽可能准确,若有疑问应加用称重法核实或再询问。将调查期间吃的同类食物相加,与调查天数相除,得出平均每日各类食物的进食量。按食物成分表,计算出每日营养素摄取量,再按进食量系数折合男、女、老、幼每个人的摄入量。此法不太准确,但很方便,可用于家庭或个人。

4. **化学分析法**　留取与被调查者进食的食物种类、数量完全相同的一日膳食,通过化学分析,了解其中所含热量和各种营养素量。此法主要用于科学研究或严格限制营养的患者。此法比较繁复,但结果十分准确。

5. **食物频数法**　食物频率法是以调查问卷的方式了解被调查者在指定的一段时期内(如一个月、一个季或一年)吃某些食物频率的一种方法。可以调查个体经常性的食物摄入种类和频率,了解被调查者的饮食习惯与喜好。该方法常用在膳食与健康关系的流行病学研究中。根据每日、每周、每月甚至每年所进食食物的种类和次数来评价膳食营养状况。

（二）体格测量

体格测量资料可以作为营养状况的综合观察指标，因为从身体的形态和体格测量资料能够反映出机体的营养状况，常被用来评价一个地区人群的营养状况。

营养评价常用的体格测量指标有身高(身长)、体重、上臂围、皮皱厚度。利用身高和体重计算所得的体重指数(BMI)是目前国内外进行营养状况评价最常用的指标。如开展专题调查，还可选用头围、胸围、腰围、臀围、坐高、臂围、腿围等指标进行测量。

（三）人体营养水平的生化检验与临床症状和体征

1. **营养生化检验**　人体营养水平的生化检验是指借助生化实验手段，对人体血液、尿液、头发等生物标本进行检测，发现人体营养不足、营养储备水平低下或营养过剩等状况，以便早期掌握营养失调征兆和动态变化情况，及时采取必要措施，从而预防营养相关疾病的发生。人体营养水平的生化检验可以发现临床症状出现以前的营养素缺乏，尽早发现营养素储备低下等营养问题。常用的人体营养状况生化检测指标有蛋白质，血脂，钙、磷、铁、锌等矿物质，维生素A、D和B族等多种维生素及其他相关指标。

2. **营养相关疾病的临床症状和体征**　通过症状和体征判断机体是否存在营养不足或过剩所致的营养相关疾病。从群体角度看，每一种营养素若长期摄入不足或过剩都会引起相应的特征性改变，如缺铁引起的贫血、缺乏维生素B_2引起的口角炎症等。但具体到某一个体，临床症状和体征有时并不典型，因此临床症状和体征多作为营养生化检验的指示方向或用于人群调查。

✏ 思考与练习
- -

1. 膳食调查的常用方法有哪些？
2. 体格测量的常用指标有哪些？

二、营养监测

学习目的

了解营养监测的概念、基本方法和数据分析与利用。

预备知识

1. 营养监测的概念　营养监测是指长期动态监测人群的营养状况,同时收集影响人群营养状况的有关社会经济等方面资料,探讨从政策上、社会措施上改善营养状况和条件的途径。世界卫生组织(World Health Organization, WHO)对营养监测的定义是"营养监测就是对社会人群进行连续的动态观察,对营养进行监护,以便做出改善居民营养的决定"。2010年起,国家建立了营养监测制度,对居民的膳食、营养及慢性病进行动态监测。

2. 营养监测的目的　①在社会发展过程中,了解、掌握食物消费的变化和人群营养状况,分析其发展趋势,为决策者提供信息,有的放矢地解决人群营养问题,预防疾病的发生。②在食物生产、流通等方面进行相应的政策调整,以保证社会发展过程中食物生产、健康与环境的平衡发展和优化提高。

3. 营养监测的内容和方法　营养监测的内容:①人群营养状况、健康状况。②社会经济状况。③卫生营养规划、政策等。营养监测的方法:①数据收集。②数据分析。③信息发布和利用。

4. 营养调查与营养监测的区别　营养调查主要是对人群营养状况的了解和分析;营养监察则侧重于分析造成人群营养状况的环境和社会经济条件等,提出社会性营养改善措施并进行人群营养干预。

技能操作方法

(一)营养监测人群和监测点的选择

监测人群选择的原则是既要保证样本有代表性,又要避免样本过多,耗费人力和财力。监测点的选择可以是随机抽样,也可以根据监测目的选择其他抽样方法。具体的选择标准:①领导重视,组织健全。具备长期持续开展营养监测的能力与网络。②有经过培训的专人负责。③有健全的工作制度、工作程序、工作质控和考核制度以及资料管理制度。④能保质保量完成监测任务。⑤具备分析利用本区域营养监测资料,为区域内制定政策提供科学依据的能力。这一点对于监测点能够长期稳定获得政策支持尤为重要。

(二)营养监测指标与规模的确定

营养监测常用的指标包括健康指标、社会经济指标、饮食行为与生活方式指标。具体在每个监测点和项目中选择监测指标与样本量时,需综合考虑灵敏性、特异性与可行性。监测指标与样本规模并非越多越好,通常还需考虑项目实施过程中的执行难度与成本。

(1)健康指标:一般健康指标如身高、体重、0～4岁死亡率、母乳喂养率、营养缺乏综合征罹患率等。

(2)社会经济学指标:常用指标有个人收入、财产状况等经济状况指标,居住条件、供水供暖等环境指标,以及就医环境、商业服务等各类生活服务性指标。

(3)饮食行为与生活方式指标:常用监测指标为吸烟、饮酒、运动、生活规律以及对各类生活方式的知识、态度、行为等。

(三)营养监测的数据收集

营养监测数据收集有以下几种常见来源。①人口普查资料。②政府相关部门的统计资料。③卫生部门常规收集的资料。④监测过程中调查获得的资料,如营养素和食物摄入情况、体格检查和生化检验数据等。

(四)营养监测的数据分析

营养监测的数据分析是指从所收集的大量数据中选择合理的统计指标,采用相应的统计方法(包括描述性分析方法、趋势性分析方法和干预性分析方法等),从中得出有意义的结论。

(五)营养监测资料的信息发布和利用

营养监测的结果可以通过各种形式进行发布。监测结果的利用包括:①发现营养相关疾病的高危人群,制定或评价营养目标以及监测食物的生产和销售。②制定营养相关项目。③制定相关法律、政策和指南。④营养科学研究，如制定人体营养素需要量、开展食物营养成分分析、评价营养教育等。

思考与练习

1. 营养监测的主要目的是什么？
2. 营养监测数据收集的主要来源有哪些？

第九章　学校卫生

学校卫生学是包含环境卫生学、营养卫生学、劳动卫生学、基础医学和临床医学等多方面内容的综合性边缘学科,同时其与心理学、体育学、建筑学、物理学、教育学等学科也有着密切关系。本学科研究的主要内容是中、小学生(普通中小学、职业中学、中等专业学校、技工学校)的卫生问题,也包括普通高等学校的同类问题。学科主要任务是研究儿童和青少年的生长发育、健康状况与其所生活和接受教育的大环境间的相互关系;分析影响儿童和青少年健康的不利因素并加以控制;提出预防疾病、保障儿童和青少年健康的卫生要求及措施。学校卫生是通过监测学生健康状况、对学生进行健康教育、培养学生良好的卫生习惯、监测并改善学校教学与生活环境,开展学生常见病的预防和治疗等措施保护儿童青少年健康。

第一节　学生健康综合监测

学生健康综合监测是指通过系统性的监测掌握学生群体健康状况的变化趋势,为制定学校卫生、儿童和青少年健康方面的宏观决策提供依据,为学校卫生教学及科研提供全面、客观、及时的基础资料,为客观评价受检地区和学校的卫生工作质量和效果提供科学依据,为有针对性的改进和推动学校卫生工作奠定基础、明确方向和目标。

● 学习目的

掌握学生健康综合监测的实施方法。

预备知识

1. 学生健康监测　指采用抽样调查的方法,对确定的监测点学校和目标人群进行生长发育和健康状况等方面的长期动态观察。生长发育状况、患病率、检出率和死亡率是反映儿童和青少年群体健康的主要指标。通过每学年一次的学生健康体检,掌握学生的生长发育状况和常见病患病情况,早期发现异常和疾病,及时进行干预,为政府制定学生健康策略提供科学依据。

2. 工作依据　具体如下。

(1)《学校卫生工作条例》(1990年国家教育委员会令第10号、卫生部令第1号)。

(2)《学生健康检查技术规范》(GB/T 26343—2010)。

(3)《中小学生健康体检管理办法》(卫医发〔2008〕37号)。

(4)《国家学校体育卫生条件试行基本标准》(教体艺〔2008〕5号)。

技能操作方法

(一)学生体检项目

(1)内科:心、肺、肝、脾。

(2)外科:头部、颈部、胸部、脊柱、四肢、皮肤、淋巴结。

(3)眼科:视力、沙眼、结膜炎、色觉。

(4)口腔:牙齿、牙周。

(5)耳鼻咽喉科检查:耳、鼻、扁桃体。

(6)形体指标检查:身高、体重、腰围、胸围。

(7)生理功能指标检查:血压、脉搏、肺活量。

(8)血红蛋白、肠道蠕虫:在监测点学校抽样开展。

(9)结核菌素皮肤试验:在结核病防治专业部门指定的学生群体中开展。

(二)学生健康体检的操作规范

1. 身高　具体如下。

(1)测量仪器:使用机械式身高计。

应选择平坦靠墙的位置放置身高计,立柱刻度尺面向光源,水平板与立柱之间成直角。使用前必须经标准钢尺校正,1m误差不得超过0.2cm。

(2) 测量方法:受测者应脱去帽、鞋袜、外衣,只穿短裤和背心或短袖衫,取立正姿势,站在身高计的底板上,躯干自然地挺直,头部正直,两眼平视前方,两耳屏上缘与眼眶下缘呈水平位置,上肢自然下垂,足跟靠拢,足尖分开成60°,足跟、骶骨部及两肩胛间三点与立柱相接触。测量人员站在受试者右侧,将水平板轻轻压下至受试者头顶点,测量者两眼与水平板呈水平位进行读数,记录员复诵后记录。以cm为单位,记录到小数点后一位数。

(3) 测量误差:测量误差不得超过0.5cm。

(4) 评价方法和指标:采用"7~18岁儿童青少年身高发育等级界值点(WS/T 612—2018)"进行评价(见表9-1和表9-2)。

2. **体重** 具体如下。

(1) 测量仪器:使用杠杆式体重计。

杠杆称应放在平坦地面上,调至零点,每天使用前需进行校正。杠杆称准确度和灵敏度的简易检验方法:准确度检验用10kg、20kg、30kg标准法砝分别进行称量,检查指示读数与标准砝码误差是否在允许范围内,仪器误差应不大于0.1kg。灵敏度检验用100g重的砝码置于称台中央,将游标向远移动0.1kg,观察刻度尺是否达维持水平状态。

(2) 测量方法:男性受测者身着短裤,女性受测者身着短裤、短袖衫,赤足站立于称台面中央,测量者添加砝码,移动游码到刻度尺平衡并读数,记录员复诵后记录。以kg为单位,记录到小数点后一位。

(3) 测量误差:测量误差不得超过0.1kg。

(4) 评价方法和指标:采用"中国汉族学生体重百分位数"进行评价(见表9-3和表9-4)。

表9-1 男生身高发育等级划分标准

(单位:cm)

年龄/岁	$-2SD$	$-1SD$	中位数	$+1SD$	$+2SD$
7	113.51	119.49	125.48	131.47	137.46
8	118.35	124.53	130.72	136.90	143.08
9	122.74	129.27	135.81	142.35	148.88
10	126.79	133.77	140.76	147.75	154.74

续表

年龄/岁	−2SD	−1SD	中位数	+1SD	+2SD
11	130.39	138.20	146.01	153.82	161.64
12	134.48	143.33	152.18	161.03	169.89
13	143.01	151.60	160.19	168.78	177.38
14	150.22	157.93	165.63	173.34	181.05
15	155.25	162.14	169.02	175.91	182.79
16	157.72	164.15	170.58	177.01	183.44
17	158.76	165.07	171.39	177.70	184.01
18	158.81	165.12	171.42	177.73	184.03

表9-2　女生身高发育等级划分标准

（单位：cm）

年龄/岁	−2SD	−1SD	中位数	+1SD	+2SD
7	112.29	118.21	124.13	130.05	135.97
8	116.83	123.09	129.34	135.59	141.84
9	121.31	128.11	134.91	141.71	148.51
10	126.38	133.78	141.18	148.57	155.97
11	132.09	139.72	147.36	154.99	162.63
12	138.11	145.26	152.41	159.56	166.71
13	143.75	149.91	156.07	162.23	168.39
14	146.18	151.98	157.78	163.58	169.38
15	147.02	152.74	158.47	164.19	169.91
16	147.59	153.26	158.93	164.60	170.27
17	147.82	153.50	159.18	164.86	170.54
18	148.54	154.28	160.01	165.74	171.48

表9-3　中国汉族男生体重百分位数

（单位：kg）

年龄	P3	P5	P10	P15	P25	P30	P50	P70	P75	P85	P90	P95	P97
7岁	17.40	17.90	18.60	19.20	20.00	20.40	21.90	23.50	24.00	25.50	26.70	28.90	30.65
8岁	18.70	19.40	20.20	20.80	21.70	22.20	23.90	25.80	26.50	28.20	29.60	32.40	35.00
9岁	20.60	21.20	22.10	22.80	23.90	24.40	26.30	28.60	29.40	31.70	33.60	37.00	40.10
10岁	22.20	22.90	24.00	24.90	26.10	26.70	29.00	31.90	32.80	35.50	38.00	42.00	46.00
11岁	24.00	25.00	26.40	27.30	28.80	29.50	32.30	35.80	37.00	40.10	42.80	48.30	52.59
12岁	26.30	27.40	29.00	30.00	31.70	31.50	36.00	40.10	41.70	45.50	48.50	54.10	59.10
13岁	29.80	31.00	33.10	34.60	37.20	38.40	42.70	47.20	48.70	52.50	55.70	60.90	66.20
14岁	33.25	34.90	37.60	39.60	42.30	43.50	47.50	52.00	53.40	56.80	60.00	66.71	72.10
15岁	38.42	40.10	42.60	44.30	46.70	47.80	51.20	55.10	56.50	60.00	62.80	69.10	73.47
16岁	42.60	44.23	46.50	47.90	50.00	51.00	54.35	58.10	59.50	62.90	66.10	73.47	80.00
17岁	45.00	46.20	48.20	49.50	51.50	52.50	55.70	59.30	60.30	63.00	65.30	69.50	72.60
18岁	46.00	47.20	49.30	50.60	52.50	53.50	56.60	60.10	61.20	64.00	65.80	69.10	72.00
19岁	47.80	48.90	50.70	52.00	54.00	54.70	57.80	61.00	62.00	64.50	66.40	69.60	71.90
20岁	48.00	49.20	51.10	52.30	54.20	55.00	58.30	61.50	62.50	65.00	67.00	69.90	72.00
21岁	47.80	49.10	51.00	52.23	54.30	55.20	58.30	61.60	62.60	65.00	67.00	69.60	71.01
22岁	47.50	48.90	50.70	52.00	54.30	55.00	58.20	61.80	62.70	65.20	67.00	69.80	71.70

表9-4　中国汉族女生体重百分位数

（单位：kg）

年龄	P3	P5	P10	P15	P25	P30	P50	P70	P75	P85	P90	P95	P97
7岁	16.80	17.20	18.00	18.50	19.30	19.70	21.00	22.60	23.10	24.50	25.70	27.50	29.00
8岁	18.10	18.70	19.60	20.10	21.00	21.50	23.10	24.98	25.50	27.20	28.50	31.00	32.60
9岁	19.70	20.30	21.30	22.00	23.10	23.60	25.50	27.80	28.60	30.60	32.20	35.00	37.40
10岁	21.70	22.30	23.50	24.40	25.70	26.30	28.70	31.50	32.50	35.30	37.50	41.00	43.30
11岁	23.70	24.60	26.10	27.20	29.00	29.80	33.00	36.80	38.00	41.00	43.20	46.80	49.42
12岁	26.80	28.00	29.80	31.10	33.40	34.40	37.80	41.50	42.50	45.50	47.60	51.20	54.04
13岁	31.50	32.80	34.90	36.30	38.40	39.30	42.50	46.00	47.10	50.00	52.10	55.80	58.20
14岁	34.80	36.20	38.00	39.30	41.20	42.10	45.10	48.40	49.60	52.40	54.50	57.90	60.40
15岁	37.50	38.60	40.30	41.60	43.60	44.30	47.20	50.50	51.60	54.23	56.30	59.50	62.00
16岁	39.20	40.30	42.00	43.20	45.10	46.00	49.00	52.10	53.20	55.60	57.50	60.70	62.90
17岁	40.00	41.20	43.00	44.10	45.90	46.70	49.60	52.80	53.80	56.20	57.80	61.00	63.00
18岁	40.30	41.40	43.20	44.40	46.30	47.00	50.00	53.10	54.10	56.60	58.40	61.40	63.10
19岁	41.40	42.30	43.90	45.00	47.00	47.70	50.50	53.60	54.50	57.00	58.80	61.00	63.00
20岁	41.00	42.08	43.70	45.00	46.80	47.50	50.40	53.40	54.30	56.60	58.10	60.50	62.38
21岁	40.60	41.74	43.40	44.60	46.30	47.00	50.00	53.06	54.00	56.30	58.00	60.50	62.40
22岁	40.40	41.50	43.40	44.50	46.30	47.00	49.80	53.00	54.00	56.40	58.00	60.50	62.30

3. **胸围** 具体如下。

（1）测量仪器：使用衬有尼龙丝的塑料带尺。使用前经钢卷尺校对每米误差不得超过0.2cm。

（2）测量方法：受测者自然站立，两足分开与肩同宽，双肩放松两上肢自然下垂，平静呼吸。两名测量人员分别立于受测者面前与背后共同进行胸围测量。将带尺上缘经背部肩胛下角下缘向胸前围绕1周。男生及未发育女生测量时，带尺下缘在胸前沿乳头上缘；已发育女生测量时，带尺在乳头上方与第四肋平齐。带尺围绕胸部的松紧度应适宜，以对皮肤不产生明显压迫为度。测量平静状态下的胸围值（即在呼气之末，吸气未始一瞬间的胸围值），带尺上与零点相交的数值即为胸围值，以cm为单位，记录到小数点后一位数。

（3）测量误差：测量误差不得超过1cm。

4. **肺活量** 具体如下。

（1）测量仪器：可选用电子肺活量计、指针式肺活量计和回转式肺活量计。使用电子肺活量计时，应详细阅读电子肺活量计的使用说明。

（2）测量方法：测量者取立位，双脚分开约半步，做1～2次扩胸动作或深呼吸后，尽力深吸气，吸气后立即将肺活量计上的吹嘴紧扣于嘴上，随后将肺内气体以中等速度尽力呼出，直到不能再呼为止。此时检测者迅速关闭进气阀门，待内筒平稳后读数。一般每人测定2次，取最大值记录。读数精确到20mL。测定时应注意受检者深吸气和深呼气是否充分，应事先给予训练；呼气的速度要适当，不要过急；要避免气体由口与吹嘴接触处漏出。

（3）消毒：每个检测队要准备足够的口嘴和消毒药品，口嘴一用一消毒，避免交叉感染。对个别始终不能掌握要领的受试者，要在记录数字旁注明，不予统计。

5. **脉率** 具体如下。

（1）测量仪器：使用秒表或三针台钟计时。

使用前应校正。校正方法为：以中央人民广播电台的标准时间为准，每小时误差不得超过0.3s，以此表作为标准表，测定用表与之比较，每分钟误差不得超过0.2s。

（2）测量方法：受检者右前臂平放于桌面，掌心向上。检测人以食指、中指和无名指的指腹触摸受检者桡动脉搏动区，应能清晰地感知桡动脉搏动。正式计数脉率前，应先测量3次10s的脉搏数，以判断是否处于安静状态。当3次值相同或其中2次值相同并与另一次相差不超过1次时，即可认为是相对安静状态。否则应适当休息后重新测量,直至符合要求。然后,将测量30s的脉搏数乘以2,即为脉率。

脉率易受体力活动和情绪影响,产生波动,故应在安静状态下测量。测量前2h内不得从事剧烈活动,测量前10min内应静坐休息。

6. **血压** 具体如下。

(1)器材:使用汞柱式血压计。根据不同年龄儿童上臂的长度,分别选用6cm、8cm、10cm、12cm宽的袖带或成人血压测量的袖带,袖带宽度以覆盖被检者上臂长的1/3~1/2为宜。

(2)方法:受检者取座位,裸露右上臂至肩部,伸直肘部,平放在桌面上,手掌向上,使血压计零点与肱动脉、心脏处于同一水平。排尽袖带内空气,将袖带平整无折地缚在被检者右上臂,袖带下缘距肘窝2cm,松紧适宜。在肘部扪及肱动脉搏动,带上听诊器,将听诊器体件贴肱动脉处,不可压得太重,不得塞在袖带下。关闭加压气球气门,打气至肱动脉搏动音消失再使水银柱升高30mmHg,然后以每秒2~6mmHg的速度放气,当听到至少连续2次搏动音时,将第一声搏动音所处水银柱刻度数值记录为收缩压,搏动音消失时为舒张压,当搏动音不消失时采用变音为舒张压。每人连续测量3次,2次间隔时间不得少于30s。

(3)结果记录:取2次测量结果相近的数据,以毫米汞柱为单位进行记录。

(4)注意事项:测量场地应安静。被检者在测量前1h不得从事任何剧烈运动。排空膀胱,静坐10min以上才开始测量血压。测量前检查水银柱是否在零点,不在零点时应进行校正,并排除水银柱的气泡。在下一次测量前,应使血压计水银柱下降至零点后进行测量。

7. **视力** 具体如下。

(1)测定仪器:使用对数视力表灯光箱。视力表悬挂高度以5.0视标一行与受检者的眼等高为准。

(2)检查方法:受试者在距视力表5m处,用遮眼板分别遮挡一眼,先检右眼后检左眼。在记录受试者视力时,以被检查裸眼所能辨认的最小视标为视力记录,即裸眼视力(未用镜片矫正之视力为裸眼视力)。如在5m处尚不能辨认4.0视标,则让受检者向前走近至能视清4.0视标为止,并推算视力。辨认正确的视标数应超过该行视标总数的一半,记下该行视标的视力记录值,即为该眼的视力。

（3）评价指标：双眼中心远视力均在5.0及5.0以上者为视力正常，低于5.0记录为视力低下。

8. 沙眼 具体如下。

（1）检查方法：需由专业眼科医生操作。检查沙眼须观察结膜各部分的变化，最好在晴天良好自然光线下进行，必要时需加人工照明，检查者需熟练翻眼睑的操作。应按次序先检下眼睑结膜，下穹隆部，上眼睑结膜，上穹隆部，然后检查角膜。

具体操作方法：①翻下眼睑时，嘱被检查者向上看，用拇指将下眼睑稍向下牵拉，即可暴露下眼睑结膜及下穹隆部结膜。②翻上眼睑时，嘱被检查者向下看，用拇指和食指捏住上眼睑缘皮肤，使上眼睑离开眼球，然后向下向前用轻柔的力翻转，并将翻转后的上眼睑用拇指固定于眶上缘。③为暴露上穹隆部结膜，可让被检者尽量保持下视状态，用另一只手的拇指或食指轻压下眼睑，向后上推压眼球，即可暴露上穹隆部结膜，在翻转过程中注意结膜各部有无沙眼病变。④检查角膜时，一手以拇指和食指将上下眼睑分开，另一手持10倍放大镜检查角膜，观察是否有角膜血管翳。为避免在检查过程中交叉感染结膜病，检查者应用75%乙醇溶液清洁双手。

（2）评价指标：分别计算"疑沙"和"沙眼"的学生人数。

9. 龋齿 具体如下。

（1）测定仪器：使用5号探针及平面口镜。

器械消毒：①紫外牙钻消毒器1min即可杀灭细菌和病毒。特点是高效、迅速、方便、无腐蚀性。②高效消毒杀菌片为广谱杀菌药，对细菌病毒均有较强作用。但有腐蚀性，每次2~3min即可达到消毒效果。

（2）检查方法：需由专业口腔医生操作，按象限顺序逐牙检查，对牙齿的点、隙、窝、沟龋齿好发部位要用探针做重点检查，必须经探诊后才可做出诊断。

（3）诊断标准：①无龋牙。无任何一颗牙曾因龋做过充填，也无患龋迹象，即为无龋牙。以下情况不诊断为龋变：白斑；着色不平坦区；探针可插入的着色窝沟，但底部不发软；中、重度斑釉所造成的釉质上硬的、色暗凹状缺损。②龋齿。牙齿的窝沟或光滑面的病损有底部软化、釉质潜在的损害或壁部软化时，诊断为龋齿。③已充填牙有龋。有一颗以上永久充填的牙，同时又有一处或多处龋坏为已充填牙有龋。④已充填牙无龋。有一个或多个的充填物且无原发龋或继发龋者。⑤龋失牙。无法用生理性替换解释的乳牙丢失作为龋失。

（4）记录方式：将诊断结果逐牙填入象限图，分别用d/D、m/M、f/F表示

"龋""失""补",并在符号前用阿拉伯数字表示所在位置。

（5）评价指标：分别计算患有恒牙龋病的学生人数，活动龋齿数，龋失牙数和已补牙数。

10. 脊柱弯曲异常　具体如下。

（1）脊柱侧弯的检查：①一般检查。受检者上身裸露，取立正姿势背向检者。检查双肩是否等高；左右肩胛骨在脊柱两侧是否对称，其下角是否等高；两侧腰凹是否对称；棘突连线是否偏离正中线。②前屈试验。受检者双膝伸直，双手掌对合，低头后，躯干徐徐弯至90°左右。观察受检者背、腰两侧是否对称，有无单侧肋骨隆凸或单侧肌肉弯缩。③脊柱运动试验。经一般检查怀疑有侧弯，而前屈试验无异常体征者，使其缓慢地做脊柱前屈、背伸、左侧弯、右侧弯和左右扭转运动各两次，然后，取立正姿势。检者重新检查脊柱是否仍有侧弯。④俯卧试验。请脊柱弯曲异常者在诊查床上平直俯卧、放松。检查原来侧弯是否完全消失。

（2）脊柱前后弯曲的检查：受检者取立正姿势，侧向检查。正常时，外耳道、肩峰、大转子在同一垂直面上。驼背（脊柱后凸）者脊柱的胸曲增大，外耳道在肩峰、大转子垂直面之前。

11. 质量控制　具体如下。

（1）复测人数：质控员每天按体检学生数的5%比例随机抽取复测学生，男女各半，复测应覆盖整个检测时段。

（2）复测方法：①抽查已完成所有体检项目的学生。②被复测人员随机抽查，掌握好间隔时间。③质控人员将原表收回后发空白表，令复测学生填好姓名、班级等，做好复测标记，到原体检医师处复测。学生不得将原检查结果告知医师，以保证质控的客观性。④学生复测完成后质控人员将原检查结果抄入复测表，各项逐一核对，在复测表中误差超过允许范围的项目打"×"，归还复测学生原表。

（3）测试误差：身高误差范围不得超过0.5cm，体重误差范围不得超过0.1kg，胸围误差范围不得超过1cm，视力误差范围不得超过2行视表，其他与原检查不同的均视为误差。

（4）误差发生率计算公式：

$$P = \Sigma n / (A \times N) \times 100\%$$

式中：Σn 为所有复测表中误差超过允许范围项次数之和；

　　　　A 为复测指标数；

N为复测人数；

P为误差发生率。

（5）体检误差发生率要求：①要求体检误差发生率$P<5\%$。②当$5\%<P<10\%$时，应查明原因，对超过范围的指标进行复测，加以改正。③当$10\%<P<20\%$时，凡单项指标超过允许误差范围3次以上的，该指标全天检测数据作废，必须复测。④当$P>20\%$时，当天所有检测数据均无效，必须全部重新复测。质控人员应及时将误差项目通知体检医师，以便采取相应措施，提高体检质量。

思考与练习

1. 为什么要严格实施学生体检的质量控制？
2. 学生体检的质量控制要点有哪些方面？

第二节　学校教学环境监测

学校教学环境是儿童和青少年进行学习和各项活动的重要环境，适宜的场地、合理的布局、功能完善的校内环境，符合各方面卫生要求的教室及有关设备，是保证广大学生德、智、体、美等全面发展的先决条件。

学习目的

掌握学校教学环境卫生监测的实施方法。

预备知识

在新建、改建和扩建学校校舍时，对学校的选址和建筑设计实施预防性卫生监督，对学校环境设备实施经常性卫生监督。掌握学校教学环境的卫生状况，进一步促进学校教学环境的改善，为学生创造一个优良的符合卫生要求的教学环境，从而保障学生健康。

1. **监测依据** 《中小学校设计规范》(GB 5099—2011)、《学校卫生工作条例》、《学校课桌椅功能尺寸及技术要求》(GB/T 3976—2014)、《中小学校教室采光和照明卫生标准》(GB 7793—2010)、《采光测量方法》(GB/T 5699—2008)、《照明测量方法》(GB/T 5700—2008)、《公共场所卫生检验方法》(GB/T 18204.1—2013)、《民用建筑隔声设计规范》(GB 50118—2010)、《学校卫生综合评价》(GB/T 18205—2012),以及省级疾控机构制订的学生健康状况监测与教学环境监测有关方案等。

2. **监测内容** 教室人均面积、窗地面积比、第一排课桌前沿与黑板之间的距离、最后一排课桌后沿与黑板之间的距离、两排教室相对长边距、黑板宽度、黑板悬挂高度、灯具间距、课椅分配符合率、课桌分配符合率、课桌椅分配符合率、黑板面平均照度、黑板面照度均匀度、黑板反射比、采光系数、后墙壁反射比、课桌面平均照度、课桌面照度均匀度、二氧化碳、噪声等。上述指标中,当年检测不合格的,第二年需要进行复检。

3. **抽样方法** 每所学校根据教学楼的分布和楼层分别抽检至少6个教室。

技能操作方法

(一) 监测内容和方法

1. **教室人均面积** 具体如下。

(1) 检测方法:在抽样教室中测量教室面积和学生人数,分别计算各教室的人均面积。教室人均面积=被测教室面积/该教室学生人数。

(2) 评价标准:小学教室人均面积≥1.36m²,中学教室人均面积≥1.39m²。

2. **课桌椅布置和分配符合情况** 具体如下。

(1) 检测方法:①课桌椅布置情况。测量从第一排课桌前沿到前方黑板下沿的垂直距离;最后一排课桌后沿与前方黑板下沿的垂直距离。②课桌椅符合情况。在抽样教室内测量学生身高及相应课桌椅高度,按照课桌椅各型号对应的身高范围进行评价,分别计算学生课桌和课椅的分配符合率。

课桌或课椅分配符合率=(课桌或课椅号与就座学生身高相符合的人数/被测学生数)×100%。课桌高度是指课桌面近胸缘上缘距地面的垂直高度。课椅高度是指课椅面前缘距地面的垂直高度。

(2) 评价标准。第一排课桌前沿与黑板之间的距离≥2.2m;小学最后一排课桌后沿与黑板之间的距离≤8m,中学最后一排课桌沿与黑板之间的距离≤9m。

3. 黑板高度和宽度、黑板悬挂高度和黑板反射比　具体如下。

（1）检测方法：①悬挂高度。测量黑板下沿与讲台面的垂直距离。②黑板反射比。将黑板垂直分成4等份（如图9-1），取3条等分线的中点测定,取3个测定点的平均反射比。测定点反射比＝反射照度/入射照度。

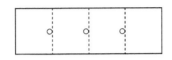

图9-1　黑板反射比测量布点图

（2）评价标准：①黑板高度≥1m；小学黑板宽度≥3.6m,中学黑板宽度≥4m。②小学黑板悬挂高度为0.8～0.9m；中学黑板悬挂高度为1～1.1m。③黑板反射比为0.15～0.2。

4. 教室采光　具体如下。

（1）检测项目：采光系数、窗地面积比和后墙反射比。

（2）检测方法：①采光系数通过监测室内、室外照度获得。要求在全阴天或晴天,当地时间上午10时至下午14时,一天内照度相对稳定的时间内进行测量。工作人员应着深色衣服,并远离接收器,以防止对接收器产生遮挡和反射。室内照度测量前接收器须曝光2min,关闭电源,开启门窗,拉开窗帘,选择教室内光线最差的课桌面测量照度。室外照度测量时,选择周围无遮挡的空地,避免直射阳光,在测量室内照度前后各测一次室外照度,取两次平均值作为室外照度。室外照度与室内照度的测量应同时进行。②窗地面积比通过检测教室采光窗总面积与室内地面面积获得。单侧采光的教室只计算一侧窗户透光玻璃面积,双侧采光的教室需计算所有玻璃透光面积。③后墙反射比通过检测反射照度与入射照度获得。将教室的后墙取中间一线,分左中右,取3个测定点,左、右测量点为距墙面20cm处。入射照度测量时,将照度计接收器感光面朝上,置于被测表面某一位置,读取入射照度值。反射照度测量时,将照度计接收器感光面对准同一测定点,逐渐平移离开,待照度稳定后,读取反射照度值。

（3）评价标准：①采光系数＝（室内照度/室外照度）×100%,采光系数≥2.0%为合格。②窗地面积比＝教室采光窗总面积/室内地面面积,窗地面积比≥1:5为合格。③后墙反射比＝反射照度测量值/入射照度测量值,后墙反射比在0.70～0.80为合格。

5. 教室照明 具体如下。

（1）检测项目：课桌面平均照度、课桌面照度均匀度、黑板面平均照度和黑板面照度均匀度。

（2）检测方法：应在没有天然光和其他非被测光源影响下进行，白天测量时应采取厚窗帘、遮光板等措施有效遮蔽天然光。现场白炽灯和卤钨灯累积燃点时间需在50h以上，并在至少燃点15min后进行测量。操作人员应着深色衣服，并远离接收器，以防止对接收器产生遮挡和反射。

①课桌面平均照度：从第一排课桌前缘开始测量，采用中心布点法，将教室划分成2m×2m的矩形网格（如图9-2），在每个矩形网格中心点用照度计测量课桌面照度，每个测量点测量2～3次，取平均数作为该测点的照度。

计算公式：

$$E_{av}课桌 = \sum E_i课桌/(M \times N)$$

式中：E_{av}课桌为课桌面平均照度，单位为lx；

E_i课桌为课桌面在第i个测点上的照度，单位为lx；

M为教室纵向测点数；

N为教室横向测点数。

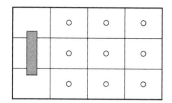

图9-2 教室课桌面照度测量布点图

②课桌面照度均匀度＝课桌面最小照度/课桌面平均照度。

③黑板面平均照度：使用钢卷尺将黑板划分成0.5m×0.5m的矩形网格（如图9-3），在每个网格中心点用照度计测量照度，每个测定点测量2～3次，取平均数作为该测点的照度。测量3个点的入射照度，计算平均值。

计算公式：

$$E_{av}黑板 = \sum E_i黑板/(M \times N)$$

式中：E_{av}黑板为黑板面平均照度，单位为lx；

E_i黑板为黑板面在第i个测点上的照度，单位为lx

M为黑板纵向测点数；

N为黑板横向测点数。

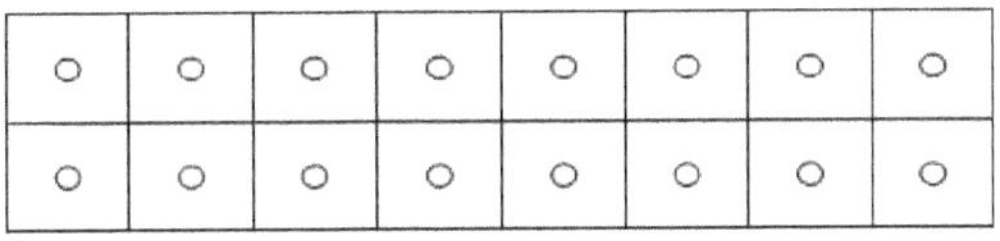

图9-3　黑板面照度测量布点图

④黑板面照度均匀度＝黑板面最小照度/黑板面平均照度。

（3）评价标准：①课桌面平均照度≥300lx，课桌面照度均匀度≥0.7 为合格。②黑板面平均照度≥500lx，黑板面照度均匀度≥0.8 为合格。

6. 噪声　具体如下。

（1）检测项目：教室内噪声。

（2）检测方法：教室面积不足 50m² 的设置 1 个测点在中央，50～200m² 的设置 2 个测点在室内对称点上。测点距地面高度 1～1.5m，距墙壁和其他主要反射面不小于 1m。用声级计慢档每隔 5s 读一个瞬时 A 声级，连续读取若干数据。在公共场所噪声标准中，规定用等效 A 声级（L_{Aeq}）作为评价值，以教室内各测点等效 A 声级的算术平均值表示结果。

计算公式：

$$L_{Aeq} = 10\lg\left(\sum_{i=1}^{n}10^{0.1L_{A_i}}\right) - 10\lg n$$

式中：L_{Aeq} 为室内环境噪声等效 A 声级，单位为 dB；

n 为在规定时间内测量数据的总数；

L_{A_i} 为第 i 次测量的 A 声级；

（3）评价标准：教室内噪声≤45dB 为合格。

7. 空气质量　具体如下。

（1）检测项目：室内二氧化碳浓度。

（2）评价标准：教室内二氧化碳浓度≤0.15% 为合格。

思考与练习

1. 学校教学环境监测的主要项目有哪些？

2. 教学环境监测的评价标准有哪些？

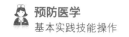
第三节　学生常见病预防

学生常见病包括视力不良、沙眼、龋齿、肠道蠕虫、贫血、营养不良与肥胖等疾病。学生常见病预防主要针对这些疾病实施。

❤ 学习目的

1. 掌握学生常见病预防的主要内容。
2. 了解针对学生视力低下开展的监测和干预措施。
3. 了解针对学生肥胖开展的监测和干预措施。
4. 了解针对学生龋齿开展的监测和干预措施。

✛ 预备知识

1. **视力不良的概念**　视力不良又称视力低下或视力低常,指裸眼远视力达不到正常标准。视力不良以单眼判断,裸眼视力达不到正常标准的眼,统称为视力低下眼。我国儿童正常远视力的设置标准为:3岁0.5,4岁0.7,5岁0.8,6岁及6岁以上1.0。中小学生视力不良程度划分标准在防治工作中具有实际意义,它是评价和判定患病状况和防治效果的重要指标之一。

2. **学生肥胖与超重的判定标准**　儿童超重肥胖程度的判定较成人复杂,不同性别、年龄的儿童超重肥胖的界值点需分别确定,常用的超重肥胖筛查界值点选择方法有与成人界值点接轨法、百分位法和标准差分数法(Z分值法)等。

3. **龋齿的概念与防控措施**　龋齿是在以细菌为主的多种因素作用下,引起牙齿硬组织发生慢性进行性破坏的一种牙齿疾病。牙齿硬组织一旦被破坏,就无自身修复的能力,这是人体唯一不能自身修复的组织。

技能操作方法

（一）学生视力不良的监测和干预措施

1. 监测工作 ①每学期定期检查学生视力2次,并做好统计分析和评价工作。②对个体和群体进行视力分级警示。③开展家庭自测视力。④开展教学环境监测。⑤其他富有特色的监测工作。

2. 视力不良的三级预防 具体如下。

（1）一级"病因预防":主要是通过健康教育,社会动员,改善视觉环境、行为,变危险因素为保护因素。

（2）二级"三早预防":主要是通过视力、屈光度监测,实现早发现、早诊断、早干预,长期、连续、系统地收集视力、屈光度的动态分布及其影响因素的资料,经过分析将信息上报政府和相关职能部门,反馈给相关人员(包括学校、家长),及时采取干预措施。对有条件的个体,可进行进一步检测和制订个体干预方案。

（3）三级"康复预防":主要是预防近视导致的残障。近视的主要功能障碍是远视力下降,导致盲残的主因是高度近视引起的并发症。学生近视第三级预防的主要任务是假性近视阶段的康复,通过矫正解决远视力下降障碍的同时必须要兼顾防止近视的过快加深。

3. 干预措施 ①大力开展健康教育,利用广播墙报、健康教育课、爱眼日、爱眼月等形式进行保护视力、预防近视的健康教育,让学生提高认识,自觉地保护视力。②倡导减轻学生学习负担,控制作业量,上课不拖堂,保证10min课间休息时间;学生一天在校学习时间不超过6h,鼓励学生积极参加体育锻炼。③养成良好的用眼卫生习惯,做到读写姿势端正。④坚持做好眼保健操,每天2次,上午、下午各1次,保证眼保健操的正确性和有效性。⑤学校要重视学生的视力保护工作,创造良好的学习环境,绿化校园环境,教室采光和照明要达到国家标准(采光系数≥2.0%,课桌面平均照度≥300lx,黑板平均照度≥500lx),教室墙壁年年刷白,窗玻璃保持干净,以保证教室的自然采光。黑板要无反光及眩光,力争合理使用课桌椅。⑥为视力不良学生建立健康档案,加强日常对其的干预和管理。⑦各地开展的其他富有特色的干预工作。

（二）学生营养不良与超重肥胖的监测和干预措施

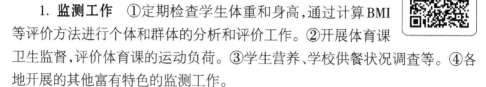

1. 监测工作 ①定期检查学生体重和身高,通过计算BMI等评价方法进行个体和群体的分析和评价工作。②开展体育课卫生监督,评价体育课的运动负荷。③学生营养、学校供餐状况调查等。④各地开展的其他富有特色的监测工作。

2. 干预工作 ①大力开展健康教育,利用广播、墙报、健康教育课、营养日、营养月等形式,开展膳食营养教育、营养知识科普,并倡导学生加强体育锻炼,保持正常体重。②开展"课间快乐10分钟"、"每天体育锻炼1小时"等活动。③针对肥胖学生开展"小胖墩"训练营、"小壮壮"运动会等活动。④创建健康食堂、推广营养餐,为营养不良、肥胖儿童特定食谱等。⑤对营养不良、肥胖学生建档,加强日常对其的干预和管理。⑥依据《学龄儿童膳食指南》,对学校、学生及家庭开展饮食教育。⑦各地开展的其他富有特色的干预工作。

（四）学生龋齿的监测和干预措施

1. 监测工作 定期检查学生牙齿的"龋""失""补"。通过龋齿率等评价指标进行个体、群体的分析和评价工作。

2. 干预措施 ①口腔保健知识宣教。大力开展健康教育,利用广播、墙报、健康教育课等形式,引导学生坚持正确刷牙、饭后漱口等口腔保健习惯。②定期开展口腔检查。③开展适龄儿童窝沟封闭。窝沟是指恒牙或乳牙咬颌面上细而深的凹陷及裂缝,细菌和食物残渣易在此存积,不易被牙刷、牙签及牙线等清除而易导致龋齿的发生。窝沟封闭通过专业口腔医生将封闭剂涂布在恒牙或乳牙的咬颌面上及较深的颊沟内的方式将窝沟封住,有效地防止细菌侵入和食物存留,从而达到预防窝沟龋的目的。窝沟封闭主要是针对儿童和青少年的第一、第二恒磨牙。

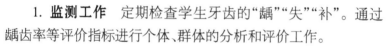

思考与练习

- -

1. 学生常见病预防主要包括哪些方面?

2. 列举三种学生常见病的监测和干预措施。

第十章　环境卫生监测

　　环境卫生主要是研究室内、室外环境与人群健康的关系，识别与评价环境因素对人群健康的影响。环境是一个复杂的系统，是指围绕人群的空间可以直接或间接影响人类生存和发展的所有因素总和，包括环境介质和环境因素。环境介质不依赖于人的主观感觉而客观存在，如以气态、液态和固态三种物质形态存在的实体，最常见的环境介质有空气、水、土壤。环境因素则可分为物理性、化学性和生物性三类，如温度、湿度、噪声、电离辐射、化学物质污染、细菌、真菌、寄生虫等。

　　在环境卫生检测工作中，除了对环境介质和环境因素开展常规监测外，还要运用环境毒理学、环境流行病学、环境基因组学等方法，进行环境健康危险度评价与环境影响评价，为制定环境标准与法律法规提供依据。环境监测与健康评价需要由环保、水利、气象、卫生、科研机构等部门共同协作完成。

第一节　公共场所监测

　　公共场所是人类从事社会活动的主要场所，不同年龄、不同职业、不同健康状况的人群交叉在一起，人群密集，流动性大，容易造成疾病传播。公共场所分为封闭式环境和开放式环境，主要以室内场所居多。20世纪中期，人们逐渐认识到，室内空气污染比室外空气污染更为严重，对人体造成的危害更大。室内空气中物理、化学、生物等影响因素复杂多变，且污染状态持续，无法在短时间内快速消除。老、弱、病、残等敏感人群在室内活动时间更长，室内空气质量对该人群健康的影响更为重要。本节着重介绍公共场所中主要的物理因素、化学污染物、空气微生物、公共用品用具微生物、集中空调通风系统的采样与检测等。

学习目的

1. 掌握公共场所监测的主要指标和方法。
2. 了解各类公共场所卫生学评价指标。

预备知识

1. 公共场所定义与分类 公共场所是指人群经常聚集、供公众使用或服务于人民大众的活动场所。《公共场所卫生管理条例》将公共场所分为七大类28种：住宿与交际场所(8种)，宾馆、饭馆、旅馆、招待所、车马店、咖啡馆、酒吧、茶座；洗浴与美容场所(3种)，公共浴室、理发馆、美容院；文化娱乐场所(5种)，影剧院、录像厅(室)、游艺厅(室)、舞厅、音乐厅；体育与游乐场所(3种)，体育场(馆)、游泳场(馆)、公园；文化交流场所(4种)，展览馆、博物馆、美术馆、图书馆；购物场所(2种)，商场(店)、书店；就诊与交通场所(3种)，候诊室、候车(机、船)室、公共交通工具(汽车、火车、飞机和轮船)。

2. 公共场所的卫生学特点 公共场所人口相对集中，接触频繁，且人员流动性大；部分设施、设备、物品常常重复使用，易污染；健康与非健康个体混杂，容易造成疾病传播；从业人员素质参差不齐、流动性大。各类公共场所环境卫生的质量与人群的健康水平密切相关。

3. 公共场所卫生规范 公共场所卫生检测涉及的国家标准和规范主要有：《公共场所卫生检验方法 第1部分：物理因素》(GB/T 18204.1—2013)、《公共场所卫生检验方法 第2部分：化学污染物》(GB/T 18204.2—2014)、《公共场所卫生检验方法 第3部分：空气微生物》(GB/T 18204.3—2013)、《公共场所卫生检验方法 第4部分：公共用品用具微生物》(GB/T 18204.4—2013)、《公共场所卫生检验方法 第5部分：集中空调通风系统》(GB/T 18204.5—2013)、《公共场所卫生检验方法 第6部分：卫生监测技术规范》(GB/T 18204.6—2013)、《公共场所集中空调通风系统卫生规范》(WS 394—2012)等。

评价公共场所各项检测指标是否符合要求的国家标准有《室内空气质量标准》(GB/T 18883—2002)、《公共场所集中空调通风系统卫生学评价规范》(WS/T 395—2012)、《公共场所卫生管理规范》(GB 374887—2019)、《公共场所卫生指标及限值要求》(GB 37489—2019)、《公共场所卫生指标学评价规范》(GB/T 37678—2019)等。

技能操作方法

（一）公共场所常见物理因素检测

公共场所常规检测的物理因素包括空气温度与相对湿度、室内风速、新风量、噪声、照度、大气压等。

1. 空气温度与相对湿度检测　具体如下。

（1）原理：数显式温度计法采用PN结热敏电阻、热电偶、铂电阻等作为温度计的温度传感器，通过传感器自身随温度变化产生电信号经放大、A/D变换后，由显示器直接显示空气温度。电阻电容法利用湿敏元件的电阻值、电容值随环境温度的变化，按一定规律变化的特性进行湿度的测量。

（2）仪器：数显式温度计、电阻式或电容式湿敏元件的各种湿度计。

（3）步骤：①使用前准备。按要求对使用仪器进行期间核查和使用前校准。②测点布置。室内面积不足50m²的设置1个测点（设置在中央），室内面积为50～200m²的设置2个测点（设置在室内对称点上），室内面积在200m²以上的设置3～5个测点（3个测点设置在室内对角线四等分的3个等分点上，5个测点的按梅花布点，其他按均匀布点原则布置）。③测点距离。测点距地面高度为1～1.5m，距墙壁不小于0.5m，室内空气温度测点还应距离热源不小于0.5m。④测量。根据仪器使用说明书进行操作。⑤读数。待显示器显示的读数稳定后，即可读出温度与相对湿度值。⑥计算。一个区域的测定结果以该区域各测点测量值的算术平均值为准。

2. 室内风速检测　具体如下。

（1）原理：热电式电风速计由测头和测量仪表组成，测头的加热圈（丝）暴露在一定大小的风速下，引起测头加热电流或电压的变化，由于测头温度升高的程度与风速呈负相关，故可有指针或数字显示风速值。

（2）仪器：指针式或数显示热电风速计（最低检测值不大于0.05m/s）。

（3）步骤：①使用前准备。按要求对使用仪器进行期间核查和使用前校准。②测点布置与测点距离。同空气温度与相对湿度检测。③测量。轻轻将测杆测头拉出，测头上的红点对准来风方向，读出风速值。④计算。一个区域的测定结果以该区域各测点测量值的算术平均值为准。

（4）注意事项：该方法风速测量范围为 0.1～10m/s。

3. 新风量检测　具体如下。

（1）原理：电风速计法是指在机械通风系统处于正常运行或规定的工况条件下，通过测量新风管某一断面的面积及该断面的平均风速，计算出该断面的新风量的方法。如果一套系统有多个新风管，每个新风管均要测定风量，全部新风管风量之和即为该套系统的总新风量，根据系统服务区域内的人数，便可得出新风量结果。电风速计法测量新风管风速范围为 0.1～10m/s。

（2）仪器：风速仪（最小读数不大于 0.1m/s）、卷尺或皮尺。

（3）步骤：①使用前准备。按要求对使用仪器进行期间核查和使用前校准。②测量风管面积。用卷尺或皮尺测量风管的直径或长宽，根据风管的形状和面积确定测点数。③测量风速。按照风速仪使用说明书调整仪器，将风速仪放入新风管内测量各测点风速，以全部测点风速算术平均值为平均风速。④调查人流量。调查通风服务区域内设计人流量和实际最大人流量。⑤计算公式：

$$Q = \frac{\sum_{i=1}^{n}(3600 \times F \times \bar{V})}{P}$$

式中：Q 为新风量，单位为 m³/(h·人)；

　　　F 为新风管测量断面面积，单位为 m²；

　　　$\bar{V}$ 为新风管中空气的平均速度，单位为 m/s；

　　　n 为一个系统内新风管的数量；

　　　P 为服务区人数，取设计人流量与实际最大人流量 2 个数中的高值，单位为人。

4. 噪声检测　具体如下。

（1）原理：数字声级计通常利用电容式声电换能器，将被测的声音信号转变为电信号，经内部一定处理后成为声级值。使用声级计在规定时间内测量一定数量的室内环境 A 计权声级值，经过计算得出等效 A 声级（L_{Aeq}），即室内噪声值。

（2）仪器：数字声级计，测量范围（A 声级）为 30～120dB，精度为 ±1.0dB。

（3）步骤：①使用前准备。按要求对使用仪器进行期间核准。②测点布置。同室内空气温度与相对湿度检测。③测点距离。测点距地面高度1~1.5m,距墙壁和其他主要放射面不小于1m。④稳态噪声测量。用声级计快档读取1min指示值或平均值,即为L_{Aeq}。⑤脉冲噪声测量。读取峰值和脉冲保持值,声级计测得的峰值,即为L_{Aeq}。⑥周期性噪声测量。用声级计慢档每隔5s读取一个瞬时A声级值,测量一个周期。⑦非周期非稳态噪声测量。用声级计慢档每隔5s读取一个瞬时A声级值,连续读取若干数据。⑧周期性与非稳态噪声的等效A声级L_{Aeq}计算公式:

$$L_{Aeq} = 10 \lg\left(\sum_{i=1}^{n} 10^{0.1L_{A_i}}\right) - 10 \lg n$$

式中:n为规定时间t内测量数据的总和,单位为个;

   L_{A_i} 为第i次测量的A声级,单位为dB。

⑨计算。一个区域的测定结果以该区域内各测点等效A声级的算术平均值给出。

5. 照度检测 具体如下。

（1）原理:照度计是利用光敏半导体元件的物理光电现象制成。当外来光线射到光探测器(光电元件)后,光电元件将光能转变为电能,通过读数单元(电流表或数字液晶板)显示光的照度值。

（2）仪器:照度计量程下限不大于1lx,上限为5000lx;示值误差不超过8%。

（3）步骤:①使用前准备。按要求对使用仪器进行期间核查和使用前校准。②测点布置。同空气温度与相对湿度检测。③测点距离。测点距地面高度为1~1.5m。④测量。测量时照度计受光器应水平放置,将受光器置于待测位置,选择量程并读取照度值。⑤计算。一个区域的平均照度以该区域各测点测量值的算术平均值为准。

（4）注意事项。照度计的受光器上应洁净无尘;操作人员的位置和服装不应对测量结果造成影响。

6. 大气压检测 具体如下。

（1）原理:空盒气压表法根据金属空盒(盒内近于真空)随气压高低的变化而压缩或膨胀的特性测量大气压。由感应、传递和指示三部分组成。近于真空的弹性金属空盒用弹性片和它平衡。随之压缩或膨胀,通过传递放大,把伸张运动传给指针,即可以直接指示气压值。

（2）仪器：普通空盒气压表灵敏度为0.5hPa，精度为±2hPa。

（3）步骤：①使用前准备。按要求对使用仪器进行期间核查和使用前校准。②测量。打开气压表盒盖后，轻敲盒面（克服空盒气压表内机械摩擦），待指针摆动静止后读数。读数时视线需垂直刻度面，读数指针尖端所示的数值应准确到0.1hPa。③结果计算。大气压力的计算公式：

$$P = PS + P_1 + P_2 + P_3$$

式中：P大气压力，单位为Pa；

PS气压表示值，单位为Pa；

P_1刻度订正值，由仪器说明书中给出，单位为Pa；

P_2温度修正值，单位为Pa，$P_2 = a \cdot t$，t为环境温度，a为温度系数，由检定证书中给出；

P_3补充订正值，由检定证书中给出，单位为Pa。

（二）公共场所常见化学污染物采样与检测

公共场所常见化学污染物有一氧化碳、二氧化碳、可吸入颗粒物（PM_{10}）、细颗粒物（$PM_{2.5}$）、甲醛、氨、总挥发性有机物、苯、甲苯、二甲苯等。

1. 一氧化碳检测 具体如下。

（1）不分光红外分析法原理：一氧化碳对红外线具有选择性的吸收。在一定范围内，吸收值与一氧化碳浓度呈线性关系，根据吸收值可以确定样品中一氧化碳的浓度。

（2）仪器：不分光红外线一氧化碳气体分析仪（测量范围为0.125~62.5mg/m³；重现性≤1%满量程；零点漂移≤±2%满量程/h；跨度漂移≤±2%满量程/3h；线性偏差≤±2%满量程；响应时间t_0~t_{90}<45s）。

（3）步骤：①测点布置。同空气温度与相对湿度检测。②测点距离。测点距地面高度1~1.5m，测点应避开通风口、通风道等。③仪器零点校准。接通电源待仪器稳定后，将高纯氮气或经霍加拉特氧化管和干燥管后的空气接入仪器进气口，进行零点校准。④仪器终点校准。将一氧化碳标准气接入仪器进气口，进行终点校准。⑤反复校准。零点与终点校准重复2~3次，使仪器处在正常工作状态。⑥测量与读数。仪器在现场直接读出空气中一氧化碳的浓度或体积分数。⑦浓度换算。如果仪器浓度读数值为一氧化碳体积分数，可按下式换算成标准状态下的质量浓度。

$$c = \frac{C_p \times T_0}{B \times (273 + T)} \times M$$

式中：c 为 CO 质量浓度，单位为 mg/m^3；

C_p 为 CO 体积分数，单位为 mL/m^3；

T_0 为标准状态下的绝对温度，273K；

B 为标准状态下（0℃，101.3kPa）气体摩尔体积，$B = 22.4L/mol$；

T 为现场温度，单位为℃；

M 为 CO 摩尔质量，数值为 28，单位为 g/mol。

⑧计算。一个区域的测定结果以该区域内各采样点质量浓度的算术平均值为准。

2. 二氧化碳检测 具体如下。

（1）不分光红外分析法原理：二氧化碳对红外线具有选择性的吸收。在一定范围内，吸收值与二氧化碳浓度呈线性关系，根据吸收值可以确定样品中二氧化碳的浓度。

（2）仪器：不分光红外线二氧化碳气体分析仪。测量范围为 0～0.5% 档；重现性 ≤±1% 满量程；零点漂移 ≤±2% 满量程/h；跨度漂移 ≤±2% 满量程/3h；温度附加误差（10～45℃）≤±2% 满量程/10℃；一氧化碳干扰为 $1250mg/m^3$ CO≤±0.3% 满量程。

（3）步骤：①测点布置和测点距离。同一氧化碳检测。②仪器零点校准。仪器接通电源后，稳定 0.5～1h，将高纯氮气或空气经变色硅胶或氯化钙干燥和烧碱石棉过滤后接入仪器，进行零点校准。③仪器终点校准。将二氧化碳标准气连接在仪器进样口，进行终点刻度校准。④反复校准。零点与终点校准重复 2～3 次，使仪器处在正常工作状态。⑤测量与读数。仪器在现场直接读出空气中二氧化碳的浓度。⑥计算。一个区域的测定结果以该区域内各采样点体积分数的算术平均值为准。

3. 可吸入颗粒物（PM₁₀）检测 具体如下。

（1）光散射法原理：当光照射在空气中悬浮的颗粒物上时，产生散射光。在颗粒物性质一定的条件下，颗粒物的散射光强度与其质量浓度成正比。通过测量散射光强度，应用质量浓度转换系数 K，求得颗粒物质量浓度。

（2）仪器：光散射式粉尘仪。

（3）步骤：①测点布置和测点距离。同一氧化碳检测。②使用前准备。

按要求对仪器进行期间核查和使用前的自校准。③仪器设置。根据环境状况设定仪器采样时间与量程。④测量与读数。仪器经开机预热,稳定后读数。⑤计算。一个区域的测定结果以该区域内各采样点质量浓度的算术平均值为准。

（4）注意事项:粉尘仪使用环境的相对湿度应小于90%;平均风速应小于1m/s。

4. **细颗粒物(PM$_{2.5}$)检测**　具体如下。

（1）光散射法原理:与PM$_{10}$检测相同。

（2）仪器:光散射式粉尘仪。

（3）步骤:①～④与PM$_{10}$检测相同。⑤重复测量。每个检测点重复测量5次。⑥计算。每个检测点的质量浓度以该检测点5次测定结果的算术平均值为准,一个区域的测定结果以该区域内各检测点质量浓度的算术平均值为准。

（4）注意事项:应在相对湿度小于50%的环境中使用本法,带消除湿度干扰功能的仪器可扩大范围;检测点处环境平均风速应小于1m/s。

5. **甲醛采样与检测**　具体如下。

（1）采样仪器与设备:大型气泡吸收管,出气口内径为1mm,出气口至管底距离≤5mm;恒流采样器,流量范围为0～1L/min,流量可调,恒流误差<5%设定值;三脚架与恒流采样器匹配,高度为1～1.5m;

（2）步骤:①测点布置和测点距离。同一氧化碳检测。应设空白对照,采平行样。②流量校准。用一级皂膜流量计对采样流量计进行校准,误差≤5%。③采样。将5mL吸收液装入气泡吸收管,以0.5L/min流量采样,采气体积10L。④记录。记录采样点的温度和大气压力。⑤样品保存。采样前后,密封吸收管的进、出气口以免空气进入,室温下样品应在24h内完成分析。⑥体积换算。按下式将实际采样体积换算成标准状态下采气体积。

$$V_0 = V_t \times \frac{T_0}{273+T} \times \frac{p}{p_0}$$

式中:V_0为标准状态下的采气体积,单位为L;

V_t为实际采气体积,为采样流量与采样时间乘积,单位为L;

T为采样点的气温,单位为℃;

T_0为标准状态下的绝对温度,273K;

p 为采样点的大气压,单位为 kPa;

p_0 为标准状态下的大气压,101kPa;

⑦检测大型气泡吸收管送实验室,采用酚试剂分光光度法进行检测。该方法最低检测质量为 0.056μg,当采气体积为 10L 时,测量范围为 0.01~0.15mg/m³。⑧结果表达:一个区域的测定结果以该区域内各个采样点质量浓度的算术平均值为准。

6. 氨采样与检测 具体如下。

(1)采样仪器与设备:大型气泡吸收管,有 10mL 刻度线,出气口内径为 1mm,与管底距离应为 3~5mm;恒流采样器,流量范围为 0~2L/min,流量可调且恒定;三脚架。与恒流采样器相匹配,高度为 1~1.5m;

(2)步骤:①测点布置和测点距离。同一氧化碳检测。应设空白对照,采平行样。②流量校准。用一级皂膜流量计对采样流量计进行校准,误差≤5%。③采样。用一个内装 10mL 吸收液的大型气泡吸收管,以 0.5L/min 流量采样 5L。④记录。记录采样点的温度和大气压力。⑤样品保存。采样前后,吸收管的进、出气口密封以免空气进入,室温下样品应在 24h 内分析。⑥体积换算。采样体积换算与甲醛采样相同。⑦检测。大型气泡吸收管送实验室,采用靛酚蓝分光光度法进行检测。当采气体积为 5L 时,测量范围为 0.01~2mg/m³。⑧结果表达。一个区域的测定结果以该区域内各个采样点质量浓度的算术平均值为准。

7. 苯、甲苯、二甲苯采样与检测 具体如下。

(1)采样仪器与设备:活性炭采样管;空气采样器,流量范围为 0.2~1L/min,流量稳定,误差<5%;三脚架,与恒流采样器相匹配,高度为 1~1.5m。

(2)步骤:①测点布置和测点距离。同一氧化碳检测。应设空白对照,采平行样;②流量校准。用一级皂膜流量计对采样流量计进行校准,误差≤5%。③采样。在采样地点打开活性炭管,两端孔径至少 2mm,与空气采样器入气口垂直连接。苯,以 0.5L/min 流量采样 20L 空气;甲苯和二甲苯,以 0.5L/min 流量采样 10L 空气。④记录。记录采样点的温度和大气压力。⑤样品保存。采样后,将管的两端套上塑料帽,以免空气进入,样品可保存 5d。⑥体积换算。采样体积换算,与甲醛采样相同。⑦检测。活性炭采样管送实验室,采用气相色谱法进行检测。当采气体积为 20L 时,用 1mL 二硫化碳提取,进样 1μL,苯、甲苯、二甲苯测量范围均为0.05～10mg/m³。当采气体积为10L时,甲苯测量范围为0.01～10mg/m³,二甲苯为0.02～10mg/m³。⑧结果表达。一个区域的测定结果以该区域内各个采样点质量浓度的算术平均值为准。

(三)公共场所空气微生物采样与检测

空气微生物采样方法很多,常见的有固体培养基撞击法(简称撞击法)和自然沉降法等。每种方法各有其优点,适用范围也有所不同。撞击法由于能捕获空气中不同粒径微生物,较好的模拟了空气动力学特性,是较为准确和科学的方法。但是,由于设备价格昂贵、使用不便、装置连接繁琐等原因,在现场监测中有一定限制。自然沉降法简便易行、成本低廉,但是容易受气流、污染程度、微生物颗粒大小等环境条件和经验公式推导的合理性等因素影响,且不能检测空气中的悬浮颗粒。

1. 固体培养基撞击法采样与检测 具体如下。

(1)原理:采用撞击式空气微生物采样器,使空气通过狭缝或小孔产生高速气流,从而将悬浮在空气中的微生物采集到琼脂平板,经实验室培养后得到菌落数。

(2)采样仪器与设备:六级筛孔撞击式微生物采样器;平皿(直径为90mm)。

(3)步骤:①测点布置。同空气温度与相对湿度检测。②测点距离。距地面高度为1.2～1.5m,测点应避开通风口、通风道等。③流量校准。对采样器流量进行校准,误差≤5%。④采样条件。采样时关闭门窗15～30min,记录室内人员数量、温度、相对湿度、天气状况等环境条件。⑤采样方法。无菌操作后,将平皿装入六级筛孔撞击式微生物采样头内,使用撞击式微生物采样器以28.3L/min流量采集5～15min;采样器使用按照说明书进行。⑥送样。采样后,盖好平皿,做好标记,送回实验室进行培养。⑦结果报告。一个区域空气中微生物总数的测定结果以该区域全部采样点中微生物总数测定值中的最大值为准。

2. 自然沉降法采样与检测 具体如下。

(1)原理:将营养琼脂平板暴露在空气中,微生物根据重力作用自然沉降到平板上,经实验室培养后得到菌落数。

(2)采样设备:平皿(直径为90mm)。

(3)步骤:①测点布置。室内面积不足50m²的设置3个采样点,50m²以上的设置5个采样点。其余同撞击法。②采样环境条件。同撞击法。③采样方法。将营养琼脂平板置于采样点处,打开皿盖,暴露5min。④送样。盖好平皿,放入平皿筒,送回实验室培养。⑤结果报告。对每块平板上生长的菌落数进行计数,求出全部采样点的平均菌落数进行计数,检测结果以每平皿菌落数为准。

(四) 公共用品用具微生物采样

公共场所公共用品用具微生物检测主要包括细菌总数、真菌总数、大肠菌群、金黄色葡萄球菌和β-溶血性链球菌。公共用品用具包括杯具、棉织品、洁具、鞋类等。

(1) 材料:10mL灭菌生理盐水、灭菌棉拭子、5cm×5cm规格板、灭菌剪刀。

(2) 步骤:随机抽取清洗消毒后准备使用的公共用品用具,无菌操作,使用灭菌干燥棉拭子,于10mL灭菌生理盐水内浸润(吸取约1mL溶液)后,在用品用具的适当部位来回均匀涂抹进行样品采集,再用灭菌剪刀剪去与手接触的部分棉签,将棉拭子放入剩余的9mL生理盐水内,4h内送检。

(3) 不同公共用品用具的采集部位与采样面积不同(以杯具和部分棉织品为例):①杯具。在茶具内、外缘与口唇接触处,即1~5cm高处一圈采样。采样面积为50cm²。②棉织品(毛巾、枕巾、浴巾)。对折后两面的中央5cm×5cm(25cm²)面积范围内分别均匀涂抹5次,每25cm²采样面积为1份样品,每件用品共采集2份样品。

(4) 采样后的生理盐水试管送回实验室检测相应微生物指标。

(五) 集中空调通风系统主要指标采样与检测

集中空调通风系统的卫生质量要求涵盖新风量、冷却水和冷凝水质量、送风质量、风管内表面卫生质量。其中,送风质量要求包括PM_{10}、细菌总数、真菌总数、β-溶血性链球菌、嗜肺军团菌;风管内表面卫生指标包括积尘量、细菌总数、真菌总数。

1. 冷凝水、冷却水采样

(1) 材料:500mL无菌瓶,采样前加入$Na_2S_2O_3$($c=0.1mol/L$)0.3~0.5mL,中和样品中的氧化物。

(2) 步骤:①水样采集位置。冷却水采样点设置在距塔壁20cm、液面下10cm处,冷凝水采样点设置在排水管或冷凝水盘处。②采样。每个采样点按照无菌操作采集水样约500mL。③样品保存与送样。样品2d内送达实验室，做嗜肺军团菌检测，不必冷冻，但要避光和防止受热，室温下贮存不应超过15d。结果以检出和未检出报告。

2. 风管内表面积尘量采样与检测（手工擦拭法） 具体如下。

（1）原理：采集风管内表面规定面积的全部积尘，以称重方法得出风管内表面单位面积的积尘量，表示空调风管的污染程度。

（2）材料：手工擦拭规格板（面积为50cm²或100cm²）、无纺布或其他不易失重的材料、密封袋。

（3）步骤：①采样点数量。手工擦拭采样每套空调系统至少选择6个采样点。②采样点布置。手工擦拭采样在每套空调系统的风管中选择2个代表性采样断面，每个断面在风管的上面、地面和侧面各设置1个采样点；如确实无法在风管中采样，可抽取该套系统全部送风口的3%～5%且不少于3个作为采样点。③采样。使用手工法在确定的位置、规定的面积内采集风管内表面全部积尘，并将集成样品完好带出风管。④样品保存与称重。无纺布装入密封袋，做好标记，送实验室称重。⑤结果计算。取各个采样点积尘量的平均值作为风管污染程度的测定结果。

3. 风管内表面微生物采样与检测（手工擦拭法） 具体如下。

（1）材料：手工擦拭规格板（面积为25cm²）、灭菌干燥棉拭子、无菌生理盐水。

（2）步骤：①采样点数量与采样点布置。与风管内表面积尘采样相同。②采样：无菌操作，使用灭菌干燥棉拭子，于100mL灭菌生理盐水内浸润（吸取约1mL溶液）后，在风管内表面的适当部位来回均匀涂抹进行样品采集，再用灭菌剪刀剪去棉签与手接触的部分，将棉拭子放入剩余的9mL生理盐水内，并在4h内送检。③送样。采样后的生理盐水送实验室，检测细菌总数和真菌总数。④结果计算。一个空调系统风管内表面细菌总数、真菌总数的测定结果分别以该系统全部检测的风管内表面细菌总数、真菌总数测定值中的最大值为准。

（六）公共场所卫生指标及限值要求

1. 物理因素 公共场所物理因素包括室内温度、相对湿度、风速、采光照明和噪声五类指标，各项目要求限值见表10-1。

表10-1 公共场所物理指标卫生限值

指标	场所		限值要求
室内温度	其他公共场所	夏季采用空调等调温方式	26～28℃
		冬季采用空调等调温方式	16～20℃
	公共浴室	更衣室、休息室	≥25℃
		普通浴室(淋、池、盆浴)	30～50℃
		桑拿浴室	60～80℃
	游泳场(馆)		池水温度+(1～2)℃
相对湿度	带有集中空调通风系统的游泳场(馆)		≥80%
	其他带有集中空调通风系统的公共场所		40～65%
风速	宾馆、旅店、招待所、理发店、美容店及公共浴室的更衣室、休息室		≤0.3m/s
	其他公共场所		≤0.5m/s
采光照明	室内游泳馆自然采光系数		≥1/4
	其他利用自然采光的公共场所室内自然采光系数		≥1/8
	游泳场(馆)游泳池区域的水面水平照度		≥200lx
	理发店、美容店工作面照度		≥100lx
	其他有阅读需求的公共场所照度		≥100lx
噪声	有睡眠、休憩需求的公共场所,该场所空调、排风设施、电梯等运行所产生的噪声不高于设备设施关闭状态时环境噪声的5dB(A计权)		≤45dB(A计权)
	候诊室、候车(机、船)室及公共交通工具客舱		<70dB(A计权)
	影剧院、录像厅(室)、游艺厅、舞厅、音乐厅等娱乐场所及轨道交通站台		<85dB(A计权)
	其他场所		<55dB(A计权)

2. 室内空气质量 室内空气质量包括新风量、一氧化碳、二氧化碳、可吸入颗粒物、苯、甲醛、氨、挥发性有机物等指标,各项目要求限值见表10-2。

表10-2 公共场所室内空气质量卫生限值

指标	场所	限值要求
新风量	有睡眠、休憩需求的公共场所	≥30m³/(h·人)
	其他场所	≥20m³/(h·人)
二氧化碳	有睡眠、休憩需求的公共场所	≤0.10%
	其他场所	≤0.15%
一氧化碳	所有公共场所	≤10mg/m³
可吸入颗粒物(PM$_{10}$)	所有公共场所	≤0.15mg/m³
甲醛	所有公共场所	≤0.10mg/m³
苯	所有公共场所	≤0.11mg/m³

续表

指标	场所	限值要求
甲苯	所有公共场所	≤0.20mg/m³
二甲苯	所有公共场所	≤0.20mg/m³
臭氧	所有公共场所	≤0.16mg/m³
总挥发性有机物	所有公共场所	≤0.60mg/m³
氨	理发店、美容店	≤0.50mg/m³
	其他场所	≤0.20mg/m³
硫化氢	使用硫磺泉的温泉场所室内空气中	≤10mg/m³
氡	所有公共场所	≤400Bq/m³
细菌总数	有睡眠、休憩需求的公共场所	≤1500CFU/ m³或20CFU/皿
	其他场所	≤4000CFU/ m³或40CFU/皿
地下空间室内空气	除地铁站台、地铁车厢外的地下空间	按GB/T 17216要求

3. 游泳池水、沐浴用水 人工游泳池、天然游泳池和沐浴用水的卫生指标限值见表10-3。

表10-3　公共场所中游泳池水和沐浴用水卫生限值

指标	场所	限值要求
游泳池水浑浊度	人工游泳池	≤1NTU
pH	人工游泳池	7.0～7.8
游离性余氯	人工游泳池,使用氯气及游离氯制剂消毒时	0.3～1.0mg/L
化合性余氯	人工游泳池,使用氯气及游离氯制剂消毒时	≤0.4mg/L
浸脚池游离性余氯	人工游泳池	5～10 mg/L
臭氧	人工游泳池,使用臭氧消毒时要求,水面上方20cm空气中浓度	≤0.2mg/m³
氧化还原电位	人工游泳池,使用氯和臭氧消毒时	≥650mV
氰尿酸	人工游泳池,采用二氯异氰尿酸钠和二氯异氰尿酸消毒时	≤0.2mg/L
尿素	人工游泳池	≤3.5mg/L
菌落总数	人工游泳池	≤200 CFU/ mL
大肠菌群	人工游泳池	不得检出
池水温度	人工游泳池	20～30℃
三卤甲烷	人工游泳池	≤200 μg/L
其他毒理指标	人工游泳池,根据水质情况选择	按GB 5749要求

续表

指标	场所	限值要求
pH	天然游泳池	6.0～9.0
透明度		≥30 cm
漂浮物质		无油膜及无漂浮物
有毒物质		按 GB 3838 中 Ⅰ 类、Ⅱ 类和Ⅲ类水或按 GB 3097 中第一类和第二类执行
池水温度	沐浴用水	38～40℃
浑浊度		≤5 NTU
嗜肺军团菌		不得检出

4. 集中空调通风系统 集中空调通风系统的卫生指标分为新风量、冷凝水冷却水中的嗜肺军团菌、送风中质量和风管内表面质量四大类,限值见表10-4。

表10-4 集中空调通风系统卫生限值

指标	场所	限值要求
新风量	宾馆、饭店、旅店、招待所、候诊室、理发店、美容店、游泳场(馆)、博物馆、美术馆、图书馆、游艺厅(室)、舞厅等	≥30m³/(h·人)
	饭店、咖啡馆、酒吧、茶座、影剧院、录像厅(室)、音乐厅、公共浴室、体育场(馆)、展览馆、商场(店)、书店、候车(机、船)室、公共交通工具等	≥20m³/(h·人)
嗜肺军团菌	冷凝水和冷却水中	不得检出
可吸入颗粒物(PM_{10})	集中空调送风中	≤0.15mg/m³
细菌总数		≤500CFU/m³
真菌总数		≤500CFU/m³
β-溶血性链球菌		不得检出
嗜肺军团菌		不得检出
积尘量	风管内表面	≤20g/m²
细菌总数		≤100CFU/cm²
真菌总数		≤100CFU/cm²

5. 公共用品用具 公共场所中常见的公共用品用具有杯具、棉织品、洁具、鞋类、美容美发工具、修脚工具等,对公共用品用具的卫生要求主要包括外

观、细菌总数、真菌总数、大肠菌群、金黄色葡萄球菌,其限值见表10-5。

表10-5 公共用品用具卫生要求

种类	外观	指标	限值要求
杯具	表面光洁、无污渍、无水渍、无异味、无破损	细菌总数	≤5CFU/cm²
		大肠菌群	不得检出
棉织品	清洁蒸汽、无污渍、无破损、无毛发、无异味	细菌总数	≤200CFU/25cm²
		pH	6.5～8.5
		大肠菌群	不得检出
		金黄色葡萄球菌	不得检出
洁具	表面光洁、无污渍、无异味	细菌总数	≤300CFU/25cm²
		大肠菌群	不得检出
鞋类	表面清洁、无破损、无污渍、无异味	细菌总数	≤300CFU/25cm²
		真菌总数	≤50CFU/50cm²
美容美发工具	表面清洁、无异味	细菌总数	≤200CFU/25cm²
		大肠菌群	不得检出
		金黄色葡萄球菌	不得检出
修脚工具	表面清洁、无异味	细菌总数	≤200CFU/25cm²
		大肠菌群	不得检出
		金黄色葡萄球菌	不得检出
		真菌总数	≤50CFU/50cm²
其他	表面清洁、无污渍、无破损、无异味	细菌总数	≤300CFU/25cm²
		大肠菌群	不得检出

思考与练习

1. 如何检测室内一氧化碳浓度?

2. 如何对室内空气中的甲醛进行采样?如何进行体积换算?

3. 宾馆的客房和室内游泳的卫生指示有哪些要求?其标准值各为多少?

第二节 生活饮用水监测

水是人类赖以生存和发展的重要物质基础。生活饮用水与人们的日常生活密不可分。生活饮用水污染对人群健康危害大致经历了三个时期：第一时期是致病微生物污染引起的霍乱、伤寒、甲肝等传染病暴发流行；第二时期是含重金属为主的工业废水、废渣对水源水造成的污染；第三时期是含复杂有机物污染的工农业废水对天然水体的影响。人类的饮水安全面临严峻挑战。我国的生活饮用水标准经过数次修订后，基本接近国际标准。

◔ 学习目的

1. 掌握生活饮用水的采集与保存方法。
2. 掌握游离余氯现场检测方法。
3. 了解生活饮用水的常规指标。

✚ 预备知识

1. **基本概念**　生活饮用水(drinking water)是指供人生活的饮水和生活用水。

2. **供水方式**　供水方式有集中式供水、二次供水、小型集中式供水和分散式供水。集中式供水是指集中从水源取水，通过输配水管网送到用户或公共取水点的供水方式。二次供水是指集中式供水在入户前经过再储存、加压和消毒或深度处理等，通过管道或容器输送到用户的供水方式。小型集中式供水是指农村日供水在1000m³以下(或供水人口数在1万以下)的集中式供水。分散式供水是指分散居户直接从水源取水，无任何设施或仅有简易设施的供水方式。

3. **国家标准**　卫生部和国家标准化管理委员会联合发布了生活饮用水国家标准，规范了生活饮用水水质卫生要求和检验方法。标准包括《生活饮用水卫生标准》(GB 5749—2006)和《生活饮用水标准检验方法》(GB 5750—2006)，其中《生活饮用水标准检验方法》分为13个标准，分别为总则、水样采集与保存、水质分析质量控制、感觉性状和物理指标、无机非金属指标、金属指标、有机物综合指标、有机物指标、农药指标、消毒副产物指标、消毒剂指标、微生物指标、放射性指标。

技能操作方法

生活饮用水常规指标分为五大类:微生物指标(总大肠菌群、耐热大肠菌群、大肠埃希氏菌、菌落总数)、毒理指标(砷、镉、铬、铅、汞、硒、氰化物、氟化物、硝酸盐、三氯甲烷、四氯化碳、溴酸盐、甲醛、亚氯酸盐、氯酸盐)、感官性状和一般化学指标(色度、浑浊度、臭和味、肉眼可见物、pH、铝、铁、锰、铜、锌、氯化物、硫酸盐、溶解性总固体、总硬度、耗氧量、挥发性酚、阴离子合成洗涤剂)、放射性指标(总α放射性、总β放射性)和消毒剂指标(游离余氯、总氯、臭氧、二氧化氯),合计42项。其中,消毒剂指标和部分毒理指标应根据水厂不同的消毒处理方法,有针对性地选择。

水质非常规指标增加了微生物指标(2项)、毒理指标(59项)、感官性状和一般化学指标(3项),合计64项。常规指标和非常规指标构成了水质的全分析项目。

(一)生活饮用水样品采集与保存

(1)材料:5L聚乙烯瓶2个、5L玻璃瓶1个、1L玻璃瓶5个、1L聚乙烯瓶1个、1L棕色玻璃瓶1个、500mL灭菌玻璃瓶1个、200mL聚乙烯瓶3个、200mL棕色玻璃瓶1个;浓硫酸、氢氧化钠溶液(40g/L)、硝酸、硝酸(1+9,含重铬酸钾50g/L)、盐酸(1+10)、抗坏血酸;移液管、注射器、pH试纸、手套。

(2)采样方法:打开水龙头,放水数分钟;首先采集检测微生物指标的水样,对水龙头进行消毒,直接采集,不荡洗灭菌瓶,避免手和其他物品对瓶口的污染;理化指标采样前用水样荡洗采样容器和瓶塞2~3次;采集生化需氧量和有机物的水样应充满容器,不留空,水封;硫化物、微生物和放射性等指标单独采样;完成现场检测的水样,不能带回实验室做其他指标。

(3)采样位置:水源水采样点选择汲水处;出厂水采样点设置在出厂进入输送管道前;末梢水采集在各终端(用户水龙头)处,距离水厂的远近位置均匀选择;二次供水应采集水箱进水、出水和末梢水;分散式供水根据实际情况确定。

(4)采样体积和保存方法:根据不同的检测指标、检验方法和平行样检验所需水样等情况计算并确定采样体积,选择不同的保存方法,具体见表10-1;

浊度、色度、pH、电导、水温和游离余氯在现场测定。

表10-1　生活饮用水采样保存方法

编号	指标	容器材质	保存方法	取样体积/L	保存时间
1	微生物	玻璃	冷藏,加硫代硫酸钠,避光	0.5	4h
2	有机物(卤代烃类)	玻璃	冷藏,避光,水样充满容器	1	4h
3	耗氧量、氨氮、硝酸盐(以N计)	玻璃	每升水样加入0.8mL浓硫酸,冷藏,避光	1	24h
4	一般理化	聚乙烯	冷藏,避光	5	14d
5	砷	聚乙烯	硫酸,pH≤2	0.2	7d
6	汞	聚乙烯	硝酸(1+9,含重铬酸钾50g/L)至pH≤2	0.2	30d
7	铬(六价)	聚乙烯	氢氧化钠,pH=9~10	0.2	尽快测定
8	一般金属	聚乙烯	硝酸,pH≤2	1	14d
9	放射性	聚乙烯		5	5d
10	银	棕色玻璃	硝酸,调节pH≤2	0.2	14d
11	硫化物	棕色玻璃	每100mL水样加入4滴乙酸锌溶液(220g/L)和1mL氢氧化钠溶液(40g/L),暗处保存	1	7d
12	甲醛	玻璃	每升水样加入1mL浓硫酸,冷藏,避光	1	24h
13	挥发性酚与氰化物	玻璃	氢氧化钠,调节pH≥12,冷藏,避光	1	24h
14	挥发性有机物	玻璃	用盐酸(1+10)调至pH≤2,加入抗坏血酸0.01~0.02g除去余氯,冷藏,避光	1	24h
15	有机物(农药、除草剂类、邻苯二甲酸酯类)	玻璃	加入抗坏血酸0.01~0.02g除去余氯,冷藏,避光	5	24

（5）样品运输：水样采集后4h内送回实验室；运输前逐一核对样品登记表、标签、采样记录等信息；注意瓶塞拧紧密封；冷藏样品放入冷藏箱运输；防止采样容器之间碰撞。

（6）质量控制：除了检测样品外，增加1个现场空白、1个运输空白、两组现场平行样、2个现场加标样或质控样，对采样过程进行质量控制。

（二）游离余氯检测

（1）原理：在pH<2的酸性溶液中，余氯与3,3',5,5'-四

甲基联苯胺(简称四甲基联苯胺)反应,生成黄色的醌式化合物,用目视比色法定量。

(2)材料:余氯标准比色管、温度计、四甲基联苯胺溶液(0.3g/L)、盐酸溶液(1+4)。

(3)操作步骤:在50mL具塞比色管中,先加入2.5mL四甲基联苯胺溶液,再加入澄清水样至50mL,混合后立即目视比色,所得结果为游离余氯。比色结果连续读3次,同时记录现场检测点与比色结果,并计算算术平均值作为报告值。

(4)注意事项:水样pH>7时,可用盐酸溶液调节至pH为4再测定;水温<20℃时,可先温热水样,以加速反应;测试时,呈现浅蓝色表示显色液酸度偏低,可多加1mL盐酸溶液,如果出现橘色,表示余氯含量过高,可改用余氯1~10mg/L的标准比色管,并多加1mL盐酸溶液。

思考与练习

1. 生活饮用水常规指标有哪些?

2. 如何进行生活饮用水采集与保存?

3. 末梢水中,如何进行游离余氯检测?

第十一章　职业卫生与放射卫生

职业卫生与放射卫生是预防医学的重要组成部分。开展职业卫生与放射卫生监测工作,能让从业人员及普通人群在工作或生活中,有充分的安全和健康保障。

职业卫生以职业人群的作业环境为主要对象,研究职业场所工作环境或条件对从业人员健康状况可能产生的影响,从质和量两方面阐明职业场所中产生的有害因素与从业人员健康水平之间的关系,为保护人员健康、提高作业能力、改善工作条件、制定卫生标准提供科学依据。

放射卫生是以放射生物效应和流行病学调查为基础,研究放射危害因素与人群健康效应的关系,采取相应的卫生防护措施,评价措施效果。放射卫生防护是放射卫生中的一个重要组成部分。

第一节　职业病危害因素监测

职业病是指企业、事业单位和个体经济组织等用人单位的劳动者在职业活动中,因接触粉尘、放射性物质和其他有毒、有害因素而导致的疾病。职业病危害是指对从事职业活动的劳动者可能导致职业病的各种危害。职业病危害因素包括职业活动中存在的各种有害的化学、物理、生物因素以及在作业过程中产生的其他职业有害因素。本节主要介绍工作场所空气中有害物质的监测方法。

🔴 学习目的

1. 掌握空气中有害物质监测的采样方法。
2. 掌握化学性有害因素的容许浓度计算方法。

预备知识

1. 职业病危害因素监测　指利用采样和和监测仪器,按照国家法律法规与标准要求,对生产过程中产生的职业病危害因素进行检测、识别与鉴定,从而评价工作场所作业环境的卫生质量,评估此因素对人体的健康损害,为改善不良劳动环境、预防和控制职业病、制定职业卫生标准和防护措施提供依据。职业病危害因素监测分为评价监测、日常监测、监督监测、事故性监测四类。评价监测适用于建设项目职业病危害因素预评价、建设项目职业病危害因素控制效果评价和职业病危害因素现状评价等;日常监测适用于对工作场所空气中有害物质浓度进行的日常定期监测;监督监测适用于职业卫生监督部门对用人单位进行监督时,对工作场所空气中有害物质浓度进行的监测;事故性监测适用于工作场所发生职业危害事故时,进行的紧急采样监测。

2. 有害物质容许浓度　化学性有害因素的职业接触限值称为有害物质容许浓度。根据有害物质的固有特性与劳动者接触特点,分为时间加权平均容许浓度(permissible concentration-time weighted average,PC-TWA)、短时间接触容许浓度(permissible concentration-short term exposure limit,PC-STEL)和最高容许浓度(maximum allowable concentration,MAC)。

3. 职业病危害因素监测相关法律法规与卫生标准　《职业病防治法》、《职业病危害因素分类目录》《工作场所空气有毒物质测定》《工作场所空气中有害物质监测的采样规范》(GBZ/T 159—2004)、《工作场所有害因素职业接触限值》(GBZ 2.1—2019)等法律、法规和标准是进行职业病危害因素监测的主要依据。

技能操作方法

(一) 定点采样

定点采样是指将空气收集器放置在选定的采样点、劳动者的呼吸带高度进行采样。定点采样适用于某个时间段劳动者的工作场所中相对固定的有害物质采样。

1. 选择采样点　采样点选择应遵循代表性、接近性和下风向原则。定点采样的工作点应具有代表性,能包括有害物质浓度最高和劳动者接触时间最长的工作地点。采样地点尽量接近劳动者,高度与呼吸带一致。采样点应避免选在排气口和可能的涡流点附近,应选在工作点的下风向。

2. 确定采样点数 按照生产工艺,只要产生有害物质的工作点,都应设置1个及以上采样点。劳动者在多个工作地点的,应在每个工作地点设置1个采样点。流动工作时,采样点每10m设置1个。仪表控制室和休息室必须设置1个采样点。

一个工作场所内,1~3台同类生产设备设置1个采样点,4~10台设置2个点,10台以上设置3个点。有2台以上不同类型生产设备,若逸散同一有害物质,则采样点设置在有害物质浓度大的设备附近;若逸散不同有害物质,则采样点设置在不同有害物质设备旁。

3. 选择采样时段 采样应在正常工作状态和环境下进行。采样时间应选择空气中有害物质浓度最高的季节、工作日和工作时间段。

4. 采样操作 具体如下。

（1）毒物采样:材料包括空气采样器、吸收管、缓冲瓶、干燥瓶、采样支架。采样步骤如下。①开机,检查电量。②连接缓冲瓶支架。将吸收管两端打开,放入缓冲瓶支架,再依次放置缓冲瓶和防倒吸干燥瓶于支架上。③先连接吸收管与缓冲瓶,再接干燥瓶,然后连接采样泵机。④将仪器放置在选定的采样点上。⑤开启一支吸收管作为空白样。⑥调整采样高度至劳动者呼吸带高度。⑦开机,调节流量和设置时间。⑧启动采样,并记录启动时间和启动流量。启动中随时观察采样进度和采样流量。⑨采样完成后,仪器自动停止。记录时间和流量,贴上标签放入样品保存箱,运输与保存中防止吸收液侧漏。

（2）粉尘采样:材料包括粉尘采样器、呼尘采样头、总尘采样头、硅酯、载玻片、总尘滤膜夹、微孔滤膜、镊子。采样步骤如下。①取出已恒重的滤膜,注意滤膜毛面朝接尘面,放入滤膜夹、镊子。②将滤膜夹放入总尘采样托盘中。③连接总尘采样头和采样器。④在选定的采样点支开三角支架,将采样器设于三角支架上。⑤调整仪器位置至劳动者呼吸带高度。⑥开机,设置采样流量（如20L/min）和采样时间（如15min）。⑦启动采样,并记录启动时间和启动流量。启动中随时观察采样进度和采样流量。⑧采样完成后,仪器自动停止。记录停止时间和累积采样体积等信息。⑨将粉尘采样头朝上,携带至清洁的环境拆卸滤膜。

采样后的滤膜用镊子进行两次对折后,放入清洁样品袋,并做标签标记。⑩呼吸性粉尘采样的冲击式采样头中的玻璃捕集板上需提前1d涂抹好硅酯,并晾干,采样时放入,然后取出已恒重的滤膜放入呼尘采样头,注意毛面朝接尘面。然后连接好呼尘采样头与粉尘采样器。

(二) 个体采样

个体采样是指将空气收集器佩戴在采样对象的前胸(其进气口尽量接近呼吸带)所进行的采样。个体采样主要适用于流动劳动者有害物质的长时间或短时间采样,也适用于固定工作者。

1. 选择采样对象　根据现场调查和检测目的,有针对性地选择采样对象。有可能接触到有害物质的劳动者均应列为采样对象,其中必须包括工作岗位不同、接触有害物质浓度最高和接触时间最长的劳动者,其余对象可随机选择。

2. 确定采样对象人数　在确定采样对象人数过程中,若能确定接触有害物质浓度最高和接触时间最长者,且每个工作岗位不足3人时,应全部作为采样对象;人数为3~5名时,应选2名作为采样对象;人数为6~10名时,应选3名作为采样对象;人数为10名以上时,应选4名作为采样对象。

在确定采样对象人数过程中,若不能确定接触有害物质浓度最高和接触时间最长者,且每种岗位不足6名劳动者时,应全部作为采样对象;劳动者人数分别为6、7~9、10~14、15~26、27~50和50人以上时,分别选择5、6、7、8、9、11人作为采样对象。

3. 采样操作　具体如下。

(1) 毒物采样:材料包括个体采样器、活性炭管。采样步骤如下。①确认仪器电量、检定标签、仪器状态,校正流量与计时器。②在采样点,打开活性炭管两端。③佩戴在采样对象的前胸上部,尽量接近呼吸带。④开启一根新的活性炭管作为空白对照。⑤以50mL/min流量采集2~8h。⑥记录开始与结束时间及其流量数据。⑦采样后,封闭炭管两端,做好标记,置于清洁容器内运输保存。

(2) 粉尘采样:材料包括个体采样器、滤膜、采样夹、镊子。采样步骤如下。①将已称量好的滤膜装在小型塑料采样夹内,注意毛面朝接尘面。②将其佩戴在采样对象的前胸上部,进气口尽量接近呼吸带。③以1~5L/min流量采集1~8h空气样品。④采样后取出滤膜,将滤膜的接尘面朝里,用镊子将其对折两次,置于清洁容器内运输和保存。⑤运输和保存中防止粉尘脱落或污染。

(三)职业接触限值

1. 职业接触限值为时间加权平均容许浓度 时间加权平均容许浓度(permissible concentration-time weighted average, PC-TWA)是指一个正常8h工作日或一个40h工作周中以接触有害物质的时间为权数,计算所得的平均浓度。各类有害因素职业接触的时间加权平均容许浓度可以从《公共场所有害因素职业接触限值》(GBZ 2.1—2019)查阅。

当采样仪器能满足全工作日连续一次性采样时,空气中有害物质8h时间加权平均接触浓度计算公式:

$$C_{TWA} = \frac{c \cdot v}{F \cdot 480} \times 1000$$

式中:C_{TWA}为空气中时间加权平均接触浓度,单位为mg/m^3;

c为有害物质测得浓度,单位为$\mu g/mL$;

v为样品溶液体积,单位为mL;

F为采样流量,单位为L/min。

当采样仪器不能满足全工作日连续一次性采样时,可根据采样仪器的操作时间,在全工作日进行2次或2次以上的采样,计算公式:

$$C_{TWA} = \frac{C_1 T_1 + C_2 T_2 + \cdots\cdots + C_n T_n}{8}$$

式中:C_{TWA}为空气中时间加权平均接触浓度,单位为mg/m^3;

C_1、C_2、C_n为有害物质测得浓度,单位为mg/m^3;

T_1、T_2、T_n为劳动者在相应有害物质浓度下的时间,单位为h。

【例1】 乙酸乙酯时间加权平均容许浓度为$200mg/m^3$,劳动者接触状况为$400mg/m^3$,接触2h;$150mg/m^3$,接触4h;$200mg/m^3$,接触2h。请问是否超过该物质的时间加权平均容许浓度?

答:$C_{TWA} = \dfrac{C_1 T_1 + C_2 T_2 + \cdots\cdots + C_n T_n}{8} = (400 \times 2 + 150 \times 4 + 200 \times 2)/8 = 225mg/m^3$,超过该物质的时间加权平均容许浓度。

2. 职业接触限值为短时间接触容许浓度 短时间接触容许浓度(permissible concentration-short term exposure limit, PC-STEL)是指在符合 PC-TWA 的前提下容许短时间(15min)接触的浓度。该接触限值旨在防止劳动者接触过高的浓度,避免引起刺激、急性作用或有害健康的影响,是与 PC-TWA 相配套的一种短时间接触限值。当评价该限值时,PC-TWA 符合限值要求,且不超过短时间接触容许浓度。各类有害因素职业接触的短时间接触容许浓度可以从《公共场所有害因素职业接触限值》(GBZ 2.1—2019)查阅。

采样时间为15min,计算公式:

$$C_{STEL} = \frac{c \cdot v}{F \cdot 15}$$

式中:C_{STEL} 为短时间接触浓度,单位为 mg/m^3;

c 为有害物质测得浓度,单位为 μg/mL;

v 为样品溶液体积,单位为 mL;

F 为采样流量,单位为 L/min。

当劳动者接触同一有害物质的不同浓度,且时间不足15min时,可进行1次以上采样,按15min时间加权平均接触浓度计算,公式:

$$C_{STEL} = \frac{C_1 T_1 + C_2 T_2 + \cdots\cdots + C_n T_n}{15}$$

式中:C_{STEL} 为短时间接触浓度,单位为 mg/m^3;

C_1、C_2、C_n 为有害物质测得浓度,单位为 mg/m^3;

T_1、T_2、T_n 为劳动者在相应有害物质浓度下的时间,单位为 min。

当劳动者接触时间不足15min时,按15min时间加权平均接触浓度计算,公式:

$$C_{STEL} = \frac{C \cdot T}{15}$$

式中:C_{STEL} 为短时间接触浓度,单位为 mg/m^3;

C 为有害物质浓度,单位为 mg/m^3;

T 为劳动者在相应有害物质浓度下的时间,单位为 min。

【例2】 丙酮的短时间接触容许浓度为450mg/m^3,测得某生产车间中丙酮浓度为600mg/m^3,劳动者接触时间8min,请问是否超过该物质短时间接触容许浓度?

答:$C_{STEL} = \dfrac{C \cdot T}{15} = 600 \times 8/15 = 320$ mg/m^3,小于450mg/m^3,所以未超过该物质的短时间接触容许浓度。

3. 职业接触限值为最高容许浓度 最高容许浓度(maximum allowable concentration, MAC)是指工作地点上、在一个工作日内、任何时间有毒化学物质均不应超过的浓度。该限值是对急性作用大、刺激性强、危害较大的有毒物质而制定的最高容许接触限值,工作场所有毒物质的浓度必须控制在最高容许浓度以下,不能超过此限值。各类有害因素职业接触的最高容许浓度可以从《公共场所有害因素职业接触限值》(GBZ 2.1—2019)查阅。

此类采样要求采样时间一般不超过15min,当劳动者实际接触时间不足15min时,按实际接触时间进行采样。空气中的有害物质浓度计算公式:

$$CMAC=(c \cdot v)/(F \cdot t)$$

式中:CMAC 为空气中有害物质浓度,单位为 mg/m^3;

c 为测得样品溶液中有害物质浓度,单位为 $\mu g/mL$;

v 为样品溶液体积,单位为 mL;

F 为采样流量,单位为 L/min;

t 为采样时间,单位为 min。

思考与练习

1. 什么是定点采样? 定点采样的选点数量和时段有什么要求?

2. 劳动者乙酸乙酯的接触状况为:$300mg/m^3$,接触2h;$200mg/m^3$,接触2h;$180mg/m^3$,接触2h;不接触2h。请问是否超过该物质的时间加权平均容许浓度?

第二节 突发中毒事件应急处置

突发中毒事件是指在短时间内,毒物通过一定方式作用于特定人群造成的健康影响事件,主要指毒物造成的急性群体性健康影响,不包括慢性中毒事件、放射性同位素和射线装置导致人员受到异常照射的辐射事故以及病原微生物引起的感染性和传染性疾病等。突发中毒事件的特点有事件发生突然、暴露与发病关系密切、毒物暴露对个体的健康影响相同或相近、早期采取恰当措施是成功处置事件的关键、防范和减少公众毒物暴露是应急工作的重点等。

学习目的

1. 掌握突发中毒事件应急处置程序。
2. 掌握正确选择呼吸防护装备。

预备知识

1. 突发中毒事件分级 根据突发中毒事件危害程度及设计范围等因素,突发中毒事件分为特别重大(Ⅰ级)、重大(Ⅱ级)、较大(Ⅲ级)和一般(Ⅳ级)突发中毒事件。

2. 突发中毒事件应急处置相关的法律法规 《中华人民共和国突发事件应对法》《职业病防治法》《食品安全法》《突发公共卫生事件应急条例》《国家突发公共卫生事件应急预案》《国家突发公共卫生事件医疗卫生救援应急预案》《卫生部突发中毒事件卫生应急预案》《突发中毒事件医疗卫生应急人员防护导则》等法律、法规、规章和预案是处置突发中毒事件的主要依据。

技能操作方法

(一) 突发中毒事件卫生应急处置

1. 突发中毒事件接报处理程序 接报处理程序包括报告登记、告知、上报、组织准备、奔赴现场五个过程。

2. 突发中毒事件现场处置流程 现场处置包括初步核实事件基本情况、根据现场实际情况和气象条件设置分区和标识、抢救患者脱离接触、对中毒事件暴露人群的健康管理、现场医疗救援、现场流行病学调查、现场毒物快速检测和采样、专业人员和专家组建议、公众健康防护、宣传教育和心理援助、应对与交流、清洗和消毒、应急终止等步骤。

3. 突发中毒事件应急处置报告分类 《卫生部突发中毒事件卫生应急预案》规定,突发中毒事件应急处置报告按照处置进程分为首次报告、进程报告和结案报告。报告撰写应注意时效性、真实性、科学性、实用性和规范性。

（二）突发中毒事件个人防护装备选择

个人防护装备是人员为防御物理、化学、生物等外界因素伤害所穿戴、配备和使用的各种用品总称，分为皮肤防护装备、呼吸防护装备和配套防护装备。在突发中毒事件处置过程中，应急人员的防护分为A、B、C、D四个等级。

A级防护是最高等级的防护，适用于同时存在高水平的呼吸和皮肤化学危害，或者存在化学危害的密闭或缺氧环境。个人防护装备必须使用正压式空气呼吸器（self-contained breathing apparatus，SCBA）、气密式化学防护服和化学防护靴，可选择佩戴安全帽、通信器材、制冷背心、便携式毒物检测仪。限制作业时间（40min以内）。

B级防护相对A级防护，对皮肤保护的要求不高，适用于存在高水平的呼吸危害，或腐蚀性化学危害，或化学危害的密闭或缺氧环境。个人防护装备包括正压式空气呼吸器（SCBA）、非气密式化学防护服、化学防护手套和化学防护靴，可选择佩戴安全帽、通信器材、制冷背心、便携式毒物检测仪。限制作业时间（40min以内）。

C级防护适用于存在中、低水平的呼吸危害，或存在不经皮肤吸收的气态有毒物、毒物种类和浓度已知的情况。个人防护装备包括全面罩过滤式防毒面具（air-purifying respirator，APR）、非气密式化学防护服（C1）或透气式防毒服（C2）、化学防护手套、化学防护靴、安全帽，可选配通信器材、动力送风式呼吸器（powered airpurifying respirators，PAPR）、便携式毒物检测仪。限制作业时间60min以内，人体有严重的热负荷。

D级防护适用于无呼吸及皮肤危害（低于职业卫生容许限值）情况。个人防护无需呼吸防护或随弃式颗粒物防护口罩、一次性防护服或隔离服、乳胶手套，可选配安全帽、半面罩过滤式呼吸器、防护眼罩、化学防护手套。无明显限制。

1. 呼吸防护装备的选择　根据气体来源，呼吸防护装备分为过滤式（空气净化式）和隔绝式（供气式）两种类型。过滤式呼吸防护装备通过净化部件将空气吸附、催化或过滤后，除去其中有害物质作为气源，供佩戴者使用。隔绝式呼吸防护装备将使用者呼吸器官与有害气体环境隔绝，靠携带的气源或导气管，引入作业环境以外的洁净空气。呼吸防护装备选择的重要判断依据是立即威胁生命和健康浓度（immediately dangerous to life or health concentration，IDLH）环境。IDLH环境是指有害环境中空气污染物浓度达到某种危险水平，如可致命或可永久损害健康,或可使人立即丧失逃生能力。在A级和B级防护中,使用隔绝式呼吸防护装备;在C级和D级防护中,使用过滤式呼吸防护装备。

2. 呼吸防护装备佩戴　具体如下。

（1）正确佩戴过滤呼吸防护装备（全面罩）步骤:①佩戴前先检查面罩的清洁与完好程度。②将面罩罩在脸部。③将下部、鬓部、顶部的带子系紧。④做正压测试。⑤做负压测试。

（2）正确佩戴供气式呼吸防护装备步骤:①检查空气呼吸器。②打开瓶阀。③检查压力表读数是否不小于28MPa。④顺时针关闭瓶阀。⑤轻按供气阀上的黄色按钮。⑥检查压力表下降到5MPa处是否报警。⑦将呼吸器穿在身上。⑧向后下方拉紧肩带。⑨扣上腰扣收紧腰带。⑩套上束带。⑪调整面罩。⑫手掌捂住面罩口检测面罩密封性。⑬打开瓶阀。⑭将供气阀插入面罩口。

🖊 思考与练习

1. 突发中毒事件现场应急处置的步骤有哪些?
2. 如何正确佩戴全面罩和供气式呼吸防护装备?

第三节　放射卫生

电离辐射是使物质的原子或原子团产生电离的电磁辐射和微粒辐射。作用于人体的电离辐射源分为天然辐射源和人工辐射源两类。辐射对人体有危害,辐射照射对于人类和后代的最终总伤害,称为辐射危害。因此,要进行放射防护。放射防护应严格遵循实践正当化、放射防护最优化和个人剂量限值三项基本原则。

❤ 学习目的

1. 掌握工作场所放射监测的内容与方法。

2. 掌握个人剂量监测的内容与方法。

预备知识

放射防护监测是指为支持放射防护最优化,保持可接受的尽可能低的放射照射水平、实现满意的工作条件和良好的环境质量而进行的放射测量,并对测量结果做出评价的活动。

放射防护监测根据管理性质和目的不同,分为常规监测、操作监测和特殊监测。按照监测对象不同,分为工作场所监测(外照射剂量率监测、空气污染监测和表面污染监测)、个人剂量监测(外照射个人剂量、内照射个人剂量和皮肤污染监测)和环境监测。

《中华人民共和国突发事件应对法》《职业病防治法》《放射性污染防治法》《放射性同位素与射线装置安全和防护条例》等法律法规是放射卫生工作的主要依据。放射卫生防护标准分为基础标准、职业照射防护标准、医疗照射防护标准、公众照射防护标准、应急准备与响应标准、检测方法和检测规范标准、防护设施和防护器材标准、管理标准、其他标准九大类。

技能操作方法

(一)场所监测

工作场所监测包括外照射剂量监测、空气污染监测和表面污染监测。

外照射剂量监测是说明工作条件是否满意、是否符合法规要求,为立刻做出运行管理决定提供剂量率数据支持,为放射防护最优化提供数据支持。工作场所常规的外照射剂量监测包括采用便携式剂量率仪定期重复性巡测和利用固定的剂量率仪对异常或突发事件的报警测量。

空气污染监测有助于控制工作人员由于吸入而导致的内照射,提供工作条件恶化或异常的早期探测结果,以便随后采取补救或者防护行动,可以为制订工作人员体内污染监测计划的提供信息。局部释放的污染源和表面污染再悬浮的污染源,可以由工作人员的活动直接产生,这两种气载污染源特别重要。工作场所空气污染监测方式有报警监测、区域采样监测和代表性采样监测。

表面污染监测是为了支持防止污染扩散的防护措施,探测非密闭源包容的失效或偏离安全操作的程序,为制订体内污染监测计划和安全操作程序提供依据。工作场所表面污染与工作人员受外照射剂量之间并没有直接联系,但是可以为工作场所的区域划分提供依据。

(二) 个人剂量监测

个人剂量监测是利用工作人员个人佩戴的剂量计进行的监测,或对其体内及排泄物中放射性物质种类和活度进行的监测,或对其体表放射性污染的监测。个人剂量监测包括以下内容。

(1) 外照射个人剂量监测:监测人员受到的外照射剂量。

(2) 内照射个人剂量监测:监测人员受到的内照射剂量。

(3) 皮肤污染监测:监测沾染到人体皮肤表面的放射性物质的量。

思考与练习

1. 场所监测包括哪几类?

2. 什么是个人剂量监测? 如何进行外照射个人剂量监测?

第十二章　健康教育与健康促进

健康教育是在调查研究的基础上,运用健康信息传播等干预措施,促使个体或群体采纳有利于健康的行为和生活方式,从而避免或减少暴露于危险因素,帮助其实现防治疾病、改善健康状况的目的。健康教育是公共卫生的重要内容,是基本卫生服务均等化的重要组成部分,是公民最易获得、最具普惠性的公共卫生服务之一,也是所有公共卫生工作者必须掌握的基本技能之一。

第一节　健康素养监测

健康素养(health literacy)是指个人获取和理解基本健康信息和服务,并运用这些信息和服务做出正确决策,以维护和促进自身健康的能力。健康素养受政治、经济、文化、教育等因素的影响,是健康的重要决定因素,是经济社会发展水平的综合反映。

在一定范围内开展居民健康素养监测的目的在于:了解监测地区居民健康素养水平和变化趋势;分析监测地区居民健康素养影响因素,确定优先工作领域;评价卫生健康整体工作及健康教育、健康促进工作的效果;为政府和卫生健康行政部门做出健康决策提供科学依据;提升健康教育专业人员的能力和水平。2008年我国第一次开展健康素养监测,从2012年开始,每年一次连续监测。

🔴 学习目的

1. 掌握健康素养的概念,健康素养监测的意义。
2. 了解健康素养评价的指标体系。

3. 了解健康素养监测的方法。

4. 掌握健康素养监测现场调查的组织实施。

5. 了解健康素养监测数据的分析方法。

预备知识

公共卫生监测是利用描述和监控健康事件的数据进行持续系统地收集、分析和解释,快速地把资料分发给有关部门,并将这些数据用于规划、完善和评价公共卫生干预措施及方案的过程。公共卫生监测是制定、实施、评价疾病和公共卫生事件预防控制策略与措施的重要信息来源。

公共卫生监测的目的是为决策者提供科学依据并评价规划决策的效果。

目前,公共卫生领域开展的监测主要有:疾病监测、营养监测、死因监测、慢性病监测、危险行为因素监测、伤害监测和健康素养监测等。

技能操作方法

(一) 健康素养监测的指标体系

我国健康素养评价指标体系是以《中国公民健康素养66条》为蓝本,先分类汇总,再逐级细分来构建的(表12-1)。具体分为3个一级指标、6个二级指标、20个三级指标、68个四级指标、200余个五级指标、800余个知识点。

健康素养监测的核心指标是"健康素养水平"。健康素养水平是指人群中能够正确回答80%及以上健康素养调查内容的调查对象占所有被调查者的比例。针对健康素养的不同方面及不同健康问题,将三个方面健康素养水平和六类健康问题素养水平,作为监测的分指标。需要说明的是,监测指标不是一成不变的,随着对健康素养研究的深入以及当前卫生问题的变化,监测指标也会随之不断修订。

表12-1 中国居民健康素养评价指标体系

一级指标	二级指标	三级指标
1. 基本知识和理念	1. 基本理念	1. 对健康的理解
		2. 健康相关态度
		3. 生理卫生常识
	2. 基本知识	4. 传染病相关知识
		5. 慢性病相关知识
		6. 保健与康复
		7. 安全与急救
		8. 法规政策
		9. 环境与职业
2. 健康生活方式与行为	3. 生活方式与习惯	10. 营养与膳食
		11. 运动
		12. 成瘾行为
		13. 心理调节
		14. 个人卫生习惯
	4. 卫生服务利用	15. 利用基本公共卫生服务的能力
		16. 就医行为(寻医、遵医)
3. 基本技能	5. 认知技能	17. 获取信息能力
		18. 理解沟通能力
	6. 操作技能	19. 自我保健技能
		20. 应急技能

(二)健康素养监测的方法

1. **监测对象** 非集体居住的15～69周岁具有中国国籍的常住人口,不包括集体居住于军事基地、医院、监狱、养老院、宿舍等地点的居民。常住人口是指过去12个月内在当地居住时间累计超过6个月的居民,不考虑是否具有当地户籍。

2. **样本量计算** 我国健康素养监测抽样设计遵循复杂抽样设计的原理,以概率与规模成比例(probability proportional to size,PPS)法为主导,综合应用多种随机抽样方法。利用相同精度下简单随机抽样样本量计算公式,与复杂抽样的设计效应相乘,得到样本量(n)。

$$n = \frac{\mu_\alpha^2 \times p(1-p)}{\delta^2} \times deff$$

式中：p 是预期健康素养水平，可以往年监测得到或同类地区（人群）的健康素养水平为参考；

α 为要求的显著性水平；

δ 是容许误差；

$deff$ 为设计效应。

3. 抽样原则　①保证监测样本具有代表性，代表性是抽样调查的基本要求。②考虑可行性及经济有效性，综合考虑人口构成、地理分布等因素，宜采用分层多阶段随机抽样的方法。③考虑健康素养水平在家庭中的聚集性，1个家庭只调查1名家庭成员。

4. 抽样步骤　以2012全国居民健康素养监测抽样过程为例：

第一阶段：以31个省（自治区、直辖市）为单位，每省（自治区、直辖市）按照城乡分层，采用PPS法，随机抽取监测区（县），全国共抽取336个区（县）监测点。

第二阶段：以抽中的区（县）为单位，使用PPS法在每个监测区（县）内随机抽取3个街道（乡镇）。

第三阶段：县级收集每个抽中的街道（乡镇）辖区内社区（村）名称及家庭总数信息，上报至省级健康教育专业机构。省级将家庭数在750户以下的社区（村）与相邻的社区（村）进行合并，形成新的抽样单位。如合并后家庭总数仍不满750，则继续与相邻社区（村）合并，直到所有抽样单位家庭总数均为750～1500。省级使用PPS法随机抽取2个居委会（村或合并后的抽样单位）并返回给县级。如果乡镇（街道）所辖村（社区）人口规模较小，4～5个（社区）村合并仍达不到750户的，可将抽样单元户数降低至500户左右。如果仍不能达到500户左右，请与国家项目办联系，根据具体情况确定合并方案。对于家庭户数较少的村（居委会），与临近的家庭数大于750的（社区）村合并。

第四阶段：在每个抽中的社区（村）内随机抽取60个家庭户。

第五阶段：调查员在每个抽中的家庭内，收集家庭成员信息，按照KISH表方法随机抽取15～69周岁常住人口1人开展调查，直到该社区（村）在抽取的60个家庭内完成45份调查为止，全国共计调查90720人。

5. 监测内容　居民健康素养监测的内容为中国健康教育中心编制的《全国居民健康素养监测调查问卷》，问卷包括判断题、单选题、多选题和情景分析题。判断题、单选题回答正确计1分，错误计0分；多选题回答选项与正确答案完全一致计2分,错选、漏选计0分;情景题中单选题、多选题的判分标准与单选题、多选题一致。问卷的题量不固定。以2012年全国健康素养监测问卷为例,共80个题目,满分100分。其中,判断题15题、单选题40题、多选题18题、情景题共2个大题(含单选题5题、多选题2题)。

(三)健康素养监测现场调查的组织与实施

现场调查的组织与实施是按照调查设计的要求,有序有效地开展调查资料的收集和整理工作。现场调查的组织与实施有以下几个环节:确定组织管理、制定调查实施时间表、确定调查实施的组织和人员、准备调查有关材料,进行调查人员培训、质量控制等。

1. 组织管理 在开展项目的现场调查前,首先要根据现场调查的目的,明确调查现场,与有关部门取得联系,明确各部门职责,动员有关领导,建立调查实施的领导协调机构、技术支撑部门和具体实施调查的执行机构。同时,还需要积极协调调查有关单位,建立良好的协作关系,从而保证整个调查按计划顺利执行。

2. 调查前的准备 具体如下。

(1)制定现场调查工作方案:正确、详细的调查方案是做好调查的首要条件。健康素养现场调查方案一般包括调查内容、资料收集方法、调查对象与抽样方法、工作职责、现场调查流程、质量控制方法、资料审核上报流程和时间进度要求等。

(2)人员准备:调查员的基本要求包括外表和善、有亲和力;有良好的语言表达能力;有高度的工作责任心,诚实可靠,吃苦耐劳,踏实肯干;具有良好的心理素质;具备相关专业知识。调查员人数的多少取决于调查样本量的大小,以及入户调查的天数和调查员一天的工作量,后者可以通过每天工作时数除以完成一例调查所需的时间加路途时间来估算。除调查员之外,健康素养监测现场调查过程中,还需要配备协调员、质控员和数据管理员。人员到位之后,要进行统一的培训,明确各自的职责分工和具体要求。

(3)物资准备:根据现场调查的需要先拟定一个物品清单,包括品种与数量,然后再进行分类采购和收集。物品清单如下:①现场调查方案(现场调查工作手册);②调查员工作证;③调查问卷或移动调查终端;④家庭户抽样结果表、绘制的地图、KISH表;⑤调查中使用的工具,包括笔、文件夹、手提袋等;⑥质量控制相关表格;⑦电脑、打印机、通信工具及通信录;⑧调查礼品。

3. **现场调查** 具体如下。

（1）组织动员：在社区居委会（村委会）的协助下，通过宣传栏、广播，或向居民发放《致居民的一封信》等形式，进行必要的宣传和动员工作。

（2）调查时间的安排：良好的预约工作能降低无应答率和拒访率，并且能提高调查效率。调查时间的选择应避免打扰调查对象正常的生活规律，如吃饭、休息等。

（3）现场调查流程：

步骤一：事先与将要调查社区的工作人员（如居委会工作人员或乡镇卫生院医生）联系调查时间，在调查社区工作人员带领下，到被抽中的居民家中入户访问。

步骤二：遇到"家中无人、人户分离、没有合适的成员（如家中只有15岁以下的未成年和65岁以上的老年人）"等无应答情况，则填写现场调查应答情况统计表，安排好时间再行拜访。

步骤三：自我介绍，说明调查目的。如我叫***，在*****工作，现在是中国公民健康素养监测调查项目的调查员，今天来拜访您就是向您问一些有关健康的问题，您向我们提供的任何信息都是完全保密的，并且只用于研究目的。

步骤四：根据调查对象的入选标准（①家庭常住人口；②年龄为15～69周岁），对家庭内符合调查要求的全部调查对象进行面访。

步骤五：简要介绍调查的背景，同时强调研究的重要性，以及调查对象的配合对我们研究的重要性。

步骤六：简要说明调查程序以及对方需要参与的内容和时间安排。如本次调查大约需要20min。

步骤七：记录访谈结果。

步骤八：向调查对象致以感谢，并赠送小礼品。

（4）调查过程中的注意事项：第一，知情同意原则。调查员应向调查对象充分介绍调查的目的、意义、程序以及可能会给调查对象带来的不便和损伤等，并耐心地解答调查对象所提出的疑问，在确保被调查者完全知情的情况再做同意签名。第二，保密原则。为避免因被调查者由于担心个人隐私得不到保护而提供错误信息，造成研究结果错误的情况，调查员在让调查对象知情同意的基础上，还应向被调查者承诺将对其个人身份及调查内容进行保密，所有信息仅用于本项目研究，绝不会向第三方提供。第三，保持中立的态度。除了表示出礼节性兴趣外，调查员不要就调查对象给出的答案做出任何其他反应。即使对方提问,调查员在调查结束前也不能说出自己的观点。要向调查对象解释,他们的观点才是真正有用的。第四,忠于问卷原意。调查员应严格按照调查问卷中问题的顺序及话语逐项询问,并按调查对象的回答逐项认真如实填写。如遇到被调查人文化水平低或语言障碍不能理解原意时,调查员可适当解释,但解释要忠于原意,不应自己主观猜测或估计代答。

(四)监测数据的分析与利用

1. 健康素养监测数据的分析 健康素养监测现场调查完成后,数据经过录入、清理和校验后才可以进行分析。分析的核心指标为健康素养水平,指具备健康素养的人在总人群中所占比例。判定具备基本健康素养的标准:问卷得分达到总分80%及以上,被判定具备基本健康素养。然后,可以分析基本健康知识和理念、生活方式与行为、健康技能三个方面健康素养水平。某方面健康素养水平,指具备某方面健康素养的人在总人群中所占的比例。判定具备某方面健康素养的标准:以考察某方面素养的所有题目的分值之和为总分,实际得分达到该总分80%及以上者,被判定具备该方面的健康素养。最后,还可以进一步分析六类健康问题素养。具体包括科学健康观、传染病防治素养、慢性病防治素养、安全与急救素养、基本医疗素养和健康信息素养。某类健康问题素养水平,指具备某类健康问题素养的人在总人群中所占的比例。判定具备某类健康问题素养的标准:以考察某类健康问题素养所有题目的分值之和为总分,实际得分达到该总分80%及以上者,被判定具备该类健康问题素养。值得说明的是,具体哪些题目归属于哪一个方面或维度,应根据当年监测问卷的题目设置来确定。

2. 健康素养监测数据的利用 以监测的目的为出发点,健康素养监测结果的使用大致可以分为以下三个方面。第一,针对决策者。形成健康素养监测的工作报告,评价卫生健康整体工作及健康教育、健康促进工作的效果,发现居民健康素养的薄弱环节,并提出政策建议,为卫生健康行政部门工作决策提供科学依据。第二,针对社会公众。通过向全社会发布健康素养监测的主要结果,使社会公众了解居民健康素养的现状和薄弱环节,引起社会公众对健康素养的关注,引导社会公众学习健康知识和技能,采取健康的生活方式和行为,进而提高健康素养水平。第三,针对专业技术人员。通过发布健康素养监测技术报告、在专业学术期刊上发表学术论文、开展健康素养监测经验交流等形式,使健康教育专业人员及医务人员、其他公共卫生人员熟悉健康素养监测的内容、方法和技术,了解居民健康素养水平及健康素养促进工作的需求,推动相关领域的技术创新和工作发展。

思考与练习

1. 什么是健康素养?如何判定具备某方面健康素养?
2. 在居民健康素养监测现场调查过程中应注意哪些问题?

第二节　健康需求评估、健康教育计划设计与评价

健康教育计划是科学管理健康教育与健康促进活动的体现,是实现健康教育目标的行动纲领,也是检查、监督计划进行过程,开展质量控制的标尺和效果评价的依据,也是如何利用有限的资源,最大限度改善健康问题的关键。本节全面阐述从社区需求评估、健康教育计划设计及评价的全过程,旨在让读者认识到健康教育计划从头至尾是一个系统的工作。通过需求评估全面了解现状,分析影响因素,从而有针对性地制订计划和开展实施,并在全过程开展评估。

学习目的

1. 熟悉社区需求评估定义,掌握需求的类型和需求评估的步骤,了解社区需求评估的方法。

2. 掌握健康教育计划设计的原则,了解和熟悉健康教育计划设计的步骤。

3. 掌握健康教育评价的分类和相应的内容及指标,熟悉健康教育评价设计不同方案。

预备知识

1. **社区**　社区是具有某种互动关系的和共同文化维系力的,在一定领域内相互关联的人群形成的共同体及其活动区域。构成社区的基本要素包括一

定数量的人口、一定规模的设施、一定特征的文化、一定类型的组织(一定范围的地域)。社区就是这样一个"因为特定关系聚集到一起的人的总体"。我们讲的社区不光指小区,一个单位、一个团体,甚至一个微信群,只要有相同的健康影响因素,都是我们研究的社区。

2. **社区需求评估** 社区需求评估是对一个被界定为或自称为社区的人群及存在于其中的资源的宽泛解释,旨在通过社区成员的积极参与,发展出一个行动计划或其他方式,以提高社区中的人群生活质量。要点是首先它是一个社区,二是社区成员积极参与,三是以提高社区中的人群生活质量为目标。社区需求评估是一个对社区需求、机遇、优势、劣势、愿望、能力和资源进行评估的过程,可以为社区的健康促进和项目的改变提供方向和相关信息,是对社区的全面剖析,而非针对某一个特定问题开展。

3. **研究方法** 各种流行病学研究方法,包括观察法中的一般现状研究、病例对照研究和队列研究等。

技能操作方法

(一)社区需求评估

1. **基本概念** 要了解社区需求评估,先要明确社区的定义。构成社区的基本要素包括一定数量的人口、一定规模的设施、一定特征的文化、一定类型的组织(一定范围的地域)。

2. **需求的类型** 需求的类型、评估对象和方法见表12-2。

(1)规范需求:指权威性的意见,如专家、有关单位或权威机构在调查或研究基础上界定的需求(法律法规、专业指标)。

(2)感觉需求:指社区成员自己觉得重要的问题。受社区成员个人价值观和态度的影响,不同群体有不同的感觉需求。

(3)呈现需求:指已经显示出来的需求,如就诊率、病床使用率、死亡率、缺勤率等。

(4)比较需求:指通过比较有可比性的社区人群之间的经历与资料,来探索需求的原因、解决方案与经验等。

表 12-2　需求的类型、评估对象和方法

需求类型	评估对象	评估方法
规范需求	专家	查阅规范、咨询专家
感觉需求	各种相关的人群	焦点小组讨论、访谈、社区会议,甚至闲聊、问卷
呈现需求	—	现有资料查阅、观察
比较需求	—	查阅文献和相关报告,流行病学调查

3. 需求评估的步骤　具体如下。

（1）了解社区概况:社区概况主要由社区中的人群、环境、组织及现有的健康服务提供、资源和设备等因素组成。通常可从现有的记载中获得。

（2）得到社区分析:在了解社区概况的基础上,增添内部分析,得到社区分析。内部分析是通过一定的方法对社区在提升健康水平方面拥有的优势、劣势、掌握的资源和当前阻碍等方面进行全面分析。最常用的方法是态势分析法。

（3）形成完整的社区需求评估:在社区分析的基础上,添加社区观点,可形成完整的社区需求评估。社区观点是指社区成员对社区的看法与感受。从分类上来讲实际上就是感觉需求。因为不同人群对事物的感受大相径庭,所以社区观点应该分不同人群。哪些人群应该纳入评估是这一部分的关键问题。收集观点的主要方法包括开放性深入访谈、小组讨论、问卷调查、员工意见箱等。

4. 需求评估的方法　需求评估需要定性、定量的方法联合使用,才能取得尽可能全面的数据。

（1）定性方法:①参与观察。研究人员参与社区的日常活动,了解其运行,获得社区的信任并分享社区成员的经验,从内部人员的角度来观察。②访谈。定性研究的访谈包括开放性访谈和半开放性访谈。③个案研究。对有一定深度信息的案例进行详细分析,内容包括查阅现存资料数据、个人访问、观察以及案例过程的分析。④小组性技术。有助于短时间内收集一定范围的数据。⑤针对性研究。

小组性技术又包括:①小组集中(焦点组)讨论。对某一话题感兴趣的6~10个人,具有某一相同特征。②专家讨论。事先将议题抛给小组成员,请他们独立思考后,面对面陈述意见,在此基础上进行投票表决。③德尔菲小组技术。小组成员不面对面,研究人员通过问卷询问专家或知情人,总结信息和反馈所得。

针对性研究:在需求评估中,需要确定哪些人群需要针对性研究,关系到需求评估是否足够全面和有针对性。常用的方法包括:①利益相关者分析。有两大类人群或个人需要纳入研究范围。一是,在项目会影响到他们的利益,因此他们作为受众,对项目有自己独到的见解和感受;二是,对项目本身有影响力的人群或个人,他们的观点关系到项目能否顺利开展。②网络分析。根据社会关系分析应该纳入项目研究的人群或个人。针对性研究有利于发现关键人物,并发现项目发起的切入点。

(2)定量方法:问卷、电话调查、结构性访谈、病例对照研究及资料统计等。

5. 确定优先议题 经过上述社区需求评估的过程,每个社区都可能发现很多健康问题,以及相关的健康议题。而社区的资源和能力是有限的,因此需要决策有限的资源优先投入到哪些议题。确定优先议题常用的方法如下。

(1)决策树:将需求评估得到的议题按照不同的标准逐级选拔,越晚淘汰的越优先。在选拔之前要将筛选标准根据优先级排序,先从优先级低的标准开始来选拔议题。该方法的优点是在议题较多的情况下,可以快速筛选出优先议题,但评判指标的排序可能会有争论。

(2)评分法:用一套既定的指标体系来给每个议题赋分,根据议题得分高低来确定优先议题。

综上所述,社区需求评估是对社区资源、优势、劣势、机遇的全面评估,并对面临的主要健康问题及其影响因素展开剖析,最终得到社区一定时间阶段内需要优先应对的健康议题,并为后续健康议题影响因素分析及有针对性的干预措施制定提供基础资料。

(二)健康教育计划设计

1. 健康教育计划设计的相关概念 计划是指通过预测和研究,对未来的事情做出有条理的决策。健康教育计划是有针对性地选取健康问题,有效地运用人力、物力、财力资源,制定明确可行的策略和措施,确定具体、合理的量化指标,旨在科学管 理健康教育与健康促进活动。健康教育计划是实现健康教育目标的行动纲领,亦是过程中质控的标尺和效果评价的依据。健康教育计划的制订要基于健康教育诊断调查,以确定影响居民生活质量的健康问题,综合分析该健康问题有关的影响因素,如行为发展的倾向、促成及强化因素等,掌握目标人群的基本情况、需要的各类资源、提出理论假设并制定目标、确定相关策略步骤及全过程的评价指标。健康教育计划设计是健康教育活动成功与否的关键环节,应贯穿于计划、实施和评价的全过程。

2. 健康教育计划设计的原则 具体如下。

(1) 目标原则:健康教育计划设计必须做到目标明确、重点突出,计划干预活动以正确的目标开展,合理有效地使用资源,保证计划目标的实现。健康教育计划设计目标可依据对人群健康威胁的严重程度(重要性)、危险因素的可干预性排序(有效性)、成本-效益估计、小环境与大环境结合等因素进行排序,以确立优先项目。

(2) 可行性原则:在制订计划时要衡量决策是否可行,即从人力、物力、财力、科学技术能力诸方面来说,决策都是可以执行的、是因地制宜的。要清晰地掌握目标人群的健康问题、知识水平、经济状况、风俗民情、生活习惯等一系列主客观资料,提出符合实际,易为目标人群所接受,切实可行的干预计划。在全过程中应具有科学的、能长期观察和随访的评价指标和效果测定方法。

(3) 整体性原则:制订健康教育计划要立足于全社会系统的高度,在社会发展的各个方面及发展过程中明确人民群众的卫生与健康问题,以解决这些问题。在健康教育计划设计中,制订者要具有全局观念、预测和掌控未来的能力,以确保先进性与全局性并重。

(4) 参与性原则:吸引目标人群积极参与健康教育的各项活动,主动接受健康教育至关重要,这决定着健康教育活动的成效。如何有效适宜地将计划目标和目标人群所关心的健康问题紧密结合起来是健康教育计划设计中的重点与难点。在制订计划前应对目标人群早期参与健康需求进行分析,确定优先项目并制订项目目标,从而开展设计各项干预活动的具体内容。

(5) 调节性原则:计划设计要具备可调节性,尽可能预测计划实施过程中可能发生的变化,并制定相应的对策、计划修订指征和原则,以确保健康教育计划顺利实施。

3. 健康教育计划设计的操作步骤 具体如下。

(1) 开展需求评估、确定目标:对实施健康教育计划的地理区域进行社会环境、流行病学、人群行为、所处环境、教育管理与政策等方面进行需求评估,以选取总体目标和具体目标。总体目标是宏观的、长远的努力方向,是理想的最终结果,如降低发病率、改善健康状况、提高生活质量等。具体目标则是项目直接解决的问题,如对何种人群进行,实现何种变化,计划中怎样测量与评价,具体目标必须为实现总体目标服务。

制定具体目标需遵循SMART原则:

S:具体(specific),目标要具体、明确,并能够被准确理解。

M:可测量(measurable),目标要尽可能量化,有明确的数据指标,可建立统一的、标准的、清晰的、可测量的标尺。

A:可实现(achievable),目标要通过努力、有步骤的可以实现。

R:相关(relevant),设定的具体目标要与要达到的结果相关。

T:有时限(time-bound),目标在多长时间内完成要明确。

(2)确定目标人群:目标人群指项目干预的实施对象可分为一级、二级和三级目标人群。

一级目标人群:实施建议健康行为改变的对象,如糖尿病健康教育计划中的糖尿病患者、糖耐量异常者和具有糖尿病高危因素的人群。

二级目标人群:对一级目标人群有直接影响的人,能够支持和加强一级目标人群的信念和行为的人,如家庭成员、亲戚、朋友等。

三级目标人群:一级目标人群信任的、对一级目标人群的信念和行为有间接影响的人,如卫生人员、当地的名人或权威人士等。

(3)确定干预内容、制定活动日程:根据项目目的(目标)、目标人群特征、环境条件和可得资源等情况选择最佳的干预途径、干预方法、干预时间、场所和人群,并制定教育活动日程。健康教育和健康促进项目的活动日程按程序安排可大致分为4个阶段。①调研计划阶段:包括基线调查、制订项目计划、制订监测与评价计划;②准备阶段:包括制作健康教育材料、人员培训、物质资源准备等;③干预阶段:包括干预活动开展、各种媒介渠道应用,监测与评价计划的执行等;④总结阶段:包括整理、分析所收集的材料和数据,总结分析,撰写报告等。

(4)确定项目实施人员、项目预算:确定项目实施的人员需求、选用标准,根据所需人员数量、专业、年龄、职务职称、工作背景和经验等进行岗位分配与统筹管理。

确定项目预算需遵守投资方的财务管理规定和经费使用标准,本着成本-效益原则,合理运用并做好经费使用记录。

(5)制订监测与评估计划:监测与评估是健康教育计划设计中的关键环节,应明确监测评估方法、效应指标、组织实施机构、人员、时间及经费。

（三）健康教育评价

评价的基本原理是比较,是客观实际与预期目标的比较。评价的前提是确定价值标准,这个标准可以是自身的基线水平,或者是一种公认的标准,也可以是他人的成功事实。

1. 评价的分类 根据内容、指标和研究方法的不同,可以分为形成评价、过程评价、效应评价、结局评价和总结评价。

（1）形成评价:形成评价是对健康教育计划本身的评价。①评价内容。包括计划的目标是否明确、准确;干预策略是否清晰,有效性和针对性如何,对目标人群是否可及;执行计划所需要的人力、财力、物力是否足够、分配是否合理;实施过程中的信息反馈渠道是否建立、是否通畅。②评价方法。主要是预实验、专家评估和计算机模拟等。③评价指标。计划的科学性、政策的支持性、技术的适宜性、目标人群对干预策略的接受程度等。

（2）过程评价:贯穿于健康教育计划从开始到结束的整个过程,着重关注活动的数量和质量是否按照计划执行,实施过程中是否需要修正计划。①评价内容。包括哪些人参与了健康教育活动;实际执行了哪些干预活动,这些活动是否是按计划执行,是否有所调整,为什么调整,如何调整的;参与人员对活动是否满意;人力、财力、物力的消耗情况是否与计划一致,不一致的原因是什么;相关部门或组织之间的沟通和协调如何进行。②评价指标。项目活动执行率、干预活动覆盖率、目标人群满意率等。③评价方法。查阅档案资料、目标人群调查和现场观察等。

（3）效应评价:评价健康教育活动引起的目标人群的健康相关行为及其影响因素的变化。又称近中期效果评价。①评价内容。评价目标人群健康相关的知识、态度、信念、价值观等倾向因素,环境、资源、服务、技能等促成因素,个人感受、同伴评价、公众舆论等强化因素,以及健康相关行为的变化程度。②评价指标。知识知晓率、信念持有率、行为流行率、行为改变率、环境服务设施技能等的改变率。③评价方法。查阅档案资料、目标人群调查等。

（4）结局评价:健康教育实施后目标人群健康状况乃至生活质量的变化。又称远期效果评价。①评价内容。健康状况和生命质量的变化程度。②评价指标。身高、体重、血压等生理指标,发病率、患病率等疾病与死亡指标,生活质量指数等。③评价方法。目标人群调查、疾病监测等。

（5）总结评价:指对形成评价、过程评价、效果评价的综合,以及对各方面资料的总结性概况。

2. 评价方案设计 具体如下。

（1）不设对照组的前后对照：比较目标人群在健康教育活动实施前后的有关指标的变化情况，属于自身前后对照。此设计简单方便，省时省力，适用于周期比较短、资源有限的项目。

（2）非等同比较组设计：设置一个与接受干预活动的人群（干预组）相匹配的对照组，通过对对照组和干预组在干预前后变化的比较，来评价干预的效果。可以有效消除一些混杂因素。

思考与练习

1. 如果我们要做一个工厂的健康需求评估，需要研究哪些人群或个体？

2. 简述社区健康需求评估步骤。

3. 社区开展无烟宣传健康教育活动，其活动计划设计应如何开展？

4. 在学校开展呼吸道传染病防治健康教育活动，其活动计划设计应如何开展？

5. 举例说明效应评价的内容和指标。

6. 简述比较不设对照组的前后对照评价方案与非等同比较组设计评价方案的不同，以及各自的适用范围。

第三节　重点场所健康教育

每个人总是在一定的场所中生活或工作，这些场所可以是家庭、学校、社区、医院、工作场所和养老机构等。利用场所的资源开展健康教育，是场所内成员接受健康教育较为方便、有效的途径，也是实现全周期、全方位健康服务的重要载体和环节。

本节将重点介绍医院和学校两类场所的健康教育。医院健康教育因其场所工作性质，历来是重点干预场所之一，面向患者及其家属、医院职工和社区成员提供健康教育服务。学校健康教育是全民健康教育的基础。2016年全国卫生与健康大会提出"要重视少年儿童健康"，《"健康中国2030"规划纲要》提出要重点加强健康学校建设,在青少年时期养成良好的行为习惯将令其终生受益。

学习目的

1. 熟悉医院健康教育工作内容和基本方法。
2. 掌握医院健康教育的实施与评价。
3. 掌握学校健康教育的工作任务和工作程序。

预备知识

医院健康教育泛指各级各类医疗卫生机构在临床实践中,伴随各种医疗保健活动开展的健康教育。医院健康教育的内涵包括两个方面:一方面是以"患者"为中心的"临床健康教育"或"患者健康教育";另一方面是以"健康"为中心的针对社区"健康群体"实施的健康教育活动。

学校是专门为社会化目的而设立的学习机构。学校健康教育是指利用学校现有资源,如正式和非正式课程,向学生提供完整的、积极的健康相关经验和知识结构。

技能操作方法

(一) 医院健康教育

1. 医院健康教育的任务来源 根据《中华人民共和国执业医师法》《中共中央、国务院"健康中国 2030"规划纲要》《国家卫生计生委关于印发全民健康素养促进行动规划(2014—2020 年)的通知》(国卫宣传发〔2014〕15 号)、《关于促进基本公共卫生服务逐步均等化的意见》(卫妇社发〔2009〕70 号)、《关于印发〈无烟医疗机构标准(试行)〉的通知》(卫妇社发〔2008〕15 号)和地方行政部门相关文件等要求开展医院健康教育工作。

2. 医院健康教育的内容 具体如下。

(1) 组织建设:①组织网络。建立医院健康教育领导小组,成员构成合理,分工明确,责任落实;有健康教育主管科室;专职或兼职健康教育人员不少于2人;临床、医技科室均配备兼职健康教育人员。②制度建设。制订健康促进医院建设规划和工作计划,并纳入医院目标责任管理考核。③经费保证。保证健康教育必备的仪器设备以及工作经费。

(2)医护人员健康教育理论与技术培训:①医护人员自身存在可以致病的行为危险因素。②医院内感染的预防控制。③慢性病预防的知识和技能。④健康教育与健康促进相关的理论和技能。⑤公民健康素养99条。⑥全民健康生活方式、营养与运动等相关知识技能。⑦健康城市相关理念、知识与要求等。

(3)院内健康教育:①门诊健康教育。门诊健康教育可为患者及其家属提供多种形式的健康教育,使患者及其家属在候诊、随诊过程中能获得相应的健康知识。②住院健康教育。各病区建立健康教育知识库,纳入医院临床路径等服务流程;开展住院患者入院、院中、出院健康教育,开展患者健康需求评估和健康教育效果评价。③健康教育活动。采取多种形式开展疾病及相关危害因素专题宣传教育活动。

(4)院外健康教育:①健康传播。组建院级健康科普讲师团,每月开展1次以上辖区健康教育活动。②服务下沉。联合合作医院、下级医院等开展健康教育指导和服务。③媒体健康教育。加强媒体合作,联合大众传媒开展健康教育活动。④应急健康教育。根据本地自然灾害、突发公共卫生事件开展应急健康教育工作。

(5)健康环境建设:①提供安全舒适的工作和就医环境。医院、食堂等场所设施、医疗设备等符合安全保卫、消防、食品安全、院感、污水、废弃物处理等相关标准规定。院内环境整洁营造良好的无烟环境。医院为医务人员提供一定数量的健身场所。门诊大厅设置咨询台,门诊区提供与就诊人数相适应的候诊座椅,为患者提供安全、私密的就诊环境。②建设固定的健康教育阵地。医院设置固定的健康教育阵地,门诊大厅、各病房楼层应有多种供阅览的折页、处方和手册等健康教育资料;医院门户网站设有健康教育专栏,信息定期更换;利用新媒体开展健康传播。

(6)开展无烟医疗机构建设:按照《无烟卫生计生机构评分标准》持续开展无烟医疗机构建设,达到无烟医院标准。

3. 医院健康教育的实施与评价 根据对医院的健康教育评估,明确医护人员、患者及其家属、社区居民的主要健康问题,了解其教育需求,确定教育目标,有组织、有计划、有针对性地开展健康教育活动,并进行健康教育评价。

（二）学校健康教育

1. 学校健康教育的任务来源　帮助处于生命准备期的儿童和青少年形成健康的卫生习惯和生活方式,对其一生的健康都会产生深远影响。以学校为基础的健康教育,是全民健康教育的基础。根据教育部印发《中小学生健康教育指导纲要》(教体艺〔2008〕12号)和地方卫生、教育行政部门联合印发的有关文件精神,确定学校健康教育工作的任务内容。

2. 学校健康教育的任务要求　具体如下。

（1）建立健康教育网络。学校各部门或年级都应当有兼职健康教育人员,并每年至少参加一次健康教育相关培训。把健康教育师资培训纳入到教师继续教育培训和学校自编教材培训计划中。

（2）建立健康教育阵地。至少设置1块健康教育宣传栏,每学期更换3期以上。宣传栏设置位置和形式要符合要求,内容通俗易懂,要有正确的、明确的行为建议。

（3）落实健康教育课程:根据要求中小学健康教育每学期至少落实6~7个课时;内容应当包括5个领域,即健康行为与生活方式、疾病预防、心理健康、生长发育与青春期保健、安全应急与避险。此外,根据儿童和青少年生长发育的不同阶段,按照螺旋式递进的原则,依照小学低年级(1~2年级)、小学中年级(3~4年级)、小学高年级(5~6年级)、初中年级(7~9年级)、高中年级(10~12年级)5级水平,把5个领域的内容合理分配到5级水平中,做到重点突出、循序渐进。5个不同水平互相衔接,完成中小学健康教育的总体目标。

（4）日常防病健康教育:学校积极利用讲座、板报、广播、班会课、主题竞赛等非正式课程途径,每学期对学生开展8次以上有针对性的防病健康教育活动。应注意强化各学科教师的主动参与和多学科渗透,坚持知识传授与技能传授并重、理论知识与实际生活相结合、课堂学科教育与课外实践活动相结合的原则,提高学生参与的积极性,扩大健康教育覆盖面。

（5）应急健康教育:当发生传染病疫情等突发公共卫生事件时,根据疫情防控的需要,对全体教职员工、学生及其家长开展应急健康教育,并告知其配合学校传染病预防控制工作的必要性。

3. 学校健康教育的工作程序　通过学生体检、疾病监测系统等途径明确学生主要健康问题,了解其影响因素,有组织、有计划、有针对性地开展学校健康教育活动。

思考与练习

1. 如何开展医院健康教育工作？
2. 学校健康教育的实施途径有哪些？
3. 学校健康教育实施的基本内容有哪些？

第四节　健康传播

健康传播是健康教育和健康促进的主要措施，在卫生保健服务领域发挥着重要的作用。通过有效的沟通和传递健康信息，帮助人们掌握科学的健康知识，培养健康观念，养成健康的生活方式。学习和运用健康传播的基本理论和方法是公共卫生工作者应掌握的一项基本技能。

学习目的

掌握健康传播工作内容、基本方法和基本技能。

预备知识

健康相关行为是指个人或群体的与健康或疾病有关联的行为，可分为促进健康的行为和危害健康的行为两大类。

健康教育是指帮助个人或群体改善健康相关行为的系统的社会活动。健康促进是促使人们维护和提高自身健康的过程，是协调人类与环境的战略，它规定个人与社会对健康各自所负的责任。

健康传播活动是应用传播策略来告知、影响、激励公众、政府或非政府机构，促使相关个人及组织掌握知识与信息、转变态度、做出决定并采纳有利于健康行为的活动。

技能操作方法

（一）健康传播的特点

1. **健康传播活动具有公共性和公益性** 健康传播活动满足社会和公众的健康需求,是公共卫生服务的重要内容,具有明确的公共性和公益性。

2. **健康传播对传播者有突出的素质要求** 健康传播者的主体是具有健康传播职能的机构和人员,其应具备特定的职能和素质。

3. **健康传播传递的是健康信息** 健康信息是一种卫生资源,是指一切与人健康相关的知识、观念、技能和行为模式。

4. **健康传播具有明确的目的性** 健康传播的目的分为4个层次:知晓健康信息,健康信念认同,形成健康态度,采纳健康行为。

5. **健康传播过程具有复合性** 健康传播活动中,往往经历了多次中间环节,具有多级传播、多种途径传播和多次反馈等特点。

（二）健康传播的意义

健康传播是指为维护和促进人类健康而收集、制作、传递、分享健康信息的行为和过程。健康传播不仅是健康教育工作的基本手段之一,而且也在提高患者依从性、医患沟通、应对突发公共卫生事件以及风险沟通等方面发挥重要作用。

（三）传播要素与传播过程模式

1. **拉斯韦尔五因素传播模式** 该模式为传播学奠定了理论基础,一个基本的传播过程主要由以下要素构成:传播者、受传者、信息、传播媒介与传播效果。

2. **施拉姆双向传播模式** 强调传播双方都是传播的主体,在传播过程中,传受双方的角色并不是固定不变的,一个人在发出信息时是传播者,而在接受信息时则又在扮演受传者的角色。在该模式中包含以下两个重要的传播要素。

（1）传播符号:人们在进行传播之际,将自己的意思转换成语言、文字、图画、动作或其他的感知觉符号,这些符号是信息的载体,具有形式和意义两方面的属性。

（2）反馈：指传播者获知受传者接受信息后的心理和行为反应，是体现信息交流的重要形式。

（四）健康传播的分类

1. **自我传播** 又称为人的内向传播、人内传播，属于心理学的研究范畴。

2. **人际传播** 又称为亲身传播，是个人与个人之间直接的信息交流，以个体化信息为主，交流充分、反馈及时。健康教育中常用的形式有：咨询、交谈或个别访谈、劝服、指导。

3. **群体传播** 又称为小组传播，是以活动小组的形式，一群人面对面或通过互联网开展交流互动，是一种行之有效的健康教育工作方法。

4. **组织传播** 组织传播有以下特点：沿着组织结构进行，包括下行传播、上行传播和横向传播；具有明确的目的性，其内容都是与组织有关的；组织传播的反馈是强制性的。组织传播可分为：①日常公关活动，如公关宣传、公益广告、健康教育标识系统宣传；②危机沟通。

5. **大众传播** 传统的大众传播是指职业性传播机构通过报刊、广播、电视、书籍、电影等大众传播媒介向范围广泛、为数众多的社会大众传播社会信息的过程。

（1）特点：传播者是职业性的传播机构和人员，控制着传播的过程和内容；信息是公开面向社会大众的，且传播速度快，扩散距离远，覆盖区域广泛；受众人数众多，是分散、广泛的；信息传播以单向为主，反馈间接延缓缺乏自发性；以先进技术为基础的分发系统和设备，决定着信息的物理形式、时空范围、速度和数量。材料统一成批生产和重复利用，可保证信息内容的标准化和规范化。

（2）大众传播媒介的选择原则：针对性、速度快、可及性、经济性、综合性。

（3）信息形成与材料设计：针对目标人群，分析信息需求；根据传播主题，形成核心信息；信息表达形式的设计。

（4）新媒体："新媒体"是相对传统媒体，如报纸、杂志、广播、电视等而言的，是指利用数字、网络等新技术，通过互联网、无线通信网和卫星等渠道，以电脑和手机为终端，向用户提供文字、图像、视频、音频、远程教育等交互式信息和娱乐服务的新兴传播媒体。新媒体的发展使我们从一对多的传播模式，转变到多对多的沟通模式。相对于报纸、杂志、广播、电视四大传统意义上的媒体，新媒体被形象地称为"第五媒体"。

新媒体的特点为信息海量、信息表现形式丰富、信息发布及时便捷、信息便于检索、传播方式"去中心化"。

（五）健康传播对人类健康的影响

信息传播行为与人的健康息息相关，密不可分。健康传播对人类健康的作用主要表现在以下3个方面。

1. 人际传播和群体传播是影响个人身体健康的社会心理因素　人际传播和群体传播是形成良好人际关系的手段，良好的人际交流和群体交流可通过榜样示范、社会支持和群体舆论等作用促进传播双方的态度、行为上的改变。

2. 媒介环境是作用于人类健康的重要社会因素　大众传播媒介为人们提供着不同的思想观念的行为模式，通过舆论导向、公众人物的示范作用、社会教育、发布广告等形式改变人们的健康观念，传递健康知识，乃至引导健康行为、健康消费。对大众传媒的拥有和使用习惯，还直接改变着人们的起居作息和生活方式，其代表性的表现是业余活动时间分配的改变。

3. 信息对健康的双面效应　信息是一种宝贵的健康资源。医学新知识、新技术、新观念层出不穷，日益深刻地揭示着人类生命与健康的本质，为防治疾病、保护与促进健康发挥着积极作用。但是信息也有其负向作用。现代信息社会对人类健康造成负向影响的两个主要因素是：信息污染对人身心健康带来危害，信息饱和使人承受更大的心理压力。

（六）新媒体语境下的健康教育

当今社会，大众传播是最强有力的健康传播工具。但是在大众传播高度发达的今天，人际传播和群体传播依然是人们最基本、最常用和最灵活的传播手段。在健康教育与健康促进活动中，多种传播手段并用已被证明是最有效的策略之一。随着互联网革命，在互联网广泛普及和数字化日趋完善的今天，新媒体已经逐步取代了传统媒体在人们日常生活中信息获取方式的优势地位，已经成为流量的最大入口。据"新榜"统计，截至2018年下半年，全国1500万个新媒体占据了中国人移动端内容分享的40%流量，其中珠三角和江浙沪地区成为微信公众号最活跃的区域。

借助新媒体平台的传播优势，将其应用到健康教育活动中，成本更低、速度更快、传播更广、效果更好，而且它不仅是单向普适化的信息传播，还能借助大数据,开展分人群、个性化、互动化的健康教育。

因此,新媒体成为健康教育活动中重要的传播媒介。当前最重要的新媒体平台是微信公众号和微博。我们以微信公众号为例,介绍新媒体语境下的健康教育。

1. 健康教育微信制作的"三个思维" 新媒体不同于传统媒体的传播特征,它必须明确"三个思维",即用户思维、产品思维和流量思维。

(1) 用户思维:用户思维是指精准定位目标对象即"用户",重视其痛点、心理感受,接纳其意见和建议,并提供"有用的"(可提供实际价值,具有科学性、正确性)、"好看的"(具有好的使用体验),"关心的"(有参与感的)的内容。

(2) 产品思维:产品思维则是重点关注产品的功能、性能对用户需求的满足情况,产品的"市场"定位等。每一份健康教育的新媒体内容,都应该将其作为一份"产品",并以此角度来考虑产品的功能。在内容上,要充分考虑新媒体的阅读习惯,坚持"轻阅读"原则,学会做减法,只保留用户关心的内容;大量使用比喻、俗语、网络语等帮助读者理解专业内容,一些复杂的政策解读,则可以做成"一图读懂"。

(3) 流量思维:新媒体的传播效果反馈比传统媒体更为直接和快捷。创作者应该对流量反馈及时盘点和自我审视,并总结经验,在后续创作中不断调整,适应传播规律。但要注意的是,追求流量有个前提,即不做标题党,不误导群众,内容必须权威准确。

2. "内容为王"在健康教育微信中的体现 各种新技术的不断涌现和应用,使新媒体的介质不断发生迭代,然而内容却是永恒的核心。并且随着更多新媒体形式的出现,原创的优质内容越来越成为核心竞争力。

作为健康教育微信的内容,首先必须具有科学性、准确性,符合主流医学观点。尤其,大量的健康类谣言充斥着长辈们的朋友圈,中老年人缺乏相应的辨识和免疫力,很容易成为"好心的传谣人"。对于医务人员,尤其是健康教育工作者来说,科普和辟谣的责任重大。制作者要采写自己专业相关的内容,谨慎不要随便采用未经证实、无法溯源的网络内容。与此同时,在新媒体语境中,内容的采写和取舍,必须照顾读者的学术背景和阅读习惯。这也是许多健康类微信得不到"传播"的原因所在。

如健康教育的目标对象是大众用户,则应当尽量减少医学术语的使用,尤其是一些冷门的专业知识,尽量将专业知识口语化,但也要避免要贫嘴。照顾读者的心理需求,学会讲故事。

💿 **思考与练习**

1. 试述健康传播的分类和特点。
2. 简述新媒体传播的定义和特点。

第五节　应急健康教育

健康教育在预防和控制突发公共卫生事件中起着至关重要的作用。在突发公共卫生事件前后,通过深入开展健康教育,可提高居民自我防范意识和自我保护技能,并可帮助和引导其消除恐慌心理、做好个人防护。与此同时,配合各级政府和医疗卫生机构及时、有序、高效地处理疫情,避免扩散,切实保障人民群众身体健康和生命安全,维护社会安定。

💗 **学习目的**

1. 熟悉应急健康教育的定义。
2. 掌握应急健康教育的内容和步骤。

⊞ **预备知识**

1.《中华人民共和国传染病防治法》中传染病相关概念、报告规定及法律规定的责任。
2.《突发公共卫生事件应急条例》中突发公共卫生事件的概念、分级及相应的处置规范。

技能操作方法

（一）突发公共卫生事件健康教育应急处置目的

及时向公众传播疾病流行的特点及其预防的信息。及时帮助公众树立正确防病意识，防止思想麻痹。帮助受到疫情危害的群众进行心理康复和疏导。指导公众采纳预防疾病和保护健康的行为，提高个人和群体的预防保护能力。指导公众配合政府及医疗卫生部门采取疫情防控措施。

（二）突发公共卫生事件健康教育应急处置原则

（1）政策性原则：以国家和地方政府的文件政策为指导工作的准则。

（2）科学性原则：健康教育活动必须坚持科学性原则，包括信息内容的科学性、方法的科学性，不搞脱离实际的或者形而上学的东西。

（3）预防为主原则：宣传普及各种突发公共卫生事件的防制知识，帮助公众树立科学观念和积极预防的态度，及时掌握和采取正确的预防和保护行为。

（4）针对性原则：根据当时、当地的实际情况，针对不同的对象、不同的问题，有针对性地开展传播和干预活动。传播的方式应该是当地群众喜闻乐见的；传播的信息应该简单通俗，适合当地群众的接受能力和接受习惯，让大部分人能够理解；行为指导应该要求明确、方法正确，让大部分人能够掌握。

（5）"速度快"原则：坚持"急则治标、缓则治本"的原则，传播活动和媒介的选取要以"速度快"为基本原则，及时将相关信息送到千家万户。

（三）突发公共卫生事件健康教育应急处置内容

应当向公众明确以下内容：《中华人民共和国传染病防治法》等法律法规的有关内容；对密切接触者、疑似病例进行医学观察，对临床病例进行隔离治疗的重要性；疫情相关的防制知识；如果发生或发现可疑症状应当采取的措施等。

1. 生物病原体所致疾病的健康教育应急处置内容　①根据专业机构判断，明确目前流行的疾病种类和病原体。②该疾病是可防、可控、可治的。③该疾病的症状表现，预防和治疗的措施、方法。④发现自身或他人患病时的处理方法，救治和报告情况。⑤结合不同人群生活、工作特点，应该采取的措施。⑥环境消毒、隔离需求及操作方法,专业人员可及性。⑦党和政府、卫生部门、健康教育机构在疾病防制方面所做的努力与已取得的成效。⑧改变良行为习惯。⑨自我防护的知识与技能。⑩心理支持。

2. 食物中毒健康教育应急处置内容　①根据专业机构判断,明确此次事件是何时、何地、何种原因引起的食物中毒。②有可能引起食物中毒的事件报告和就诊的流程。③食物中毒者救治途径。④党和政府、卫生部门、健康教育机构在此次事件处理中所做的努力与已取得的成效。⑤改变不良卫生习惯,预防食物中毒。饭前便后要洗手;选择新鲜和安全的食品;食品在食用前要彻底清洁;需加热的食物要彻底加热;尽量不吃剩饭剩菜,如需食用,应彻底加热;不吃霉变的粮食;警惕误食有毒有害物质;不到没有卫生许可证的小摊贩处购买食物;饮用符合卫生要求的饮用水,不喝生水或不洁净的水;提倡体育锻炼,增强机体免疫力。⑥对事件中和普通公众提供心理干预和支持服务。

3. 不明原因引起的群体性疾病健康教育应急处置内容　群体性不明原因疾病是指一定时间内(通常是指2周内),在某个相对集中的区域(如同一个医疗机构、自然村、社区、建筑工地、学校等集体单位)内同时或者相继出现3例及3例以上相同临床表现,经县级及县级以上医院组织专家会诊,不能诊断或解释病因,有重症病例或死亡病例发生的疾病。根据卫生部《群体性不明原因疾病应急处置方案》的要求:①根据专业判断,告知公众有无传染性。②患病者救治和报告流程。③提高自我防护意识和技能,避免患病。④随着调查深入和病因逐渐明确,不断修正健康教育策略和内容。⑤根据专家意见,提供心理支持服务。⑥党和政府、卫生部门、健康教育机构在此次事件处理中所做的努力与已取得的成效。⑦公众和相关部门如何预防此类事件的再次发生。

4. 职业中毒健康教育应急处置内容　①根据职业病诊断机构做出的判断和诊断,明确职业中毒性质、发生时间、波及范围、严重程度。②职业中毒的症状表现,预防、治疗的措施和方法。③向全体职工宣传职业中毒的预防、控制、治疗措施和方法。④疑似职业中毒处理、送医和报告流程。⑤结合不同岗位的作业特点与专业人员可及性,明确应该采取的措施。⑥倡导改变不卫生的行为习惯,提高自我防护的知识与技能,为公众提供心理支持。⑦各级政府和部门及专业机构在职业中毒防治方面所做的努力与已取得的成效。

5. 有毒有害因素污染引起的群体中毒健康教育应急处置内容　①根据专业机构的调查判断和诊断,明确该群体中毒事件是由哪种有毒有害因素污染引起的,以及中毒事件的发生时间、波及范围、严重程度。②患者救治与报告流程。③有针对性地开展宣传教育和健康促进,提高公众自我防护意识和技能。④根据事件处理进程,及时调整健康教育策略、内容和方法,并提供心理支持服务。⑤各级政府和卫生部门及专业机构在群体中毒事件调查处理方面所做的努力与已取得的成效。

6. 自然灾害健康教育应急处置内容 ①根据专业机构和专家的判断,明确自然灾害的发生时间、波及范围、严重程度及可能的演进态势。②面对自然灾害,公众如何确保生命财产安全,患者寻求救援的途径和自救方法。③有针对性地开展宣传教育和健康促进,提高公众自我防护意识和技能。④根据救灾进程,及时调整健康教育策略、内容和方法,并注重开展心理干预和心理支持服务。⑤各级政府和卫生部门及专业机构在救灾工作中所做的努力与已取得的成效。

7. 其他严重影响公众健康事件的健康教育应急处置内容(如生化恐怖、核恐怖、生物恐怖事件等) ①根据专业调查机构做出判断,明确该类事件的性质、波及范围和严重程度。②根据该类事件对人体危害的情况,告知患者相应的症状表现,预防、治疗的措施和方法。③科学开展宣传,告知公众预防、控制、治疗措施和方法。④自身或他人罹患后的处理、就医和报告流程。⑤应该采取的消毒、洗消、隔离措施,个人、家庭防控方法,寻求救援的途径和自救方法。⑥提高公众自我防护的知识与技能,为公众提供心理支持。⑦各级政府和卫生部门及专业机构在应对该类事件方面所做的努力与已取得的成效。

(四)突发公共卫生事件健康教育应急处置方法

根据突发性公共卫生事件严重程度和疫情变化情况,按疫情等级,分级实施紧急宣传控制措施,以达到最佳预防控制效果。以全民普及防制知识为基础,在疫情发生的不同阶段,通过公众心理变化的分析,及时调整宣传教育策略,开展有针对性的健康促进活动,及时组织更新相应的科普宣传内容,通过各种途径,利用各种宣传手段大力开展健康教育活动。

1. 在疫情发生前 ①及时向上级领导部门汇报有关突发疫情防制健康教育工作的计划,争取上级领导的支持,尽早部署工作。②深入可能发生疫情的地区,了解当地环境卫生情况和群众的心理准备情况,分析受众特点和信息需求。③及时对其他地区(尤其是临近地区)发生的突发疫情进行估计并为当地大众媒体(电视台、广播台、报纸、网络等)提供最新的信息,以引起大众的警惕和关注,做好应急的心理和物质准备。④对群众进行健康教育,使群众了解突发疫情流行的特点及其危害,引起他们对预防的重视,并告诉他们如何预防。⑤采取简单的程序快速制作相关疾病防制传播材料,如墙报、挂图、标语、传单等,内容以疾病的流行特点和预防为主。⑥及时对全市健康教育专(兼)职人员进行培训,以疾病的流行特点、临床特征、预防措施以及如何开展传播活动等内容为主,提高他们开展公众健康教育的能力。

2. 当疫情出现时 ①当疫情出现时要及时了解疫情的相关信息,如疫情发生地点、范围、严重程度、疫情地区的环境卫生问题、群众的生活设施状况等。②根据疫区的面积、人口数、环境卫生问题和群众生活问题,研究需要立即传播的重点信息,并与媒体取得联系,将计划付诸实施。③将原先已经预备的传播材料进行整理,选用有针对性的内容迅速送往疫区。④在农村地区充分利用县、乡广播台(站)进行广播宣传,充分利用广播开展宣传教育活动。⑤迅速编辑通俗易懂、易记的信息以传单、卡片、微信、短信等各种形式发放到群众手中。⑥信息传播不能代替必要的、具体的干预活动。健康教育工作者在必要时要对群众的卫生行为给予具体的指导和干预,如如何洗手、如何消毒等。

3. 疫情的减退期 在疫情得到控制或者开始减退的阶段,除了继续做好相关疾病预防的健康教育工作外,要注意对因疫情造成身体和心理创伤康复进行健康教育指导。①指导群众如何利用当地提供的卫生服务,如主动到医务人员处检查身体、注射疫苗等。在社区里、邻里间倡导互相关心、互相帮助,发扬一人有难、八方支援的友好风尚,这种社区关怀对受创伤的群众的心理康复是十分重要。②继续针对疫区的主要卫生问题和群众的健康问题开展大众和人际传播活动,以人际传播为主,深入细致地指导群众摒弃陋习、改变不健康的生活方式,同时继续开展爱国卫生运动,动员群众参与到治理环境、杀灭致病微生物、预防传染病的活动中去。③继续根据群众的信息需求、信息接受能力制作急需的健康教育传播材料,在疫区群众中使用。疫情之后,须对其宣传效果做出评估,以总结经验,更好地指导今后的防病健康教育工作。

(五)突发公共卫生事件健康教育形式

及时对突发疫情做出估计并为当地大众媒介(电视、网络、广播电台、报纸等)提供最新的信息,以引起大众的警惕和关注,做好应急的心理和物资准备。通过报刊、电视、电台、网络、微信、短信等形式及时宣传和报道疾病防制的有关信息,采用专版、专题节目形式传播防制知识。通过全市医院、社区、学校、企事业单位健康教育宣传阵地(宣传橱窗、黑板报、闭路电视、电子屏幕、内部网络、横幅标语等)普及疾病防制知识。通过交通、文化、旅游、商业、公安等部门对流动人口(包括外来人口)进行有关疾病防制知识宣传。县(市、区)各级健教机构采取简单的程序快速制作疾病防制传播材料,如墙报、挂图、标语、传单、实物等,内容以疾病的流行特点和预防为主,发放到各单位。开通和公布公众咨询热线,利用咨询电话、微信等互动平台及时解答公众的疑问。

(六)突发公共卫生事件健康教育工作步骤

1. **确定事件性质、原因和处理办法**　根据突发公共卫生事件的性质、原因和处理办法,按照健康教育快速评估办法,确定目标人群、核心信息和传播方法,制订工作方案,制定相应的应急健康教育策略,做好人员、技术、资料等物资储备。

2. **因地制宜地利用各种健康教育资源**　采取大众传播和人际传播相结合的办法,积极开展有针对性的健康教育传播和干预。

3. **开展效果评估**　具体如下。

(1)开展过程性评估:对计划完成情况以及不同人群相关知识、态度、心理和行为状态进行分析评估,根据评估结果有针对性地调整干预计划、方法、策略等。

(2)事件结束后效果评估:对此次事件的处置情况、计划完成情况以及不同人群对此次突发公共卫生事件相关防制知识的掌握情况,对事件的态度、心理状态及行为情况进行评估,为今后开展工作提供可借鉴的依据。

(七)保障措施

1. **财力支持**　需要各级财政部门为健康教育工作提供合理而充足的资金保障。

2. **人力资源保障**　各级疾控中心成立突发公共卫生事件应急健康教育领导小组,由健康教育分管领导负责领导、组织、协调、检查和督促辖区内的突发公共卫生事件应急健康教育工作。根据灾害、疫情的预测和变化情况,积极开展相应的健康教育技术指导。辖区内各级各类医疗单位要加强对突发公共卫生事件的健康教育,对乡镇/街道居民宣传和普及相关防制知识。

3. **媒体支持**　由政府牵头,加强和媒体的联系,并与媒体保持良好的合作关系。积极减少可造成负面影响的信息报道,将最新的健康教育知识提供给媒体,增加正面引导信息的报道,使公众树立战胜灾情、疫情的信心。

4. 社会动员 积极发挥健康教育网络和志愿者队伍的作用,动员社会各界支持健康教育工作的开展,为抗灾防疫工作提供良好的外部环境。

应急健康教育是突发公共卫生事件应对措施的组成部分。应急健康教育工作的重点是在疫情发生前让群众充分了解疾病的特点,掌握预防疾病的知识和技能,如何让各相关部门了解疾病的严重性和危害性,从而做好相关预防工作,做到防患于未然。当然,即使如此,疫情还是有可能发生的。疫情发生后则需要快速反应和规范操作,为疫情处置提供强有力的支持。

思考与练习

1. 简述突发公共卫生事件健康教育的应急处理原则。

2. 本地发生登革热疫情后,健康教育应该在什么时候开始,做哪些工作?

第十三章 消毒与病媒生物防制

　　消毒与病媒生物防制是传染性疾病控制学的重要组成,主要通过对病原微生物和病媒生物采取隔离、控制、清除等技术措施,从而有效切断传染性疾病的传播途径,最终达到控制传染性疾病传播的目的。在传染性疾病疫情处置、突发公共卫生事件处置、大型活动保障等中,消毒与病媒生物防制均发挥了至关重要的作用。在消毒与病媒生物防制工作中,消毒与隔离技术、消毒质量监测、病媒生物的监测与控制技术等是公共卫生工作人员应掌握的基本技能。

　　本章依据疾病预防控制工作职责,将消毒与病媒生物防制工作分解成个人防护、消毒的基本方法、消毒剂的使用、消毒效果评价、疫源地消毒、病媒生物防制的基本方法、病媒生物监测与防制效果评估、常用施药器械的使用等方面,并采用文字讲解和多媒体演示形式,以便于初学者熟悉和掌握消毒与病媒生物防制相关的技术与方法。

第一节　个人防护

　　个人防护(personal protection)是为了保护处置传染病疫情和突发公共卫生事件的工作人员免受生物、化学、放射性污染等,而穿戴的各种屏障装备,包括口罩、护目镜、防护面罩、防护服、帽子、手套和鞋套等。

🔘 学习目的

1. 了解个人防护有关概念、个人防护的方法。
2. 掌握二级防护用品穿脱程序。

预备知识

1. 个人防护有关概念　具体如下。

（1）感染源（source of infection）：病原体自然生存、繁殖并排出的宿主或场所。

（2）传播途径（modes of transmission）：病原体从感染源传播到易感人群的途径。

（3）易感人群（susceptible hosts）：对某种疾病缺乏免疫力，易受该病感染的人群。

（4）标准预防（standard precautions）：针对医院所有患者和医务人员采取的一组预防感染措施。包括手卫生，根据预期可能的暴露选用手套、隔离衣、口罩、护目镜或防护面屏，以及安全注射。也包括穿戴合适的防护用品处理污染的物品与医疗器械。

（5）空气传播（airborne transmission）：带有病原微生物的微粒（直径≤5μm）通过空气流动导致的疾病传播。

（6）飞沫传播（droplet transmission）：带有病原微生物的飞沫（直径＞5μm）在空气中短距离（1m内）移动，感染易感人群的口鼻黏膜或眼结膜等导致的疾病传播。

（7）接触传播（contact transmission）：通过手、媒介物直接或间接接触传播病原体导致的疾病传播。

2. 防护水平及防护要求　根据传染病危害程度或处理突发公共卫生事件的危险程度等因素将个人防护水平分为三级。

（1）一级防护水平：适用于对可疑病例以及密切接触者进行流行病学调查，处理非呼吸道传染病患者的相关物品和疫点终末消毒，对公共场所的预防性消毒。防护要求：穿戴医用防护口罩或外科口罩、隔离服或工作服、工作帽、工作鞋、乳胶手套。

（2）二级防护水平：适用于隔离留观、标本采集、排泄物处理和疫区终末消毒。防护要求：穿戴符合N95或医用防护口罩标准的口罩、连体式防护服、乳胶手套、护目镜、防护鞋、防护帽。

（3）三级防护水平：适用于致病性病原微生物标本的采集和诊断，气管切开、插管及吸痰。防护要求：在二级防护基础上，增加正压防护服和全面型呼吸防护器。

3. **个人防护方法** 在标准预防的基础上,应根据疾病不同的传播途径(接触传播、空气传播、飞沫传播等),结合实际情况制定相应的隔离与预防措施。

(1) 接触传播疾病的隔离与预防:接触传播疾病如肠道感染、皮肤感染等的防护,要求在标准预防的基础上,限制患者活动范围,减少标本转运,减少对医务人员、其他患者和环境物体表面的污染。接触隔离患者时戴手套;离开隔离病房前摘除手套,进行手卫生。

(2) 空气传播疾病的隔离与预防:空气传播疾病如肺结核、水痘等的防护,要求在标准预防的基础上,限制患者活动范围,进行严格空气消毒;进入确诊或可疑传染病患者病房时,应戴医用防护口罩、帽子、手套,穿防护服,必要时戴护目镜或防护面罩。

(3) 飞沫传播疾病的隔离与预防:飞沫传播疾病如百日咳、流行性感冒、流行性脑脊髓膜炎、病毒性腮腺炎等的防护,要求在标准预防的基础上,对患者进行隔离与预防,减少转运,加强通风或空气消毒;与患者近距离(1m以内)接触时,应戴帽子、医用防护口罩、手套,穿防护服,必要时戴护目镜或防护面罩。

4. **参考资料** 《医院隔离技术规范》(WS/T 311—2009)、《疫源地消毒总则》(GB 19193—2015)。所有引用的相关标准以最新有效版本为准。

🅱 技能操作方法

(一)个人防护用品的选择

1. **隔离衣与防护服** 应根据工作需要,选用隔离衣或防护服。当接触经接触传播的感染性疾病患者,在可能受到患者血液、体液、分泌物喷溅时,应穿隔离衣;当接触经空气或飞沫传播的感染性疾病患者,或甲类传染病以及按甲类传染病管理的患者,在可能受到患者血液、体液、分泌物喷溅时,应穿防护服。

2. **护目镜、防护面罩** 在进行诊疗、护理操作,可能发生患者血液、体液、排泄物、分泌物等喷溅时,或近距离接触经飞沫传播的感染性疾病患者时,应使用护目镜或防护面罩,每次使用后应对护目镜或防护面罩进行清洁与消毒。

3. **口罩** 医务人员根据不同的操作要求选用不同种类的口罩。一般诊疗活动,可佩戴外科口罩;在手术室工作、护理免疫功能低下的患者或进行体腔穿刺等操作时,应戴外科口罩;接触经空气传播或近距离接触经飞沫传播的呼吸道传染病患者时,应戴医用防护口罩。

4. **防护帽**　工作人员佩戴简易防护帽可以保护自己免受化学和生物危害物质飞溅至头部(头发)所造成的污染。一般的连体防护服都带有防护帽。高等级的生物安全实验室应为工作人员配备连体式防护服。

5. **防护手套**　根据不同操作的需要,选择合适种类和规格的手套。接触患者的血液、体液、排泄物、呕吐物等污染物时,应戴手套。进行手术等无菌操作时,应戴无菌手套。

6. **鞋套**　鞋套应一次性使用,且要求鞋套具有良好的防水性能。从潜在污染区进入污染区时或从缓冲间进入负压病房时,应穿鞋套;应及时更换破损鞋套。

(二) 二级防护用品穿脱

1. **二级防护用品穿戴顺序**　具体如下。

第一步:戴口罩。一只手托着口罩,扣于面部适当的部位,另一只手将口罩带戴在合适的部位,双手从中间向两侧下移压,紧贴于鼻梁。戴好后进行气密性检查。

第二步:戴帽子。注意双手不接触面部口罩。

第三步:穿防护服。

第四步:戴防护眼镜。注意双手不接触面部。

第五步:套鞋套或胶鞋。

第六步:戴手套。注意将手套套在防护服袖口外面。

2. **二级防护用品脱掉顺序**　具体如下。

第一步:摘下防护镜,放入黄色塑料袋中。

第二步:解开防护服,摘掉手套,将反面朝外,放入黄色塑料袋中。

第三步:防护服连同鞋套或胶鞋一起脱下,防护服里面朝外包裹鞋套或胶鞋,然后一起放入黄色塑料袋中。

第四步:将手指内面朝外掏进帽子,将帽子轻轻摘下,将反面朝外,放入黄色塑料袋中。

第五步:摘掉口罩。一手按住口罩,另一只手将口罩带摘下(注意双手不接触面部),放入黄色塑料袋中,扎紧袋口。

第六步:洗手消毒。

思考与练习

1. 什么是个人防护？个人防护用品有哪些？

2. 某地发生人感染 H7N9 禽流感疫情,现需要对疫点进行终末消毒,请演示对该疫点消毒过程中,个人防护的穿脱程序。

第二节　消毒的基本方法

消毒可以控制传播媒介上的病原微生物,有效的消毒对于传染病防控具有重要意义,需根据消毒、灭菌方法的原则采取适合的消毒方法,保证消毒的有效性。

学习目的

1. 掌握消毒的基本概念。
2. 掌握常用消毒方法。

预备知识

1. **基本概念**　具体如下。

（1）消毒（disinfection）:是指清除或杀死传播媒介上的病原微生物,进行无害化处理。

（2）灭菌（sterilization）:是指杀灭或清除传播媒介(医疗器械、器具和物品)上一切微生物的处理。

（3）消毒剂（disinfectant）:是用于杀灭传播媒介上的微生物,使其达到消毒要求的制剂。

（4）灭菌剂（sterile agent）:可杀死一切微生物(包括细菌芽胞),使其达到灭菌要求的制剂。

2. 选择消毒、灭菌方法的原则 具体如下。

（1）使用经卫生行政部门批准的消毒药、械，并按照批准的范围和方法在医疗卫生机构和疫源地等消毒中使用。

（2）根据物品污染后的危害程度选择消毒、灭菌的方法：①高度危险的物品，必须选用灭菌的方法处理。②中度危险性物品，一般情况下达到消毒标准即可，可选用中水平或高水平消毒法。但中度危险性物品的消毒要求并不相同，有些要求严格，例如内窥镜、体温表等需采用高水平消毒方法消毒。③低度危险性物品，一般可用低水平消毒方法，或只做一般的清洁处理，仅在特殊情况下，才进行特殊消毒。例如，当有病原微生物污染时，必须针对污染病原微生物的种类选用有效的消毒方法。

（3）根据物品上污染微生物的种类、数量和危害性选择消毒、灭菌方法：①对受到细菌芽胞、真菌孢子、分枝杆菌和经血传播病原体（乙型肝炎病毒、丙型肝炎病毒、艾滋病病毒等）污染的物品，选用高水平消毒法或灭菌法。②对受到真菌、亲水病毒、螺旋体、支原体、衣原体等病原微生物污染的物品，选用中水平以上消毒法。③对受到一般细菌和亲脂病毒等污染的物品，可选用中水平或低水平消毒法。④对存在较多有机物的物品消毒或消毒物品上微生物污染特别严重时，应加大消毒药剂的使用剂量、延长消毒时间。

（4）根据消毒物品的性质选择消毒方法。选择消毒方法时需考虑，一是要保护消毒物品不受损坏，二是使消毒方法易于发挥作用。①耐高温、耐湿的物品和器材，应首选压力蒸汽灭菌；耐高温的玻璃器材、油剂类和干粉类等可选用干热灭菌。②不耐热、不耐湿物品，可选择低温灭菌方法，如环氧乙烷或低温蒸汽甲醛气体灭菌。③器械的浸泡灭菌，应选择对金属基本无腐蚀性的消毒剂。④选择表面消毒方法，应考虑表面性质，光滑表面可选择紫外线消毒器近距离照射，或液体消毒剂擦拭；多孔材料表面可采用喷雾消毒法。

4. 参考资料 《消毒专业名词术语》（WS/T 466—2014）、《医院消毒卫生标准》（GB 15982—2012）、《疫源地消毒总则》（GB 19193—2015）。所有引用的相关技术标准以最新有效版本为准。

技能操作方法

（一）消毒方法的选择与操作

1. 煮沸消毒法 具体如下。

（1）适用范围：餐（饮）具、服装、被单等耐湿、耐热物品的消毒。

（2）操作方法及注意事项：煮锅内的水应将物品全部淹没，水沸腾后开始计时，持续加热15～30min，计时后不得再加入新的物品，否则应从重新加入物品再次煮沸时算持续加热时间。亦可用0.5%肥皂水或1%碳酸钠溶液代替清水，以增强消毒效果。

2. 紫外线消毒 具体如下。

（1）适用范围：室内空气、物体表面和水及其他液体的消毒。紫外线可以杀灭各种微生物，包括细菌繁殖体、芽胞、分枝杆菌、病毒、真菌、立克次体和支原体等，凡被上述微生物污染的物体表面、水和室内空气均可用紫外线消毒。

（2）操作方法及注意事项：①在使用过程中，应保持紫外线灯表面的清洁。②空气和水中的悬浮粒子也可影响消毒效果，用紫外线灯对室内空气消毒时，房间内应保持清洁干燥，减少尘埃和水雾。温度<20℃或温度>40℃，相对湿度>60%时，应适当延长照射时间。③紫外线辐照能量低，穿透力弱，仅能杀灭直接照射到的微生物，所以用紫外线消毒物品表面时，应充分暴露照射表面，以达到足够的照射剂量。④避免紫外线光源照射到人引起损伤。⑤紫外线强度计至少1年标定1次。

3. 消毒液浸泡消毒法 具体如下。

（1）适用范围：餐（饮）具、织物、污染的医疗器械等的消毒。

（2）操作方法及注意事项：消毒液应将物品全部浸没。对有导管或管腔类物品，应使管腔内充满消毒液。作用至规定时间后取出，用规定的治疗用水冲洗、干燥。

4. 消毒液擦拭消毒法 具体如下。

（1）适用范围：硬质物体表面的消毒。

（2）操作方法及注意事项：用织物浸以消毒液，依次往返（不重叠）擦拭被消毒物品表面。不可用同一织物无规律的反复擦拭物体表面。

5. 消毒液喷雾消毒法 具体如下。

（1）适用范围：室内空气、物体表面的消毒。

（2）操作方法及注意事项：①普通喷雾消毒法。用普通喷雾器进行消毒液喷雾，宜使物品表面全部润湿，作用至规定时间。喷雾顺序宜先上后下，先左后右。注意个人防护。②气溶胶喷雾消毒法。喷雾时，关好门窗，喷距以消毒液能均匀覆盖在物品表面为度。喷雾结束30~60min后，打开门窗，散去空气中残留的消毒剂雾粒。过程中，应注意个人防护。

6. 环氧乙烷简易熏蒸消毒法　具体如下。

（1）适用范围：书信、电器及电子设备等不耐湿、热和易被腐蚀物品的消毒。

（2）操作方法及注意事项：将物品放入丁基橡胶消毒袋中，排尽袋中空气，扎紧袋口。通入环氧乙烷气体。待作用至规定时间（16~24h），于通风处打开消毒袋，取出物品，使残留环氧乙烷自然消散。环氧乙烷为易燃易爆品，使用过程中室内不得有明火或电火花。本法不得用于对房间的消毒。

思考与练习

1. 简述不同微生物对化学消毒因子敏感性的高低。

2. 某学校诺如病毒爆发，该选择什么方法对其教学楼进行消毒？如何对呕吐物进行处理？

第三节　消毒剂的使用

消毒剂是一类可用于杀灭传播媒介上的微生物，使其达到消毒或灭菌要求的制剂。消毒剂按照其作用水平可分为高效消毒剂、中效消毒剂和低效消毒剂。高效消毒剂可杀灭细菌芽胞、一切细菌繁殖体（包括分枝杆菌）、病毒、真菌及其孢子等，如含氯消毒剂、过氧乙酸等强氧化剂等。中效消毒剂可杀灭分枝杆菌、真菌、病毒及细菌繁殖体等微生物，如含碘消毒剂、醇类消毒剂、复方双链季铵盐类消毒剂等。低效消毒剂仅可杀灭细菌繁殖体和亲脂病毒，如苯扎溴铵、氯己定(洗必泰)，以及汞、银、铜等金属离子类消毒剂。

学习目的

1. 了解消毒剂的种类。
2. 掌握消毒剂的适用范围和使用方法。

预备知识

1. **含氯消毒剂** 含氯消毒剂是指在水中能产生具有杀菌活性的次氯酸的一类化学消毒剂,属高效消毒剂,具有广谱、速效、低毒或无毒、对金属有腐蚀性、对织物有漂白作用,受有机物影响很大,粉剂稳定而水剂不稳定等特点。常用的含氯消毒剂有:①液氯,含有效氯>99.5%(v/v);②漂白粉,含有效氯25%(w/w);③漂白粉精,含有效氯80%(w/w);④三合二,含有效氯56%(w/w);⑤次氯酸钠,工业制备的含有效氯10%(w/w);⑥二氯异氰尿酸钠,含有效氯60%(w/w);⑦三氯异氰尿酸,含有效氯85%~90%(w/w);⑧氯化磷酸二钠,含有效氯2.6%(w/w)。含氯消毒剂适用于一般环境物体表面消毒,如饮食器具、果蔬消毒;白色织物消毒;空气、地面、水、患者或病畜排泄物、患者血液分泌物、疫源地等消毒。

注意事项:

(1)粉剂应于阴凉处避光、防潮、密封保存;水剂应于阴凉处避光、密闭保存。应用溶液应现配现用。

(2)配制漂白粉等粉剂溶液时,应戴口罩、橡胶手套。

(3)未加防锈剂的含氯消毒剂对金属有腐蚀性,不应用于金属器械的消毒;采用加防锈剂的含氯消毒剂对金属器械消毒后,应终末漂洗水冲洗干净,并用无菌布(巾)擦干后使用。

(4)不应用于有色织物的消毒。

(5)用于消毒餐具时,应及时用清水冲洗。

(6)若存在大量有机物时,应提高使用浓度或延长作用时间。

(7)用于污水消毒时,应根据污水中还原性物质含量适当增加浓度。

2. **戊二醛消毒剂** 戊二醛消毒剂为无色透明液体,无沉淀物,有醛刺激性气味,属灭菌剂,具有广谱、高效杀菌作用,对金属腐蚀性小,受有机物影响小等特点,戊二醛含量范围为2.0%~2.5%。商业成品的戊二醛pH为3.5~4.5;

加入pH调节剂后应用液的pH为7.5～8.0。主要用于医疗器械的浸泡消毒与灭菌,但不能用于注射针头、手术缝合线及棉线类物品的消毒与灭菌,也不能用于室内物体表面的擦拭或喷雾消毒,以及室内空气消毒或手、皮肤黏膜消毒。

注意事项:

(1)戊二醛消毒剂对皮肤和黏膜有刺激性,对人有毒性,戊二醛对眼睛有严重的伤害,应在通风良好处配制、使用,同时注意个人防护,戴防护口罩、防护手套和防护眼镜。如不慎接触,应立即用清水连续冲洗,如伤及眼睛应及早就医。

(2)用于浸泡器械的容器必须洁净、加盖,使用前需先经消毒处理。

(3)在常温条件下,加入碳酸氢钠和亚硝酸钠后的戊二醛需连续使用时,应加强戊二醛浓度监测,当浓度<1.8%时,应停止使用,且连续使用时间不应超过14d。

(4)经消毒或灭菌后的医疗器械,使用前以无菌方式取出,用无菌蒸馏水反复冲洗干净,再用无菌布(巾)等擦干后再使用。

(5)应在通风良好处使用,必要时使用场所应有排风设备。如使用场所空气中戊二醛浓度过高,则应配备自给式呼吸器(正压式防护面具)。

3. 二氧化氯消毒剂　　二氧化氯属高效消毒剂,具有广谱、高效、速效杀菌作用,对金属有腐蚀性,对织物有漂白作用,消毒效果受有机物影响很大。二氧化氯分一元型和二元型。二元型二氧化氯相对于一元型二氧化氯稳定性较差。二氧化氯消毒剂适用于环境和物体表面的消毒;食品加工器具、餐饮具、蔬菜和水果等的消毒;生活饮用水(包括二次供水)、游泳池水、医疗机构污水、城市中水的消毒处理以及非金属医疗器械等的消毒。

注意事项:

(1)配制后生成的二元型二氧化氯活化液不稳定,应现配现用。

(2)二氧化氯消毒剂应储存于避光、阴凉、干燥、通风处,不得与酸类、有机物、易燃物以及其他强还原剂接触或共同存贮。

(3)配制二氧化氯应用液时,不得与其他消毒剂、碱或有机物混用。

(4)二氧化氯对金属有腐蚀性,金属制品经二氧化氯消毒后应迅速用清水冲洗干净,并沥干。

(5)二氧化氯有漂白作用,不宜用于有色织物。

(6)使用时应戴手套、口罩,避免高浓度消毒剂接触皮肤或吸入呼吸道。

如不慎接触眼睛,应立即用水冲洗,严重者应及早就医。

4. 过氧乙酸消毒剂　过氧乙酸属灭菌剂,具有广谱、高效、低毒,对金属及织物有腐蚀性,受有机物影响大,稳定性差等特点。剂型分一元型和二元型。二元型的浓度为15%～21%(w/v)。一元型过氧乙酸消毒液应按其说明书使用。过氧乙酸消毒剂适用于耐腐蚀物品、环境、医疗器械等的消毒与灭菌。

注意事项:

(1)二元型过氧乙酸消毒剂有效期为2年,一元型过氧乙酸消毒剂有效期为6个月～1年。

(2)过氧乙酸不稳定,应贮存于通风阴凉处,用前应测定有效含量,原液浓度低于12%时禁止使用。

(3)二元型过氧乙酸,消毒剂在使用前按1:1的比例进行配制,在常温下放置24h后才能使用。过氧乙酸稀释液应临用前配制,当天配当天使用,不能过夜。

(4)配制溶液时,不得与碱或有机物相混合。

(5)过氧乙酸对金属有腐蚀性,对织物有漂白作用。金属制品与织物经浸泡消毒后,应立即用清水冲洗干净。

(6)使用浓溶液时,谨防溅入眼内或皮肤黏膜上,一旦溅上,立即用清水冲洗,严重者应及早就医。

(7)消毒被血液、脓液等有机物污染的物品时,应适当延长作用时间。

(8)消毒时,应佩戴个人防护用品。

(9)如出现容器破裂或渗漏现象,应用大量水冲洗,或用沙子、惰性吸收剂吸收残液,并采用相应的安全防护措施。

(10)过氧乙酸易燃、易爆,遇明火、高热会引起燃烧、爆炸;与还原剂接触,遇金属粉末有燃烧、爆炸的风险。

5. 过氧化氢消毒剂　过氧化氢属高效消毒剂,具有广谱、高效、速效、无毒、对金属及织物有腐蚀性、稀释液不稳定等特点。影响过氧化氢消毒剂消毒效果的主要因素包括浓度、温度、有机物含量,通常浓度越高,杀菌作用越强;温度对消毒效果的影响体现在杀菌作用随温度升高而加强;有机物对过氧化氢消毒效果影响较小。另外,作用时间、相对湿度等也都不同程度影响其消毒效果。过氧化氢消毒剂适用于环境和物品表面的消毒,同时也可以用于空气的消毒,以及丙烯酸树脂制成的外科埋植物、隐形眼镜、不耐热的塑料制品、餐具、服装、饮水等的消毒和口腔含漱、外科伤口清洗。

注意事项：

（1）过氧化氢应贮存于通风阴凉处，用前应测定有效含量。

（2）稀释液不稳定，应临用临配。

（3）配制溶液时不得与还原剂、碱、碘化物、高锰酸钾等强氧化剂混合。

（4）过氧化氢对金属有腐蚀性，对织物有漂白作用。

（5）使用浓溶液时，谨防溅入眼内或皮肤黏膜上，一旦溅上，立即用清水冲洗。

（6）消毒被血液、脓液等有机物污染的物品时，应适当延长作用时间。

6. 乙醇消毒剂　乙醇属中效消毒剂，具有中效、速效、无毒、对皮肤黏膜有刺激性、对金属无腐蚀性、受有机物影响很大、易挥发、不稳定等特点。乙醇能杀死结核分枝杆菌、真菌、所有亲脂性病毒和一些亲水性病毒（如腺病毒、鼻病毒），但对细菌芽胞无效。当浓度稀释至50%以下时，杀菌活性急剧下降。乙醇溶液适用于皮肤、环境表面及医疗器械的消毒等。

注意事项：

（1）乙醇是易燃品，因此应在阴凉、通风处存放。

（2）当大面积、大剂量、高浓度下使用乙醇溶液进行环境消毒时应避免明火的暴露。

（3）长时间接触乙醇，会导致橡胶和某些塑料管膨胀和变硬，橡胶、塑料和瓷砖变白等现象。

7. 季铵盐类消毒剂　季铵盐类消毒剂是中、低效消毒剂，是很好的清洁剂。季铵盐消毒剂可杀灭真菌、细菌和亲脂类病毒，对结核杆菌、亲水类病毒的效果相对较弱，不能杀死芽胞。氯型季铵盐是由C_8-C_{18}的脂肪链（单链或双链）、甲基（或苄基、乙基苄基）组成的氯化季铵盐及松宁基、二甲基、苄基组成的氯化苄铵松宁。溴型季铵盐是由C_8-C_{18}的脂肪链（单链或双链）、甲基（或苄基、乙基苄基）组成的溴化季铵盐。季铵盐类消毒剂适用于环境与物体表面（包括纤维与织物）、食品加工设备与器皿、手的卫生消毒，与醇复配时可用于手的外科消毒、皮肤和黏膜的消毒，但不适用于瓜果蔬菜的消毒。

注意事项：

（1）避免接触有机物和拮抗物。

（2）不能与肥皂或其他阴离子洗涤剂同用，也不能与碘或过氧化物（如高锰酸钾、过氧化氢、磺胺粉等）同用。

（3）低温时可能出现浑浊或沉淀，可置于温水中加温。

（4）一旦发生应用液引起眼部不适或刺激，立即使用大量清水进行冲洗。

（5）高浓度原液可造成严重的角膜以及皮肤、黏膜灼伤，操作时须穿戴防护服、眼罩、面罩和橡胶手套。一旦接触，应立即用大量清水冲洗15～20min，检查有无灼伤以确定是否就医。

8. **参考资料**　《次氯酸钠发生器安全与卫生标准》（GB 28233—2011）、《戊二醛消毒剂卫生标准》（GB 26372—2010）、《二氧化氯消毒剂卫生标准》（GB 26366—2010）、《过氧化物类消毒剂卫生标准》（GB 26371—2010）、《乙醇消毒剂卫生标准》（GB 26373—2010）、《季铵盐类消毒剂卫生标准》（GB 26369—2010）、《消毒技术规范》（卫生部2002版）。所有引用的相关技术标准以最新有效版本为准。

技能操作方法

（一）含氯消毒液的配制及使用方法

1. **消毒液配制**　根据有效氯含量，用水将含氯消毒剂配制成所需浓度溶液。具体步骤如下：①确定或测定含氯消毒液原液的有效含量（C）。②确定欲配制应用液的浓度（C'）和毫升数（V'）。③计算所需消毒剂的量（V），V＝（V'×C'）/C。④计算所需水的毫升数（X），X＝V'－V。⑤取消毒剂的量（V），加入水X后混匀。

2. **使用方法**　常用的消毒方法有浸泡法、擦拭法、喷洒法与干粉消毒法。

（1）浸泡法：将待消毒的物品放入装有含氯消毒液的容器中，加盖。对被细菌繁殖体污染的物品，用含有效氯500mg/L的消毒液浸泡10min以上；对被经血传播病原体、结核分枝杆菌和细菌芽胞污染的物品，用含有效氯2000～5000mg/L消毒液浸泡30min以上。

（2）擦拭法：对大件物品或其他不能用浸泡法消毒的物品用擦拭法消毒。消毒所用药物浓度和作用时间参见浸泡法。

（3）喷洒法：对一般污染的物品表面，用含有效氯1000mg/L的消毒液均匀喷洒（墙面：200mL/m²；水泥地面：350mL/m²；土质地面：1000mL/m²），作用30min以上；对被经血传播病原体和结核分枝杆菌污染的表面，用含有效氯2000mg/L的消毒液均匀喷洒（喷洒量同前），作用60min以上。喷洒后有强烈的刺激性气味，人员应离开现场。

（4）干粉消毒法:对排泄物的消毒,用含氯消毒剂干粉加入排泄物中,使有效氯终浓度达到10000mg/L,略加搅拌后,作用2～6h;对医院污水的消毒,用含氯消毒剂干粉按有效氯50mg/L用量加入污水中,并搅拌均匀,作用2h后排放。

（二）戊二醛消毒剂的配制及使用方法

1. 消毒液配制 ①在消毒剂溶液中加入碳酸氢钠和亚硝酸钠,混匀。②用戊二醛浓度测试卡测试剂浓度,测试卡应变色均匀。

2. 使用方法 具体如下。

（1）灭菌:常用浸泡法。将清洗、晾干待灭菌处理的医疗器械及物品浸没于装有2%戊二醛的容器中,加盖,浸泡10h后,无菌操作取出,用无菌水冲洗干净,并无菌擦干后使用。

（2）消毒:①浸泡法。将清洗、晾干的待消毒处理医疗器械及物品浸没于装有2%戊二醛的容器中,加盖。一般细菌繁殖体消毒,需浸泡10min;肝炎病毒消毒,需浸泡30min,取出后用终末漂洗水冲洗干净并擦干。②擦拭法。用2%戊二醛被细菌繁殖体污染的表面进行擦拭消毒,需作用10min;对被肝炎病毒污染表面的进行擦拭消毒,需作用30min。

（三）二氧化氯消毒液的配制及使用方法

1. 消毒液配制 使用前,在二氧化氯稳定液中先加活化剂。根据有效含量按稀释定律,用水将二氧化氯稀释成所需浓度。具体步骤参照含氯消毒剂的配制。

2. 使用方法 常用消毒方法有浸泡法、擦拭法、喷洒法等。

（1）浸泡法:将清洗、晾干的待消毒或灭菌物品浸没于装有二氧化氯消毒液的容器中,加盖。对被细菌繁殖体污染的物品,用100～150mg/L二氧化氯浸泡30min;对被经血传播病原体和结核分枝杆菌污染的物品,用500mg/L二氧化氯浸泡30min;对被细菌芽胞污染的物品,用1000mg/L二氧化氯浸泡30min。

（2）擦拭法:对大件物品或其他不能用浸泡法消毒的物品,可用擦拭法消毒。消毒所用药物浓度和作用时间参见浸泡法。

（3）喷洒法:对一般污染的表面,用500mg/L二氧化氯均匀喷洒,作用30min;对被经血传播病原体和结核分枝杆菌污染的表面,用1000mg/L二氧化氯均匀喷洒,作用60min。

（4）饮水消毒法：在饮用水源水中加入1～2mg/L的二氧化氯,作用30min,可使大肠菌群数达到饮用水卫生标准。

（5）室内空气消毒：使用气溶胶喷雾器,用500mg/L二氧化氯按20～30mL/m³用量喷雾消毒,作用30～60min。

（四）过氧乙酸消毒液的配制及使用方法

1. **消毒液配制** 对二元型过氧乙酸消毒剂,使用前按产品使用说明书要求将A、B两液混合24h。根据有效成分含量按稀释定律用水将过氧乙酸稀释成所需浓度。具体步骤参照含氯消毒液的配制。

2. **使用方法** 常用消毒方法有浸泡法、擦拭法、喷洒法、喷雾法、熏蒸法等。

（1）浸泡法：凡能够浸泡的物品均可用过氧乙酸浸泡消毒。消毒时,将待消毒的物品放入装有过氧乙酸的容器中,加盖。对被细菌繁殖体污染的物品,用1000～2000mg/L过氧乙酸浸泡30min。对被经血传播病原体和结核分枝杆菌污染的物品,用5000mg/L过氧乙酸浸泡30min。对被细菌芽胞污染的物品,用10000mg/L过氧乙酸浸泡5min;灭菌时,浸泡30min。然后,诊疗器材用无菌蒸馏水冲洗干净并擦干后使用。

（2）擦拭法：对大件物品或其他不能用浸泡法消毒的物品,可用擦拭法消毒。消毒所用药物浓度和作用时间参见浸泡法。

（3）喷洒法：对一般污染表面的消毒,用2000～4000mg/L过氧乙酸喷洒作用30～60min。对被经血传播病原体和结核分枝杆菌污染的表面,用5000mg/L过氧乙酸喷洒作用30～60min。

（4）喷雾法：采用电动超低容量喷雾器,使用5000mg/L过氧乙酸溶液,按20～30mL/m³的用量进行喷雾消毒,作用60min。

（5）熏蒸法：使用15％过氧乙酸（7mL/m³）加热蒸发,相对湿度60％～80％,室温熏蒸消毒2h。

（五）过氧化氢消毒液的配制及使用方法

1. **消毒液配制** 根据有效含量按稀释定律用水将过氧化氢稀释成所需浓度。具体步骤参照含氯消毒液的配制。

2. **使用方法** 常用消毒方法有浸泡法、擦拭法等。

（1）浸泡法：将清洗、晾干的待消毒物品浸没于装有3％过氧化氢的容器中,加盖,浸泡30min。

（2）擦拭法：对大件物品或其他不能用浸泡法消毒的物品用擦拭法消毒。所用药物浓度和作用时间参见浸泡法。

（3）其他方法：用1%～1.5%过氧化氢漱口；用3%过氧化氢冲洗伤口。

（六）乙醇消毒液的配制及使用方法

1. 消毒液配制　根据有效含量按稀释定律用水将乙醇稀释成所需浓度。具体步骤参照含氯消毒剂的配制。

2. 使用方法　常用消毒方法有浸泡法和擦拭法。

（1）浸泡法：将待消毒的物品放入装有乙醇溶液的容器中,加盖。对被细菌繁殖体污染的医疗器械等物品的消毒,用75%乙醇,浸泡10min以上;对外科洗手消毒,用75%乙醇,浸泡5min。

（2）擦拭法：用75%乙醇棉球擦拭皮肤,进行消毒。

（七）季铵盐类消毒液的配制及使用方法

1. 消毒液配制　根据有效含量按稀释定律用水将季铵盐类消毒剂稀释成所需浓度。具体步骤参照含氯消毒液的配制。

2. 使用方法　常用消毒方法有冲洗法、擦拭法、浸泡法和喷雾法。

（1）冲洗、擦拭、浸泡非多孔硬质物体表面：清洁物体表面用季铵盐含量为200～1000mg/L的消毒液作用1～10min,污染物体表面用季铵盐含量为400～1200mg/L的消毒液作用5～20min。

（2）喷雾消毒非多孔硬质物体表面：清洁物体表面用季铵盐含量为800～1200mg/L的消毒液作用5～10min;污染物体表面用季铵盐含量为1000～2000mg/L的消毒液作用10～30min。

（3）浸泡多孔物体表面：清洁表面用季铵盐含量为400～1200mg/L的消毒液作用5～20min;污染物体表面用季铵盐含量为600～1600mg/L的消毒液作用5～30min。

（4）喷雾多孔物体表面：清洁表面用季铵盐含量为1000～1200mg/L的消毒液作用5～20min;污染物体表面用季铵盐含量为1000～2000mg/L的消毒液作用10～30min。

（5）手卫生消毒：清洁对象用季铵盐含量为400～1200mg/L的消毒液擦拭或浸泡,作用1min;污染对象用季铵盐含量为600～2000mg/L的消毒液擦拭或浸泡,作用1min。

（6）皮肤、黏膜消毒：冲洗消毒,用季铵盐含量为400～1000mg/L的消毒液作用2～5min；擦拭或浸泡消毒,用季铵盐含量为500～2000mg/L的消毒液作用2～5min。

（7）小伤口(皮肤表面的细小擦伤、挫伤)的消毒：用1000～1300mg/L苯扎氯铵或1000～2000mg/L氯化苄铵松宁涂擦或冲洗,作用1～5min。

思考与练习

1. 某市幼儿园发生手足口病疫情,现需要对该园的玩具进行浸泡消毒。请在2.0%戊二醛、5%"84"消毒液、75%乙醇中选择最合适的消毒剂,配置20L有效浓度为1000mg/L的消毒液,进行浸泡消毒,并模拟消毒过程。

2. 某口腔门诊要对复用医疗机器进行灭菌处理,请详细描述使用戊二醛对该器械进行灭菌处置的完整流程。

第四节　消毒效果评价

消毒效果评价是提高实验室环境与物品消毒质量保障的重要手段,同时也是发生重大实验室生物安全事故,实施应急处置后解除关闭的重要依据；另外,开展消毒效果评价更是实验室环境与物品消毒质量持续改进的重要推手,从而为广大实验人员提供一个清洁而安全的实验环境。

学习目的

掌握消毒效果评价方法。

预备知识

1. **菌落形成单位**(colony-forming unit,CFU)　在活菌培养计数时,由单个菌体或聚集成团的多个菌体在固体培养基上生繁殖所形成的集落,称为菌落形成单位,以其表达活菌的数量。

2. **中和剂(neutralizer)** 中和剂是用于消除微生物表面残留的消毒剂,使消毒剂失去对微生物抑制和杀灭作用的试剂。

3. **自然菌(natural bacterial)** 存在于某一对象上非人工污染的细菌。

4. **杀灭率(killing rate,KR)** 用百分率表示微生物数量减少的值。

5. **医院环境分类(hospital environmental classification)** Ⅰ类环境包括采用空气洁净技术的诊疗场所,分洁净手术部和其他洁净场所。Ⅱ类环境包括非洁净手术部(室)、产房、导管室、血液病病区、烧伤病区等保护性隔离病区,以及新生儿室等。Ⅲ类环境包括母婴同室、消毒供应中心的检查包装灭菌区和无菌物品存放区、血液透析中心(室)、其他普通住院病区等。Ⅳ类环境包括普通门(急)诊及检查室、治疗室、感染性疾病科门诊和病区。

6. **医疗机构污水(medical organization wastewater)** 指医疗机构门诊、病房、手术室、各类检验室、病理解剖室、放射室、洗衣房、太平间等处排出的诊疗、生活及粪便污水。当医疗机构其他污水与上述污水混合排出时一律视为医疗机构污水。

7. **参考资料** 《消毒技术规范》(卫生部2002版)、《医院消毒卫生标准》(GB 15982—2012)、《医疗机构消毒技术规范》(WS/T 367—2012)、《疫源地消毒总则》(GB 19193—2015)、《医疗机构水污染物排放标准》(GB 18466—2005)。所有引用的相关技术标准以最新有效版本为准。

技能操作方法

(一)物体表面细菌学检测与评价

1. **采样** 穿戴好个人防护用品,放置5cm×5cm无菌规格板于被监测的物体表面,用一次性无菌采样棉拭子蘸取采样液(消毒前采样,采样液可选用磷酸缓冲液(phosphate buffer saling,PBS)或生理盐水;消毒后采样则应选用含相应中和剂的PBS或生理盐水),在规格板内横竖往返各涂抹5次,涂抹时不断转动棉拭子,连续采集4个规格板面积,即100cm²;如被检面积<100cm²,则全部涂抹,并测量估算该表面的实际面积。将采样完成的棉拭子剪断(需准备酒精灯、酒精,将剪刀过火3次以上方可使用)或折断,置于装有10mL相应采样液的试管中,立即送检(4h内完成;如无法在4h内送检,则需将样品保存于0~4℃低

温环境中,并于24h内送实验室进行检测)。

2. **实验室检测** 把采样管充分振荡后,取不同稀释倍数的采样液1.0mL接种至无菌平皿,将冷却至40~45℃的熔化琼脂培养基每皿倾注15~20mL,置于36℃±1℃恒温培养箱培养48h,计算菌落数(30~300CFU/皿的平皿为可计数平皿)。如需分离致病菌,则可使用该菌的选择性培养基或鉴定培养基。

3. **结果评价** 医院Ⅰ类环境和Ⅱ类环境物体表面平均菌落数≤5CFU/cm²,Ⅲ类环境和Ⅳ类环境物体表面平均菌落数≤10CFU/cm²;物体表面细菌菌落数无评价参考值的,可根据消毒前后2次采样结果判定,若消毒后菌落数较消毒前自然菌杀灭率≥90%,则可判定为消毒合格。

(二)空气细菌学检测与评价

1. **采样** 穿戴好个人防护用品,选用平板暴露法进行采样。消毒前采样,将拟消毒房间的门窗关好,在无人静态环境下,静置10min后,在室内的4角和中央相当于桌面高度(0.8~1.5m)各放置一个营养琼脂平皿,打开平皿盖,暴露5~10min后盖好平皿盖,对各平皿做好标记;消毒后采样,空气消毒达到作用时间后,在消毒前采样的相同位置上,另放一组营养琼脂平皿,放置时间与消毒前采样一致,做好标记,同时取2个未经采样的营养琼脂平皿作为阴性对照。样本应立即送检。医院空气微生物采样,Ⅰ类环境在洁净系统自净后从事医疗活动前,参照《医院洁净手术部建筑技术规范》(GB 50333-2013)要求进行采样;Ⅱ、Ⅲ、Ⅳ类环境在消毒或规定的通风换气后与从事医疗活动前采样,室内面积≤30cm²,设内、中、外对角线3点,内外点应距墙壁1m处,室内面积>30cm²,设4角及中央5点,4角的分布部位应距离墙壁1m处,将营养琼脂平皿(直径90mm)放置各采样点,采样高度为距地面0.8~1.5m,采样时将平皿盖打开,扣放于平皿旁,暴露规定时间(Ⅱ类环境暴露15min,Ⅲ、Ⅳ类环境暴露5min)后盖上平皿盖,及时送检。

2. **实验室检测** 将样本和对照置36℃±1℃恒温培养箱培养48h,计算菌落数。如需分离致病菌,则可使用该菌的选择性培养基或鉴定培养基。

3. **结果评价** 医院Ⅰ类环境中洁净手术部应符合《医院洁净手术部建筑技术规范》(GB 50333—2013)要求,其他洁净场所菌落数≤4.0CFU/皿(30min);Ⅱ类环境菌落数≤4.0 CFU/皿(15min),Ⅲ、Ⅳ类环境菌落数≤4.0CFU/皿(5min);环境菌落数无评价参考值的,可根据消毒前后2次采样结果判定,若消毒后菌落数较消毒前自然菌杀灭率≥90%,则可判定为消毒合格。

（三）排泄物、呕吐物细菌学检测与评价

1. **采样** 穿戴好个人防护用品。消毒前采样,取1mL(或1g)污染物放入含9mL PBS的试管中,做好标记;消毒后采样,消毒达到作用时间后进行采样,取1mL(或1g)污染物放入含9mL相应中和剂的试管中,做好标记。4h之内送检。

2. **实验室检测** 把采样管充分振荡后,取不同稀释倍数的采样液1.0mL接种至无菌平皿,将冷却至40～45℃的熔化琼脂培养基每皿倾注15～20mL,置36℃±1℃恒温培养箱培养48h,计算菌落数。如需分离致病菌,则可使用该菌的选择性培养基或鉴定培养基。

3. **结果评价** 根据消毒前后2次采样结果判定,若消毒后菌落数较消毒前菌落数杀灭率≥90%,则可判定为消毒合格。

（四）水的细菌学检测与评价

1. **采样** 穿戴好个人防护用品。消毒达到作用时间后,将水样装入含相应中和剂(按采样量为100mL计算中和剂的量)的采样瓶中,做好标记。4h内送检。

2. **实验室检测** 采用膜滤法将水样全部过膜,无菌镊子夹取滤膜边缘,移至品红亚硫酸钠琼脂平皿上,置36℃±1℃恒温培养箱培养22～24h,观察结果。对滤膜上生长的带有金属光泽的黑紫色大肠菌群菌落进行计数。如需分离其他致病菌,应参照有关国家标准、规范,由具备检验能力的专业实验室进行。

3. **结果评价** 饮用水以消毒后水样中大肠菌群菌落数下降至0CFU/100mL为消毒合格;其他被污染的水经消毒后,大肠菌群菌落数≤500CFU/L,并连续3次采样未检出相应致病菌,则为消毒合格。

（五）医疗机构污水的检测与评价

1. **采样** 穿戴好个人防护用品。在医疗机构污水外排口取样,粪大肠菌群的监测每月不少于1次;肠道致病菌主要监测沙门氏菌、志贺氏菌,沙门氏菌每季度不少于1次,志贺氏菌每年不少于2次;结核病医疗机构应根据需要监测结核杆菌。污水样品至少取样200mL,且需在采样瓶内预先放置硫代硫酸钠作为中和剂,4h内送检。

2. **实验室检测** 粪大肠菌群检测使用多管发酵法,根据证实有粪大肠菌

群存在的阳性管数,查表获得污水中粪大肠菌群最可能数(most probaler number,MPN),报告1L污水中粪大肠菌群MPN。其他致病菌参照《医疗机构水污染物排放标准》附录B、C、E检测。

3. 结果评价　传染病、结核病医疗机构污水粪大肠菌群≤100MPN/L,肠道致病菌和结核杆菌不得检出;执行排放标准的综合医疗机构和其他医疗机构污水粪大肠菌群≤500MPN/L,肠道致病菌和结核杆菌不得检出;执行预处理标准的综合医疗机构和其他医疗机构污水粪大肠菌群≤5000MPN/L。县级及县级以上或20张床位及以上的综合医疗机构和其他医疗机构直接或间接排入地表水体和海域的污水执行排放标准,排入终端已建有正常运行城镇二级污水处理厂的下水道的污水,执行预处理标准。

🔵 **思考与练习**

1. 如何进行物体表面的消毒效果评价?
2. 如何对医疗机构普通门诊室的空气进行消毒效果评价?

第五节　疫源地消毒

消毒是指通过物理、化学或生物学的方法消除或杀灭体外环境中病原微生物的一系列方法。消毒的目的是通过清除病原体来阻止其向外界传播,从而控制传染病的发生和蔓延。疫源地消毒是消毒工作的重要组成,是卫生技术人员(简称卫技人员)需要掌握的基本技能。卫生技术人员应熟悉和掌握不同消毒类型的处置原则和程序。

🔴 **学习目的**

1. 掌握消毒相关基本概念。
2. 掌握各类传染病疫源地消毒处理原则。
3. 掌握疫源地终末消毒工作程序。

🔖 预备知识

消毒包括预防性消毒和疫源地消毒两类。不同的消毒类型工作要求亦不相同。在开展消毒操作实践前,卫技人员应预先了解和掌握消毒相关概念、评价指标及评价标准等基本知识。

1. 基本概念 具体如下。

(1)预防性消毒(preventive disinfection):是指对可能受到病原微生物污染的物品和场所进行的消毒。如公共场所消毒、餐(饮)具消毒、饮用水消毒处理等。

(2)疫源地消毒(disinfection for infection focus):是指对存在或曾经存在传染源的场所进行的消毒。目的是灭杀或去除传染源所排出的病原体。

(3)随时消毒(concurrent disinfection):是指疫源地内有传染源存在时,对传染源排出的病原体可能污染的环境和物品进行的及时消毒。目的是及时灭杀或去除传染源排出的病原微生物。

(4)终末消毒(terminal disinfection):是指传染源离开疫源地后,对疫源地进行的一次彻底消毒。如疑似传染病患者住院、转移或死亡后,对其住所及污染的物品进行消毒;医院内疑似传染病患者出院、转院或死亡后,对病室进行的最后一次消毒。

2. 消毒卫生要求 具体如下。

(1)随时消毒卫生要求:随时消毒应根据现场情况随时进行。消毒合格判定标准为自然菌的杀灭率≥90%。医院随时消毒应按照《医院消毒卫生标准》(GB 15982—2012)中相关要求进行。

(2)终末消毒卫生要求:物体表面消毒后,自然菌的消亡率≥90%;排泄物、分泌物经消毒后不应检出病原微生物或目标微生物;被病原微生物污染的血液等经消毒后,不应检出病原微生物或目标微生物;空气消毒后,不应检出指示微生物或目标微生物,自然菌的杀灭率≥90%。

👤 技能操作方法

疫源地消毒时,卫技人员应根据传染病的类型、传播途径选择适宜的消毒方法,以达到有效清除病原体,控制传染病蔓延的目的。

（一）各类传染病疫源地消毒处理原则

1. 甲类传染病患者的隔离消毒要求　具体如下。

（1）鼠疫疫点和疫区消毒：①室内环境表面与空气。可用含有效氯或有效溴1000～2000mg/L消毒液，或2000～5000mg/L过氧乙酸，按300mL/m²对患者居室内进行喷雾消毒；也可使用季铵盐类消毒剂或酚类消毒剂等进行消毒。肺鼠疫可用上述消毒剂浓度及剂量，对小隔离圈内房屋全面进行喷雾消毒；对室内空气，将过氧乙酸稀释成5000～10000mg/L水溶液，在60%～80%相对湿度，室温下加热蒸发，过氧乙酸量按1g/m³计算，熏蒸消毒2h，进行室内空气消毒。②被污染的用具。对污染的一般耐热耐湿物品，如被罩、食具、茶具、玩具等或按常规蒸汽、压力蒸汽消毒；或用含有效氯或有效溴1000～2000mg/L消毒液浸泡消毒1～2h。对不耐热或不耐湿的物品，如棉絮、棉衣裤、皮张、毛制品等应送专业消毒站消毒处理。③排泄物、分泌物。患者的排泄物、分泌物、呕吐物等应有专门容器收集，用含有效氯20000mg/L消毒液，按粪药比1:2的比例浸泡消毒2h；若有大量稀释排泄物，应用含有效氯70%～80%漂白粉精干粉，按粪药比20:1的比例加药后充分搅匀，消毒2h。④其他污染物品。对被污染的食物，应加热消毒后废弃。污染的垃圾、生活废物，猫、狗等窝垫草等应焚烧杀灭病原体。⑤尸体处理。因鼠疫死亡患者的尸体，由治疗患者的医疗机构或当地疾病预防控制机构负责消毒处理。首先用5000mg/L过氧乙酸溶液或含有效氯5000mg/L消毒液浸泡过的棉花堵塞口、耳、鼻、肛门、阴道等自然孔穴，再用上述消毒液喷洒全尸，然后再用浸泡过上述消毒液的被单或其他布单严密包裹尸体后，立即就近火化；不具备火化条件的农村、边远地区或民族地区，可选择远离居民点（500m以外）、远离饮用水源（50m以外）的地方，将尸体深埋在距地面超过2m的位置，坑底及尸体周围垫撒3～5cm厚的漂白粉。⑥室内外环境。对被鼠疫患者污染的室内外环境应进行消毒，采取灭鼠、灭蚤和捕杀染病动物措施。⑦朊病毒污染物。朊病毒类感染因子对理化消毒及灭菌因子的抵抗力很强，消毒、灭菌处理困难。对被鼠疫患者或疑似患者污染的手术器械、物品及分泌物、排泄物等的消毒参照《世界卫生组织人传染性海绵状脑病包括变异型克-雅病监测手册》（WHO manual for surveillance of human transmissible spongiform Encephalopathies including variant Creutzfeldt-Jakob disease）进行。

（2）霍乱疫点和疫区消毒：①患者排泄物、分泌物。稀便与呕吐物消毒，按稀便及呕吐物与消毒剂以 10:1 的比例加入漂白粉干粉(含有效氯 25%～32%);成型粪便消毒,按粪与消毒剂 1:2 的比例加入含有效氯 10000～20000mg/L 消毒液,经充分搅拌后,作用 2h。干燥排泄物处理前应适量加水稀释浸泡软化后,再按成型粪便消毒。②环境表面。污染的房间、厕所、走廊等表面,应先消毒再清除明显的排泄物;对泥土地面还应刮去污染表土(另行消毒)后用含有效氯 2000～5000mg/L 消毒液或 5000mg/L 过氧乙酸消毒;对非泥土地面用含有效氯 1000～2000mg/L 消毒液或 2000mg/L 过氧乙酸消毒。用量按地面性质不同而异,一般最低用量为 100～200mL/m²,最高可用 1000mL/m²,以喷洒均匀、透湿、不流水为限。③被污染的用具。对耐热耐湿物品,如棉织物、金属、陶瓷、玻璃类物品,用加热煮沸 15min 或压力蒸汽灭菌,也可用含有效氯 1000mg/L 消毒液浸泡 1～2h,或使用季铵盐类消毒剂等进行消毒;对不耐热不耐湿物品,如书籍、文件、字画、污染的棉絮、皮毛制品、羽绒制品等,可用环氧乙烷消毒柜处理;对耐湿物品,如各种塑料制品、用具、容器、人造纤维织物等,可用含有效氯 1000～2000mg/L 消毒液或 2000mg/L 过氧乙酸浸泡 30min 或擦拭表面消毒;对精密仪器、家电设备等物品可用乙醇、季铵盐类消毒剂擦拭消毒。④餐(饮)具。患者用后的餐(饮)具应煮沸消毒 15～30min 以上,或流通蒸汽消毒 30min。也可用 0.5% 过氧乙酸、250～500mg/L 二溴海因或含有效氯 250～500mg/L 消毒液浸泡 30min 以上,再用清水洗净。⑤饮用水。集中式供水出厂水余氯量不得低于 0.5mg/L,末梢水余氯量不得低于 0.05mg/L。分散式供水如直接从江、河、渠、塘、井取用水时,应在盛水容器内按每升水加入 1～5mg 有效氯消毒剂进行消毒,要求作用 30min 后,余氯量应达 0.5mg/L。⑥污水。可采用次氯酸钠、液氯、二氧化氯、臭氧消毒污水。污水排放标准按《医疗机构水污染物排放标准》(GB 18466—2005)中 4.1 执行;若污水已排放出去,应对污水沟进行分段截流加氯消毒,常用药物及浓度应根据污水有机物含量投加含有效氯 20～50mg/L 的消毒剂,作用 1.5h 后,余氯量应大于 6.5mg/L。⑦尸体处理。同因鼠疫死亡患者的尸体处置方法。

2. 乙、丙类传染病疫源地消毒原则　具体如下。

(1) 经消化道传播的乙、丙类传染病疫源地消毒原则:①室内环境表面。用含有效氯 1000～2000mg/L 的消毒液或 2000mg/L 过氧乙酸依次用作喷雾消毒,用量为 200～300mL/m²;对抵抗力较低的细菌繁殖体,也可使用季铵盐类和酚类消毒剂进行消毒;有芽胞污染时,应使用含有效氯 5000mg/L 或 5000mg/L 过氧乙酸消毒液喷雾消毒。②被污染的餐(饮)具。煮沸 15min,或用含有效氯

250mg/L消毒液浸泡30~60min。③饮用水。饮用水消毒后应符合《生活饮用水卫生标准》（GB 5749—2006）的要求。④污水。被污染的水,有污水处理站的,应达到《医疗机构水污染物排放标准》（GB 18466—2005）要求后再排放。没有污水处理设施的,可加入含氯消毒剂消毒90min,余氯量应达到6.5mg/L后再排放。⑤被污染的用具。同被霍乱污染的用具等的消毒处理;有芽胞污染时,可以使用有效氯浓度≥2000mg/L的消毒剂浸泡或擦拭消毒2h。⑥剩余食物。患者的剩余食物煮沸1h或焚烧,可疑食物不得饲养家畜。⑦排泄物、分泌物。排泄物、分泌物等消毒后必须达到无害化。消毒方法同鼠疫患者排泄物、分泌物消毒,但对肝炎患者粪便等的消毒用含有效氯10000mg/L的消毒液按粪药比1:2比例加入,搅拌作用6h;稀便可按5:1比例加入漂白粉（有效氯含量25%~32%）。⑧患者尸体的处理。患者尸体经严密包裹后立即火化或深埋。炭疽患者用过的治疗废弃物和有机垃圾应全部焚烧。⑨畜类尸体等的处理。a. 畜类尸体:畜类尸体须经严密包裹后火化或深埋。已确诊为炭疽的家畜严禁解剖,应整体焚烧。焚烧一头200~500kg的死畜时,需要汽油或柴油100~120kg,先在地下挖一条宽1~1.5m,长3~3.5m,深1m的长沟,用铁条架于沟上,然后在铁条上加木柴100kg,同时准备长条形钢钎,将死畜置木柴上,然后点燃,当畜体腹部胀大时,用钢钎将畜皮刺破,以防内脏等物四溅,陆续添加汽油或柴油,直到烧成骨灰为止。b. 病畜排泄物:病畜排泄物按粪药比5:1比例加入漂白粉（有效氯含量25%~32%）,消毒2h后,深埋在距地面超过2m的位置,不得用作肥料。根据情况,亦可选用其他含氯消毒剂干粉或溶液处理,但其最终有效氯浓度≥40000mg/L。c. 病畜圈舍:病畜或死畜停留过的地面、墙面用5000mg/L过氧乙酸或有效氯浓度为10000mg/L的消毒液,按100~300mL/m²药量,连续喷洒3次,每次间隔1h。若畜圈地面为泥土时应将地面10~15cm的表层泥土挖起,然后按土药比5:1,拌加漂白粉（有效氯含量25%~32%）,深埋在距地面超过2m的位置。d. 被污染的饲料、杂草和垃圾:被病畜污染的饲料、杂草和垃圾应焚烧处理。e. 手、皮肤和黏膜:受抵抗力低的细菌繁殖体和亲脂病毒污染时,可用速干手消毒剂;受抵抗力较强的亲水病毒、分枝杆菌污染时,可用5%聚维酮碘、3%过氧化氢消毒;受到芽胞污染时,应充分洗手,必要时用0.2%过氧乙酸或碘酒进行消毒。

（2）经呼吸道途径传播的乙、丙类传染病疫源地消毒原则:被肺炭疽、白喉、肺结核、传染性非典型肺炎等传染病病原污染的室内空气、地面墙壁、用具等按鼠疫消毒要求进行消毒处理。肺炭疽病家的空气可采用过氧乙酸熏蒸,药量为3g/m³(即20%的过氧乙酸15mL或15%的过氧乙酸20mL),置于搪瓷或玻璃器皿中加热熏蒸2h,熏蒸前关闭门窗,封好缝隙,消毒完毕后开启门窗通风;亦可采用气溶胶喷雾消毒法,用2%过氧乙酸8mL/m³,消毒1h。

(3)经皮肤、黏膜接触传播的乙、丙类传染病疫源地消毒原则:①环境、用具消毒。被患者血液、体液、排泄物和分泌物污染的地面、墙壁、桌椅、床、柜、车辆等均应采取有效的消毒措施。用次氯酸钠或二氯异氰尿酸钠等含氯消毒剂进行喷洒、浸泡、擦拭消毒,药液有效氯含量按污染轻重和性质可用1000～2000mg/L;污染的血液和排泄物用含氯消毒剂消毒,混合物终有效氯浓度为5000～10000mg/L,作用20～60min后及时冲洗。传染性废物,按《医疗废物管理条例》(2003年版)及有关规定集中处理,没有条件时,应由专人负责消毒或焚烧处理。运送患者、病畜、死畜或皮毛时,严禁污染地面或路面,运输工具上应铺或覆盖塑料布,运送完毕后,被污染的塑料布立即焚烧。医疗器械按《医院消毒供应中心》(WS 310.2—2009)执行。内镜按照《软式内镜清洗消毒技术规范》(WS 507—2016)和《消毒技术规范》(2002年版)等相关要求执行。②手及皮肤、黏膜。按经消化道传播的乙、丙类传染病手及皮肤、黏膜消毒要求执行。③衣物制品。按鼠疫污染的用具消毒处理。④皮毛等不耐湿热物品。可能污染炭疽的皮毛、毛衣、人造纤维、皮鞋和书报等消毒,最好选用环氧乙烷溶液熏蒸,药量为600mg/L,温度为30～40℃,相对湿度为60%,消毒48h。畜毛可用2%硝酸或溶液10%硫酸溶液浸泡2h,皮张可用2.5%盐酸溶液加入15%食盐使溶液保持温度在30℃以上浸泡40h后取出(每千克皮张用10L溶液),再放入1%氢氧化钠溶液中浸泡2h以中和盐酸,然后用清水冲洗,晒干。

3. 其他传染病疫源地消毒原则 对新发传染病或不明原因传染病的疫源地,应根据其流行病学特点和危害程度的不同按甲类及乙丙类传染病疫源地消毒原则的相关要求进行消毒处理。

(二)疫源地终末消毒工作程序

1. 工作程序 ①消毒人员到达患者家后,首先向患者家属做好解释工作,查对门牌号、患者姓名是否符合,了解发病日期、患者居室、活动场所及日常接触使用的物品等情况,并以此确定消毒的对象、范围及方法。②消毒前应穿戴好隔离衣、帽、口罩、手套,备好防护用具,进行现场观察,了解污染情况,划分清洁区和污染区,禁止无关人员进入消毒区内,并按面积或体积、物品多少计算所需配制的消毒药物量,并注意所用药物有效成分含量,保证配置药物的有效浓度。③必要时,在实施消毒前应先由检验人员对不同消毒对象采集样品[按《医院消毒卫生标准》(GB 15982—2012)中附录A执行],以了解消毒前污染情况。④将需集中消毒的被污染的衣服、床单等用品收集在一起进行处理(或放入大帆布袋或一次性塑料袋中送当地疾病预防控制机构或消毒站消毒)。⑤房间消毒前,应先关闭门窗,保护好水源(盖好灶边井、水缸等),取出食物、厨具等。若为肠道传染病,应先灭室内苍蝇,然后再消毒。⑥患者的排泄物、呕吐物、分泌物、残余食物等,以及装前述污物的便器、痰盂、痰杯和用过的日常生活用品(食具、毛巾、抹布、牙刷、毛巾等,以及皮张、兽毛、奶制品等)应严格进行消毒。⑦消毒顺序根据先外后内、先上后下原则,先清洁房间内污染严重的场所,依次对门、地面、家具、墙壁等进行喷雾消毒;若为呼吸道传染病还应重点做好空气消毒。⑧室内消毒完毕后,应对其他污染处,如走廊、楼梯、厕所、下水道口等进行消毒。⑨将集中在现场消毒的物品,消毒好后交还给患者家属,并告诉患者家属在60min后再进行清洗处理。⑩传染病病家随时消毒的要求。在接到患者诊断和原驻地隔离卡后,消毒人员应立即到患者家指导随时消毒,必要时应提供所需药品,并标明药品名称、使用方法。根据病种和患者家具体情况做到"三分开"和"六消毒"。"三分开"是指住室(条件不具备者可用布帘隔开,至少也要分床)、饮食、生活用具(包括餐具、洗漱用具、便盆、痰罐等)分开;"六消毒"是指分泌物或排泄物消毒、生活用具消毒、双手消毒、衣服和被单消毒、患者居室消毒、生活污水消毒。患者家属和护理人员除做好患者的随时消毒外,还应做好本人的卫生防护,特别是护理患者后要进行双手消毒。⑪消毒工作完毕后,应将所有的消毒工具进行消毒清洗,然后依次脱下隔离衣、帽、口罩(或其他防护用具),衣服打叠好,使脏的一面卷在里面,放入消毒专用袋中带回彻底消毒;最后消毒员应彻底清洗双手,消毒,并填写好工作记录表;消毒完毕60min后,检验人员再次采样,消毒人员应告诉患者家在消毒后1~2h,彻底通风和擦洗,然后消毒人员撤离。必要时应对疫源地终末消毒效果进行评价。⑫室外环境或患者居住、工作的污染场所(如工厂、机关、学校等),应根据具体情况决定进行追踪消毒或指导上述单位医务室进行消毒。⑬托幼机构发生传染病应在当地疾病预防控制机构监督指导下由有关单位或个人及时进行消毒,或由当地疾病预防控制机构负责进行终末消毒;医疗单位的隔离消毒由医疗单位按上述原则进行。⑭传染病医院和综合医院传染病房的消毒工作参照本程序进行。

2. 消毒操作注意事项 ①对鼠疫、流行性出血热、疟疾、流行性斑疹伤寒等传染病,除按上述要求消毒外,还应做好杀灭媒介昆虫和灭鼠工作;参加防治鼠疫工作的消毒人员应穿着防鼠疫服,严格遵守操作规程和消毒制度,以防感染。必要时可口服抗生素预防。全套防鼠疫服包括医用防护服、护目镜、医用防护口罩、乳胶手套和长筒胶靴。其穿戴方法为先戴一次性医用帽,戴医用防护口罩,再穿连身防护服,戴好头套,盖住头发、两耳、颈部,再穿长筒胶靴,戴好防护防护目镜(眼罩),最后戴乳胶手套。②根据传染病病原体的种类、消毒处理的对象以及消毒现场的特点,选用适当的消毒剂和合适的消毒方法;消毒药物必须在现场配制。③消毒人员在消毒时不准吸烟、饮水、饮食或随意走出疫区(点),并需阻止无关人员进入工作场所。④消毒人员应谨慎细心,不得损坏患者物品,凡需消毒的物品切勿遗漏;应将已消毒和未消毒物品严格分开堆放,以防反复污染。⑤用气体熏蒸消毒时,应保持房间密闭,达到基本不漏气;要充分暴露需消毒的物品,物品要分散开,相互间要有空隙,以利于药物扩散和接触;要按消毒要求控制温度、湿度及时间;食物及不耐腐蚀或怕沾染气味的物品要取出或盖严;用火加热时,应严防火灾。

✎ 思考与练习

1. 某地发生一起霍乱疫情,现需对病家进行终末消毒,简述消毒工作程序。
2. 简述终末消毒卫生要求。

第六节　病媒生物防制的基本方法

病媒生物可直接或间接传播人类疾病,危害人类健康。开展病媒生物防制是有效防制媒介传播性疾病的重要手段。开展病媒生物防制技术指导是疾病预防控制机构职责之一,因此卫技人员应掌握病媒生物防制的基本原则和方法。

♥ 学习目的

1. 了解病媒生物防制的基本原则。

2. 掌握病媒生物防制的基本方法。

🐼 预备知识

- -

卫技人员在开展病媒生物防制操作实践前,应掌握病媒生物防制的相关概念及防制基本原则。

1. 病媒生物(vector) 是指能通过生物或机械方式将病原生物从传染源或环境向人类传播的生物。主要包括节肢动物中的蚊、蝇、蜚蠊、蚤、蜱、虱、蠓、蚋等,以及啮齿动物中的鼠类。

2. 抗药性(resistance) 是指病媒生物通过遗传特性的筛选或基因突变,获得对原本致死剂量的杀虫剂处理后仍可生存的能力。

3. 病媒生物综合管理(integrated vector management) 根据病媒生物生物学和生态学特征,应用在生态系统管理实践中证明行之有效的科学方法和适宜技术,配合适当的政策与法规以及必要的人力和财政资源,建立各部门及各层次间的协调和合作机制,广泛发动群众参与,把病媒生物控制在不足为害的水平。

4. 病媒生物综合管理的基本原则 病媒生物综合管理应坚持政府主导、部门协调、社会参与、群众动手、科学治理、社会监督的工作原则,将病媒生物综合管理纳入社会发展规划,以生物学、生态学和社会经济学为基础进行病媒生物防制,达到可持续、环境安全、经济可接受的目的。

5. 参考资料 《病媒生物预防控制管理规定》(卫生部 2009 年发布)、《病媒生物综合管理技术规范(城镇)》(GB/T 27775—2011)、《病媒生物综合管理防治技术规范(食品生产企业)》(GB/T 27776—2011)、《病媒生物综合管理技术规范(化学防治蜚蠊)》(GB/T 31719—2015)、《病媒生物综合管理技术规范(化学防治蝇类)》(GB/T 31718—2015)、《病媒生物综合管理技术规范(环境治理鼠类)》(GB/T 31712—2015)、《病媒生物综合管理技术规范(环境治理蚊虫)》(GB/T 31717—2015)、《病媒生物综合管理技术规范(建筑工地)》(GB/T 36388—2018)、《病媒生物应急监测与控制通则》(GB/T 27774—2011)、《登革热媒介伊蚊控制指南》(中国疾控中心 2014)。所引用的技术标准以最新有效版本为准。

技能操作方法

病媒生物防制目的不同,技术要求亦不相同。常规防制工作中,较为侧重技术策略的可持续性;应急防制工作中,更为侧重防制的时效性。因此,卫技人员应了解病媒生物常见的防制方法,并根据防制现场需要选择适宜的技术开展工作。

(一)病媒生物常见防制方法

1. 法律法规防制 为预防病媒生物的入侵、栖息、生长繁殖和扩散,以病媒生物防制法律、法规为依据,依法行政,强制性的防制病媒生物。①依法对食品生产加工企业的内外环境卫生、病媒生物侵害与孳生环境进行监督。②依法对地方开展预防传染病的卫生健康教育,对消除鼠害和蚊、蝇等病媒生物及其传染病的相关工作进行监督。③依法对建设项目、市政设施预防病媒生物侵害进行预防性卫生监督。④依法对卫生杀虫杀鼠药的安全性、有效性、科学合理使用进行监督。⑤依法对城镇范围内建筑物、市政公共设施病媒生物孳生地进行检查监督。

2. 健康教育与健康促进 具体如下。

(1)主要形式:①开设报纸、广播和电视等专栏、专版级电视专题讲座,农村还可利用有线广播网进行宣传教育。②制作宣传折页、传单、海报、招贴画等宣传品,利用一切渠道进行发放,宣传到人。③利用机关、企事业单位、街道及窗口单位的宣传栏、科普画栏、板报等多种形式进行宣传。④开通热线咨询电话为社会人群答疑。⑤在医院、学校等重点人群中开展健康教育与培训活动。

(2)重点内容:①法律、法规中病媒传染病相关内容。②病媒生物孳生、栖息环境,病媒生物的危害。③病媒生物预防控制技术。④倡导建立健康、卫生文明的生活方式,做好卫生防护,减少病原体—病媒生物—人的接触。

3. 环境治理 是指为了防止或预防病媒生物繁殖,或减少其繁殖,以减少人与其接触,而对环境因素及其与人类相互作用的改造和(或)处理等人类相关活动,所进行的设计、组织、实施和监测。

(1)环境改造:是指为清除或减少病媒生物孳生地,而对地面、水体或植被进行的对人类环境条件无不良影响的各种实质性和永久性改变。①封盖水缸、水池等盛水容器,覆盖污水沟,水封下水道入水口或安装防蚊、防鼠装置,密封垃圾容器、粪池,封抹缝隙。②清除垃圾,日产日清。逐步实行垃圾分类收集,达到资源利用最大化和垃圾减量化。③填平洼坑、废弃水塘、水沟、竹洞、树洞和石穴等。④疏通沟渠、疏理岸边淤泥和杂草。⑤排清积水。

(2) 环境处理:是指为防止病媒生物栖息和繁殖,通过各种有计划地定期处理,造成暂时不利于其孳生和侵入的环境条件。①控制江河水生植被和岸边杂草,减少蚊虫孳生。②每周定期开水闸冲刷河道,清除蚊虫孳生地。③每5~7d清洗水缸和花瓶。④垃圾封闭收集、转运,预防病媒生物孳生。⑤家禽和家畜饲养环境每天清洗,保持整洁,预防病媒生物孳生。⑥在鼠类、蚊虫、蝇类侵入途径中,选择适当的场所安装防鼠、防蚊或防蝇设施。

4. 物理防制 ①相对封闭环境内,可采用拍打方法杀灭病媒生物个体或选用光电诱杀灭蚊蝇等病媒生物;相对封闭环境内病媒生物密度较低时,可采用诱捕法。②食品生产环境、家庭、办公环境内,首选粘捕法杀灭鼠类、家蝇、蜚蠊等病媒生物。

5. 生物防制 ①自然天敌,如食蚊鱼、家鱼、剑水蚤等可杀灭蚊虫,鹰、蛇等在外环境可杀鼠。②细菌杀虫剂,如球形芽胞杆菌和苏云金杆菌以色列亚种可杀灭蚊虫。③病毒性杀虫剂,如防制蜚蠊的浓核病毒毒饵。

6. 化学防制 具体如下。

(1) 卫生杀虫杀鼠剂:①卫生杀虫剂包括有机氯类、有机磷类、氨基甲酸酯类、拟除虫菊酯类、昆虫生长调节剂类、有机氟类、新烟碱类和吡唑类杀虫剂等。②杀鼠剂主要是抗凝血类,包括敌鼠、敌鼠钠盐、杀鼠灵、克鼠灵、敌鼠灵、氯杀鼠灵、溴鼠灵、氟鼠灵、鼠得克、溴敌隆、氯鼠酮、杀鼠醚等。

(2) 施药方式:空间喷雾、滞留喷洒、投放毒饵、撒布粉剂和烟熏等。

(二) 病媒生物应急控制

当媒介生物性传染病暴发流行、我国尚未发现的输入性媒介性传染病发生、我国尚未发现的重要病媒生物传入、某种病媒生物的密度达到相应的暴发阈值、政府指定的某些紧急状态或自然灾害时,为保护人群健康,需对病媒生物进行应急控制。

1. 基本程序 具体如下。

(1) 预案的选择:了解当地的疫情、病媒生物发生情况和当时的气象与环境条件,由病媒生物应急监测与控制协调机构专家组进行综合判断,在已经制定的各类预案中选择合适的预案。

（2）人员要求：病媒生物监测与控制由疾病预防控制机构专业技术人员执行或指导。专业技术人员应掌握监测技术，具备数据处理与分析的能力。

（3）应急监测：选择一般布点、哨点、重点地区、重点场所，参照病媒生物常规监测方案，进行适宜的病媒生物密度监测，了解灾情、疫情、病媒生物发生情况，确定防制范围和防制强度，实施监测指导下的病媒生物应急控制。

（4）个人防护：病媒生物监测与控制人员应采取适当的个人防护措施，包括使用防护服、眼罩、口罩、手套、防护袜、防护面具等防护用品，注射疫苗，使用驱避剂和相关疾病的预防性药物。

（5）应急控制：根据抗药性及病媒生物种类背景资料，科学选择药物、剂型、器械及应用技术，实施以化学防制为主的病媒生物综合防制，快速有效地降低病媒生物密度，预防或消除病媒生物危害。使用具有生产批准证书号、农药登记证号（或农药临时登记证号）、产品标准号的卫生杀虫灭鼠药物，禁止使用违禁药物和未经农业部登记生产的药物。

（6）控制效果评价：根据病媒生物控制前后的调查结果，进行控制效果评价。

2. 登革热媒介伊蚊应急控制案例　具体如下。

（1）应急控制启动条件：①有登革热病例出现，并且发生登革热病例的核心区布雷图指数或诱蚊诱卵器指数≥5，警戒区布雷图指数或诱蚊诱卵器指数≥10。②当布雷图指数或诱蚊诱卵器指数＞20时，提示登革热暴发风险高。

（2）社会动员，开展爱国卫生运动：①按照政府组织、属地管理、部门协作、全民参与的方针，组织清除媒介伊蚊孳生地和成蚊控制。②通过各种宣传渠道，例如印制登革热媒介卫生知识宣传册、宣传海报，利用手机短信、报纸、电台、电视台、互联网等媒体向群众宣传关于防蚊、灭蚊的知识和方法，动员群众参与防蚊、灭蚊。

（3）防蚊措施：①个人防护。登革热疫区的居民和工作人员，应做好个人防护，如穿长袖衣裤，使用蚊虫驱避剂，按照产品说明上的使用剂量、频次涂抹于皮肤外露的部位，或在衣服上喷洒，避免被蚊虫叮咬。②医院和家庭防护。登革热发生地区的医院病房应安装纱门纱窗等防蚊设施。家庭提倡使用蚊帐、安装纱门纱窗等防蚊措施；亦可使用蚊香、气雾剂等家用卫生杀虫剂进行防蚊、灭蚊。

（4）处理蚊虫孳生地：组织发动相关部门和群众，在专业人员技术指导下,清除各类蚊虫孳生地。孳生地处理方法:①翻盆倒罐,清除闲置无用积水。清除废弃的容器,暂时闲置未用的容器应当逐一翻转倒放。②清除绿化带和卫生死角的塑料薄膜、一次性塑料容器。③饮用水容器或功能性容器积水要求严密加盖,每5～7d天换水1次,不能定期换水的可放养食蚊鱼等。④种养水生植物的花瓶,每5～7d换水1次,冲洗植物根部,彻底洗刷容器内壁;大型莲花缸、池,可放养食蚊鱼等。⑤公园、学校、园林景点的竹筒、树洞要用灰沙等堵塞,或对留根的竹筒,采用"十"字砍刀法,使其有裂缝不再积水。⑥轮胎要求叠放整齐并存放在室内或避雨的场所,如要堆放室外,要用防雨布严密遮盖,不积雨水。如不能有效遮盖,须对废弃轮胎进行打孔处理,防止积水。对于不能清除积水的轮胎,可使用双硫磷等灭蚊蚴剂处理。⑦对于其他不能清除的积水,例如密闭的市政管网的管道井、地下室或地下车库的集水井,建筑工地积水等,可采取投放长效灭蚊蚴剂控制蚊虫孳生。在使用过程中,记录灭蚊蚴剂的使用场所、使用剂量、处理前后的蚊蚴密度,以评价灭蚊效果。

(5)杀灭成蚊:①成蚊杀灭的一般原则。选择国家正式登记的卫生杀虫剂等快速杀灭成蚊;室外成蚊杀灭以超低容量喷雾为主,配合对蚊虫栖息地(牲畜棚、绿化带等)的滞留喷洒;室内成蚊杀灭以滞留喷洒为主,重点场所在滞留喷洒的同时还需要进行超低容量喷雾;从警戒区到核心区,由外到内依次处理。②超低容量喷雾。当发生登革热疫情时,在核心区和警戒区的室内外使用超低容量喷雾机进行成蚊速杀。超低容量喷雾机包括车载超低容量喷雾机、便携式超低容量喷雾机和烟雾机。其中,超低容量喷雾机要求其雾滴体积中径为5～20μm。超低容量喷雾选择的杀虫剂剂型与器械相匹配,应选用水乳剂、乳油或超低容量制剂进行喷雾。超低容量喷雾的最佳使用时间是午后近黄昏时段,这时是蚊虫的活跃期,气象条件一般适合进行超低容量喷雾。进行超低容量喷雾时,要求风速为1～4m/s,当风速超过4m/s时,不应进行室外超低容量喷雾。要根据控制效果调整超低容量喷雾的喷药频率。一般情况下,每2～3d处理1次,连续处理3～5次,此后根据蚊密度监测结果和疫情进展情况调整频次。使用超低容量喷雾前后,采用《病媒生物密度测定方法 蚊虫》(GB/T 23797—2009)中帐诱法或诱蚊灯法进行蚊密度调查,以评价控制效果。控制效果评价标准:成蚊密度下降的评价界点为80%,当密度下降率<80%时,说明处理效果不明显,需要增加处理频次或调整使用的杀虫剂类型。③滞留喷洒。当发生登革热疫情时,应对核心区以及医院等重点场所进行滞留喷

洒。在核心区范围内重要的蚊虫孳生栖息场所,如周围绿化带、阴凉场所,公共场所卫生状况差的绿化带、社区卫生死角,收治患者医院病房的纱门纱窗及周围环境等进行重点滞留喷洒。选择压缩喷雾器、机动泵式喷雾机、背负式手动喷雾器或踏板式喷雾器,可根据拟处理面积的大小或高度选择单用或兼用。选择高效、低毒、环境友好、靶标病媒生物敏感的杀虫剂。应根据靶物体表面性质选择杀虫剂剂型:a.吸收表面如灰质面、水泥面等,可选用可湿性粉剂;b.半吸收表面如漆面、木质面、壁纸面等,可选用悬浮剂;c.不吸收面如硅酸盐玻璃面、大理石面等或某些特定场所,可选择乳油、微乳剂等。根据拟处理靶物体表面性质,按额定压力,喷雾至挂流,并准确计时,计算靶物体表面的吸水量。喷洒人员的喷洒速度达到应用剂量,并与靶物体表面吸水量相匹配为宜。滞留喷洒可根据不同药物的性质确定处理频率。长效杀虫剂,可1～3个月处理一次。完成滞留喷洒工作后,每间隔一段时间采用《病媒生物密度检测方法 蚊虫》(GB/T 23797—2009)中栖息蚊虫捕捉法进行控制效果调查,以评价控制效果。控制效果评价标准以密度下降率70%为评价界点。当密度下降率<70%时,说明处理效果不明显,需调整使用的杀虫剂类型后再次处理。
④注意事项。应事先告知居民杀虫剂的作用和保护效果,并按要求及时撤离工作区域。将食物覆盖,移走宠物和观赏鱼类等。移动、覆盖或搬出家具,便于墙面喷药。施药结束应清洗施药器械,妥善保管。操作者应戴宽檐帽、橡胶手套、防护镜和防护面具,着长袖工作服,穿胶靴。工作时不抽烟、不喝水、不吃东西;药液溅到皮肤上时,应立即用肥皂或皮肤清洁剂和清水清洗被污染的皮肤。工作结束后,用肥皂或其他洗涤用品、清水清洗暴露皮肤和防护服装。配药或施药时,须用工具搅拌,严禁用手接触。修理工具时,不许用嘴吹喷雾器的喷头。施药人员每天实际操作时间不宜超过6h。施药时,如出现头痛、头昏、恶心或呕吐等症状,应立即离开现场,脱掉工作服,洗手、洗脸、漱口,在阴凉通风场所休息,必要时送医院诊治。

(6)其他杀灭成蚊方法:在核心区、警戒区以及特殊场所可以使用杀虫剂处理门帘、纱窗等防蚊灭蚊。室内外可以选择灭蚊灯等物理方式杀灭成蚊。

(7)控制目标:控制目标为布雷图指数或诱蚊诱卵器指数<5。如果25d内无新发病例,并且布雷图指数或诱蚊诱卵器指数<5,可结束本次应急处理工作。

思考与练习

1. 某地发生一起登革热疫情,如何进行病媒生物防制?
2. 简述病媒生物防制的基本原则。

第七节　病媒生物监测与防制效果评估

病媒生物是指能传播疾病的生物,一般指能传播人类疾病的生物,包括节肢动物和啮齿动物,我国传统的病媒生物有鼠、蚊、蝇、蜚蠊。本节主要讲述了常见病媒生物种类、密度和季节消长规律的监测方法,可用于分析病媒生物的长期变化趋势,指导病媒生物科学防制。学习防制效果评估方法用以评估病媒生物侵扰状况,为病媒传播疾病的预防控制提供建议和决策依据。

学习目的

1. 掌握病媒生物监测方法。
2. 掌握病媒生物防制效果评估方法。

预备知识

对鼠、蚊、蝇、蜚蠊的密度监测方法参照以下相应国标及《全国病媒生物监测方案》(国卫办疾控函〔2016〕215号)。根据病媒生物监测的结果可以对相应的病媒生物进行密度控制水平的评估,控制水平可分为A、B、C三个等级,其具体评判标准详见对应国标。《病媒生物密度监测方法　蜚蠊》(GB/T 23795—2009)、《病媒生物密度监测方法　鼠类》(GB/T 23798—2009)、《病媒生物密度监测方法　蚊虫》(GB/T 23797—2009)、《病媒生物密度监测方法　蝇类》(GB/T 23796—2009)、《病媒生物密度控制水平　蜚蠊》(GB/T 27773—2011)、《病媒生物密度控制水平　鼠类》(GB/T 27770—2011)、《病媒生物密度控制水平　蚊虫》(GB/T 27771—2011)、《病媒生物密度控制水平　蝇类》(GB/T 27772—2011)。

所有引用的技术标准以最新有效版本为准。

技能操作方法

（一）病媒生物监测方法

常用的病媒生物监测方法分为鼠类监测、蚊类监测、蝇类监测、蟑螂（学名蜚蠊，为便于理解以下均称蟑螂）监测。每种病媒生物分别介绍监测生境的选择，监测方法的选择与操作方法以与统计与计算方法。

1. 鼠类监测　具体如下。

（1）监测生境：可选择城镇居民区、重点行业（餐饮、食品制售、建筑工地、屠宰场、酿造厂等）、农村居民区、农田、林地、公共绿地、公园、道路两侧、垃圾中转站、公共厕所、单位/居民区院内、农贸市场、工地、车站等鼠类孳生场所，包括室内和室外。

（2）监测方法：可根据不同的目的选择夹（笼）夜法、粘鼠板法以及路径法等。①夹（笼）夜法：选用质量可靠稳定的中型钢板夹或鼠笼，以各地便于获得的材料为诱饵（如油条、油饼、花生米等），晚放晨收。室内按每15㎡布夹（笼）1只，超过100㎡的房间沿墙根每5m布夹（笼）1只。布放在室内外鼠类出没的地方。捕获后的鼠要进行分类鉴定。②粘鼠板法：室内环境出于安全考虑可用粘鼠板替代夹（笼）夜法，布放时将粘鼠板展开，靠墙或鼠类经常活动、栖息的场所布放，可以不放诱饵。应避免放置在阳光直射、淋水和地面潮湿的场所，并防尘土等污物污染粘鼠板。布放密度同夹（笼）夜法。捕获后的鼠要进行分类鉴定。③路径法：沿选择的生境如街道两侧、河湖两岸或公共绿地、农贸市场等行走，仔细搜索并记录行走距离内发现的鼠洞、活鼠、鼠尸、鼠粪、鼠道、鼠爪印、鼠咬痕等鼠迹的处数。防鼠设施是指预防外环境或下水道的鼠类进入人居环境的设施或防护装置。不同类型的防鼠设施和判定标准详见《病媒生物密度控制水平　鼠类》（GB/T 27770—2009）。

（3）统计与计算：

①夹（笼）夜法鼠密度指标计算公式如下：

$$捕获率（\%）=\frac{捕鼠总数（只）}{有效夹（笼）总数（只）}\times100$$

有效夹（笼）数＝布夹（笼）总数－无效夹（笼）数；

无效夹(笼)是指丢失或不明原因击发的鼠夹(笼)。

捕鼠总数是指鼠夹(笼)捕获鼠类的数量总和,鼠夹上夹有完整鼠或鼠头、鼠皮、鼠毛、鼠尾、鼠爪等部分肢体的定为捕到鼠,记入捕鼠总数。

②粘鼠板法鼠密度指标计算公式如下:

$$捕获率（\%）=\frac{捕鼠总数（只）}{有效粘鼠板数（块）}\times 100$$

有效粘鼠板数=布放粘鼠板总数-无效粘鼠板数;

无效粘鼠板指丢失或水淋及尘土污染导致失效的粘鼠板。

捕鼠总数计算同夹(笼)夜法。

③路径指数法密度指标计算公式如下:

$$路径指数=\frac{鼠迹数（处）}{检查距离（km）}$$

2. 蚊虫监测　具体如下。

(1) 监测生境:可选择居民区、公园(含街心公园)、医院、民房和牲畜棚(牛棚、猪圈、羊圈、养殖场等)、旧轮胎堆放地、废品站、工地、港口、码头等蚊虫栖息与孳生场所。

(2) 监测方法:成蚊监测方法有诱蚊灯法、CO_2诱蚊灯法、人诱停落法以及双层叠帐法等;蚊蚴监测有布雷图指数法、路径法和勺捕法等。成蚊监测除牲畜棚外均在外环境中进行,监测时要着长衣长裤,必要时戴好防蚊帽,但监测过程中不使用蚊虫驱避剂。①诱蚊灯法:选择避风的场所并远离干扰光源,诱蚊灯光源离地1.5m。监测时间为日落前1h至次日日出后1h。监测结束密闭收集器后,再关闭电源,将集蚊袋取出,乙醚麻醉或冰箱冷冻处死,鉴定种类、性别并计数。②CO_2诱蚊灯法:在诱蚊灯法的操作中增加CO_2供给,或者直接选用CO_2诱蚊灯。其他要求同诱蚊灯法。③人诱停落法:以人作为诱饵,诱集者暴露一侧小腿,利用电动吸蚊器捕捉蚊虫,持续时间30min。监测时间选择媒介伊蚊活动高峰时段(日出前后1h或日落前后1h)。将捕获蚊虫用乙醚麻醉或冰箱冷冻处死,鉴定种类、性别并计数。④双层叠帐法:以人作为诱饵,选择避风遮荫处放置蚊帐,在媒介伊蚊活动高峰时段,诱集者位于内帐中暴露两条小腿,收集者利用电动吸蚊器在两帐之间收集停落在蚊帐上的伊蚊,监测30min。将捕获蚊虫用乙醚麻醉或冰箱冷冻处死,鉴定种类、性别并计数。⑤布雷图指数法:检查记录室内外所有小型积水容器及其蚊蚴孳生情况,收集阳性容器(小型积水容器中有蚊蚴孳生的为阳性容器。)中的蚊蚴进行种类鉴定,或带回实验室饲养至成蚊进行种类鉴定,计算布雷图指数。⑥路径法:以人居环境为核心,选择监测路径,记录沿途所有积水容器及小型水体(如水生植物、废弃容器、功能性积水容器、管井及下水道口、竹筒、树洞、轮胎、绿化带垃圾、喷泉、叶鞘积水等)中发现的蚊蚴(蛹)阳性容器数和小型积水处数,阳性容器中的蚊蚴进行种类鉴定,并记录总路径。⑦勺捕法:选取户外大中型水体共(如河流、池塘、水坑、湖泊、水渠等)进行调查。调查时,沿着大中型水体岸边,每隔10m用500mL标准水勺在水体边缘或有水草缓流处迅速从水体中舀起一勺水,判断有无蚊蚴(蛹)孳生,进行种类鉴定并填写记录表。

(3)统计与计算:

①诱蚊灯法及CO_2诱蚊灯法密度指标计算如下:

$$蚊密度[只/(灯 \cdot 夜)] = \frac{捕获雌蚊数(只)}{布放灯数(灯) \times 诱蚊夜数(夜)}$$

②人诱停落法密度指标计算公式如下:

$$停落指数[只/(人 \cdot h)] = \frac{捕获雌蚊数(只)}{人数 \times 30min} \times 60min/h$$

③双层叠帐法密度指标计算公式如下:

$$帐诱指数[只/(顶 \cdot h)] = \frac{捕获雌蚊数(只)}{蚊帐数 \times 30min} \times 60min/h$$

④布雷图指数(BI)计算公式如下:

$$布雷图指数(BI) = \frac{伊蚊阳性容器数}{调查户数} \times 100$$

户的定义:每个家庭、集体宿舍/单位办公室/酒店的2个房间、农贸市场/花房/外环境/室内公共场所等每30m²定义为一户。

⑤路径指数计算公式如下:

$$路径指数 = \frac{阳性容器或小型水体数}{行走距离(km)}$$

⑥勺捕法密度指标计算公式如下:

$$阳性勺指数 = \frac{具有蚊蚴(蛹)勺数}{采集总勺数} \times 100$$

3. 蝇类监测 具体如下。

(1)监测生境:餐饮店、商场、超市、机关、企业单位、饭店宾馆、农贸市场、医院、建筑拆迁工地、机场或车站、室外垃圾容器、垃圾中转站、公共厕所等。

(2)监测方法:常见的有笼诱法和目测法。①笼诱法:将诱蝇笼于9时前(各地可根据当地作息情况适当调整)布放,次日9时左右收回。诱饵为红糖

50g＋食醋(陈醋)50g＋水50mL,也可根据当地情况选择适宜的诱饵。收笼后,用乙醚、氯仿或冰冻处死后分类鉴定,统计各蝇种的数量。记录监测当天的天气情况(气温、湿度、风力)。②目测法:目视检查室内成蝇、防蝇设施,蝇类孳生物;检查室外垃圾容器、垃圾中转站、外环境散在孳生地、公共厕所的蝇类孳生物。防蝇设施的检查包括厨房、熟食间、非包装即食食品橱柜应设置的纱门、纱窗、门帘、风帘(风幕机)、纱罩等。一个整体空间为一个应设置防蝇设施间数,有一处不合格即为该间防蝇设施不合格。

（3）统计与计算:

①笼诱法蝇密度计算公式如下:

$$成蝇密度（只/笼）＝\frac{捕蝇总数}{捕蝇笼数}$$

②目测法密度指标计算公式如下:

$$室内成蝇侵害率（\%）＝\frac{阳性标准间数}{检查标准间数}×100\%$$

注:$检查标准间数＝\frac{实际检查面积（m^2）}{15（m^2）}$;$阳性标准间数＝\frac{查见蝇数（只）}{3（只/间）}$

$$室内蝇密度（只/间）＝\frac{蝇数}{阳性间数}$$

$$防蝇设施合格率（\%）＝\frac{合格防蝇间数}{应设防蝇间数}×100\%$$

4. 蟑螂监测　具体如下。

（1）监测生境:可选择农贸市场、超市、宾馆、餐饮环境、医院、居民区等人居环境。

（2）监测方法:常见的有粘捕法和目测法。①粘捕法:统一用粘蟑纸(规格:170mm×100mm),粘蟑纸中央放2g新鲜面包屑等作为诱饵,晚放晨收,市场和超市布放在食品加工销售柜台,餐饮环境和宾馆布放在操作间及餐厅,医院布放在病房,居民区布放在厨房。记录粘捕到的蟑螂种类,以及雌、雄成虫和若虫数,并记录有效粘蟑纸数(受潮、丢失、受污染或粘住别的物品等影响粘捕效果的为无效粘蟑纸)。②目测法:在监测房间内选择蟑螂栖息活动的场所,用手电筒照明,检查并记录每个场所3min内观察到的蟑螂种类、数量、活卵鞘数和蟑迹(空卵鞘壳、死尸、残尸等)数。

（3）统计与计算:

①粘捕法蟑螂密度计算公式如下:

$$蟑螂粘捕率（\%）=\frac{粘捕到蟑螂的粘蟑纸数}{有效粘蟑纸数}\times100\%$$

$$蟑螂侵害率（\%）=\frac{监测到蟑螂的房间数}{监测总房间数}\times100\%$$

$$蟑螂密度（只/张）=\frac{捕获蟑螂总数（只）}{有效粘蟑纸数（张）}$$

$$蟑螂密度指数（只/张）=\frac{捕获蟑螂总数（只）}{粘捕到蟑螂的粘蟑纸数（张）}$$

②目测法蟑螂密度指标计算公式如下：

$$蟑螂侵害率（\%）=\frac{有蟑螂、卵鞘或蟑迹房间数}{监测总房间数}\times100\%$$

（二）病媒生物防制效果评估

病媒生物防制效果现场评估是对室内外病媒生物密度监测、防范杀灭措施的落实、环境和孳生地清理的全面检查，是评价防制效果和防制质量的一项重要工作，防制效果现场评估要严格执行评估标准和规范，做到客观、公正、科学。

1. 病媒生物现场密度测定方法 鼠、蚊、蝇、蟑密度测定方法按照《病媒生物密度测定方法 鼠类》（GB/T 23798—2009）、《病媒生物密度测定方法 蚊虫》（GB/T 23797—2009）、《病媒生物密度测定方法 蝇类》（GB/T 23796—2009）、《病媒生物密度测定方法 蜚蠊》（GB/T 23795—2009）标准执行。

2. 病媒生物防制效果评估标准 病媒生物控制水平评估认可按照国家《病媒生物密度控制水平 鼠类》（GB/T 27770—2011）、《病媒生物密度控制水平 蚊虫》（GB/T 27771—2011）、《病媒生物密度控制水平 蝇类》（GB/T 27772—2011）、《病媒生物密度控制水平 蜚蠊》（GB/T 27773—2011）标准执行，分为A、B、C三个等级。

3. 密度控制水平评价 根据病媒生物密度监测方法的统计结果，可用于评价密度控制水平，密度控制水平定为A、B、C三级，其中C级为病媒生物密度控制的容许水平，当所有指标同时符合某一级别水平的要求才可认为达到了相应的级别水平。具体评价指标及其标准要求如下。①鼠密度控制水平：A级要求防鼠设施合格率≥97%、室内鼠迹阳性率≤1%且外环境路径指数≤1。B级要求防鼠设施合格率≥95%、室内鼠迹阳性率≤3%且外环境路径指数≤3。C级要求防鼠设施合格率≥93%、室内鼠迹阳性率≤5%且外环境路径指数≤5。

②蚊密度控制水平：A级要求路径指数≤0.1，采样勺指数≤1％，平均每阳性勺<3只蚊虫幼虫和蛹且外环境蚊虫停落指数≤0.5。B级要求路径指数≤0.5，采样勺指数≤3％，平均每阳性勺<5只蚊虫幼虫和蛹且外环境蚊虫停落指数≤1.0。C级要求路径指数≤0.8，采样勺指数≤5％，平均每阳性勺<8只蚊虫幼虫和蛹且外环境蚊虫停落指数≤1.5。③蝇类密度控制水平：A级要求室内有蝇房间阳性率≤3％，阳性间蝇密度≤3只/间，室外蝇类孳生地阳性率≤1％且防蝇设施合格率≥98％。B级要求室内有蝇房间阳性率≤6％，阳性间蝇密度≤3只/间，室外蝇类孳生地阳性率≤3％且防蝇设施合格率≥95％。C级要求室内有蝇房间阳性率≤9％，阳性间蝇密度≤3只/间，室外蝇类孳生地阳性率≤5％且防蝇设施合格率≥90％。A级、B级、C级均要求生产销售直接入口食品的场所不得有蝇，室内不得存在蝇类孳生地。④蟑螂密度控制水平：A级要求蟑螂成（若）虫侵害率≤1％，平均每阳性间（处）成（若）虫数，小蠊≤5只，大蠊≤2只，卵鞘查获率≤1％，平均每阳性间（处）卵鞘数≤2只，蟑迹查获率≤3％。B级要求蟑螂成（若）虫侵害率≤3％，平均每阳性间（处）成（若）虫数，小蠊≤10只，大蠊≤5只，卵鞘查获率≤2％，平均每阳性间（处）卵鞘数≤4只，蟑迹查获率≤5％。C级要求蟑螂成（若）虫侵害率≤5％，平均每阳性间（处）成（若）虫数，小蠊≤10只，大蠊≤5只，蟑螂卵鞘查获率≤3％，平均每阳性间（处）卵鞘数≤8只，蟑迹查获率≤7％。

思考与练习

1. 某地发生一起登革热疫情，如何进行病媒生物监测与防制效果评估？
2. 某地发生鼠疫，如何进行鼠类监测与法制效果评估？

第八节　常用施药器械的使用

病媒生物的化学防制需要用到施药器械，利用雾化原理，将化学药物分散在物体表面或靶标生物上，达到化学杀灭的效果。根据提供动能的来源不同可分为手动喷雾器、机动喷雾器、电动喷雾器。

学习目的

1. 了解喷雾器的分类。
2. 掌握常用喷雾器的操作方法。

预备知识

1. 施药器械 指将杀虫药剂喷施于物体表面、空间或靶标病媒生物上,防制人居环境中的卫生害虫所使用的器械。

2. 空间喷雾(space spray) 通过杀虫器械使液体杀虫剂形成微小的雾粒散布于空间的喷洒方式。

3. 滞留喷洒(residual spray) 主要以粉粒或药膜的方式覆盖在物体表面,以维持其持久药效的药剂喷洒方式。

4. 相关标准 《病媒生物化学防治技术指南空间喷雾》(GB/T 31714—2015)、《病媒生物化学防治技术指南滞留喷洒》(GB/T 31715—2015)。所有引用的技术标准以最新有效版本为准。

技能操作方法

常见喷雾器械主要有手动喷雾器、机动喷雾器和电动喷雾器,各类喷雾器械的操作方法如下。

(一) 手动喷雾器

手动喷雾器是利用手动方式产生压力,使药液通过喷头喷出,其优点在于结构简单,使用操作方便,价格较低,适应性广。主要有背负式压杆喷雾器、压缩式喷雾器和单管喷雾器等。

1. 操作方法 ①按照使用说明书将各部分组装,安装时注意各部位的正确位置。②在药液桶内加少量清水,打气到一定压力进行试喷。③检查各连接处有无漏气、漏水以及喷雾是否正常。④将配好的药液充分混匀后倒入桶内,药液不能超过标准线。⑤雾滴大小与压力有关,可根据杀灭对象和环境,调整压力进行喷洒作业。

2. 维护保养 ①作业完毕先将桶内余气放掉,药液倒出,用清水清洗,并打气喷雾清洗软管、喷杆和喷头。②清除喷雾器表面的灰尘、污物、药液和水。③放置在阴凉干燥、通风的地方。④如较长时间不使用,则应将喷杆、软管拆卸,各连接部件定期涂抹润滑油。

(二) 机动喷雾器

机动式喷雾器是由汽油发动机带动离心式风机形成离心力,产生高压气流,把药液(粉)喷向目标。可分为背负式机动喷雾器和车载式机动喷雾器。

1. 操作方法 具体如下。

(1) 启动前的准备:①检查各部位安装是否正确、牢固。②如为新机,须首先排除缸体内封存的机油。③检查压缩比,检查压缩气体对活塞向下推力的大小。④检查火花塞跳火情况,蓝火花一般为正常。⑤检查油路系统是否通畅。

(2) 启动:①在油箱内加入按比例配制的混合油,首次或夏季使用时,汽油与机油的比例为15∶1,其他时间按20∶1配制。②打开燃料油门开关。③启动拉线门开关至1/3~1/2位置。④适当调节阻风门,冷机及新机应关闭2/3,热机可全开。⑤按压加油针,直至出油。⑥启动拉绳,将启动轮向上缓拉3~5次,使混合油进入汽缸,最后迅速拉动即可启动。⑦启动后将阻风门打开。

(3) 试喷:①确认发动机及风门正常运转工作后,应先加清水试喷。②检查各连接处有无渗漏。③检查喷雾功能和各个部位工作是否正常。

(4) 喷雾操作:①将配比好的药液加入药箱内,药液量不要太满,盖紧盖子。②加药液时可使发动机低速运转。③适当调整发动机油门,使其达到额定转速并稳定工作。④打开喷液开关,药液呈雾状喷出。

2. 维护保养 ①每日工作结束后将箱内残存的药液(粉)倒出。②用清水洗刷药筒和管道,清理机器表面的尘土和油污。③检查各连接处有无漏水、漏油,各部位零件、螺丝有无松动。④机器应放置干燥、通风及清洁的地方,避免日晒和高温。

(三) 电动喷雾器

电动喷雾器使用220V交流电,高频、高速、电动旋转带动风叶产生高速气流,将药液压送到喷管与产生的高速气流会合,可将药液雾化成极小的微粒。该型喷雾器功率大、重量轻、使用方便。适用于空间大面积杀灭卫生害虫及呼吸道传染病的消毒。按喷出的雾滴大小可分为电动常量喷雾器和电动超低容量喷雾器。

1. 操作方法　所用药液应事先按比例配制好,根据杀灭面积,在药箱里加入适量药液,所装药液不应超过药箱外部所定刻度,将药液加入药箱后,旋紧药箱盖,打开电源开关即可使用。关机后如需要马上启动,必须等马达静止后才能开机,严禁短时间内频繁开关机,以免加快机件的损耗。

2. 维护保养　①使用完毕后应将剩余的药液倒出,用清水清洗药箱。②用少量肥皂水(充分溶解)加入药箱,开机喷雾,清洗喷管,连续2次,再用清水清洗1次。③定期清洗电机底部的空气过滤网。④定期对各零部件螺丝及电机活动部位进行润滑处理。⑤机器应放置干燥、通风、清洁的地方,避免日晒和高温。

 思考与练习

1. 某地发生一起乙脑疫情,如何开展疫源地灭蚊工作?

2. 某地发生登革热疫情,如何快速开展灭蚊工作?

第十四章　病原微生物检测

病原微生物检测是疾病预防控制系统中的一个重要组成部分。传染病诊断和治疗、传染源追溯、流行病学调查、疫苗研发和效果评价、食品和环境卫生状况评估等都离不开微生物检测技术。现代微生物检测技术是微生物学、生物化学、分子生物学、生物信息学、仪器分析等多项学科交叉发展的成果。在技术应用层面上，要求检测方法标准化，以提高结果的准确性和检测的可重复性，并利于结果的实验室间能力比较。自动化、网络信息化以及现场检测应用的开发是当前微生物检测技术发展的趋势。鉴于病原微生物检测操作过程中有生物安全风险，因此需按国家微生物实验室生物安全规定，根据病原微生物生物危险等级及具体操作的风险程度在不同生物安全等级的实验室开展工作，并严格按照实验规程操作以避免对实验人员和环境产生生物危害。

第一节　病原微生物标本采集、运输与保存

病原微生物标本质量的好坏是保证实验室检测结果准确可靠的前提。而标本的质量与标本的采集、运输、保存方法密切相关，标本采集、运输与保存不当可导致假阴性、假阳性结果的出现。

◉ 学习目的

1. 掌握常见病原微生物标本采集的方法。
2. 熟悉常见病原微生物标本的运输与保存要求。

预备知识

常见病原微生物标本采集的临床检测样本包括体液、血液、分泌物、排泄物及组织等。通常传染病患者的临床样本中均存在活的病原微生物。有时致病原及传播途径尚未知晓,因此应严格按实验室生物安全操作规范进行样本采集。通常采集血液、鼻咽分泌液、咳痰、粪便、脑脊液、疱疹内容物、活检组织或尸检组织等样本。

各类病原微生物标本采集、运输与保存的要求可参见《人间传染的病原微生物名录》(卫科教发〔2006〕15号)、《可感染人类的高致病性病原微生物菌(毒)种或样本运输管理规定》(卫生部令第45号)、《传染病防治法》、国家卫生标准及行业标准等。

技能操作方法

(一)病原微生物标本采集

1. 采样要求 具体如下。

(1)标本采集的条件:①与采集病原微生物样本所需要的生物安全防护水平相当的设备。②掌握相关专业知识和操作技能的工作人员。③有效防制病原微生物扩散和感染的措施。④有保证病原微生物样本质量的技术方法和手段。采集高致病性病原微生物样本的工作人员在采集过程中应当防止病原微生物扩散和感染,并对样本的来源、采集过程和方法等做详细记录。

(2)标本采集的基本原则:采集的标本应无外源性污染,盛装标本的容器应为一次性或经高压灭菌的无菌容器,不能用酸类或消毒剂处理。采集的标本要适量且具有代表性。防止标本中病原微生物的传播和自身感染。

2. 常见传染病采集标本的种类 具体如下。

(1)呼吸道传播的病毒性疾病:流感、禽流感、甲型H1N1流感、SARS、麻疹、风疹等。采集的标本种类有咽拭子、含漱液、痰液、血清标本、脑脊液、尸检组织、下呼吸道标本。

(2)肠道传播的病毒性疾病:人手足口病等。采集的标本种类有粪便、咽拭子、血液、疱疹液、肛拭子、尸检组织、脑脊液。

（3）消化道传播的细菌性疾病：伤寒、细菌性痢疾、细菌性感染性腹泻、霍乱等。采集的标本种类有粪便(肛拭子)、可疑食物、呕吐物、血液、脑脊液、尿液(伤寒肠热症)。

（4）虫媒传播的疾病：乙型脑炎等。采集的标本种类有血液、脑脊液。

（5）主要经破损皮肤黏膜传播的疾病：人感染猪链球菌病等。采集的标本种类有脑脊液、血液、瘀点、瘀斑、胸水、腹水。

3. 常见标本采集方法　具体如下。

（1）咽拭子标本：采集患者发病3d内的咽拭子标本，用于病原微生物检测(病原分离、核酸检测)。患者用清水漱口后，用专用采样棉签，令患者仰头张口，将无菌拭子(用无菌盐水浸湿)伸入口腔，适度用力拭抹双侧咽后壁及扁桃体部位，应避免触及口腔及舌部；必要时可使用压舌板，迅速将棉签放入装有3～5mL保存液的15mL外螺旋盖采样管中，在靠近顶端处折断棉签杆，旋紧管盖并密封，以防干燥。采样管外表贴上标签，注明患者的姓名、样本的种类、采样的时间、采样人等基本信息。

（2）下呼吸道标本(适用于气管插管患者)：只采集重症患者的下呼吸道标本，无时间限制。收集气管吸取液或支气管灌洗液5～10mL放入无菌带垫圈的50mL螺口塑料管中。

（3）疱疹液、瘀点、瘀斑：先用75%乙醇对疱疹、瘀点、瘀斑周围的皮肤进行消毒，待皮肤干燥后，用消毒针将疱疹、瘀点、瘀斑挑破用棉签蘸取液体，迅速将棉签放入内装有3～5mL保存液的采样管中，在靠近顶端处折断棉签杆，旋紧管盖并密封。可同时采集多个疱疹液、瘀点、瘀斑作为一份标本。采样管外表贴上标签，注明患者的姓名、样本的种类、采样的时间、采样人等基本信息。

（4）粪便标本：一般采集患者发病3d内的粪便标本，用于病原检测。用药前自然排便的标本，采集脓血黏液2～3g，液体便取絮状物1～2mL，采集后立即放入无菌采便管内(或保存液中)。采样管外表贴上标签，注明患者的姓名、样本的种类、采样的时间、采样人等基本信息。

（5）肛拭子标本：采集患者发病3d内的肛拭子标本，用于病原微生物检测。用专用采样棉签，从患者肛门轻轻插入，适度用力弧形左右擦拭数下，拔出后，迅速将棉签放入装有3～5mL保存液的15mL外螺旋的采样管中，在靠近顶端处折断棉签杆，旋紧管盖并密封，以防干燥。采样管外表贴上标签，注明患者的姓名、样本的种类、采样的时间、采样人等基本信息。

（6）尸检标本：患者死亡后越早采集越好。采集脑、肝、肺和肠淋巴结等重要组织标本，每一采集部位分别使用单独的消毒器械。每种组织应多部位取材，每个部位应取2～3份约5～10g的组织，淋巴结2个，分别置于15～50mL无菌的有外螺旋盖的冻存管中，采样管外表贴上标签，注明患者的姓名、样本的种类、采样的时间、采样人等基本信息。

（7）脑脊液标本：当患者出现神经系统症状时，可采集脑脊液标本，进行病原分离或核酸、抗体检测。采集时间为出现神经系统症状后3d内，采集方法为腰椎穿刺，采集量为1.0～2.0mL。采集后立即装入无菌带垫圈的冻存管中。采样管外表贴上标签，注明患者的姓名、样本的种类、采样的时间、采样人等基本信息。

（8）血液标本：进行血液病原培养时，严格用无菌穿刺法采肘静脉血，移入无菌的有螺口的抗凝的容器或血培养瓶中送检，或直接接种血平皿。血培养瓶接种比例一般按1：10～1：5，目的是稀释血液中的抗菌药物、抗体等杀菌物质。

（二）病原微生物标本保存

1. 细菌的标本保存 用于分离培养细菌的标本应在运送培养基中运送并保存于合适的温度。分离不同的病原菌使用的运送培养基也不同，一般冷藏运送。奈瑟菌属流感嗜血杆菌应在35～37℃条件下保温运送；副溶血性弧菌不可冷冻，需在7～10℃条件下保温运送。

2. 病毒的标本保存 用于分离病毒的标本，一般应放在保温容器（0～4℃）里，最好12h内送达实验室，最长放置不可超过4d，如不能立即分离病毒，应将标本在－20℃条件下冻存，放置不可超过1周。若长期储存，最好在－70℃条件下冻存。

3. 血清标本保存 用于检测抗原或抗体的标本可在4～8℃保存24～48h，在－20℃条件下保存时间更长。检测抗体的血清可在4℃保存约1周，最长10d；超过1周必须在－20℃条件下冷冻。

4. 核酸标本保存 要求低温快速送检。从标本采集到检测的间隔时间要尽可能短，并尽可能将标本处于冷藏状态。检测前保存时间较长时则需冷冻标本防止核酸降解。

（三）病原微生物标本运输

1. 容器要求　运输高致病性病原微生物菌（毒）种或样本的容器或包装材料应当达到国际民航组织《危险物品航空安全运输技术细则》（Doc9284包装说明PI602）规定的A类包装标准，符合防水、防破损、防外泄、耐高温、耐高压的要求，并应当印有卫生部规定的生物危险标签、标识、运输登记表、警告用语和提示用语。

2. 人员要求　运输高致病性病原微生物菌（毒）种或样本，应当有专人护送，护送人员不得少于两人。申请单位应当对护送人员进行相关的生物安全知识培训，并在护送过程中采取相应的防护措施。

3. 运输包装标准　具体如下。

（1）主容器：玻璃、金属或塑料，防漏密封。

（2）辅助包装：在−40～55℃温度必须能承受不低于95kPa压差内压而无渗漏。

（3）外包装：强度满足其容积、重量及使用要求。外尺寸，最小边长不小于100mm。

（4）包装要求：除固体感染性物质外，必须在主容器和辅助包装之间填充足量的吸附材料，能够吸收所有内装物。多个主容器装入一个辅助包装时，应将它们分别包裹或隔离，以防彼此接触。在冷藏或冷冻条件下运输物质时，冰、干冰或其他冷冻剂必须放在辅助包装周围，内部有支撑物固定辅助包装。

思考与练习

1. 简述病原微生物标本采集的条件及基本原则。
2. 病原微生物标本保存有哪些注意事项？
3. 如何进行咽拭子标本采集？

第二节　细菌染色法

细菌经染色后，除能清楚看到细菌的形态、大小、排列方式外，还可根据染色反应将细菌进行分类,因此染色标本的镜检在细菌的鉴定中应用最广,具有非常重要的作用。革兰染色法是细菌学中最经典、最常用的染色方法,本节重点介绍革兰染色试验方法和操作。

🔴 学习目的

1. 了解革兰染色原理,理解着色机理。
2. 掌握革兰染色的方法,并能正确染色。
3. 掌握油镜的基本原理和使用方法。

🔵 预备知识

1. 染色原理　微生物细胞含有大量水分,对光线的吸收和反射与水溶液的差别不大,机体是无色透明的,与周围背景没有明显的反差,在普通光学显微镜下不易被识别,因此必须对它们进行染色,使经染色后的菌体与背景形成明显的色差,从而能更清楚地观察到其形态和结构。常采用亚甲蓝、结晶紫等碱性染料进行染色。多数染料都是中性有机盐。根据着色基的不同可分为碱性染料和酸性染料。碱性染料是带正电染料,其阳离子部分为发色基团,可与细胞中带负电的组分结合。酸性染料是带负电染料,其阴离子部分为发色基团,可与细胞中带正电的组分结合。微生物细胞是由蛋白质、核酸等两性电解质及其他化合物组成。所以,微生物细胞表现出两性电解质的性质。两性电解质兼有碱性基和酸性基,在酸性溶液中解离出碱性基团,而呈碱性带正电。在碱性溶液中解离出酸性基呈酸性带负电。经测定,细菌等电点pH为2~5,故在中性、碱性或偏酸性溶液中,细菌的等电点的pH均低于上述溶液的pH,所以细菌带负电荷,容易与带正电荷的碱性染料结合,故用碱性染料染色的较多。微生物体内各结构与染料结合力不同,故可用各种染料分别染微生物的各结构以便观察。

2. 常用染色方法　在细菌感染标本的检查中,临床上常用的染色方法有革兰染色、抗酸染色和荧光染色。

(1) 革兰染色:是细菌学中最经典、最常用的染色方法。除粪便、血液等极少数标本外,绝大多数标本在分离培养之前都要进行革兰染色,镜检。

(2) 抗酸染色:抗酸染色也可将细菌分为两大类,即抗酸性细菌和非抗酸性细菌。因为临床上绝大多数病原菌为非抗酸性细菌,所以抗酸染色不作为临床上常规的细菌检查项目,主要针对性用于结核病、麻风病等的细菌检查。

（3）荧光染色:荧光染色法敏感性强、效率高且容易观察结果,在临床细菌鉴定中有很大的实用价值。主要用于结核分枝杆菌、麻风分枝杆菌、白喉棒状杆菌及痢疾志贺菌等的检测。

除以上所述染色方法外,用于细菌鉴定的还有鞭毛染色、异染颗粒染色等。鞭毛染色后于显微镜下可观察到菌体上有无鞭毛、鞭毛的位置及数量,在细菌鉴定中,特别是非发酵菌的鉴定中很重要。

3. 革兰染色的意义　通过革兰染色将所有细菌分为革兰阳性菌和革兰阴性菌两大类,可初步识别细菌,缩小范围,有助于进一步鉴定。革兰染色除用以鉴定细菌外,病原菌革兰染色特征可为临床选择用药提供参考,大多数革兰阳性菌的致病物质为外毒素,而大多数革兰阴性菌的致病物为内毒素,由此革兰阳性菌和革兰阴性菌对一些抗生素表现出不同的敏感性,且其致病物质及其作用机理也不同。

技能操作方法

（一）标本的处理

1. 痰液　用无菌棉签挑取干酪样或脓性痰部分 0.05～0.1mL,涂于载玻片右 2/3 处,均匀涂抹成卵圆形痰膜(约 2cm 长),每张载玻片只涂一份标本。

2. 脓液　同痰涂片。

3. 病灶组织或干酪块等　先用组织研磨器磨碎后再行涂片。大小、厚度同痰涂片。

4. 体液标本　取标本 10mL,3000r/min,离心 30min,取沉渣涂片。大小、厚度同痰涂片。

5. 脑脊液　将脑脊液离心或甩片集菌后涂片备用。

6. 大便　取少量黏液便或者血便均匀涂布于载玻片,不可过厚。

（二）革兰染色法

革兰染色是最常用的鉴别染色法之一。此染色法由丹麦细菌学家革兰(Hans Christian Gram)于 1884 年提出,至今仍被广泛应用。标本固定后,先用碱性染料结晶紫初染,再加碘液媒染,使之生成结晶紫-碘复合物;此时不同细菌均被染成深紫色。然后,用95%乙醇脱色,有些细菌被脱色,有些不能。最后,用稀释复红或沙黄复染。此法可将细菌分为两大类:不被乙醇脱色仍保留紫色者为革兰阳性菌;被乙醇脱色后复染成红色者为革兰阴性菌。

革兰染色法的原理尚未被完全阐明。但与菌细胞壁结构密切相关,如果在结晶紫-碘染之后,乙醇脱色之前去除革兰阳性菌的细胞壁,革兰阳性菌细胞就能够被脱色。目前,对革兰阳性菌和革兰阴性菌细胞壁的化学组分已十分清楚,但对革兰阳性菌细胞壁阻止染料被溶出的原因尚不清楚。在今天,该方法已逐步被更先进、更科学的细菌遗传学分类鉴定方法,诸如包括DNA的G＋C mol%测定、DNA杂交、16S rRNA寡核苷酸序列分析以及聚合酶链反应(pdymerase chain reaction,PCR)等所取代。

1. **革兰染色试剂** 结晶紫、碘液、95%的乙醇溶液、沙黄或复红。

2. **革兰染色步骤** 涂片→干燥→固定→初染→水洗→媒染→水洗→脱色→水洗→复染→水洗→干燥→观察。①涂片。取干净的载玻片置于实验台上,在载玻片的中央滴一滴无菌蒸馏水,将接种环在火焰上烧红,待冷却后从斜面挑取少量菌种(表皮球菌或变形杆菌)与载玻片上的水滴混匀后,在载玻片上涂布成一均匀的薄层,涂布面不宜过大。②干燥。涂片最好在室温下使其自然干燥,有时为了使之干得更快些,可将标本面向上,手持载玻片一端的两侧,小心地在酒精灯外焰微微加热,使水分蒸发,但切勿加热时间过长,以防标本被烤枯而变形。③固定。固定常常利用高温,手持载玻片的一端,标本向上,在酒精灯火焰外层尽快地来回通过2～3次,共2～3s,并不时以载玻片背面加热触及皮肤,不觉过烫为宜(不超过60℃),放置待冷后,进行染色(图14-1)。④染色。在涂片薄膜上滴加结晶紫若干滴,使染色液覆盖涂片,染色约1min。⑤水洗。斜置载玻片,在自来水龙头下用小股水流冲洗,直至洗下的水呈无色为止。⑥加碘液媒染1min后水洗。⑦斜置载玻片,滴加95%的乙醇溶液脱色,至流出的乙醇溶液呈无色为止,需20～30s,随即水洗。⑧用沙黄染液或复红复染1min,水洗。⑨干燥。用吸水纸吸去涂片边缘的水珠,置于室温下自然干燥。用吸水纸时切勿将菌体擦掉。待标本片干燥后置于显微镜下,用低倍镜观察,发现目的物后用油镜观

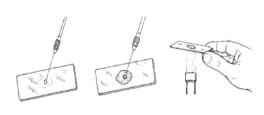

图14-1 涂片固定

察,注意细菌细胞的颜色。

3. 涂片染色注意事项 具体如下。

(1)涂片制作厚度与固定:掌握好涂片的厚薄,不宜过厚。固定过程不可用酒精灯直接加热,避免过热使菌体变性而影响染色效果。

(2)脱色时间:革兰染色成败的关键是脱色时间,如脱色过度,革兰阳性菌也可被脱色而被误认为革兰阴性菌;如脱色时间过短,革兰阴性菌也会被误认为是革兰阳性菌。因此,必须严格把握脱色时间。

(3)菌龄影响染色效果:选用培养18~24h的细菌为宜,若培养时间过长,则菌体死亡或自溶常使革兰阳性菌转呈阴性反应。

4. 镜检 具体如下。

(1)观察前的准备:安置显微镜。将聚光器调到最高位置,调节光源,使视野内光线均匀,亮度适宜。根据使用者的个人情况,调节双筒显微镜的目镜。调节聚光器的数值孔径。

(2)显微镜观察:在低倍镜下找到要观察的样品区域后,用粗调节器将镜筒升高,将油镜转到工作位置,然后在待观察的样品区域滴加香柏油。从侧面注视,用粗调节器小心地将镜筒降下,使油镜浸在镜油中并几乎与标本相接,调节聚光器的数值孔径以及视野的照明强度后,用粗调节器将镜筒徐徐上升,直至视野中出现物象并用细调节器调至清晰聚焦为止。

(3)显微镜用后的处理:①上升镜筒,取下载玻片。②用擦镜纸擦去镜头上的镜油,然后用擦镜纸蘸取少许二甲苯擦去镜头上的油迹,最后用干净的擦镜纸擦去残留的二甲苯。③用擦镜纸清洁未使用的物镜及目镜,用绸布清洁显微镜的金属部件。④将各部分还原,将光源灯亮度调至最低后关闭。

思考与练习

1. 如果对一未知菌进行革兰染色,如何才能保证染色结果正确可靠?

2. 涂片后为什么要固定? 固定时应注意什么?

3. 为什么说95%乙醇脱色是革兰染色的关键步骤?

4. 简述革兰染色法的意义。

5. 为什么革兰染色在脱色后还需要复染?

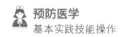
第三节　病原细菌分离鉴定

分类学上不同的病原细菌所引起的疾病、感染的特定组织、传播的方式、致病机制等都有各自的特点,实验室诊断一般需要分离鉴定该特定的细菌病原体。

学习目的

1. 掌握病原微生物分离、培养和鉴定的检测方法。
2. 熟悉病原微生物血清凝集的一般方法。

预备知识

微生物是存在于自然界的一大群形体微小(常用测量单位为微米)、结构简单、肉眼不可见,必须借助光学显微镜或电子显微镜放大数百倍、数千倍,甚至数万倍才能观察到的微小生物。微生物按其大小、结构和组成等可分为非细胞型微生物(病毒)、原核细胞型微生物(细菌、支原体、衣原体、立克次体、螺旋体、放线菌)和真核细胞型微生物(真菌)。

细菌具有典型的原核细胞的结构,包括细胞壁、细胞膜、细胞质和核质等基本结构和荚膜、鞭毛、菌毛、芽胞等特殊结构。

微生物与人体健康密切相关。绝大多数微生物对人类是有益的,而且有些还是必需的。只有少数微生物会导致疾病的发生。正常情况下,寄生在人类口、鼻、咽部和消化道中的微生物是无害的,有的还能拮抗病原微生物的入侵。定植在肠道中的益生菌等还能向宿主提供必需的维生素和多种氨基酸等营养物质。少数能导致疾病的微生物被称为病原微生物。

常见病原细菌种类主要有球菌、肠杆菌、弧菌、螺杆菌、厌氧菌、分枝杆菌、嗜血杆菌、动物源性细菌和一些其他种属的细菌。球菌主要包括葡萄球菌属、链球菌属,奈瑟菌属等;肠杆菌主要包括埃希菌属、志贺菌属、沙门菌属等;弧菌主要包括霍乱弧菌、副溶血弧菌等;厌氧性细菌主要包括厌氧芽胞梭菌属;分枝杆菌主要包括结核分枝杆菌、麻风分枝杆菌等;动物源性细菌主要包括布鲁氏菌属、耶尔森菌属、芽胞杆菌属等；其他种属的细菌主要包括棒状杆菌属、鲍特菌属、军团菌属、假单胞菌属、弯曲菌属、不动杆菌属、气单胞菌属、李斯特菌属等。

　　细菌的嗜菌体分型、血清分型等实验是传统分型方法中最常采用的，特别是血清分型，是病原菌亚型分型溯源的主要方法。近年来，虽然有用脉冲场凝胶电泳（pulsed-field gel electrophoresis，PFGE）、多位点序列分型（mucltilocus sequence typing，MLST）、PCR，乃至全基因组测序（whole genome sequencing，WGS）等方法来判定细菌的血清分型，但血清凝集试验仍被认为是细菌血清分型的"金标准"方法。

🔵 技能操作方法

（一）细菌的分离培养及生化鉴定

　　1. **原理**　具体如下。

　　（1）划线分离培养：选择适合于所分离细菌生长的培养基、培养温度、气体条件等。在含有多种细菌的检样或者培养物中挑选出目的细菌的单克隆菌落。

　　（2）细菌的染色镜检：利用染料对细菌细胞产生的不同物理和化学作用，使细菌着色情况产生差异，便于据此用于对细菌的镜检观察。

　　（3）细菌的生化试验：细菌的生化特征鉴定主要是依据病原体对不同糖类或其他底物的发酵以及产酸、产碱、产气情况来确定的，可以选择多种底物。在生化试验过程中，可根据发酵管中指示剂颜色的改变和产气现象来确定生化反应的结果。

　　2. **主要的生化试验**　具体如下。

　　（1）糖类代谢试验：①糖发酵试验。一般鉴定工作中常用的有三糖铁（TSI）琼脂试验，用于观察细菌对糖的利用和硫化氢的产生，该培养基含有乳糖、蔗糖和葡萄糖的比例为10∶10∶1，只能利用葡萄糖的细菌，在葡萄糖被分解产酸后，可使斜面先变黄，但因葡萄糖量少，生成的少量酸因接触空气而氧化，加之细菌利用培养基中含氮物质，生成碱性产物，故使斜面后来又变红，底部由于是在厌氧状态下，酸类不被氧化，所以仍保持黄色。而发酵乳糖的细菌如大肠埃希菌，则产生大量的酸，使整个培养基呈现黄色。②乙酰甲基醇试验（V-P试验）。某些细菌如产气杆菌，分解葡萄糖产生丙酮酸，经一系列反应后最终产物为二乙酰,二乙酰与培养基内蛋白胨中精氨酸所含的胍基作用,生成红色化合物,则为 V-P 试验阳性。试验时加入α-萘酚可加速此反应。③甲基红试验(MR 试验)。某些细菌分解葡萄糖产生终产物甲酸、乙酸、乳酸等,使培养基的 pH 降至 4.5 以下,加入甲基红指示剂呈红色(甲基红变色范围:pH≤4.4 为红色,pH≥6.2 为黄色)。某些细菌虽能分解葡萄糖,但产酸量少或产生的酸进一步被氧化成其他物质(如醇、醛、酮等),培养基 pH 为 6.2 以上,加入甲基红指示剂呈黄色。

(2) 蛋白质及氨基酸代谢试验:①吲哚(靛基质)试验。某些细菌中有色氨酸酶,能分解蛋白胨中的色氨酸生产吲哚(靛基质)。吲哚本身无色,不能直接被观察到,加入吲哚试剂(对二甲基氨基苯甲醛)则生成红色的玫瑰吲哚,易被肉眼发现。②硫化氢试验。某些细菌能分解培养基中胱氨酸等含硫氨基酸,产生硫化氢,硫化氢遇铅盐(或铁盐),则形成黑褐色的硫化铅(或硫化铁)沉淀物。③尿素分解试验。尿素培养基中含有酚红指示剂。某些细菌中有尿素分解酶,能分解尿素形成大量的氨,使培养基呈碱性,变红色即为阳性。

(3) 有机盐和胺盐利用试验:①枸橼酸盐利用试验。在枸橼酸盐培养基中枸橼酸盐为唯一碳源,磷酸二氢铵为唯一氮源。某些细菌可以利用枸橼酸盐为碳源,磷酸二氢铵为氮源,在此培养基中生长,分解枸橼酸盐产生的碳酸盐使培养基呈碱性。指示剂溴麝香草酚蓝由绿色变为深蓝色。在以上生化反应中,吲哚试验、MR 试验、V-P 试验、枸橼酸盐利用试验统称为 IMViC 试验,常用来鉴别大肠杆菌和产气杆菌。

3. 材料与设备　接种环、接种针、酒精灯、培养基、生化鉴定管或生化鉴定仪、革兰染液。

4. 操作步骤　具体如下。

(1) 划线法的操作方法:左手持平皿,用左手的拇指、食指和中指将平皿盖揭开呈20°左右;右手握持接种环(执笔式),将其通过火焰灭菌,冷却后从混合培养物中蘸取少许混合物。再以左手握持上述平板培养基,使平板略呈垂直,并靠近火焰周围,以免空气中杂菌落入,然后,将蘸有检样的接种环,先在培养基一角涂布成一均匀薄膜(约占整个培养基表面积的 1/10 的 1 区),划线时,使接种环环面与平板表面成30°～40°,以腕力在平板表面行轻快的滑移动作,注意勿使培养基表面划破。然后,将接种环多余的混合物在火焰中烧灼,待冷却后,将接种环再与所涂混合物的 1 区轻触,在空白区(约占整个培养基表面积的 1/5 的 2 区)划线,划毕后再烧灼,冷却后再在空白区(3 区)划线,必要时可再划线4区，直至混合物稀释到足够形成单菌落（图14-2）。

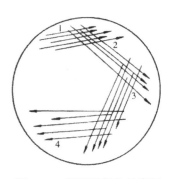

注意事项：①划线前先将接种环稍弯曲，使其和平皿内琼脂面平行，不至于划破培养基。②划线中尽量不要重复、往复划线，以免形成菌苔。③划线接种完毕，在平皿底部写上菌名、日期和接种者等标记，然后倒扣培养。

（2）革兰染色镜检的操作方法：详见本章第二节。

图14-2　划线法操作示意图

（3）细菌的生化试验：目前，疾控系统通常采用自动化细菌鉴定仪器来进行细菌的生化鉴定。

（二）细菌的血清分型鉴定

1. 原理　细菌（颗粒性抗原）与相应抗体在电解质作用下，形成肉眼可见的凝集团块。用特异性抗血清与所分离细菌进行凝集试验，鉴定细菌的菌体抗原、表面抗原、鞭毛抗原等，从而确定细菌的血清分型，通常采用玻片凝集法。

2. 材料与设备　特异性诊断血清、生理盐水、干净玻片或灭菌平皿、接种环、酒精灯。

3. 操作步骤　①取一干净玻片或灭菌平皿，用蜡笔划出合适大小的格子。②将一小滴已知的特异性抗血清滴加在格子中间。③用接种环挑取少许纯菌培养物，与抗血清研磨混合均匀。④对光观察凝集试验结果，如出现肉眼可见的凝集团块，且液体变清，为阳性反应；如仍是均质的混悬液，为阴性反应。⑤同时用生理盐水代替特异性抗血清，作为空白对照。⑥根据菌体抗原、表面抗原、鞭毛抗原与相应抗血清的凝集结果，确定细菌的血清分型。

4. 注意事项　①进行血清凝集时，需特别注意细菌和特异性抗血清的量应呈恰当比例，避免因前带或后带效应而导致假阴性。②当出现凝集反应时，一定要用生理盐水作为空白对照，以排除菌株自凝的可能。③部分沙门菌有两相鞭毛抗原，当检出第1相鞭毛抗原而未检出第2相鞭毛抗原或检出第2相鞭毛抗原而未检出第1相鞭毛抗原时，需进行位相诱导后，再做血清凝集试验。为获得较好的位相诱导效果，通常采用倾注平板法，其操作步骤如下：取一直径为7cm的平皿，加入100μL已知相鞭毛抗原的诱导血清，加入10mL冷却至45℃左右的0.35%～0.4%半固体琼脂，混匀；待其凝固后，在平皿中央点种待检菌株;培养后,在形成蔓延生长的菌苔边缘,挑取细菌进行血清凝集试验。

思考与练习

1. 为什么进行血清凝集试验时一定要用生理盐水作为空白对照?
2. IMViC试验包括哪些具体的生化试验? 并分别简述其原理。
3. 病原细菌血清分型鉴定的意义是什么?

第四节　脉冲场凝胶电泳

在细菌引起的传染性疾病的防控工作中,实验室溯源鉴定结果是非常重要的证据之一。比如食物中毒事件中患者体内分离的病原和食品中分离的病原相关性。细菌分子分型方法是病原体溯源的最主要手段,而其中脉冲场凝胶电泳(pulsed-field gel electrophoresis,PFGE)技术是目前的"金标准"。

学习目的

1. 掌握脉冲场凝胶电泳原理。
2. 掌握脉冲场凝胶电泳实验方法。
3. 熟悉脉冲凝胶电泳仪的使用。

预备知识

PFGE是一种分离大片段DNA或者染色体的方法,是一种分析染色体DNA强有力的工具。目前,PFGE主要应用于染色体DNA的分离、微生物基因分型、DNA辐射损伤修复、细胞凋亡、酵母人工染色体电泳分析及单向电场电泳难以分辨的DNA图谱制作等研究中。

技能操作方法

（一）原　理

将细菌包埋在特殊的琼脂胶块中进行酶切,用可变电场电泳来区分基因组核酸片段,通过DNA染色成像技术分析条带位置进行细菌分子分型。

DNA分子在交替变换方向的电场中做出反应的时间取决于它的大小。较小的分子重新定向较快,在凝胶中移动也较快,因而不同大小的分子被成功分离。脉冲场凝胶电泳可以分离分子量从10kb到5Mb的DNA分子。

影响分辨率的因素包括脉冲时间、电场夹角、电场强度、电泳温度、缓冲液组成、琼脂的种类以及琼脂的浓度等。近年来,这些参数已经被标准化,以实现该技术的可重复性。

（二）材料与仪器设备

脉冲场电泳主机、冷凝系统、循环系统以及电泳槽。

（三）操作步骤

1. **细菌纯培养准备（以大肠埃希菌为例）**　从检测培养基上挑取单菌落,接种于血平板(或相当的培养基)上培养,37℃孵育箱培养14～18h,同时接种标准株H9812作为电泳Marker。

2. **细菌的包埋**　刮取适量细菌悬浊于细胞悬浮液(cell suspension buffer,CSB)中,调整浓度至4.0～4.5麦氏单位。取400μL细菌悬浊液37℃孵育5min。每管加入20μL蛋白酶K和400μL的1% SKG胶,用枪头轻轻混匀,避免有气泡产生。迅速将混合物倒入模具,在室温下凝固。

3. **细菌的裂解**　每5mL细胞裂解液加入25μL蛋白酶K。每个离心管加入5mL含蛋白酶K的细胞裂解液(cell lysis buffer,CLB)。将之前制备的小胶推入裂解混合液中。放入54℃水浴摇床中孵育2h。

4. **清洗胶块**　倒掉CLB,每管中加入10mL纯水,50℃水浴摇床中,转速约130r/min,摇10min。重复洗涤1次。加入10mL预热的TE缓冲液,在50℃的水浴摇床中摇15min。重复洗3次,每次10～15min。加入10mL TE缓冲液,放在4℃冰箱内备用。

5. **胶块内DNA的酶切**　用限制性内切酶消化DNA。

6. **电泳**　用0.5×TBE电泳缓冲液配制1%SKG胶。把加样梳子平放在胶槽上,把胶块加在梳子齿上。把梳子放入胶槽,确保所有的胶块在一条线上,并且胶块与胶槽的底面相接触。从胶槽的下部中央缓慢倒入100mL熔化的1%SKG胶(1%SKG胶需要提前配制,并置于55~60℃水浴锅中平衡温度)。在室温下凝固30min。打开主机和泵的开关,打开冷凝机,确保预设温度在14℃。打开胶槽的旋钮,取出凝固好的SKG胶,用吸水纸清除四周和底面多余的胶,小心地把胶放入电泳槽,关上盖子。设置电泳参数。

7. **染色、观察结果**　DNA用GelRed染色,在紫外线下观察结果。

8. **结果分析**　用凝胶图像仪记录电泳条带下来,并与数据库的资料进行比较。比较的结果可以在不同实验室之间共享。

思考与练习

1. PFGE如何得到好的实验结果?
2. PFGE结果如何判读?
3. 如何使用PFGE进行细菌同源性分析?

第五节　鸡胚分离流感病毒

流感病毒是一种分节段的单股负链RNA病毒,在分类学上属于正黏病毒科。流感病毒感染人体可引起流行性感冒(简称流感)。流感潜伏期短,经呼吸道飞沫传播,传播迅速,容易引发大流行。病毒分离培养是流感病原学监测的基础,分离的病毒可长期保存,用来进行抗原性、基因特性或药物敏感性等的分析。目前多采用鸡胚和犬肾上皮(Madin-Darby Canine kidney,MDCK)细胞两种流感病毒分离方法,但MDCK细胞分离的病毒不能用于常规疫苗生产,鸡胚分离流感病毒仍是一种广泛应用的病毒分离方法。

学习目的

掌握鸡胚分离流感病毒实验操作技能。

预备知识

鸡胚是发育的机体,适合许多人类和动物病毒生长增殖。鸡胚分离病毒是病毒性疾病检测常用的方法之一,常用于痘类病毒、黏液病毒和疱疹病毒的分离、鉴定、抗原制备、疫苗生产以及病毒性质等方面的研究。

了解鸡胚分离病毒相关生物安全规定。所有流感病毒分离的操作都应在生物安全二级实验室生物安全柜中进行,必须遵守生物安全规定,严格执行标准操作规程和废弃物管理规定。进入生物安全二级实验室要求遵循生物安全实验室的个人防护要求。

技能操作方法

(一)原 理

鸡胚分离流感病毒是分离流感病毒的常用方法之一,使用的是孵育9～11d的鸡胚。将流感病毒接种于鸡胚尿囊腔,或者同时接种于鸡胚羊膜腔和尿囊腔。病毒在尿囊的内胚层细胞中繁殖并释放到尿液中,因此在尿囊液中可获取大量病毒。

(二)材料及仪器设备

1. **材料** 孵育9～11d的鸡胚、75％乙醇、1mL注射器、鸡卵开孔器、卵托、医用胶布、15mL无菌离心管、试管架、1.2mL吸头、无菌手术剪刀、无菌镊子、锐器盒、废液缸。

2. **仪器** Ⅱ级A2型生物安全柜、培养箱、离心机、高压灭菌器、照卵灯、移液器。

（三）操作步骤

1. 验卵　在照卵灯下,判定鸡胚状态。

（1）血管:活胚血管清楚,卵壳较薄者还可见血管搏动;死胚模糊,成淤血块或淤血带。

（2）胚动:活胚有明显的自然运动,但是孵育超过14d则胎动不明显,甚至无胎动;死胚无胎动。

（3）绒毛尿囊膜发育界限:密布血管的绒毛尿囊膜与鸡胚胎的另一面形成明显的界限。

2. 鸡胚接种　流感病毒常采用双腔接种,即羊膜腔和尿囊腔接种。①在照卵灯下画出鸡胚的气室边界与胚胎,在胚胎与气室交界上缘1mm处避开血管做一标记,此即为注射点。将鸡胚的气室朝上放置在卵托上、编号(通常每个标本接种3个鸡胚)。②用75%乙醇消毒鸡胚,用开孔器在注射点部位开孔。③用1mL注射器吸200μL处理过的临床标本。④用针头完全进入鸡胚,刺破鸡胚羊膜,将100μL临床标本注进鸡胚羊膜腔,然后将针头退出至针头长度的一半,将另外100μL临床标本注进鸡胚尿囊腔。⑤用同一注射器和针头将同一标本依上述方法接种另外两枚鸡胚。⑥将注射器针头放于锐器盒中,将注射器针筒弃于废液缸中。⑦用医用胶布封孔。⑧将胚卵气室朝上置于卵架,放入33~35℃的培养箱进行培养2~3d。

鸡胚进行病毒分离培养时,每天检查鸡胚生长情况,24h内死亡的鸡胚,认为是非特异性死亡的应弃去。

3. 鸡胚尿囊液和羊水的收获　①鸡胚在收获前应4℃过夜或至少放置4h以上。目的是避免收获时流出的血细胞同尿囊液或羊水里的病毒发生凝集,造成病毒滴度下降。②标记15mL无菌离心管与相应的鸡胚编号一致,用75%乙醇消毒鸡胚气室端。③用无菌剪刀减掉气室部位的蛋壳,用无菌镊子撕开鸡胚尿囊膜,用移液器吸头插入鸡胚尿囊腔,缓慢吸取尿囊液;置于相应的收集管中。刺破鸡胚羊膜,尽量吸取羊水放置于另外的管中。④收获病毒培养液后的鸡胚在生物安全柜内装进密封袋,然后进行高压处理。⑤将鸡胚收获液3000r/min离心5min去除血液和细胞,在−70℃条件下保存。⑥红细胞凝集试验。血凝滴度≥8的标本进一步进行病毒的鉴定;如没有红细胞凝集现象,应将收获病毒培养液再鸡胚传代2次。传代后血凝滴度仍为阴性的标本,可丢弃做高压灭菌处理。

4. **注意事项** ①在鸡胚孵育过程中,应在培养箱下层放置纯净水以保持湿度。②鸡胚收获前,放置冰箱时间不能过长,否则导致散黄,影响收获。③严格遵守无菌操作,避免污染。

✎ 思考与练习

1. 影响鸡胚分离培养病毒阳性率的因素有哪些?
2. 简述鸡胚接种的步骤。

第六节 实时荧光定量PCR检测

实时荧光定量PCR(realtime fluorescence quantitative PCR,RTFQ PCR)是1996年由美国公司推出的一种新定量检验技术,它是通过荧光染料或荧光标记的特异性的探针,对PCR产物进行标记跟踪,实时在线监控反应过程,结合相应的软件可以对产物进行分析,计算待测样品模板的初始浓度。实时荧光定量PCR的出现,极大地简化了定量检测的过程,而且真正实现了绝对定量。多种检测系统的出现,使实验的选择性更强。自动化操作提高了工作效率,且反应快速、重复性好、灵敏度高、特异性强、结果清晰。随着生物芯片技术和荧光探针定量技术的结合,荧光定量PCR在医学检测及其他各个领域中的应用前景将更加广阔。

♥ 学习目的

1. 掌握实时荧光定量PCR检测的原理。
2. 掌握实时荧光定量PCR检测的方法及其应用。

⚕ 预备知识

实时荧光定量PCR是在PCR反应体系中加入荧光基团,利用荧光信号累积实时监测整个PCR进程,最后通过标准曲线对未知模板进行定量分析的方法。

实时荧光定量PCR方法主要运用在以下几个方面：①临床疾病诊断方面，包括微生物病原体检测、优生优育检测、肿瘤标志物及肿瘤基因检测、遗传病相关遗传基因检测等。②动物疾病检测方面，包括各种动物病原微生物的检测。③食品安全方面，包括食源微生物、食品过敏源和转基因等。④科学研究方面，包括医学、农牧、生物相关分子生物学定量研究。在各级各类医疗机构、大学及研究所、疾控中心、检验检疫局、兽医站、食品企业及乳品厂等均会用到实时荧光定量PCR方法。

技能操作方法

（一）原　理

将标记有荧光素的Taqman探针与模板DNA混合后，完成高温变性、低温复性、适温延伸的热循环，并遵守聚合酶链反应规律，与模板DNA互补配对的Taqman探针被切断，荧光素游离于反应体系中，在特定光激发下发出荧光，随着循环次数的增加，被扩增的目的基因片段呈指数规律增长，通过实时检测与之对应的随扩增而变化的荧光信号强度，求得Ct值，同时利用数个已知模板浓度的标准品作对照，即可得出待测标本目的基因的拷贝数。

（二）主要仪器

生物安全柜、核酸提取仪、实时荧光定量PCR仪。

（三）操作步骤

1. **样品处理**　样品保存于4℃条件下进行转运（不能超过24 h）；或者冻存于−70℃或以下；不应保存在−20℃条件下。标本送至实验室后，应立即进行处理，避免反复冻融；临床标本采集管必须使用带螺口的冻存管。拭子头部为合成纤维，柄为铝或塑料，不推荐棉拭子和木柄。标本采集管应包含3mL病毒采样液（含有蛋白质稳定剂、阻止细菌和真菌生长的抗生素、缓冲液）。

2. **取样**　注意安全防护，需在生物安全二级（biosafety level 2，BSL-2）实验室内进行，并在生物安全柜（biosafety cabinet，BSC）中操作。取用样品前，需将带有拭子的病毒转运液涡旋振荡1min，使吸附于拭子表面的病毒颗粒脱落到溶液中。使用带滤芯的吸头吸取200μL液用于核酸提取，剩余溶液分装冻存于−80℃冰箱。

3. **样本核酸提取**　磁珠法核酸提取一般可以分为裂解、结合、洗涤、洗脱，共四步。具体操作步骤严格按照核酸提取试剂盒说明书进行。

4. **实时荧光定量PCR反应体系配置**　具体如下。

（1）试剂准备：在实验过程中，保持所有的试剂在冰架上维持低温。酶到要使用时再从−20℃冰箱取出，用完后迅速放回。新的引物和探针离心后加适量无RNA酶水溶解，涡旋振荡3～5min，混匀后方可使用。分装好的冰冻的引物和探针进行融化后直接使用（已融的探针避光在2～8℃条件下可保存长达3个月，不要对探针反复冻融）。缓冲液使用前要混匀。引物、探针和缓冲液使用前瞬时离心后置于冰架上。

（2）反应体系配置：以登革病毒核酸检测为例配置反应体系，详见表14-1。具体操作步骤严格按照实际检测项目的试剂盒说明书进行。

表14-1　实时荧光定量PCR反应体系配置

试剂	1份样本的量（μL）
2×one step RT-PCR buffer	12.5
Ex Taq HS	0.5
RT Enzyme Mix Ⅱ	0.5
上游引物（20pmol/μL）	0.6
下游引物（20pmol/μL）	0.6
探针（20pmol/μL）	0.3
H_2O	5.0
RNA模板	5.0

（3）加样顺序：先加阴性对照，再加检测样本，最后加阳性对照。

（4）优化引物和探针浓度：获得最小 Ct 值，信号/背景比值的最大值。常用的引物和探针浓度均为20pmol/μL。

（5）实时荧光定量PCR反应循环条件设置：以检测登革病毒为例设置实时荧光定量RT-PCR循环条件，详见表14-2。

表14-2　实时荧光定量RT-PCR反应循环条件

程序	循环数	温度（℃）	反应时间
1	1	50	30min
2	1	95	2min
3	45	95	15s
		55（读荧光）	30s

5. 检测结果分析   具体如下。

（1）阴性样本：Ct值无数值，无扩增曲线。

（2）阳性样本：Ct值≤36，扩增曲线呈"S"形。

（3）可疑样本：36≤Ct值≤40，建议重新检测或重采样本检测。

思考与练习

1. 为了保证实时荧光定量PCR检测的准确性，需要注意哪些方面？

2. 实时荧光定量PCR反映体系最佳加样顺序是什么？

第七节   酶联免疫吸附实验

酶联免疫吸附实验最早于1971年提出，是所有免疫酶技术中发展最快、应用最广泛，也是最为成功的技术。该技术具有三方面的高度特异性，一是抗原与相应抗体的结合具有高度特异性，二是酶标记物与相应抗原或抗体的结合具有高度特异性，三是酶的催化作用具有高度特异性。

学习目的

1. 了解使用酶联免疫吸附测定（enzyme linked immuno sobent assay，ELISA）法检测特定病原体、抗原、抗体的原理。

2. 掌握ELISA检测特定病原体、抗原、抗体的具体方法和操作技能。

预备知识

ELISA是将已知的抗原或抗体吸附在固相载体表面，使酶标记的抗原、抗体反应在固相表面进行的技术。该技术可用于检测大分子抗原和特异性抗体等，具有快速、灵敏、简便、载体易于标准化等优点。虽然原理相同，但使用酶联免疫吸附实验检测不同病毒抗体的具体方法存在一定差异。

技能操作方法

（一）原　理

抗原常用检测方法有竞争法和双抗体夹心法。竞争法ELISA的原理是受检抗原和酶标抗原竞争固相抗体结合，因此结合在固相的酶标抗原量与受检抗原的量成反比。双抗体夹心法ELISA的原理是利用连接于固相载体上的抗体和酶标抗体可分别与样品中被检测抗原分子上两个不同抗原决定簇结合，形成固相抗体—抗原—酶标抗体免疫复合物。由于反应系统固相抗体和酶标抗体的量相对于待检测抗原是过量的，因此复合物形成的量和待检抗原的含量成正比。测定复合物酶中加入底物后生成的有色物质（OD值），即可确定待测抗原的含量（成正比）。

抗体常用检测方法有间接法和捕获法，前者常用于IgG的检测，后者常用于IgM的检测。间接法ELISA的原理是抗原固定在杯底，能吸附样本中的所有抗体（包括IgM和IgG），但血液中IgG含量远大于IgM，所以采用间接法测IgM容易受到IgG干扰，除非先把血样中IgG封闭掉。捕获法ELISA的原理是用抗人IgM抗体捕获样本中所有的IgM（特异或非特异），然后用特异性抗体-酶结合物识别样本中特异性IgM，从而进行检测。

（二）主要仪器

洗板机和酶标仪。

（三）操作步骤

以捕获法检测汉坦病毒抗体为例阐述具体操作方法。

（1）取使用量的板条，用生理盐水洗3遍，拍干。

（2）取待检血清（用生理盐水1:100稀释）、阴性对照、阳性对照各100μL加入反应孔。设空白对照、阳性对照各1孔，阴性对照2孔。

（3）37℃水浴30min。

（4）取出后，不甩、不洗，每孔直接加入酶结合物工作液50μL（空白对照不加）。37℃水浴1h。生理盐水洗涤5次。

（5）每孔（含空白孔）加底物液A 50μL、加底物液B 30μL，室温静置

10min。

（6）每孔加入50μL终止液。

（7）结果判定。①比色法。在450nm波长处读取吸光度值。临界值（cut off，CO）＝0.1＋阴性对照平均OD值（当阴性对照平均OD值≤0.05时，按0.05计算；平均OD值＞0.05时，按实际值计算）。标本OD值≥临界值为阳性；标本OD值＜临界值为阴性。②比值法。标本OD值/临界值（S/CO）≥1为阳性；标本OD值/临界值（S/CO）＜1为阴性。

思考与练习

1. 简述捕获法ELISA的原理。
2. 简述间接法和捕获法的异同。

第十五章　理化检测

伴随着社会经济不断发展,疾病预防控制机构理化检测面临越来越多新的挑战。目前,理化实验室主要负责食品与食品包装材料,饮用水、涉水产品等健康相关样品,化妆品,食品安全风险监测(化学污染物部分),公共场所、室内空气,工作场所有毒有害物质,生物材料地方病防制工作中尿碘、盐碘,以及突发公共卫生事件的理化检测。

随着我国人民生活水平的提高,人们的观念已经从如何满足温饱转变到如何吃得好、吃得安全、吃得放心等方面。近年来,食品安全问题、空气质量问题、饮用水安全问题、职业卫生人群健康问题日益成为社会和政府关注的焦点。以食品安全为例,目前我国每年食物中毒报告例数约为2万,但据专家估计实际数量远高于此。上述安全问题不仅涉及广大百姓的健康,还涉及相关企业的经济效益和市场空间,关系整个社会和国家的经济发展。

疾病预防控制机构理化检测的应用主要针对食品、空气、化妆品、水和生物材料中有机化合物、天然毒素和有害元素。使用方法主要包括化学实验法、光谱分析法、电化学分析法、色谱分析法、质谱分析法等。现代工业生产的发展和科学技术的进步,不仅对分析化学在提高准确度、灵敏度和分析速度等方面提出了更高的要求,还不断提出更多新课题、新任务。在理化检测的日常工作中,常用的分析设备主要有气相色谱仪、气相色谱串联三重四级杆质谱仪、液相色谱仪、液相色谱串联三重四级杆质谱仪、离子色谱仪、原子吸收仪、原子荧光仪、电感耦合等离子体质谱仪等。

第一节　化学实验室安全

❤ 学习目的

1. 掌握化学实验室危害基本概念。
2. 掌握化学实验室安全防范措施。

🐼 预备知识

化学实验室是提供化学实验条件及其进行科学探究的场所。其内有大量的常用器皿、试剂、药品、仪器等。化学实验室安全风险点主要有化学中毒、燃烧和爆炸、化学烧伤与玻璃割伤、高压钢瓶的使用、电器设备的使用和有毒化学物质处理等。

👤 技能操作方法

（一）实验室常见隐患及防范措施

1. **中毒防控**　化学毒物根据危害程度可分为Ⅰ级、Ⅱ级、Ⅲ级和Ⅳ级，代表的危害程度分别为极度危害、高度危害、中度危害和轻度危害。针对各种化学毒物，实验室操作人员必须做到：①所有试剂瓶都要贴有完整清晰的标签；化学试剂应存放于专用房间，剧毒试剂必须双人双锁保管，领用时双人领取、双人使用、双人登记。②防止化学试剂溅落或泼洒。一旦发生，必须尽快按照相应的操作规程进行处理。③严禁试剂入口入眼。实验操作中应用移液器移取试剂或者用吸耳球进行操作，严禁用嘴吸。严禁在实验室内喝水、进食和吸烟。④打开和操作试剂时，应在通风柜内进行，不能将瓶口对准自己或他人。需嗅试剂气味时，应用扇气法，不能直接对着瓶口嗅。取有毒试样时，应站在上风口，必要时应使用合适的防护用品。一旦发生中毒应及时进行急救。

2. 燃烧和爆炸防控 ①易燃易爆品应单独存放,存放地要用防爆电器和开关。②使用肥皂水检查可燃气体泄漏,禁止用火焰来检查。③电热板等加热设备不能直接放在易燃的实验台上使用。④爆炸存在极强的未知性与不确定性。因此,进入实验室之后需要关注别人在做什么实验。当遇到危险时,按照实验室安全操作规程进行处理。

3. 化学烧伤与玻璃割伤防控 ①取用或接触腐蚀化学品时,应戴上手套和防护镜等。②稀释硫酸时,必须在耐热容器内进行操作。在不断搅拌下,将硫酸缓慢倒入水中。绝不能将水倒入硫酸中。③溶解氢氧化钠或氢氧化钾时,应在耐热容器内进行。④在切割玻璃管、安装玻璃仪器和瓶塞打孔时,应注意防止割伤。

4. 高压钢瓶的正确使用 ①装有各种压缩气体的钢瓶,根据气体种类用不同颜色作为标志:氧气瓶为天蓝色,空气瓶为黑色,氢气瓶为深绿色,乙炔瓶为白色,氮气瓶为黑色,氩气瓶为灰色。②钢瓶必须存放在阴凉、干燥、通风处。严禁明火,远离热源。存放处使用防爆电器和开关。使用中的钢瓶直立固定。③搬运钢瓶要轻拿轻放,严禁敲打、剧烈滚动和震动。乙炔瓶严禁横卧滚动。④使用钢瓶时必须装好规定的减压阀,拧紧不得漏气。开启钢瓶时,逆时针方向为开,操作者应站在气瓶出口的侧面,并检查减压阀螺杆是否松开;关闭钢瓶时,顺时针方向为关,关气时应先关钢瓶阀门,放尽减压阀中气体,再松开减压阀螺杆。⑤钢瓶内气体不得全部用尽,一般余压保持在 $0.2\sim1MPa$,以免充气和再使用时发生危险。

5. 电器设备的安全使用 ①同时使用多个电器设备时,总电流强度不应超过实验室电路设计的最大负荷。②实验结束离开前应关闭开关,并切断电源。

6. 有毒化学物质的处理 具体如下。

(1) 实验室的三废排放应遵守环境保护法的有关规定:①实验室内小量低危害性废气一般由通风设施直接排至室外。②实验室废液按照不同种类分别进行收集,再统一交由有资质的公司进行处理。

(2) 实验室救护:①当发生实验室事故时,人员应迅速脱离现场至空气新鲜处。②发生呼吸困难时,给氧;发生呼吸停止时,立即进行人工呼吸;发生心搏骤停时,立即进行胸外按压。③有皮肤污染时,应脱去污染的衣服,用流动清水冲洗,冲洗要及时、彻底、反复多次;有头面部灼伤时,要注意眼、耳、鼻、口腔的清洗。④当人员发生烧伤时,应迅速将患者衣服脱去,用流动清水冲洗降温,用清洁布覆盖创伤面,避免伤面污染;不要任意把水疱弄破。当患者口渴时,可适量饮水或含盐饮料。⑤送医院进行救治。

思考与练习

1. 实验室容易发生哪几类安全事故?
2. 简述高压钢瓶的不同颜色分别代表什么。
3. 化学实验室常见的安全隐患有哪些?

第二节　食品样品采集

学习目的

掌握食品样品采样的要求和方法。

预备知识

食品样品采样的相关知识。

技能操作方法

(一) 食品样品采样原则及要求

1. **采样的定义**　在产品中抽取有一定代表性的样本,供分析用,这项工作叫采样。

2. **采样的原则**　具体如下。

(1) 代表性:来源、种类、地区、季节、加工方法,以及运输、贮藏条件等对食品卫生质量有着重要影响。在采样时必须考虑这些因素,使所采的样本能真正反映被采样的总体水平,也就是通过对具代表性样本的监测能客观推测食品的质量。

（2）典型性：对掺假(怀疑掺假)或需要检测某种添加剂的食品作为检测对象时,应采集有问题或可能有添加物的典型食品为样本,以证明是否存在目标物,而不能用均匀样本代表。

（3）适时性：不少被检物质总是随时间、季节而发生变化,为了使监测结果有可比性需要适时采样。

（4）适量性：采样数量应根据检验项目和目的而定。

3. **采样要求**　具体如下。

（1）采样过程：①采样人员在采样前要与实验室人员沟通,双方确定采样任务,明确样品及相关物品的交接。②采样人员需准备采样所需的材料、工具等。③采样人员到达采样场所后采样,按照要求填写采样信息登记表,进行样品包装、标识、运输等。④采样完成后,在规定的时间内将样品、采样信息登记表一并移交给实验室人员,实验室人员按照要求保存样品。

（2）采样量：受样品种类、性状、水分含量、可食部分在样品中所占比例和监测项目等多种因素影响,原则上应尽可能客观反映样品的污染状况并满足实验室检测的需要,同时在实际监测工作中具有可操作性。一般情况下,每份样品的采样量至少应满足下列规定:①散装产品根据水分含量和可食部分的比例确定采样量,一般每份样品重量不少于500g。②定型包装样品同一批号(或生产日期)的食品为1份样品,单个包装重量250g以上的,每份样品不得少于6个,单个包装在250g以下的,每份样品不得少于10个。③每份样品采样应当一式三份,供检验、复检、备查或仲裁。

（3）样品包装、运输、储存：①散装样品包装。采样过程中接触的采样工具、包装容器不能影响分析结果。固体样品可用出售场所提供的未使用过的塑料袋盛装;液体样品可用出售场所提供的未使用过的瓶、盒等盛装;如果出售场所提供的容器可能影响分析结果,则需要采样人员配备专门的容器,如硬质玻璃瓶或聚乙烯制品。每一份散装样品应当单独装入容器,不得多份样品共用容器。样品装入容器后应进行适当的封装,防止样品发生外漏、混杂等。②样品包装容器上应贴上标签以便识别样品,标签内容应包括编号、样品名称、采样地点、采样时间、采样人等。③样品运输中,避免挤压破损,可以用再生纸等对样品进行再包装,但不能使用报纸。④对于需要冷冻(藏)保存的样品,应放置在隔热的容器中,在运送中必须保持适当的低温,通过放置冰袋等方式保持低温状态,但不可直接用散冰块;冷冻(藏)样品采集后需在3h内运送至实验室按要求存放。生鲜样品应在采样当天运送至实验室,水分含量低或常温保存的定型包装样品可在2d内运到。

(4)其他要求:①检验后的样品保存。一般样品在检验结束后,应保留1个月,以备需要时复检。易变质食品不予保留,保存时应加封并尽量保持原状。检验取样一般皆指取可食部分,以所检验的样品计算。②感官不合格产品不必进行理化检验,直接判为不合格产品。

(二)各类食品样品的采样方法

1. 新鲜易腐烂蔬菜水果的采样 具体如下。

(1)样本采集:①采样点。选择超市、集贸市场或批发市场。散装样本可分上、中、下层抽取,每层从中间及四周五点随机采样。包装样品根据生产日期或批号进行随机采样。②采样要求。不同类别有所不同,具体见表15-1。

表15-1 不用类别新鲜样品的采样要求

样品分类	举例	采集样品类型	样品数量
小个的新鲜样品 (通常<25g/个)	草莓类植物、扁豆、食用菌	整个包装样本	1kg
中等大小的新鲜样品 (通常25~250g/个)	苹果、橘子	整个	1kg(至少10个)
大个的新鲜样品 (通常>250g)	卷心菜、黄瓜、葡萄(整串)	整个	2kg(至少5个)

(2)采样时注意事项:采样人员采样时应小心选择样品,剔除破裂、腐烂、发霉和熟过头的样品。应采集新鲜的成熟的蔬菜水果,小心拿取,避免撞击和碰伤,放置时要防止挤压。当在气温高的季节采集蔬菜水果或需要长时间运输时,样本应保存在冷藏箱里,以减少由于热度和湿度过高引起的样品损害,以保证样本到达实验室是符合检测条件的。

2. 畜禽类产品的采样 ①大型畜禽(牛、羊等)可在当地屠宰场、超市、集贸市场选取1~2头,在背、腿部分别随机取其瘦肉和肥肉各0.5~1kg,单独分袋独立包装(肥肉根据需要采集)。②小型畜禽(鸡、鸭、鹅)可在养殖专业户或各家农户、集贸市场采集1~3只畜禽。二次加工过的动物食品如火腿、香肠、剁碎的牛肉、鸡肉等采集0.5kg。

3. 水产品的采样 ①根据监测点的具体情况选择超市、集贸市场、批发市场进行水产品的样品采集。②应采集新鲜鱼、虾类,活蟹和活软体类。采样后立即放入冰壶。③从相同质量、同种水产品中尽量按上、中、下三层进行采集。每批样品的最低采样量：鱼类3条(不低于500g),虾、蟹、软体类各500g。④样品采集尽可能避开休渔期。

4. 粮食产品的采样　①根据本地区粮食种植情况,优先选择1～5个粮食主要种植县或乡,采集粮食样品。也可在本地的超市、集贸市场、批发市场采集本地新产粮食。②按粮食扦样、分样法采集所需样品,每份样品不少于1kg。③小包装粮食,可按生产日期或批次随机抽取样品2～4包(最低量1kg)。④测真菌毒素的样品采集后,应放在干燥、低温环境。

5. 液体、半流体食品的采样　具体如下。

（1）液体样品采集：大容器液体样品可用搅棒、搅拌器或倒转等方法将样品混匀后,用长柄勺取样;若液体样品不易混合均匀,得到理想的均相物有困难的话,应用总容量＞200mL的容器在不同位置取样,或可用虹吸法分层采样,每层500mL,混合后再取样,体积不少于500mL。

（2）半流体样品采样：①大容器。圆桶容器用取样器从桶边斜穿插入至底部,再从表面任意点将取样器垂直向下插到底取样,将2次采样结果合并。②方形容器。取样器从顶角斜插入,通过中心到底部取样,最小重量不少于500g。

（3）采样容器：样品应放置在耐水、清洁、干燥、无污染的容器中。油类样品应装在防油材料容器中,如合适的食品塑料盒(瓶)、玻璃瓶等。容器大小要适合,液体距瓶口空间不要太大,最好留1cm左右。采样后应立即将盖子盖好,盖内应覆盖一层无吸收性无味的塑料膜,以防漏液。

（4）易腐食品存储：采集的易腐食品应在1～5℃条件下保存,并在3h内送至实验室。

思考与练习

1. 需要监测某地区市售的果汁饮料中添加剂含量情况,采样人员在超市采集了若干种定型包装的饮料,在路边饮品店采集了现场自制的奶茶和鲜榨果汁,上述做法是否合适？请说明理由。

2. 采集散装食品样品能否用报纸对样品进行包装？请说明理由。

第三节　质量控制与数据处理

学习目的

1. 了解质量控制的意义。
2. 掌握内部质量控制活动和外部质量控制活动。
3. 掌握检测过程中的质量控制方法。

预备知识

1. 质量控制与质量保证的意义　质量控制和质量保证都是质量管理的一部分,质量控制致力于满足质量要求,目的在于监视过程并排除质量环的所有阶段中导致不符合、不满意的原因以取得经济效益。质量保证是指为了提供足够的信息表明实体能够满足质量要求,而在质量管理体系中实施并根据需要进行证实的全部有计划和有系统的活动。质量保证有内部和外部两种目的:内部质量保证是实验室向其管理者提供信任;外部质量保证是实验室向客户提供信任。质量控制和质量保证的某些活动是相互关联的,很难绝对地分开。质量控制主要是监视控制全过程并识别不合格或不满意结果,可以用"核查"来高度概括。

质量控制可以分为内部质量控制活动和外部质量控制活动。参加实验室间比对和参加能力验证就是属于外部质量控制活动。

2. 内部质量控制　①实验室应制定测试结果质量控制程序,明确内部质量控制活动的内容、方式和要求。②随同样品测试进行空白试验,若空白值在控制限内,可忽略不计;若空白值比较稳定,可进行n次重复测定空白值,计算出空白值的平均值,在样品测定值中扣除;若空白值明显超过正常值,则表明测试过程有严重沾污,样品测定结果不可靠。③随同样品测试进行质量控制样品的测定,用统计方法对控制样品的测定结果进行评价。a. 控制样品一般有以下两种。在样品(该样品中被检组分的含量相对加标量可以忽略不计,或者已知其含量)中加入已知量的标准物质,成为加标样品;选用与被测样品基体相同或相近的实物标准样。b. 控制样品中被测组分的含量应与被测样品相近,若被测样品为未检出,则控制样品中被测组分的含量应在方法测定低限附近。c. 控制样品测定结果的回收率应符合要求。d. 绘制质量控制图,观察测试工作的稳定性、系统偏差及其趋势,及时发现异常现象。④实验室应根据实际工作的需要制定内部比对试验计划,计划应尽可能覆盖所有常规项目和全体检测人员。应对比对试验的结果进行汇总、分析和评价,判断是否满足对检测有效性和结果准确性的质量控制要求,以采取相应的改进措施。比对试验的具体方式可以是使用标准物质或实物标样比对、保留样品的重复试验、不同人员用相同方法对同一样品的测试、不同方法对同一样品的测试、某样品不同特性结果的相关性分析。

3. 外部质量控制　①实验室应参加国内、外实验室资质认定或认可机构,以及行业组织[中国疾病预防控制中心(Chinese Center for Disease Control and Prevention, CDC)]的能力验证活动或比对活动,也可主动参加国际组织[世界卫生组织(World Health Organization, WHO)等]或国内同行实验室间的比对。②外部质量控制活动一般包括:a. 中国国家认证认可监督管理委员会(Certification and Accreditation Administration of the People's Republic of China, CNCA)、中国合格评定国家认可委员会(China National Accreditation Service for Conformity Assessment, CNAS)、亚太实验室认可合作组织(Asia Pacific Laboratory Accreditation Cooperation, APLAC)等实验室认证认可机构组织的能力验证。b. 国际专业技术协会组织的协同试验。c. 国内行业主管部门组织的能力验证。d. 能力验证提供者组织的能力验证试验。e. 与其他同行实验室进行分割样品(子样)的比对试验。f. 与其他同行实验室进行标准溶液的比对试验。③参加外部质量控制活动,应及时递交真实的试验结果和相关记录。④根据外部评审、能力验证、考核、比对等结果,评估实验室自身的工作质量,并采取相应措施。

4. 质量控制结果的评价　实验室质量管理科室将质量控制记录汇总后,技术负责人应组成有各技术岗位具有一定技术资格和能力的人员参加的评审小组,对质量控制结果进行系统地评价,必要时要使用统计技术。通过统计分析与评价,应该给出对测试有效性和结果准确性的质量有无影响和影响程度的结论,并做好记录,以便于及时发现可能影响测试结果质量的潜在不合格原因。通过对质量控制结果的评审,当发现存在可能影响测试有效性和结果准确性的潜在不合格原因时,应采取预防措施及时给予消除。

5. 检测过程中的质量控制方法运用　在检测过程中,影响检测结果质量的因素很多,包括人员、设施和环境条件、检测方法、仪器设备、测量的溯源链、抽样及样品制备、数据处理等。诸种因素的变化使得检测质量不可能始终处于恒定状态,其质量可能发生突然变化或渐渐发生变化,这种质量的下降如果超出检测标准或规范的要求限度,将会给检测结果质量带来风险。对检测质量的这种变化如果没有以有效的技术手段进行控制,则只能在这种变化发生很久以后才会被发现,而这时可能已经给检测带来较大影响或损失。

质量控制是为达到质量要求所采取的作业技术和活动,采用合理、有效的质量控制手段,可以监控检测过程,预见可能出现的问题,或及时发现问题的征兆,使实验室能够有针对性地采取纠正措施或预防措施,避免或减少不符合工作的发生。

实验室应通过积累大量观测数据,利用统计技术建立经济、方便、可行的方法对检测数据进行监控,根据变化趋势对测量系统做出判断。并定期有计划地对所采用的检测方法进行评审,以发现测量系统的变化。

统计技术作为发现问题和改进体系的重要手段,涉及检测过程的各个阶段。过程控制、数据分析、纠正和预防措施等许多质量要求,都与统计技术有着密切的关系,通过数据分析能够帮助理解和分析变异的性质、程度和原因。

一个管理好、水平高的实验室,应当十分重视运用统计技术进行质量控制。

6. 数据处理 具体如下。

(1) 有效数字:①有效数字的确定。一个检验结果的数值,除了起定位作用的零以外,所包含的数字都是有效数字。有效数字由准确数字和一位可疑数字组成。②有效数字的修约。计算有效数字位数不同的数据之前,应先按照确定的有效数字将多余的数字修约或整化。所用法则为"4舍5入,5成双"。③有效数字的运算法则。几个数字相加减时,计算结果保留有效数字的位数应以小数点后位数最少的一个数据为准。几个数值相乘除时,计算结果应以有效数字位数最少的一个数据为准。

(2) 可疑值(离群数据)的处理:①确定原因的可疑值应弃去。②不知原因的可疑值应通过检验后决定取舍。

(3) "未检出值"的处理:由于待测物的浓度低于方法检出限,检验结果得不到数值时,不能表示为"0"或"—",应在记录中用"未检出"或"ND"表示;在检测报告中一般样品理化项目以"<检出限"如"<0.0002mg/L"形式报告,中毒样品及食品中农药、兽药等检测结果,以"未检出(<检出限)"如"未检出(<0.0002mg/L)"形式报告。

技能操作方法

（一）实验室常见的失控举例与点评

1. 质量控制数据的统计分析　审核时发现,某实验室采用的内部质量控制方法是实验室间比对和留样再测,并且得到了大量的质量控制数据,但没有对数据进行统计分析做出相应的评价。

这种情况不符合《检验检测机构资质认定能力评价　检验检测机构通用要求》(RB/T 214—2017)第4.5.19条质量控制要求。实验室应预先确定判定依据,并对所得结果进行分析评价,否则就谈不上采取措施解决问题。

2. 质量控制措施的判断依据　审核时发现,实验室采用的质控措施是留样再测,通过实验取得了两组数据,数据处理结论为:两组数据比较接近,未发现异常变异。

这种情况不符合《检验检测机构资质认定能力评价　检验检测机构通用要求》(RB/T 214—2017)第4.5.19条质量控制要求,准则规定,实验室应分析质量控制的数据,当发现质量控制数据将要超出预先确定的判断依据时,应采取有计划的措施来纠正出现的问题,并防止报告错误的结果。这里要求预先确定判断依据,根据复现性测量的复现性限,然后进行评价。

检测能力是实验室的核心内容,检测结果准确与否,是实验室管理体系运行中对各种质量因素控制好坏的综合反映。从根本上讲,质量保证就是采取一系列减小误差的措施,把所有的误差(包括系统误差、随机误差和粗心误差)减小到预期的要求。

思考与练习

1. 什么是质量控制、质量保证及其目的?
2. 简述实验室检测过程中,出现的变异及应对措施。

第四节　气相色谱仪在农药检测中的应用

学习目的

1. 了解气相色谱的基本结构与原理。
2. 掌握气相色谱仪在不同类型农药残留检测中的应用。

预备知识

1. 气相色谱法基本原理和分析方法。

2. 农药多残留检测的相关检验标准,如《茶叶、水果、食用植物油中三氯杀螨醇残留量的测定》(GB/T 5009.176—2003)、《糙米中50种有机磷农药残留量的测定》(GB/T 5009.207—2008)、《食品中有机氯农药多组分残留量的测定》(GB/T5009.19—2008)等。

技能操作方法

(一)气相色谱法测定蔬菜和水果中有机磷、有机氯、拟除虫菊酯类农药

1. 检测依据　《蔬菜和水果中有机磷、有机氯、拟除虫菊酯和氨基甲酸酯类农药多残留的测定》(NY/T 761—2008)。

2. 蔬菜和水果中有机磷类农药多残留的测定　具体如下。

(1) 范围:规定了蔬菜和水果中敌敌畏、甲拌磷、乐果、对氧磷、对硫磷、甲基对硫磷、杀螟硫磷、异柳磷、乙硫磷、喹硫磷、伏杀硫磷、敌百虫、氧乐果、磷胺、甲基嘧啶磷、马拉硫磷、辛硫磷、亚胺硫磷、甲胺磷、二嗪磷、甲基毒死蜱、毒死蜱、倍硫磷、杀扑磷、乙酰甲胺磷、胺丙畏、久效磷、百治磷、苯硫磷、地虫硫磷、速灭磷、皮蝇磷、治螟磷、三唑磷、硫环磷、甲基硫环磷、益棉磷、保棉磷、蝇

毒磷、地毒磷、灭菌磷、乙拌磷、除线磷、嘧啶磷、溴硫磷、乙基溴硫磷、丙溴磷、二溴磷、吡菌磷、特丁硫磷、水胺硫磷、灭线磷、杀虫畏、伐灭磷54种有机磷类农药多残留气相色谱的检测方法。

（2）原理：试样中有机磷类农药经乙腈提取，提取溶液经过滤、浓缩后，用丙酮定容，用双自动进样器同时注入气相色谱仪的两个进样口，农药组分经不同极性的两根毛细管柱分离，火焰光度检测器（flame photometric detector，FPD）磷滤光片检测。双柱保留时间定性，外标法定量。

（3）分析步骤：①试样制备。抽取蔬菜、水果样品，取可食部分，经缩分后，用样品匀浆机粉碎匀浆，制成待测样。放入分装容器中，$-20\sim-16℃$条件下保存，备用。②提取。准确称取25.0g试样放入匀浆机中，加入50.0mL乙腈，在匀浆机中高速匀浆2min后用滤纸过滤，滤液收集到装有5～7g氯化钠的100mL具塞量筒中，收集滤液40～50mL，盖上塞子，剧烈震荡1min，在室温下静置30min，使乙腈相和水相分层。③净化。从具塞量筒中吸取10.00mL乙腈溶液，放入150mL烧杯中，将烧杯放在80℃水浴锅中加热，杯内缓缓通入氮气或空气流，蒸发近干，加入2.0mL丙酮，盖上铝箔，备用。将备用液完全转移至15mL刻度离心管中，再用约3mL丙酮分3次冲洗烧杯，并转移至离心管，最后定容至5.0mL，在漩涡混合器上混匀，分别移入2个2mL自动进样器样品瓶中，供色谱测定。如定容后的样品溶液过于混浊，应用0.20μm滤膜过滤后再进行测定。

（4）色谱参考条件：①色谱柱。A柱：DB-17或HP-50＋，30m×0.53mm×1.0μm，或相当者；B柱：DB-1或HP-1，30m×0.53mm×1.5μm，或相当者。②温度。进样口温度为220℃；检测器温度为250℃；柱温为150℃（2min），以8℃/min的速率升温至250℃（12min）。③气体及流量。载气为氮气，纯度≥99.999％，流速为10mL/min；燃气为氢气，纯度≥99.999％，流速为75mL/min；助燃气为空气，流速为100mL/min。④进样方式。不分流进样，样品溶液一式两份，由双自动进样器同时进样。⑤色谱分析。由全自动进样器分别吸取1.0μL标准混合溶液和净化后的样品溶液注入色谱仪中，以双柱保留时间定性，以A柱获得的样品溶液峰面积与标准溶液峰面积比较定量。

3. 蔬菜和水果中有机氯、拟除虫菊酯类农药多残留的测定 具体如下。

（1）范围：规定了蔬菜和水果中α-666、β-666、γ-666、o,p'-DDE、p,p'-DDE、o,p'-DDD、p,p'-DDD、o,p'-DDT、p,p'-DDT、七氯、艾氏剂、异菌脲、联苯菊酯、顺式氯菊酯、氯菊酯、氟氯氰菊酯、西玛津、莠去津、五氯硝基苯、林丹、乙烯菌核利、敌稗、三氯杀螨醇、硫丹、高效氯氟氰菊酯、氯硝胺、六氯苯、百菌清、三唑酮、腐霉利、丁草胺、狄氏剂、异狄氏剂、胺菊酯、甲氰菊酯、乙酯杀螨醇、氟胺氰菊酯、氟氰戊菊酯、氯氰菊酯、氰戊菊酯、溴氰菊酯41种有机氯类、拟除虫菊酯类农药多残留气相色谱检测方法。

（2）原理：试样中有机氯类、拟除虫菊酯类农药经乙腈提取，提取溶液经过滤、浓缩后，采用固相萃取柱分离、净化，淋洗液经浓缩后，用双自动进样器同时注入气相色谱仪的两个进样口，农药组分经不同极性的两根毛细管柱分离，电子捕获检测器（electron capture detector，ECD）检测。双柱保留时间定性，外标法定量。

（3）分析步骤：①试样制备。同有机磷部分。②提取。同有机磷部分。③净化。从具塞量筒中吸取10.00mL乙腈溶液，放入150mL烧杯中，将烧杯放在80℃水浴锅上加热，杯内缓缓通入氮气或空气流，蒸发近干，加入2.0mL正己烷，盖上铝箔，待净化。将弗罗里矽柱依次用5.0mL丙酮＋正己烷（1＋9）、5.0mL正己烷预淋洗，当溶剂液面到达柱吸附层表面时，立即倒入上述待净化溶液，用15mL刻度离心管接收洗脱液，用5mL丙酮＋正己烷（1＋9）冲洗烧杯后淋洗弗罗里矽柱，并重复一次。将盛有淋洗液的离心管置于氮吹仪上，在水浴温度50℃条件下，氮吹蒸发至小于5mL，用正己烷定容至5.0mL，在漩涡混合器上混匀，分别移入2个2mL自动进样器样品瓶中，待测。

（4）色谱参考条件：①色谱柱。A柱：DB-17或HP-50＋，30m×0.25mm×0.25μm，或相当者；B柱：DB-1或HP-1，30m×0.25mm×0.25μm，或相当者。②温度。进样口温度为200℃；检测器温度为320℃；柱温为150℃（2min），以6℃/min的速率升温至270℃（8min，测溴氰菊酯保持23min）。③气体及流量。载气为氮气，纯度≥99.999％，流速为1mL/min。辅助气为氮气，纯度≥99.999％，流速为60mL/min。④进样方式：分流进样，分流比为10∶1。样品溶液一式两份，由双自动进样器同时进样。⑤色谱分析：由全自动进样器分别吸取1.0μL标准混合溶液和净化后的样品溶液注入色谱仪中，以双柱保留时间定性，以A柱获得的样品溶液峰面积与标准溶液峰面积比较定量。

思考与练习

1. 气相色谱仪常用的检测器有哪几种？有机磷农残检测一般用什么检测器？

2. 在使用气相色谱法检测农药残留时，如何对待测物进行定性？为什么采用上述方法进行定性分析？

第五节 液相色谱法测定食品中的人工合成着色剂

♥ 学习目的

1. 了解液相色谱法的测定原理。
2. 掌握用液相色谱法测定食品中人工合成着色剂的方法。

🐷 预备知识

1. **在食品中添加人工合成着色剂的作用及性质** 为了改善食品的感官性状,常在食品中添加人工合成着色剂。着色剂色泽鲜艳,着色力强,性质稳定,不易褪色,用量较低,可任意拼色,价格便宜。但着色剂主要以苯、甲苯、萘等化工产品为原料,经化学合成,主要属苯胺类着色剂,有的着色剂在人体内可形成致癌性物质 α-氨基萘酚和 β-萘胺。常用的着色剂主要有苋菜红、胭脂红、柠檬黄、日落黄、新红、诱惑红、亮蓝、靛蓝、赤藓红。

2. **着色剂的相关标准** 具体如下。

(1)卫生标准:《食品安全国家标准 食品添加剂使用标准》(GB 2760—2014)。

(2)检测标准:《食品安全国家标准 食品中合成着色剂的测定》(GB/T 5009.35—2016),本标准规定了饮料、配制酒、硬糖、蜜饯、淀粉软糖、巧克力豆及着色糖衣制品中合成着色剂(不含铝色锭)的测定方法。

3. **高效液相色谱法原理及分析流程** 具体如下。

(1)高效液相色谱的分离原理:溶质在固定相和流动相之间进行连续多次交换,借溶质在两相间分配系数、亲和力、吸附力或分子大小不同而引起的排阻作用的差别使不同溶质得以分离。

(2)高效液相色谱分析的流程:用泵将储液瓶中的溶剂吸入色谱系统,然后输出,经流量与压力测量之后,导入进样器。被测物由进样器注入,并随流动相通过色谱柱,在柱上进行分离后进入检测器,检测信号由数据处理设备采集与处理,并记录色谱图。废液流入废液瓶。遇到复杂的混合物分离(极性范围比较宽)还可用梯度控制器进行梯度洗脱。

技能操作方法

（一）液相色谱法测定食品中的人工合成着色剂

基于聚酰胺吸附法对食品中苋菜红、胭脂红、柠檬黄、日落黄、新红、亮蓝、赤藓红等7种人工合成着色剂进行处理，运用高效液相色谱-二极管阵列检测法进行检测。

1. 试剂配制　具体如下。

（1）乙酸铵溶液（0.02mol/L）：称取1.54g乙酸铵，加水至1000mL，溶解，经0.45μm微孔滤膜过滤。

（2）氨水溶液：量取氨水2mL，加水至100mL，混匀。

（3）甲醇-甲酸溶液（6+4，体积比）：量取甲醇60mL、甲酸40mL，混匀。

（4）柠檬酸溶液：称取20g柠檬酸，加水至100mL，溶解混匀。

（5）无水乙醇-氨水-水溶液（7+2+1，体积比）：量取无水乙醇70mL、氨水溶液20mL、水10mL，混匀。

（6）pH为6的水：水加柠檬酸溶液调pH到6。

（7）pH为4的水：水加柠檬酸溶液调pH到4。

2. 标准溶液配制　①合成着色剂标准贮备液（1mg/mL）。准确称取按其纯度折算为100%质量的柠檬黄、日落黄、苋菜红、胭脂红、新红、赤藓红、亮蓝各0.1g（精确至0.0001g），置100mL容量瓶中，加pH为6的水到刻度。配成水溶液（1.00mg/mL）。或者直接用购买的标准溶液。②合成着色剂标准使用液（50μg/mL）。临用时将标准贮备液加水稀释20倍，经0.45μm微孔滤膜过滤。配成每毫升相当50.0μg的合成着色剂。

3. 样品制备　具体如下。

（1）不同样品中着色剂的提取：①果汁饮料及果汁、果味碳酸饮料等。称取20～40g（精确至0.001g），放入100mL烧杯中。含二氧化碳样品加热或超声驱除二氧化碳。②配制酒类。称取20～40g（精确至0.001g），放入100mL烧杯中，加小碎瓷片数片，加热驱除乙醇。③硬糖、蜜饯类、淀粉软糖等。称取5～10g（精确至0.001g）粉碎样品，放入100mL小烧杯中，加水30mL，温热溶解，若样品溶液pH较高，用柠檬酸溶液调pH到6左右。④巧克力豆及着色糖衣制品。称取5～10g（精确至0.001g），放入100mL小烧杯中，用水反复洗涤着色剂，到巧克力豆无着色剂为止,合并着色剂漂洗液为样品溶液。

（2）提取液的净化和浓缩:样品溶液加柠檬酸溶液调 pH 到 6,加热至 60℃,将 1g 聚酰胺粉加少许水调成粥状,倒入样品溶液中,搅拌片刻,以 G3 垂融漏斗抽滤,用 60℃、pH 为 4 的水洗涤 3～5 次,然后用甲醇—甲酸混合溶液洗涤 3～5 次(含赤藓红的样品略去这一步),再用水洗至中性,用乙醇—氨水—水混合溶液解吸 3～5 次,直至着色剂完全解吸,收集解吸液,蒸发至近干,加水溶解,定容至 5mL。经 0.45μm 微孔滤膜过滤,进高效液相色谱仪分析。

4. 液相色谱法条件 具体如下。

（1）色谱条件:①色谱柱,C18(4.6×250mm,5.4μm)。②流速为 1.0mL/min。③柱温为 30℃。④进样量为 20μL。⑤梯度洗脱程序,见表 15-2。

表15-2 液相色谱法测定食品中着色剂的梯度洗脱程序

时间(min)	流速(mL/min)	0.02mol/L乙酸铵溶液(%)	甲醇(%)
0	1.0	95	5
3	1.0	65	35
7	1.0	0	100
10	1.0	0	100
10.1	1.0	95	5
21	1.0	95	5

（2）检测波长:二极管阵列检测器检测波长为 400～700nm。每个组分可以选择其最大吸收波长来定量,可见光区的色谱峰比较干净,干扰少。各个着色剂的测定波长,见表 15-3。

表15-3 各个着色剂的测定波长(nm)

合成着色剂	柠檬黄	苋菜红	胭脂红	日落黄	新红	亮蓝	赤藓红
波长	430	520	510	482	506	625	526

5. 着色剂标准色谱图 七种合成着色剂的标准液相色谱图见图 15-1。

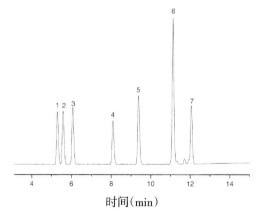

1. 柠檬黄;2. 新红;3. 苋菜红;4. 胭脂红;5. 日落黄;6. 亮蓝;7. 赤藓红。

图15-1　七种合成着色剂的标准液相色谱图

6. 结果计算　计算结果以重复性条件下获得的两次独立测定结果的算术平均值表示,结果保留两位有效数字。

$$X = c \times V / (m \times 1000)$$

式中:

　　X为试样中着色剂的含量,单位为g/kg;

　　c为进样液中着色剂的浓度,单位为μg/mL;

　　V为试样稀释总体积,单位为mL;

　　m为试样质量,单位为g;

　　1000为换算系数。

7. 注意事项　①在国标中,赤藓红选用液液萃取方法来测定,实验结果表明,也可以用聚酰胺法来测定赤藓红。但不能用甲醇-甲酸溶液洗涤天然着色剂,赤藓红在这一步损失较大。②提取液的净化和浓缩这一步骤,净化液用水浴蒸发浓缩时,只能蒸至近干,不能完全蒸干。

思考与练习

1. 为什么要用梯度洗脱的方法来分离合成着色剂?

2. 测定合成着色剂时,如何选择合适的定值波长?

第六节　气质联用仪测定食品包装材料中的塑化剂

♥ 学习目的

1. 掌握气质联用仪的检测原理及操作方法。
2. 通过测定食品包装材料中的塑化剂,掌握气质联用法测定塑化剂方法。

预备知识

1. 邻苯二甲酸酯(phthalate esters,PAEs)俗称塑化剂,是一类被广泛使用的化学物质,用作增塑剂以及其他日常用品的生产原料。近年来的研究结果将PAEs归入扰乱内分泌化学品中的环境雌激素;邻苯二甲酸酯类塑化剂被归类为疑似环境荷尔蒙,其生物毒性主要属雌激素与抗雄激素活性,会造成内分泌失调,阻害生物体生殖机能,包括生殖率降低、流产、天生缺陷、精子数异常、睾丸损害,还会引发恶性肿瘤、畸形儿。同时,邻苯二甲酸酯具有脂溶性,极易导致生产加工所接触的材料和包装材料中的塑化剂迁移到食品中;与人们日常生活密切相关的食品包装材料如保鲜膜、一次性纸杯、超市方便袋、塑料饭盒、塑料水壶的大量使用为PAEs迁移到食品中打开了很大的通道。因此,开展包装材料中塑化剂的检测尤为重要。

2. 气质联用仪的基本理论知识及一般操作技术。

3. 《食品塑料包装材料中邻苯二甲酸酯的测定》(GB/T 21928—2008)。

技能操作方法

(一)气质联用仪测定食品包装材料中的邻苯二甲酸酯类化合物

1. **样品前处理技术**　将试样粉碎至单个颗粒≤0.02g的细小颗粒,混合均匀;准确称取0.2g试样(精确至0.1mg)于具塞三角瓶中,加入20mL正己烷,超声提取30min,滤纸过滤,用正己烷重复上述提取3次,每次10mL,合并提取液用正己烷定容至50mL,再根据试样中邻苯二甲酸酯含量做相应的稀释后,进行GC-MS测定分析。实验过程要求进行试验空白检测。

2. 气质联用仪检测条件 ①色谱柱为DB-5MS(30m×0.25mm×0.25μm)毛细管柱。②初始柱温60℃,保持1min;以20℃/min升温至220℃,保持1min;再以5℃/min升温至280℃,保持4min。③流速为1.0mL/min,恒流模式。④进样口温度为250℃。⑤进样模式为不分流进样。⑥进样量为1.0μL。⑦电离方式为电子轰击(electron impact, EI)电离源。⑧电离能量为70eV。⑨传输线温度为280℃。⑩离子源温度为230℃。⑪监测方式为选择离子扫描(selected ion monitor, SIM)模式。

3. 检测结果计算 试样中邻苯二甲酸酯的含量计算:

$$X=\frac{(C_i-C_0)\times V\times K}{m}$$

式中:

X 为试样中某种邻苯二甲酸酯的含量,单位为mg/kg;

C_i 为试样中某种邻苯二甲酸酯峰面积对应的浓度,单位为mg/L;

C_0 为空白试样中某种邻苯二甲酸酯峰面积对应的浓度,单位为mg/L;

V 为试样定容体积,单位为mL;

K 为稀释倍数;

m 为试样的质量,单位为g。

4. 良好的实验室质量控制要求 邻苯二甲酸酯类化合物在环境中普遍存在,实验室枪头、滴管均非常容易污染溶剂、器皿。因此,要求在进行每批样品检测时,检查所用溶剂、器皿是否受邻苯二甲酸酯类化合物污染,同时尽可能避免使用和接触塑料用品;所用玻璃皿洗净后,在400℃烘烤4h后放冷,或者烘烤前用有机溶剂淋洗,量具用有机溶剂淋洗晾干后使用;实验过程应加强试剂空白和系统空白控制。

 思考与练习

1. 什么是选择离子色谱图,化合物定性和定量选择离子的原则是什么?

2. 气相色谱-质谱法的定性标准包括哪几个方面?

3. 如何实施气相色谱进样口以及质谱真空系统的日常维护计划?

4. 操作邻苯二甲酸酯类化合物的前处理实验时,该如何减少空白污染?

第七节　液质联用法检测食品中非法添加剂和兽药残留

学习目的

1. 掌握液质联用仪的结构、检测原理及操作方法。

2. 通过测定动物源性食品中β-受体激动剂,掌握液质联用法测定β-受体激动剂的方法。

3. 通过测定动物源性食品中喹诺酮药物,掌握液质联用法测定喹诺酮药物的方法。

预备知识

1. 液质联用仪的原理　液质联用又叫液相色谱-质谱联用技术,是以液相色谱作为分离系统,质谱为检测系统。样品在质谱部分和流动相分离,被离子化后,经质谱的质量分析器将离子碎片按质量数分开,经检测器得到质谱图。液质联用体现了色谱和质谱优势的互补,将色谱对复杂样品的高分离能力,与质谱具有高选择性、高灵敏度及能够提供相对分子质量与结构信息的优点结合起来,在药物分析、食品分析和环境分析等许多领域得到了广泛的应用。

2. 动物源性食品中β-受体激动剂残留的检测　β-受体激动剂(β-agonists)的结构是具有苯乙醇胺母核以及在苯环侧链上连有β-羟胺,通常包括克伦特罗(clenbuterol)、沙丁胺醇(salbutamol)、莱克多巴胺(ractopamine)、特布他林(terbutalin)等。β-受体激动剂在医学或兽医临床上主要用于扩张支气管和增加肺通气量,可治疗支气管哮喘、阻塞性肺炎、平滑肌痉挛和休克等病症。β-受体激动剂在生物体内起到能量重分配的作用,可使营养的组成成分由脂肪组织转向肌肉组织,能直接增强体内的脂肪分解代谢,增加蛋白质的合成,用于养殖业会使猪、牛、鸡等畜禽生长速度增快。β-受体激动剂对人体有较大的伤害,如头晕、面部潮红、心悸、心率加快。如果在人体内残留的时间过长其危害性更大,尤其对高血压、心脏病患者,严重时可能会导致死亡。

(1) 食品中β-受体激动剂化合物的限量要求:WHO 和 FDA 建议:畜产品

中克伦特罗盐酸盐的最高残留限量为肉 0.2ng/g、肝 0.6ng/g、肾 0.6ng/g、脂肪 0.2ng/g、牛奶 0.05ng/g。我国农业部 250 号公告明确规定,禁止克伦特罗等β-受体激动剂药物用于所有食品动物。

（2）食品中β-受体激动剂的检测方法:《动物源性食品中多种β-受体激动剂残留量的测定　液相色谱串联质谱法》(GB/T 22286—2008)。

3. 动物源性食品中喹诺酮残留的检测　喹诺酮类是一类广谱抗生素,在化学结构上属于吡酮酸衍生物,包括氧氟沙星、培氟沙星、诺氟沙星、洛美沙星、环丙沙星、达氟沙星、二氟沙星、恩诺沙星、氟甲喹、恶喹酸、沙拉沙星等。喹诺酮类主要作用于革兰阴性菌和支原体,具有抗菌谱广、抗菌活性强等优势。为治疗动物疾病和提高动物抗病能力,喹诺酮类药物已被各国广泛应用于动物饲养过程中,主要包括畜禽和水生动物。在畜禽养殖方面,喹诺酮类抗生素主要用于治疗敏感菌所致的呼吸道、消化道和尿路感染,同时可促进动物的体重日增量和饲料转化率。水产养殖方面,喹诺酮类抗生素初期在我国南方养鳗业开始使用,目前已被广泛应用于水生动物的疾病治疗,包括淡水类出血性败血症、海水养殖类烂鳃病、牛蛙红腿病等。长期用药导致喹诺酮类抗生素在动物源性食品中的残留和耐药性增加,其在环境中的生态效应及通过食物链对人体健康产生的危害已引起广泛关注。如果动物摄入过量的抗生素,尤其是禁用抗生素,而在短时间内这些动物源性食品又再被人食用,那么残留的抗生素就将损害人体健康,可能诱导人类病原微生物产生耐药性和抗药性,严重时会对食用者产生直接毒性及潜在"三致"作用(致癌、致畸、致突变)。有研究发现,喹诺酮类抗生素可引起变态反应和光敏反应,个别品种已在真核细胞内发现有致突变作用。

（1）食品中喹诺酮类药物的限量要求:出于安全性考虑,国际食品法典委员会以及美国、欧盟成员国、日本等都已制定了多种喹诺酮类抗生素在动物组织中的最高残留限量。《食品安全国家标准 食品中兽药最大列留限量》(GB 31650—2019)中规定,恩诺沙星在家禽产蛋期禁用,且标志残留物为恩诺沙星和环丙沙星。达氟沙星、二氟沙星、恩诺沙星、沙拉沙星在其他食品动物中列为限用药物,其残留限量随样品基质不同为 10～1900μg/kg。农业部公告第 2292 号决定,在食品动物中停止使用洛美沙星、培氟沙星、氧氟沙星、诺氟沙星 4 种兽药。

（2）食品中喹诺酮类药物的检测方法:《动物源性食品中 14 种喹诺酮药物残留检测方法　液相色谱-串联质谱法》(GB/T 21312—2007)。

技能操作方法

（一）液相色谱–串联质谱法测定动物源性食品中多种β–受体激动剂残留量

1. 样品的提取和净化 具体如下。

（1）提取：称取2g（精确到0.01g）经捣碎的样品于50mL离心管中，加入8mL乙酸钠缓冲液，充分混匀，再加入50μL β-葡萄糖醛甙酶/芳基硫酸酯酶，混匀后，37℃水浴中加热水解12h。添加100μL 10μg/mL的内标工作液于待测样品中。加盖置于水平振荡器振荡15min，离心10min（5000r/min），取4mL上清液加入0.1mol/L高氯酸溶液5mL，混合均匀，用高氯酸调节pH到1±0.3。离心10min（5000r/min）后，将全部上清液（约10mL）转移到50mL离心管中，用10mol/L的氢氧化钠溶液调节pH到11。加入10mL饱和氯化钠溶液和10mL异丙醇-乙酸乙酯（6+4）混合溶液，充分提取，离心10min（5000r/min）。转移全部有机相，在40℃水浴下用氮气将其吹干。加入5mL乙酸钠缓冲液，超声混匀，使残渣充分溶解后备用。

（2）净化：将阳离子交换小柱连接到真空过柱装置。将上述残渣溶液上柱，依次用2mL水、2mL 2%甲酸水溶液和2mL甲醇洗涤柱子并彻底抽干，最后用2mL的5%氨水甲醇溶液洗脱柱子上的待测成分。流速控制在0.5mL/min。洗脱液在40℃水浴下氮气吹干。准确加入200μL 0.1%甲酸-水-甲醇溶液（95+5），超声混匀。将溶液转移到15mL离心管中，离心10min（15000r/min）。上清液供液相色谱–串联质谱测定。

2. 液相串联质谱测定 具体如下。

（1）高效液相色谱条件：①色谱柱为Waters HSS T3（2.1mm×100mm，1.8μm）或其他等效柱。②流动相。A为0.1%甲酸-水；B为0.1%甲酸-乙腈，梯度淋洗。③流速为0.2mL/min。④柱温为30℃。⑤进样体积为10μL。

（2）质谱条件：①电离模式为电喷雾电离正离子模式（electrospray ionization，ESI＋）。②质谱扫描方式为多反应监测（multiple reaction monitoring，MRM），主要质谱参数见表15-4。

表15-4　β-受体激动剂主要参考质谱参数

化合物	母离子	子离子	锥孔电压(V)	碰撞能量(eV)
沙丁胺醇	240	148	20	18
		166		12
克伦特罗	277	132	22	26
		168		28

　　3. 标准曲线及检出限　将一系列不同质量浓度β-受体激动剂标准溶液依次进样,以质量浓度对峰面积绘制标准曲线,呈良好的线性关系,相关系数＞0.99。本方法β-受体激动剂的检出限为0.5μg/kg,定量限为1.5μg/kg。

　　4. 准确度及精密度　在空白样品中进行β-受体激动剂的加标回收试验,3个添加浓度(1.5μg/kg、5.0μg/kg、10.0μg/kg)的回收率为82.4%～111.9%,重复进行6次,相对标准偏差＜17.4%,精密度和回收率均满足试验要求。

　　5. 图谱　图15-2为浓度10.0μg/L的β-受体激动剂(克伦特罗和沙丁胺醇)标准物质经液相串联质谱仪,在电喷雾电离正离子模式,多反应监测条件下的色谱图。

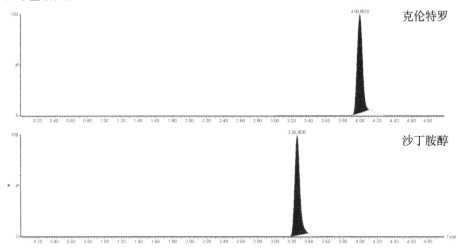

图15-2　β-受体激动剂(克伦特罗和沙丁胺醇)标准溶液液质色谱图(10.0μg/L)

(二) 液相色谱-串联质谱法测定动物源性食品中喹诺酮药物残留量

　　1. 样品的提取和净化　具体如下。

　　(1) 提取:①动物肌肉组织、肝脏、肾脏。称取均质试样5.0g(精确到

0.1g），置于50mL聚丙烯离心管中，加入20mL 0.1mol/L EDTA-Mcllvaine缓冲液，1000r/min涡旋混合1min，超声提取10min，10000r/min离心5min（温度<5℃），提取3次，合并上清液。②牛奶和鸡蛋。称取均质试样5.0g（精确到0.01g），置于50mL聚丙烯离心管中，加入40mL 0.1mol/L EDTA-Mcllvaine缓冲液，1000r/min涡旋混合1min，超声提取10min，10000r/min离心5min（温度<5℃），取上清液。

（2）净化：选用HLB固相萃取柱（200mg，6mL），使用时用6mL甲醇洗涤、6mL水活化。将提取的溶液以2～3mL/min的速度过柱，弃去滤液，用2mL 5%甲醇水溶液淋洗，弃去淋洗液，将小柱抽干，再用6mL甲醇洗脱并收集洗脱液。洗脱液用氮气吹干，用1mL 0.2%甲酸水溶液溶解，1000r/min涡旋混合1min，用于上机测定。

2. 液相串联质谱测定 具体如下。

（1）高效液相色谱条件：①色谱柱为Waters BHE C18（2.1mm×100mm，1.7μm）或其他等效柱。②流动相。A为0.2%甲酸水溶液；B为甲醇＋乙腈（4＋6），梯度淋洗。③流速为0.2mL/min。④柱温为40℃。⑤进样体积为10μL。

（2）质谱条件：①电离模式为电喷雾电离正离子模式（ESI＋）。②质谱扫描方式为多反应监测（MRM），主要质谱参数见表15-5。

表15-5 喹诺酮主要参考质谱参数

化合物	母离子	子离子	锥孔电压(V)	碰撞能量(eV)
恩诺沙星	360.3	316.4	38	19
		342.3		23
环丙沙星	358.3	314.3	36	19
		288.3		17

3. 标准曲线及检出限 将一系列不同质量浓度喹诺酮标准溶液依次进样，以质量浓度对峰面积绘制标准曲线，呈良好的线性关系，相关系数>0.99。本方法喹诺酮的检出限为0.5μg/kg，定量限为1.5μg/kg。

4. 准确度及精密度

在空白样品中进行喹诺酮的加标回收试验，3个添加浓度（1.5μg/kg、5.0μg/kg、10.0μg/kg）的回收率为80.1%～118.7%，重复进行6次，相对标准偏差<20%，精密度和回收率均满足试验要求。

5. 图谱 图15-3为浓度10.0μg/L的喹诺酮（恩诺沙星和环丙沙星）标准物质经液相串联质谱仪，在电喷雾电离正离子模式，多反应监测条件下的色谱图。

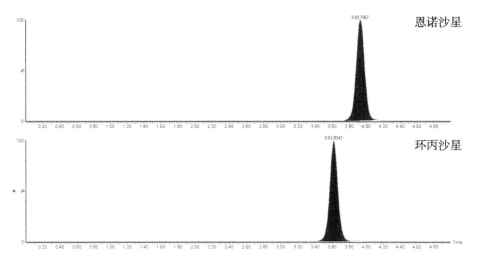

图15-3　喹诺酮(恩诺沙星和环丙沙星)标准溶液液质色谱图(10.0μg/L)

思考与练习

1. 液质联用仪的分离系统和检测系统是什么？
2. 液相色谱–串联质谱法多反应监测的主要质谱参数有哪些？
3. 液相色谱–串联质谱法的定性标准包括哪几个方面？
4. 液相色谱–串联质谱仪的电喷雾离子源的优、缺点各有哪些？

第八节　离子色谱法测定包装饮用水中的阴阳离子

学习目的

1. 了解离子色谱法的测定原理。
2. 掌握用离子色谱法测定水中阴阳离子的方法。

预备知识

包装饮用水,指密封于符合食品安全标准和相关规定的包装容器中,可供直接饮用的水。主要测定的阴离子有 F^-、Cl^-、NO_2^-、NO_3^-、SO_4^{2-},主要测定的阳离子有 Li^+、Na^+、NH_4^+、K^+、Ca^{2+}、Mg^{2+}。

离子色谱系统主要包含四大系统:泵、淋洗液发生器系统、分离系统以及进样系统。

1. 阴离子的测定原理 由于水样中 F^-、Cl^-、NO_2^-、NO_3^-、SO_4^{2-} 对分离柱中阴离子交换树脂的亲和力不同,移动速度亦不同,从而使彼此得到分离,随后流经阴离子抑制柱使背景电导降低,最后通过电导检测器,输出电导信号值(峰高或峰面积)。当水样注入离子色谱仪后,在氢氧根淋洗液的携带下,流过装有阴离子交换树脂的分离柱时,它们按 F^-、Cl^-、NO_2^-、NO_3^-、SO_4^{2-} 的顺序被分离开,通过电导检测器检测。

2. 阳离子的测定原理 由于 K^+、Na^+、Li^+、NH_4^+、Ca^{2+}、Mg^{2+} 6种阳离子(氨氮已包含在 NH_4^+ 中)的结构不同,它们对低交换容量的阳离子交换树脂的亲和力也不相同,分配系数存在着差异,所以在交换柱中被淋洗的速度也不相同。当水样注入离子色谱仪后,在淋洗液的携带下,流过装有阳离子交换树脂的分离柱时,它们按 Li^+、Na^+、NH_4^+、K^+、Mg^{2+}、Ca^{2+} 的顺序被分离开,通过电导检测器检测。

技能操作方法

1. 离子色谱法测定包装饮用水中阴离子 具体如下。

(1)检测仪器设备和材料:ICS-3000型离子色谱仪、阴离子淋洗液(OH^-离子,由淋洗液发生器在线发生,淋洗液流速为1.0mL/min)、氟化物离子标准溶液、氯化物离子标准溶液、硝酸盐标准溶液、硫酸盐标准溶液、亚硝酸盐标准溶液。

(2)检测步骤:①标准曲线的绘制。按需用超纯水配置5种离子的不同级别浓度,依次按浓度从低到高进样,根据浓度-峰面积绘制标准曲线。②水样的测定。按要求将仪器调试好。待基线稳定后,用自动进样器进样待测样品。根据保留时间定性,根据峰面积定量。

2. 离子色谱法测定包装饮用水中的阳离子　具体如下。

（1）检测仪器设备和材料：ICS-3000型离子色谱仪、阳离子淋洗液（18mMol甲基磺酸）、钾标准溶液、钠标准溶液、锂标准溶液、氨氮标准溶液、钙标准溶液、镁标准溶液。

（2）检测步骤：①标准曲线的绘制。按需用超纯水配置6种离子的不同级别的浓度，按浓度从低到高进样，根据浓度-峰面积绘制标准曲线。②水样的测定。按要求将仪器调试好，待基线稳定后，用自动进样器进样，钙离子峰出完后，即可进行下一个水样的测定。根据峰面积，从标准曲线上即可求得水样中Li^+、Na^+、K^+、NH_4^+、Mg^{2+}、Ca^{2+}的含量，铵含量可由氨氮含量换算得到。

3. 注意事项　①采用电导率$<1\mu s/cm$的去离子水配制淋洗液及再生液。②待测样品进样前需经$0.22\mu m$滤膜过滤。

思考与练习

1. 请描述阴离子抑制器和阳离子抑制器的作用。

2. 请分别描述F^-、Cl^-、NO_2^{2-}、NO_3^{3-}、SO_4^{2-}在阴离子分析柱上的出峰次序及Li^+、Na^+、NH_4^+、K^+、Ca^{2+}、Mg^{2+}在阳离子分析柱上的出峰次序。

第九节　食品中金属元素的测定

学习目的

1. 通过测定食品中的铅和镉，掌握石墨炉原子吸收光谱法测定食品中金属元素的方法。

2. 通过测定食品中的锌，掌握火焰原子吸收光谱法测定食品中金属元素的方法。

⚙ 预备知识

原子吸收光谱仪主要由光源系统、原子化系统、分光系统、检测器等组成。样品经雾化器雾化并与燃气、助燃气均匀混合后进入火焰原子化器(火焰原子吸收光谱法)或注入石墨炉原子化器(石墨炉原子吸收光谱法)进行原子化,并吸收特定共振线。一定范围内,其吸收共振线的强度与样品中待测元素的含量成正比。

试样消解的注意事项为:设置消解温度时,需防止升温过快导致微波消解压力过大。对未知试样测定时,需控制试样称样量在0.5g以内。食用油、油脂含量高的坚果、蜂蜜、蔗糖等高糖高蛋白样品应尽量减少称样量并加以适当的预消化。不同类型的样品或称样量相差较大的样品同时消解时,会增加不同消解罐间内部温度的差异,导致消解不完全。微波消解不限制HNO_3、HF、HCl的使用,但H_2SO_4、HPO_3会产生高温,使用时应严格控温,禁止使用在密闭容器中危险性较大的高氯酸。

⚙ 技能操作方法

(一) 石墨炉原子吸收光谱法测定食品中的铅、镉

1. 试样的制备　对不同类型样品(干样、鲜湿样等)采用粉碎、匀浆等相应的处理方式,保证样品的均匀性,使称取的样品具有代表性。

(1) 干试样:粮食、豆类去除杂质,坚果类去杂质、去壳,磨碎成均匀的样品,颗粒度不大于0.425mm。储于洁净的塑料瓶中,并做好标记。

(2) 鲜(湿)试样:蔬菜、水果、肉类、鱼类及蛋类等,用水洗净晾干后,取可食部分制成匀浆,储于洁净的塑料瓶中,并做好标记。

(3) 液态试样:按样品保存条件保存备用。含气样品使用前应除气,取样时摇匀。

2. 试样的消解　称取干试样0.3~0.5g(精确至0.0001g)、鲜(湿)试样1~2g(精确到0.001g)置于微波消解罐中,含乙醇或二氧化碳的样品先在电热板上低温加热除去乙醇或二氧化碳,再加5mL硝酸。按照微波消解仪的操作步骤

消解试样。

微波消解升温程序推荐如下:①设定温度120℃,升温时间5min,保持5min;②设定温度160℃,升温时间5min,保持10min;③设定温度180℃,升温时间5min,保持10min。微波消解升温程序可以根据仪器型号调至最佳条件。

消解完毕,待消解罐冷却后打开,消化液呈无色或淡黄色,加热至140～160℃赶酸至1mL左右,用纯水冲洗消解罐,少量多次地将溶液转移至25mL容量瓶中,定容至刻度,混匀备用;同时做试剂空白试验。

3. 标准系列溶液的配制 具体如下。

(1) 铅标准系列溶液的配制:准确吸取铅标准储备液(1000mg/L),以5%硝酸溶液逐级稀释至质量浓度为0～40.0μg/L系列溶液浓度(可根据仪器灵敏度和样品中铅的含量确定标准系列溶液浓度)。

(2) 镉标准系列溶液的配制:准确吸取镉标准储备液(1000mg/L),以1%硝酸溶液逐级稀释至质量浓度为0～1.5μg/L系列溶液浓度(可根据仪器灵敏度和样品中镉的含量确定标准系列溶液浓度)。

4. 基体改进剂的配制 根据样品性质和元素特性,配制相应的基体改进剂,用于消除测定过程中相应的干扰。

(1) 磷酸二氢铵-硝酸钯溶液:称取2g磷酸二氢铵、0.02g硝酸钯,以5%硝酸溶液溶解定容至100mL,混匀后,用于铅的测定。

(2) 磷酸二氢铵溶液:称取1g磷酸二氢铵,以1%硝酸溶液溶解定容至100mL,混匀后,用于镉的测定。

5. 标准曲线的制作和样品溶液的测定 根据所用仪器型号对仪器进行参数设置并调至最佳状态,如波长、灯电流、通带宽度、石墨炉升温程序、进样体积等。分别采用磷酸二氢铵-硝酸钯溶液、磷酸二氢铵溶液作为铅、镉测定的基体改进剂,按标准系列溶液(质量浓度由低到高)、空白溶液、样品溶液的顺序依次进样,测定其吸光度值,以标准系列溶液的吸光度值和浓度值拟合一元线性回归方程进行比较定量。

进样体积20μL,基体改进剂加入体积为5μL(可根据所用仪器灵敏度和样品类型确定最佳的进样量和基体改进剂浓度)。

6. 结果的表述 通过下列公式计算,得到样品中铅、镉的含量:

$$X = (C - C_0) \times V \times f / (m \times 1000)$$

式中:X为试样中待测元素的含量,单位为mg/kg或mg/L;

C为试样溶液中待测元素的质量浓度,单位为μg/L;

C_0为空白溶液中待测元素的质量浓度,单位为μg/L;

V为试样消化液的定容体积,单位为mL;

f为试样溶液的稀释倍数;

m为试样称样量或移取体积,单位为g或mL;

1000为转换系数。

当样品铅含量≥10.0mg/kg(或mg/L)时,计算结果保留三位有效数字;当铅含量<10.0mg/kg(或mg/L)时,计算结果保留两位有效数字。

(二)火焰原子吸收光谱法测定食品中的锌

1. **试样的制备** 同石墨炉原子吸收光谱法测定食品中的铅、镉试样的制备。

2. **试样的消解** 同石墨炉原子吸收光谱法测定食品中的铅、镉试样的消解。

3. **标准系列溶液的配制** 锌标准系列溶液的配制。准确吸取锌标准储备液(1000mg/L),以5%硝酸溶液逐级稀释至质量浓度为0～1.0mg/L系列溶液浓度(可根据仪器灵敏度和样品中锌的含量确定标准系列溶液浓度)。

4. **标准曲线的制作和样品溶液的测定** 根据所用仪器型号对仪器进行参数设置并调至最佳状态,如波长、灯电流、通带宽度、燃气流量、燃烧器高度等。按标准系列溶液(质量浓度由低到高)、空白溶液、样品溶液的顺序依次吸入火焰原子化器,测定其吸光度值,以标准系列溶液的吸光度值和浓度值拟合一元线性回归方程进行比较定量。标准系列溶液应不少于5个浓度点,相关系数应不小于0.999。

5. **结果的表述** 通过下列公式计算,得到样品中锌的含量:

$$X = (C - C_0) \times V \times f / m$$

式中:X为试样中待测元素的含量,单位为mg/kg或mg/L;

C为试样溶液中待测元素的质量浓度,单位为mg/L;

C_0为空白溶液中待测元素的质量浓度,单位为mg/L;

V为试样消化液的定容体积,单位为mL;

f为试样溶液的稀释倍数;

m为试样称样量或移取体积,单位为g或mL;

当样品锌含量≥10.0mg/kg(或mg/L)时,计算结果保留三位有效数字;当锌含量<10.0mg/kg(或mg/L)时,计算结果保留两位有效数字。

思考与练习

1. 采用微波消解处理食品样品时,有哪些注意事项?

2. 采用石墨炉原子吸收光谱法测定食品中金属元素时,如何对石墨炉条件进行优化?

3. 采用火焰原子吸收光谱法测定食品中金属元素时,如何对火焰条件进行优化?

第十节　食品中多元素的测定

学习目的

通过测定食品中的镍、铬、镉、砷、汞、铅,掌握电感耦合等离子体质谱法测定食品中多元素分析的方法。

预备知识

电感耦合等离子体质谱仪主要由进样系统、离子源、接口系统、质量分析器、真空系统、检测器等组成。通过高频线圈产生垂直于线圈平面的磁场,氩气分子在高压火花作用下分解为原子并发生电离产生涡流,继而形成由离子、电子和中性粒子组成,整体呈电中性的高温气体状态。样品经雾化器形成气溶胶后通过等离子体电离,随后进入质谱系统进行测定。电感耦合等离子体质谱仪具有高灵敏度、多元素同时分析、快速高效、抗干扰能力好等特点。

应用电感耦合等离子体质谱法(inductively coupled plasma mass spectrometry, ICP-MS)在测定食品中多元素过程中存在的干扰可分为非质谱干扰和质谱干扰两类。

技能操作方法

1. **试样的制备**　对不同类型样品(干样、鲜湿样等)采用粉碎、匀浆等相应的处理方式,保证样品的均匀性,使称取的样品具有代表性。

(1) 干试样:粮食、豆类去除杂质;坚果类去杂质、去壳;磨碎成均匀的样品,颗粒度不大于0.425mm。储于洁净的塑料瓶中,并做好标记。

(2) 鲜(湿)试样:蔬菜、水果、肉类、鱼类及蛋类等,用水洗净晾干后,取可食部分制成匀浆,储于洁净的塑料瓶中,并做好标记。

(3) 液态试样:按样品保存条件保存备用。含气样品使用前应除气,取样时摇匀。

2. **试样的消解**　称取固体样品0.2~0.5g(精确至0.001g,含水分较多的样品可适当增加取样量至1g)或准确移取液体试样1.00~3.00mL于微波消解罐中,含乙醇或二氧化碳的样品先在电热板上低温加热除去乙醇或二氧化碳,再加入5~10mL硝酸,加盖放置1h或过夜,旋紧罐盖,按照微波消解仪标准操作步骤进行消解(微波消解升温程序可以根据仪器型号调至最佳条件)。

微波消解升温程序推荐如下:①设定温度为120℃,升温时间5min,保持5min;②设定温度为160℃,升温时间5min,保持10min;③设定温度为180℃,升温时间5min,保持10min。微波消解升温程序可以根据仪器型号调至最佳条件。

待消解完毕冷却后,缓慢打开罐盖排气,用少量水冲洗内盖,将消解罐放在控温电热板上或超声水浴箱中,100℃加热30min或超声脱气2~5min,用水定容至25mL或50mL,混匀备用。同时做空白试验。

3. **干扰的消除**　具体如下。

(1) 非质谱干扰:主要包括空间电荷效应、基体效应、传输效应、电离效应等,主要通过内标校正(如Sc、Ge、Y、Rh、In、Re、Bi等)或标准加入法定量等方法进行干扰消除。通常选择质核比、第一电离能与待测元素相近且在样品中"不存在"的元素作为内标元素。选取钇作为铬、镍的内标,铟作为镉的内标,铋作为汞、铅的内标。

(2) 质谱干扰:主要包括同量异位素重叠、多原子离子干扰、难熔氧化物离子干扰、双电荷离子干扰等,主要通过选择合适的待测同位素以及采用碰撞反应池技术,通过与He、H_2等气体的碰撞、反应进行干扰的消除。

4. 标准曲线的制作和样品溶液的测定 吸取适量相应单元素标准贮备液或多元素混合标准贮备液,用5%硝酸溶液逐级稀释配成混合标准工作溶液系列(根据样品溶液中的元素浓度水平设定标准系列浓度)。推荐标准系列浓度分别为镍(1.0～20μg/L)、铬(1.0～20μg/L)、镉(1.0～20μg/L)、砷(1.0～20μg/L)、汞(0.1～2.0μg/L)、铅(1.0～20μg/L)。

5. 结果的表述 通过下列公式计算,得到样品中待测元素的含量:

$$X = (C - C_0) \times V \times f / (m \times 1000)$$

式中:X为试样中待测元素的含量,单位为mg/kg或mg/L;

     C为试样溶液中待测元素的质量浓度,单位为μg/L;

     C_0为空白溶液中待测元素的质量浓度,单位为μg/L;

     V为试样消化液的定容体积,单位为mL;

     m为试样称样量或移取体积,单位为g或mL;

     1000为转换系数;

待测元素的计算结果保留三位有效数字。

思考与练习

1. 在ICP-MS测定中,质谱干扰有哪些种类?

2. 在ICP-MS测定中,去除多原子离子干扰的方法有哪些?

第十一节　一般化学法处理食品中常见理化指标的测定

学习目的

1. 了解食品中二氧化硫、水分、灰分的测定原理。

2. 掌握食品中二氧化硫、水份、灰分的测定方法。

3. 熟悉蒸馏装置的搭建顺序和方法以及干燥器、烘箱和马弗炉的使用方法。

预备知识

二氧化硫是国内外允许使用的一种食品添加剂,在食品工业中发挥着护色、防腐、漂白和抗氧化的作用,通常情况下该物质以焦亚硫酸钾、焦亚硫酸钠、亚硫酸钠、亚硫酸氢钠、低亚硫酸钠等亚硫酸盐的形式添加于食品中,或采用硫磺熏蒸的方式用于食品处理,发挥护色、防腐、漂白和抗氧化的作用,我国测定食品中二氧化硫的国家标准为《食品安全国家标准 食品中二氧化硫的测定》(GB 5009.34—2016)。全球多个国家和地区二氧化硫的使用限量及残留量均有明确规定,我国相关标准和法规明确了可以使用二氧化硫的食品类别及相应的使用限量和残留量,详情见《食品安全国家标准 食品添加剂使用标准》(GB 2760—2014)。

一定的水分含量可保持食品品质,延长食品保质期,各种食品的水分含量都有各自的标准,有时若水分含量超过或降低1%,无论在质量和经济效益上均起很大的作用。例如,《食品安全国家标准 乳粉》(GB 19644—2010)中规定乳粉中水分含量≤5%,若水分含量过高会造成奶粉结块,商品价值降低,奶粉易变色,贮藏期降低。另外,有些食品水分过高,组织状态发生软化,弹性也降低或者消失。我国水分测定的标准为《食品安全国家标准 食品中水分的测定》(GB 5009.3—2016)。

食品的总灰分含量是控制食品成品或半成品质量的重要依据,通过测定食品中的灰分可以评定食品是否卫生,有没有污染,还可以判断食品是否掺假。我国灰分测定的标准为《食品安全国家标准 食品中灰分的测定》(GB 5009.4—2016)。

技能操作方法

(一) 食品中二氧化硫的测定

1. 测定原理 在密闭容器中对样品进行酸化、蒸馏,蒸馏物用乙酸铅溶液吸收。吸收后的溶液用盐酸酸化,碘标准溶液滴定,根据所消耗的碘标准溶液量计算出样品中的二氧化硫含量。

2. **测定方法** 具体如下。

（1）试剂：盐酸、可溶性淀粉、乙酸铅、碘标准滴定溶液。

（2）仪器和设备：全玻璃蒸馏器（500mL）或等效的蒸馏设备、酸式滴定管（25mL或50mL）、剪切式粉碎机、碘量瓶（500mL）、电子天平（精确到0.001g）。

（3）样品制备：果脯、干菜、米粉类、粉条和食用菌适当剪成小块，再用剪切式粉碎机剪碎，搅均匀，备用。

（4）分析步骤：称取5g均匀样品（精确至0.001g，取样量可视含量高低而定），液体样品可直接吸取5.00～10.00mL样品，置于蒸馏烧瓶中。加入250mL水，装上冷凝装置，冷凝管下端插入预先备有25mL乙酸铅吸收液的碘量瓶的液面下，在蒸馏瓶中加入10mL盐酸溶液，立即盖塞，加热蒸馏。当蒸馏液约200mL时，使冷凝管下端离开液面，再蒸馏1min。用少量水冲洗插入乙酸铅溶液的装置部分。同时做空白试验。向取下的碘量瓶中依次加入10mL盐酸，1mL淀粉指示液，摇匀之后用碘标准溶液滴定至溶液颜色变蓝，且30s内不褪色为止，记录消耗碘标准滴定溶液的体积。

（5）分析结果的表述：

试样中二氧化硫含量的计算：

$$X = \frac{(V-V_0) \times 0.032 \times c \times 1000}{m}$$

式中：X 为试样中的二氧化硫总含量（以 SO_2 计），单位为 g/kg 或 g/L；

V 为滴定样品所用的碘标准溶液体积，单位为 mL；

V_0 为空白实验所用的碘标准溶液体积，单位为 mL；

0.032 为1mL碘标准溶液 $[c(1/2I_2)=1.0mol/L]$ 相当于二氧化硫的质量，单位为 g；

c 为碘标准溶液浓度，单位为 mol/L；

m 为试样质量或体积，单位为 g 或 mL。

计算结果以重复性条件下获得的两次独立测定结果的算术平均值表示，当二氧化硫含量≥1g/kg或1g/L时，结果保留三位有效数字；当二氧化硫含量＜1g/kg或1g/L时，结果保留两位有效数字。

（6）方法精密度、检出限和定量限：①精密度。在重复性条件下获得的两次独立测试结果的绝对差值不得超过算术平均值的10%。②检出限和定量限。当取5g固体样品时，方法的检出限（limit of detection，LOD）为3.0mg/kg，定量限为10.0mg/kg；当取10mL液体样品时，LOD为1.5mg/L，定量限为5.0mg/L。

（二）食品中水分的测定

1. 测定原理 具体如下。

（1）直接干燥法：利用食品中水分的物理性质，在气压为 101.3kPa（1个大气压），温度为101~105℃条件下采用挥发方法测定样品中干燥减失的重量，包括吸湿水、部分结晶水和该条件下能挥发的物质，再通过干燥前后的称量数值计算出水分的含量。

（2）减压干燥法：利用食品中水分的物理性质，在达到40~53kPa压力后加热至60℃±5℃，采用减压烘干方法去除试样中的水分，再通过烘干前后的称量数值计算出水分的含量。

（3）蒸馏法：利用食品中水分的物理化学性质，使用水分测定器将食品中的水分与甲苯或二甲苯共同蒸出，根据接收的水的体积计算出试样中水分的含量。本方法适用于含较多其他挥发性物质的食品，如香辛料等。

（4）卡尔·费休法：根据碘能与水和二氧化硫发生化学反应，在有吡啶和甲醇共存时，1mol碘只与1mol水作用，反应式如下。

$$C_5H_5N \cdot I_2 + C_5H_5N \cdot SO_2 + C_5H_5N + H_2O + CH_3OH \longrightarrow 2C_5H_5N \cdot HI + C_5H_6N[SO_4CH_3]$$

卡尔·费休水分测定法又分为库仑法和容量法。其中库仑法测定的碘是通过化学反应产生的，只要电解液中存在水，所产生的碘就会和水以1:1的关系按照化学反应式进行反应。当所有的水都参与了化学反应，过量的碘就会在电极的阳极区域形成，反应终止。容量法测定的碘是作为滴定剂加入的，滴定剂中碘的浓度是已知的，根据消耗滴定剂的体积，计算消耗碘的量，从而计量出被测物质水的含量。

2. 测定方法 以直接干燥法为例。

（1）试剂：氢氧化钠、盐酸、海砂。

（2）仪器和设备：扁形铝制或玻璃制称量瓶、电热恒温干燥箱、干燥器（内附有效干燥剂）、天平（感量为0.1mg）。

（3）分析步骤：①固体试样。取洁净铝制或玻璃制的扁形称量瓶，置于101~105℃干燥箱中，瓶盖斜支于瓶边，加热1.0h，取出盖好，置干燥器内冷却0.5h，称量，并重复干燥至前后两次质量差不超过2mg即为恒重。将混合均匀的试样迅速磨细至颗粒小于2mm，不易研磨的样品应尽可能切碎，称取2~10g试样（精确至0.0001g），放入此称量瓶中，试样厚度不超过5mm，如为疏松试样，厚度不超过10mm，加盖，精密称量后，置于101~105℃干燥箱中，瓶盖斜支于瓶边,干燥2~4h后,盖好取出,放入干燥器内冷却0.5h后称量。然后再放入101~105℃干燥箱中干燥1h左右,取出,放入干燥器内冷却0.5h后再称量。并重复以上操作至前后两次质量差不超过2mg即为恒重。两次恒重值在最后计算中取质量较小的一次称量值。②半固体或液体试样。取洁净的称量瓶,内加10g海砂(实验过程中可根据需要适当增加海砂的质量)及一根小玻棒,置于101~105℃干燥箱中,干燥1.0h后取出,放入干燥器内冷却0.5h后称量,并重复干燥至恒重。然后称取5~10g试样(精确至0.0001g),置于称量瓶中,用小玻棒搅匀放在沸水浴上蒸干,并随时搅拌,擦去瓶底的水滴,置于101~105℃干燥箱中干燥4h后盖好取出,放入干燥器内冷却0.5h后称量。然后再放入101~105℃干燥箱中干燥1h左右,取出,放入干燥器内冷却0.5h后再称量。并重复以上操作至前后两次质量差不超过2mg,即为恒重。

(4)分析结果的表述:试样中的水分含量,按下式进行计算。

$$X = \frac{m_1 - m_2}{m_1 - m_3} \times 100$$

式中:X为试样中水分的含量,单位为g/100g;

$\quad$ m_1为称量瓶(加海砂、玻棒)和试样的质量,单位为g;

$\quad$ m_2为称量瓶(加海砂、玻棒)和试样干燥后的质量,单位为g;

$\quad$ m_3为称量瓶(加海砂、玻棒)的质量,单位为g;

$\quad$ 100为单位换算系数。

水分含量≥1g/100g时,计算结果保留三位有效数字;水分含量<1g/100g时,计算结果保留两位有效数字。

(5)方法精密度:在重复性条件下获得的两次独立测定结果的绝对差值不得超过算术平均值的10%。

(三)食品中灰分的测定

1. **测定原理** 具体如下。

(1)总灰分:食品经灼烧后所残留的无机物质称为灰分。灰分数值是由灼烧、称重后计算得出。

(2)水溶性灰分和水不溶性灰分:用热水提取总灰分,经无灰滤纸过滤、灼烧、称量残留物,测得水不溶性灰分,由总灰分和水不溶性灰分的质量之差计算水溶性灰分。

(3)酸不溶性灰分:用盐酸溶液处理总灰分,过滤、灼烧、称量残留物。

2. **测定方法** 以总灰分为例。

（1）试剂：乙酸镁、浓盐酸。

（2）仪器和设备：最高使用温度≥950℃的高温炉、分析天平（感量分别为0.1mg、1mg、0.1g）、石英坩埚或瓷坩埚、干燥器（内有干燥剂）、电热板、恒温水浴锅（控温精度±2℃）。

（3）分析步骤：①坩埚预处理。a. 含磷较高的食品和其他食品。取大小适宜的石英坩埚或瓷坩埚置于高温炉中，在550℃±25℃条件下灼烧30min，冷却至200℃左右，取出，放入干燥器中冷却30min，准确称量。重复灼烧至前后两次称量相差不超过0.5mg为恒重。b. 淀粉类食品。先用沸腾的稀盐酸洗涤，再用大量自来水洗涤，最后用蒸馏水冲洗。将洗净的坩埚置于高温炉内，在900℃±25℃条件下灼烧30min，并在干燥器内冷却至室温，称重，精确至0.0001g。②称样。a. 含磷量较高的食品和其他食品。灰分≥10g/100g的试样称取2～3g（精确至0.0001g）；灰分<10g/100g的试样称取3～10g（精确至0.0001g，对于灰分含量更低的样品可适当增加称样量）。b. 淀粉类食品。迅速称取样品2～10g（马铃薯淀粉、小麦淀粉以及大米淀粉至少称5g，玉米淀粉和木薯淀粉称10g），精确至0.0001g。将样品均匀分布在坩埚内，不要压紧。③测定。a. 含磷量较高的豆类及其制品、肉禽及其制品、蛋及其制品、水产及其制品、乳及乳制品。称取试样后，加入1.00mL乙酸镁溶液（240g/L）或3.00mL乙酸镁溶液（80g/L），使试样完全润湿。放置10min后，在水浴上将水分蒸干，在电热板上以小火加热使试样充分炭化至无烟，然后置于高温炉中，在550℃±25℃条件下灼烧4h。冷却至200℃左右，取出，放入干燥器中冷却30min。称量前如发现灼烧残渣有炭粒时，应向试样中滴入少许水湿润，使结块松散，蒸干水分再次灼烧至无炭粒即表示灰化完全，方可称量。重复灼烧至前后两次称量相差不超过0.5mg为恒重。吸取3份相同浓度和体积的乙酸镁溶液，做3次试剂空白试验。当3次试验结果的标准偏差<0.003g时，取算术平均值作为空白值。若标准偏差≥0.003g时，应重新做空白值试验。b. 淀粉类食品。将坩埚置于高温炉口或电热板上，半盖坩埚盖，小心加热使样品在通气情况下完全炭化至无烟，即刻将坩埚放入高温炉内，将温度升高至900℃±25℃，保持此温度直至剩余的炭全部消失为止，一般1h可灰化完毕，冷却至200℃左右，取出，放入干燥器中冷却30min。称量前如发现灼烧残渣有炭粒时，应向试样中滴入少许水湿润，使结块松散，蒸干水分再次灼烧至无炭粒即表示灰化完全，方可称量。重复灼烧至前后两次称量相差不超过0.5mg为恒重。c. 其他食品。液体和半固体试样应先在沸水浴上蒸干。固体或

蒸干后的试样,先在电热板上以小火加热使试样充分炭化至无烟,然后置于高温炉中,在550℃±25℃条件下灼烧4h。冷却至200℃左右,取出,放入干燥器中冷却30min。称量前如发现灼烧残渣有炭粒时,应向试样中滴入少许水湿润,使结块松散,蒸干水分再次灼烧至无炭粒即表示灰化完全,方可称量。重复灼烧至前后两次称量相差不超过0.5mg即为恒重。

（4）分析结果的表述:具体如下。

①以试样质量计。

试样中灰分的含量,加了乙酸镁溶液的试样按下式计算:

$$X_1 = \frac{m_1 - m_2 - m_0}{m_3 - m_2} \times 100$$

式中:X_1 为加了乙酸镁溶液试样中灰分的含量,单位为g/100g;

　　　m_1 为坩埚和灰分的质量,单位为g;

　　　m_2 为坩埚的质量,单位为g;

　　　m_0 为氧化镁(乙酸镁灼烧后生成物)的质量,单位为g;

　　　m_3 为坩埚和试样的质量,单位为g;

　　　100为单位换算系数。

试样中灰分的含量,未加乙酸镁溶液的试样按下式计算:

$$X_2 = \frac{m_1 - m_2}{m_3 - m_2} \times 100$$

式中:X_2 为未加乙酸镁溶液试样中灰分的含量,单位为g/100g;

　　　m_1 为坩埚和灰分的质量,单位为g;

　　　m_2 为坩埚的质量,单位为g;

　　　m_3 为坩埚和试样的质量,单位为g;

　　　100为单位换算系数。

②以干物质计。

加了乙酸镁溶液的试样中灰分的含量按下式计算:

$$X_3 = \frac{m_1 - m_2 - m_0}{(m_3 - m_2) \times \omega} \times 100$$

式中:X_3 为加了乙酸镁溶液试样中灰分的含量,单位为g/100g;

　　　m_1 为坩埚和灰分的质量,单位为g;

　　　m_2 为坩埚的质量,单位为g;

　　　m_0 为氧化镁(乙酸镁灼烧后生成物)的质量,单位为g;

　　　m_3 为坩埚和试样的质量,单位为g;

ω为试样干物质含量(质量分数)%；

100为单位换算系数。

试样中灰分含量≥10g/100g时，保留三位有效数字；试样中灰分含量<10g/100g时，保留两位有效数字。

（5）方法精密度：在重复性条件下获得的两次独立测定结果的绝对差值不得超过算术平均值的5%。

思考与练习

1. 在二氧化硫的测定中，蒸馏物的吸收液是什么？
2. 在直接干燥法测定食品中水分中，计算时应选取哪一个称量值？
3. 在总灰分的测定过程中，恒重的定义是什么？

第十二节　气相色谱仪在消毒副产物检测中的应用

学习目的

1. 了解消毒副产物的种类。
2. 掌握气相色谱仪测定生活饮用水中的三氯甲烷、四氯化碳。

预备知识

生活饮用水由于加氯消毒可产生一些新的有机卤代物，主要成分是氯仿和四氯化碳及少量的一氯甲烷、一溴二氯甲烷、二溴一氯甲烷以及溴仿等，统称为卤代烷。其中，三氯甲烷、一溴二氯甲烷、二溴一氯甲烷以及溴仿，统称为三卤甲烷。

三氯甲烷和四氯化碳影响人体健康。①侵入途径有吸入、食入、经皮肤吸收。②急性中毒表现为头痛、头晕、恶心、呕吐、精神紊乱、呼吸表浅，昏迷，呼吸麻痹等。③慢性中毒主要引起肝脏损害，此外还表现为消化不良、乏力、头痛失眠等症状。长期接触三氯甲烷的慢性中毒症状主要表现在消化和神经系统,有致畸性和致癌性。

生活饮用水标准检测方法参照《生活饮用水标准检验方法　有机物指标》(GB/T 5750.8—2006)和《生活饮用水标准检验方法　消毒副产物指标》(GB/T 5750.10—2006)。

技能操作方法

(一) 气相色谱仪测定生活饮用水中的三氯甲烷、四氯化碳

1. 检测原理　待测水样置于封闭的顶空瓶中,在一定的温度下经过一定时间的平衡,此时水中的卤代烃(三氯甲烷、四氯化碳)逸至上部空间,并且在气液两相中达到动态平衡,此时卤代烃在气相中的浓度与它在液相中的浓度成正比。通过对气相中卤代烃浓度的测定,计算出水中卤代烃的浓度。

2. 检测方法　气相色谱检测条件:①色谱柱为弱极性柱(SE-54,HP-5)。②进样口温度为200℃。③检测器为ECD。④检测器温度为300℃。⑤柱温为60℃,恒温5min。⑥进样方式为手动顶空或自动顶空。

3. 检测过程　《生活饮用水标准检验方法　有机物指标》按(GB/T 5750.8—2006)中配制标准系列浓度(2.0μg/L、5.0μg/L、10.0μg/L、15.0μg/L、20.0μg/L),密封顶空瓶后,在60℃水浴半小时,手动或者自动顶空进样,样品进入顶空气相色谱仪,ECD检测器进行检测分析。

4. 检测结果　分别吸取标准系列浓度和样品溶液注入色谱仪中,以保留时间定性,以获得的样品溶液峰面积与标准溶液峰面积比较定量。

思考与练习

1. 列举其他几种可用顶空气相色谱法检测的卤代烃化合物。

2. 为什么在相同浓度下,三氯甲烷、四氯化碳在ECD检测器上的响应值相差很远?

3. 已知三氯乙醛在碱性条件下能完全转化为三氯甲烷,试设计生活饮用水中三氯乙醛的检测方法。

第十三节　水中常见理化指标的检测分析

🅐 学习目的

1. 掌握水中常见感官性状和物理指标的测定方法,包括色度、浑浊度、臭和味、肉眼可见物、pH、耗氧量、挥发性有机物等指标。

2. 掌握散射式浑浊度仪与酸度计的使用方法。

3. 掌握吹脱捕集/气相色谱-质谱联用技术。

🅟 预备知识

1. **生活饮用水卫生标准检验方法**　参照《生活饮用水标准检验方法　感官性状和物理指标》(GB/T 5750.4—2006)、《生活饮用水标准检验方法　有机物指标》(GB/T 5750.8—2006)、《生活饮用水标准检验方法　有机物综合指标》(GB/T 5750.7—2006)。

2. **吹脱捕集的原理**　通过吹脱管用惰性气体(氦气)将水样中的挥发性有机物连续吹脱出来,通过气流带入并吸附于装有适当吸附剂的捕集管中。吹脱程序完成后,捕集管被迅速加热并以氦气反吹,将捕集管中所吸附的组分热解吸出来,进入气相色谱-质谱联用仪分析。通过获得的目标组分相对保留时间以及质谱图比较定性;测定时每个样品中均加入已知浓度的内标化合物,采用内标法定量。

🅢 技能操作方法

(一) 生活饮用水的色度、浑浊度、臭和味、肉眼可见物和耗氧量的检测方法

1. **生活饮用水色度测定方法**　具体如下。

(1) 方法:铂-钴标准比色法。

（2）材料：氯铂酸钾-氯化钴标准色列。

（3）仪器：成套高型无色具塞比色管（50mL）。

（4）步骤：用氯铂酸钾和氯化钴配制成与天然水黄色色调相似的标准色列，用于水样目视比色法测定。用纯水稀释氯铂酸钾-氯化钴标准色列，配置成0度、5度、10度、15度、20度、25度标准色列。取50mL透明的水样于比色管中，将水样于标准色列比较。如水样与标准色列的色调不一致，即为异色，可用文字描述。

2. 生活饮用水浑浊度测定方法　具体如下。

（1）方法：目视比浊法。

（2）材料：福尔马肼标准。

（3）仪器：散射式浑浊度仪。

（4）步骤：测量浊度时，与样品接触的玻璃器皿都应在清洁的条件下保存。应在24h内测定，储存时应该避免与空气接触，并应放在冷的暗室中。浊度计经校准后，将水样倒入浊度计样品瓶内进行测量记录。

3. 生活饮用水臭和味测定方法　具体如下。

（1）方法：嗅气和尝味法。

（2）仪器：锥形瓶（250mL）。

（3）步骤：取100mL水样，置于250mL锥形瓶中，振摇后从瓶口嗅水的气味，用适当文字描述，并按六级记录其强度。与此同时，取少量水样放入口中（此水样应对人体无害），不要咽下，品尝水的味道，予以描述，并按六级记录其强度。臭和味的强度等级见表15-6。

表15-6　臭和味的强度等级

等级	强度	说明
0	无	无任何臭和味
1	微弱	一般饮用者甚难察觉，但臭、味敏感者可以发觉
2	弱	一般饮用者刚能发觉
3	明显	已能明显察觉
4	强	已有很显著的臭味
5	很强	有强烈的恶臭或异味

4. 生活饮用水肉眼可见物测定方法　具体如下。

（1）方法：直接观察法。

（2）步骤：将水样摇匀，在光线明亮处迎接光直接观察，记录所观察到的肉眼可见物。

5. 生活饮用水的pH测量方法　具体如下。

（1）方法：玻璃电极法。

（2）材料：磷酸盐标准缓冲溶液和四硼酸钠标准缓冲溶液。

（3）仪器：酸度计。

（4）步骤：将玻璃电极与饱和甘汞电极放入混合磷酸盐标准缓冲溶液（pH＝6.86）中，调节pH定位键至6.86，以蒸馏水洗涤电极，并用滤纸轻轻吸干电极上水分，然后再以四硼酸钠标准缓冲溶液（pH＝9.18）复定位，调节"斜率"按钮至9.18。调节温度补偿按钮至室温，然后将电极用去离子水冲洗干净后，可以开始测量样品，记录读数。

6. 生活饮用水中耗氧量的检测方法　具体如下。

（1）方法：酸性高锰酸钾滴定法。

（2）材料：硫酸溶液（1+3）、草酸钠标准溶液（0.01000mol/L）、高锰酸钾标准溶液（0.01000mol/L）。

（3）仪器：电热恒温水浴锅（可调至100℃），锥形瓶（100mL），滴定管。

（4）步骤：吸取10.00mL充分混匀的水样，置于预处理过的锥形瓶中（向250mL锥形瓶内加入1mL硫酸溶液及少量高锰酸钾标准溶液。煮沸数分钟，取下锥形瓶用草酸钠标准溶液滴定至微红色，将溶液弃去）。加入5mL硫酸溶液。加入10.00mL高锰酸钾标准溶液。将锥形瓶放入沸腾的水浴中，准确放置30min。如加热过程中红色明显减褪，应将水样稀释重做。取下锥形瓶，趁热加入10.00mL草酸钠标准溶液，充分振摇，使红色褪尽。于白色背景上，自滴定管滴入高锰酸钾标准溶液，至溶液呈微红色即为终点。记录用量V_1（mL）。

如果测定时如水样消耗的高锰酸钾标准溶液超过了加入量的一半，由于高锰酸钾溶液的浓度过低，影响了氧化能力，使测定结果偏低。遇此情况，应取少量样品稀释后重做。若水样用纯水稀释，则另取100mL纯水，同上述步骤滴定，记录锰酸钾标准溶液消耗量V_0（mL）。

向滴定至终点的水样中，趁热（70～80℃）加入10.00mL草酸钠标准溶液。立即用高锰酸钾标准溶液滴定至微红色，记录用量V_2（mL）。如高锰酸钾标准溶液物质的量浓度为准确的0.01000mol/L，滴定时用量应为10.00mL，否则可求校正系数K，计算见公式①

$$K=\frac{10}{V_2}\cdots\cdots①$$

水样耗氧量浓度的计算见式②

$$\rho(O_2)=\frac{\left[(10+V_1)\times K-10\right]\times c\times 8\times 1000}{100}\cdots\cdots②$$

如水样用纯水稀释,则采用式③计算水样的耗氧量。

$$\rho(O_2)=\frac{\{\left[(10+V_1)K-10\right]-\left[(10+V_0)K-10\right]R\}\times c\times 8\times 1000}{V_3}\cdots\cdots③$$

式中:R 为稀释水样时,纯水在 100mL 体积内所占的比例值。例如:25mL

水样用纯水稀释至 100mL,则 $R=\frac{100-25}{100}=0.75$。

ρ 为耗氧量的浓度,单位为 mg/L;

c 为高锰酸钾标准溶液的浓度$[c(\frac{1}{5}KMnO_4)=0.01000mol/L]$;

8 为与 1.00mL 高锰酸钾标准溶液的浓度$[c(\frac{1}{5}KMnO_4)=0.01000mol/$

L]相当的以 mg 表示氧的质量;

V_3 为水样体积,单位为 mL;

(5) 注意事项:如果水样氯化物浓度高于 300mg/L(以 Cl^- 计),则应采用碱性高锰酸钾滴定法,具体参照《生活饮用水标准检验方法　有机物综合指标》(GB/T 5750.7—2006 1.2)。

(二) 生活饮用水中挥发性有机化合物测定

1. **挥发性有机物的定义**　挥发性化合物(volatile organic compounds,VOC)一般是指沸点在 200℃之内,蒸气压≥0.1mmHg,分子量范围约在 16~250 的有机物,其主要成分为烃类、卤代烃、氮烃、含氧烃、硫烃、芳香烃、氯代芳香烃等,在空气中主要以气体状态存在。

2. **采样方法**　样品瓶选择 40mL 玻璃螺旋盖小瓶,瓶盖硅胶垫片的聚四氟乙烯面朝下。在采集样品时,缓慢倒入水样,使水样在瓶中自然溢出,瓶内不要有气泡,所有样品均采集平行样,每批样品要带一个现场空白,即在实验室中用纯水充满样品瓶,封好后与采样瓶一起运至采样点。

3. **测定方法**　按《生活饮用水标准检验方法 有机物指标》(GB/T 5750.8—2006)"附录 A(资料性附录)吹脱捕集/气相色谱-质谱法测定挥发性有机化合物"要求进行采样测试。

4. **仪器**　吹脱捕集/气相色谱-质谱仪。

5. **仪器条件与分析步骤**　具体如下。

（1）气相色谱-质谱联用仪（gas chromatography-mass spectrometry，GC-MS）性能检查。直接导入4-溴氟苯（BFB）25ng于气相色谱中，或将1.0mg/L的BFB水溶液做吹脱捕集，得到的BFB质谱在扣除背景后，其m/z应满足表15-7的要求，否则要重新调谐质谱仪直至符合要求。

表15-7　4-溴氟苯离子丰度指标

质荷比（m/z）	相对丰度指标
50	质量为95的离子丰度的15%～40%
75	质量为95的离子丰度的30%～80%
95	基峰，相对丰度为100%
96	质量为95的离子丰度的5%～9%
173	小于质量为174的离子丰度的2%
174	大于质量为95的离子丰度的5%
175	质量为174的离子丰度的5%～9%
176	质量为174离子丰度的95%～101%
177	质量为176离子丰度的5%～9%

（2）吹脱捕集装置条件：①吹脱温度。室温或恒温。②吹脱时间。11min。③吹脱流量。40mL/min。④解吸温度。190℃。⑤解吸时间。2min。⑥烘烤温度。210℃。⑦烘烤时间。10min。可根据仪器的实际情况进行适当调整。

（3）色谱条件：①色谱柱。HP-5ms石英毛细管柱（30m×0.25mm×0.25mm）。②柱温。起始温度为30℃。保持5min。以20℃/min升至170℃。保持6min。10℃/min升至210℃。保持5min。③载气。氦气（99.999%）。以保留时间定性检测。

（4）质谱条件：①离子源。EI源。②离子源温度。230℃。③接口温度。250℃；。④离子化能量。70eV。⑤扫描范围。35～260amu。

对于使用全扫描方式，质谱应采集每个目标化合物质荷比（m/z）≥35以上的所有离子；对于使用选择离子扫描方式，每个目标化合物应选择一个定量离子和至少一个辅助离子，确保定量离子没有受到重叠峰中相同离子的干扰。

（5）校准曲线的绘制及样品测定：使用氟代苯（或用替代物1,2-二氯苯-d4）作为内标。将内标物直接加入校准使用液中，使内标物浓度为5.0μg/L,至少制备五个点的校准标准。按样品条件分析每个校准标准，检查各组分的色谱图和质谱灵敏度,要求色谱峰窄而对称,多数无拖尾,灵敏度高;按下式计算响应因子(RF)。

$$RF = \frac{A_x}{A_{is}} \frac{Q_{is}}{Q_x}$$

式中:A_x 为待测组分定量离子的响应值;

A_{is} 为内标物定量离子的响应值;

Q_x 为待测组分的浓度,单位为 μg/L;

Q_{is} 为内标物的浓度,单位为 μg/L。

实际样品在测定前加入同等浓度的内标,测得样品的定量离子响应值 A_x 后,通过校准曲线并根据下式计算实际样品浓度 Q_x'。

$$Q_x' = \frac{A_x}{RF} \frac{Q_{is}}{A_{is}}$$

式中:A_x 为待测组分定量离子的响应值;

A_{is} 为内标物定量离子的响应值;

Q_x' 为实际样品待测组分的浓度,单位为 μg/L;

Q_{is} 为内标物的浓度,单位为 μg/L。

6. 干扰及消除　具体如下。

(1)吹脱气及捕集管路中的杂质干扰及消除:每天开始样品分析前必须先分析纯水空白,检查系统中是否有污染;不要使用非聚四氟乙烯的塑料管和密封圈,吹脱装置中的流量计不应含橡胶元件;仪器所在的实验室不应有溶剂污染,尤其是二氯甲烷。二氯甲烷能够穿透特富龙管,所有气相色谱载气管线和吹脱气管线应采用不锈钢管或铜管。

(2)样品运输中的污染排查:样品在运输和贮藏过程中可能会因挥发性有机物(尤其是氟代烃和二氯甲烷)渗透过密封垫而受到污染。在采样、加固定剂和运输的全过程中携带纯水作为现场试剂空白来检查此类污染。

(3)高、低浓度样品交替分析的污染消除:高、低浓度的样品交替分析时可能会产生残留性污染。为避免此类污染,在测定样品之间要用纯水将吹脱管、吹脱针等样品直接接触的部件冲洗干净。在分析特别高浓度的样品后要分析一个实验室纯水空白,观察系统是否受到污染。若样品中含有大量水溶性物质、悬浮固体、高沸点物质或高浓度的有机物,会污染吹脱管,此时要用洗涤液清洗吹脱管,再先后用自来水、去离子水、纯水淋洗干净后于105℃烘箱中烘干后使用。吹脱系统的捕集管和其他部位也易被污染,要经常烘烤、吹脱整个系统。

思考与练习

1. 采用酸性高锰酸钾法测定生活饮用水耗氧量时,有哪些注意事项?

2. 生活饮用水质色度测量时要注意哪些事项?

3. 采用吹脱捕集/气相色谱-质谱法测定水中挥发性有机化合物时,设置选择离子扫描时应注意哪些事项?

第十四节　生活饮用水中金属元素的检测

学习目的

通过测定生活饮用水中铝、铁、铅等元素,分别掌握火焰原子吸收分光光度法、无火焰原子吸收分光光度法及电感耦合等离子体质谱法测定生活饮用水中金属元素的方法。

预备知识

生活饮用水中金属指标的相关标准:①卫生标准《生活饮用水卫生标准》(GB/T 5749—2006)。②标准检验方法《生活饮用水标准检验方法　金属指标》(GB/T 5750.6—2006)。包括生活饮用水中铝、铁、锰、铜、锌、砷、硒、汞、镉(六价)铅、银、钼、钴、镍、钡、钛、钒、锑、铍、铊、钠、锡、四乙基铅共24项指标的59个检验方法。

电感耦合等离子体质谱仪(inductively coupled plsama-atomic emission spectrometry, ICP-MS)、电感耦合等离子体原子发射光谱仪(inductively coupled plsama mass spectrometry, ICP-AES)、火焰原子吸收光谱仪(flame atomic absorption spectrometry, FAAS)、石墨炉原子吸收光谱仪(graphite furnace atomic absorption spectrometry, GFAAS)的简单比较,见表15-8。

表 15-8 比较 ICP-MS、ICP-AES、FAAS 和 GFAAS

比较项目	ICP-MS	ICP-AES	FAAS	GFAAS
检出限	绝大部分元素非常低	绝大部分元素很低	部分元素较低	部分元素非常低
样品分析能力	可多元素同时测定	可多元素同时测定	需单元素测定	需单元素测定
线性动态范围	10^8	10^5	10^3	10^2
精密度	短期:1%～3% 长期(4h):<5% (使用内标可改善精密度)	短期:0.3%～2% 长期(4h):<3%	0.1%～1%	1%～5%
光(质)谱干扰	中等	几乎没有	多	多
化学(基体)干扰	较少	较少	部分	较少
电离质量效应	高	不存在	不存在	不存在
同位素干扰	对低质荷比有较大影响	无	无	无
可测元素数	>75	>73	>68	>50
样品用量	少	多	很多	很少
半定量分析	能	能	不能	不能
同位素分析	能	不能	不能	不能
操作费用	高	高	低	中等
基本费用	很高	高	低	中等/高

👤 技能操作方法

1. 仪器与前处理 具体如下。

（1）主要涉及仪器:原子吸收光谱仪、原子荧光光谱仪、电感耦合等离子体光谱仪、电感耦合等离子体质谱仪。

（2）金属元素分析前处理方法:①酸提取。选用某种酸直接提取样品中的待测元素,而不破坏样品中的有机物质。②湿法消化。加入氧化性强酸,加热破坏有机化合物,释放待测元素,形成不按发的无机化合物。③干法灰化。通过高温使样品中的有机物分解为 CO_2、H_2O 等气体逸出,从而达到释放,富集待测元素的目的。④微波消解。样品中加入一定量的酸溶液,在密封装置中,利用微波使极性分子、带电粒子快速变换取向,碰撞而快速升温,达到使样品中有机物分解的目的。

2. **实例** 火焰原子吸收分光光度法直接测定生活饮用水中的铁含量。

(1) 依据《生活饮用水标准检验方法 金属指标》(GB/T 5750.6—2006)用火焰原子吸收分光光度法测定生活饮用水及水源水中铁、铜、锰、锌等金属。

(2) 原理:水样中的铁离子被原子化后吸收来自铁空心阴极灯发出的共振线(248.3nm),吸收的量与样品中铁元素的含量成正比,可与标准系列比较定量。

(3) 试剂:铁标准储备液1.0mg/mL、硝酸(优级纯)、盐酸(优级纯)。

(4) 仪器:原子吸收分光光度计及铁空心阴极灯、电热板、抽气瓶和玻璃砂芯滤器。

(5) 分析步骤:①水样预处理。澄清水样可直接进样测定,悬浮物多的水样需酸化并消化有机物。②配制铁标准溶液,浓度范围为0~5mg/L。③将空白溶液,铁标准系列和样品溶液依次喷入火焰,测量吸光度。④从标准曲线得到水样中铁的质量浓度(mg/L)。

(6) 注意事项:①澄清水样可直接进行测定。悬浮物较多的水样,分析前需酸化并消化有机物。若需测定溶解的铁,则应在采样时将样品通过0.45μm滤膜过滤,再每升水样加1.5mL硝酸酸化,使溶液的pH<2。②所有玻璃器皿使用前先用硝酸(1+9)浸泡,再用纯水清洗。③铁的共振线有12条,通常我们采用最灵敏的248.3nm共振线,并使用化学计量型火焰。④总铁包括水样中的悬浮性铁和溶解性铁,取样时应剧烈振摇均匀,并立即吸取,以防结果出现较大误差。

3. **实例** 无火焰原子吸收分光光度法直接测定生活饮用水中的铅含量

(1) 依据《生活饮用水标准检验方法 金属指标》(GB/T 5750.6—2006)用无火焰原子吸收分光光度法测定生活饮用水及水源水中铅。

(2) 原理:样品经适当处理,注入石墨炉原子化器,所含铅离子经原子化高温蒸发解离为原子蒸气,待测元素的基态原子吸收来自铅空心阴极灯发出的共振线,其吸收强度在一定范围内与样品中的铅含量成正比。

(3) 试剂:铅标准储备液(1.0mg/mL)、磷酸二氢铵溶液(120g/L)、硝酸镁溶液(50g/L)

(4) 仪器:石墨炉原子吸收分光光度计、铅空心阴极灯。

(5) 仪器参数见表15-9。

表15-9　仪器参数表

元素	波长(nm)	干燥温度(℃)	干燥时间(s)	灰化温度(℃)	灰化时间(s)	原子化温度(℃)	原子化时间(s)
Pb	283.3	120	30	600	30	2100	5

（6）分析步骤：①配制铅标准储备溶液（100.0mg/L）溶液。②在自动进样器中设置铅浓度范围为0～40mg/L，同时加入等量的基体改进剂（磷酸二氢铵溶液＋硝酸镁溶液），进样体积20mL，将空白溶液、铅标准系列和样品溶液依次注入石墨管内，启动石墨炉控制程序，测量吸光度。③记录从标准曲线得到水样中铅的质量浓度。

4. 实例　电感耦合等离子体质谱法直接测定生活饮用水中的铝、铅、银、镉、硼、钡、铍等多种金属含量。

（1）依据《生活饮用水标准检验方法　金属指标》（GB/T 5750.6—2006）用电感耦合等离子体质谱法测定生活饮用水及水源水中铝、铅、银、镉、硼、钡、铍等金属。

（2）原理：样品溶液经雾化器由载气送入ICP炬焰中，经过蒸发、解离、原子化、电离等过程转化为带正荷的正离子，经离子采集系统进入质谱仪，根据质荷比进行分离，样品浓度与质谱的积分面积成正比，通过测量质谱的峰面积来测定样品中元素的浓度。

（3）试剂：铝等多元素标准储备液10mg/mL，硝酸（MOS）、质谱调谐液（Li、Y、Ce、Co）、内标溶液（Li、Sc、Ge、Y、In、Bi）。

（4）仪器：电感耦合等离子体质谱仪。

（5）分析步骤：①仪器操作时使用调谐液调整仪器各项指标，以达到测定要求。②配制浓度范围为0～50.0mg/L的多元素标准溶液。③选择各元素的内标，将空白溶液、多元素标准系列和样品溶液依次进样，测量计数值。④从标准曲线得到水样中各元素的质量浓度（mg/L）。

思考与练习

1. 简述采用无火焰原子吸收分光光度法测定生活饮用水中金属元素时，加入基体改进剂的作用。

2. 采用电感耦合等离子体质谱法测定生活饮用水中金属元素时，引入内标溶液的作用是什么？该如何选择合适的内标元素？

第十五节　水和食盐中碘含量的测定

学习目的

1. 掌握水碘、盐碘的检测方法。
2. 了解分光光度特点。

预备知识

1. 水碘、盐碘检测原理　具体如下。

（1）水碘检测原理：采用分光光度法，利用碘对砷铈氧化还原反应的催化作用，使反应中黄色的 Ce^{4+} 被还原成无色的 Ce^{3+}。碘含量越高，反应速度越快，剩余的 Ce^{4+} 则越少。控制反应温度和时间，在一定波长下测定体系中剩余的 Ce^{4+} 吸光度（A）值求出含碘量。

$$H_2AsO_3 + 2Ce^{4+} + H_2O \longrightarrow H_3AsO_4 + 2Ce^{3+} + 2H^+$$

（2）盐碘检测原理：采用直接滴定法，在酸性介质中，试样中的碘酸根离子氧化碘化钾析出单质碘，用硫代硫酸钠标准滴定溶液滴定，测定碘的含量。

$$IO_3^- + 5I^- + 6H^+ \longrightarrow 3I_2 + 3H_2O$$

$$2S_2O_3^{2-} + I_2 \longrightarrow 2I^- + S_4O_6^{2-}$$

2. 分光光度法的原理及特点　根据被测物质在特定波长或一定波长范围内对光的吸收特性而对该物质进行定性定量分析的方法。

将不同波长的单色光依次通过一定浓度的同一溶液，分别测定吸光度，然后以吸光度为纵坐标，波长为横坐标画图可得到一条吸收曲线。曲线显示了物质对不同波长光的吸收情况，曲线上吸收值最大处所对应的波长称最大吸收波长，最大吸收波长在定量分析中常用作测定波长。

分光光度法的定量依据是朗伯比尔定律（Lambert-Beer），即在一定条件下溶液对单色光吸收的强弱与吸光物质的浓度和液层厚度成正比关系，其数学表达式为：A＝K×C×L，式中，A 为溶液吸光度，K 为吸光系数，C 为溶液浓度，L 为液层厚度。吸光系数 K 在既定条件下是物质的特征常数，可作为定性依据。在吸光度与浓度之间的直线关系中,吸光系数 K 是斜率,是定量的依据,其数值越大则测定的灵敏度越高。

分光光度法具有灵敏度高、测量精度好、操作简单等优点。

3.《制盐工业通用试验方法 碘的测定》(GB/T 13025.7—2012)。

技能操作方法

(一) 水碘的检测方法(以缺碘地区为例)

1. 仪器 超级恒温水浴箱、数字显示分光光度计、玻璃试管、秒表。

2. 试剂 浓硫酸、氢氧化钠、三氧化二砷、氯化钠、硫酸铈铵、碘化钾、过硫酸铵、去离子水。本方法所使用的试剂纯度除特别指明外均为分析纯。

3. 试剂配制 具体如下。

(1) 硫酸溶液(2.5mol/L):取 140mL 浓硫酸(优级纯)缓慢加入到 700mL 去离子水中,冷却后用水稀释至1L。

(2) 过硫酸铵溶液(0.5mol/L):称取 57.05g 过硫酸铵($H_8N_2O_8S_2$),溶于 500mL 去离子水中,置冰箱(4℃)避光保存,至少稳定1个月。

(3) 亚砷酸溶液(0.060mol/L):称取 5.9340g 三氧化二砷、20.0g 氯化钠(优级纯)和2.0g 氢氧化钠置于1L 的烧杯中,加水约500mL,加热至完全溶解后冷至室温,再缓慢加入350mL 浓度为2.5mol/L 的硫酸溶液,冷却至室温后用水稀释至1L,于棕色瓶中避光室温放置。

(4) 硫酸铈铵溶液(0.012mol/L):称取 8.0230g 硫酸铈铵溶于 700mL 2.5mol/L 的硫酸溶液,用水稀释至1L,贮于棕色瓶中避光室温放置。

4. 操作步骤 分别取碘标准应用系列溶液及水样各 2.0mL 置于玻璃试管中,各管加入 0.5mL 浓度为0.5mol/L 的过硫酸铵溶液,混匀后置于消化控温加热装置中,100℃消化20min,取下冷却至室温。各管加入 1.0mL 亚砷酸溶液,充分混匀后置于30℃恒温水浴中温浴15min;秒表计时,依顺序每管间隔15~30s 向各管准确加入0.5mL 硫酸铈铵溶液,立即混匀,放回水浴中;待第1管加入硫酸铈铵溶液后准确反应30min 时,依顺序每管间隔15~30s 于405nm 波长下,用1cm 比色杯,测定各管的 A 值。

5. 结果计算 碘质量浓度C 与测得的A 值之间的定量关系为C＝a＋bℓnA(或 lgA),计算出标准曲线的回归方程,将样品的 A 值代入此方程,求出样品的碘质量浓度。

6. 注意事项 ①每批样品消化、测定必须同时设置碘标准系列。②实验环境、器皿及试剂应避免碘污染。③如果室温不稳定或室温较低时,应在控温条件下进行测定。④过硫酸铵溶液容易分解,最好现用现配。⑤新配制的硫酸铈铵溶液应放置过夜后使用。

(二) 食用盐中碘含量的测定方法

1. 仪器 滴定管。

2. 试剂 磷酸、碘化钾、硫代硫酸钠、淀粉、去离子水。

3. 试剂配制 具体如下。

(1) 磷酸溶液(1mol/L):量取17mL 85%磷酸,加水稀释至250mL。

(2) 碘化钾溶液(50g/L):称取25.0g碘化钾,用水溶解并稀释至500mL于棕色瓶中,现用现配。

(3) 硫代硫酸钠标准滴定溶液:可用商品化标准溶液。

(4) 淀粉溶液(5g/L):称取0.5g淀粉,放入200mL烧杯中,加入少许水调成糊状,倾入100mL沸水,搅拌后再煮沸30s,冷却,现用现配。

4. 操作步骤 称取10.00g试样,置于250mL碘量瓶中,加50mL水溶解后,加2mL磷酸溶液,5mL碘化钾溶液,用硫代硫酸钠标准滴定溶液滴定。滴定至溶液呈浅黄色时,加入约5mL淀粉溶液,继续滴定至蓝色恰好消失为止。

5. 结果计算 具体如下。

试样中碘含量为质量分数ω计,数值以mg/kg表示:

$$\omega = V_1 \times C(Na_2S_2O_3) \times 126.90 \times 1000 / (6 \times 10.00)。$$

式中:V_1为滴定碘时硫代硫酸钠标准滴定溶液的用量,单位为mL。

$C(Na_2S_2O_3)$为硫代硫酸钠标准滴定溶液的浓度,单位为mol/L。

126.90为碘的摩尔质量,单位为g/mol。

1000为单位换算系数。

10.00为所称取样品质量,单位为g。

6为滴定反应过程中,每消耗1摩尔硫代硫酸钠,即式样中的碘酸钾氧化碘化钾析出1/6摩尔碘单质。

6. 注意事项 ①标定硫代硫酸钠溶液时,滴定速度以6~8mL/min为宜,1~2滴/s,滴定过快宜造成局部过量的硫代硫酸钠溶液遇酸分解成亚硫酸氢钠,造成标定浓度正误差。滴定过慢会导致碘离子被空气氧化,造成标定浓度负误差。②碘化钾不能出现黄色,临用时新配。③磷酸不能含有还原性物质,如偏磷酸、亚磷酸等。④淀粉试剂必须新配制。⑤在滴定过程中溶液黄色很深时,不宜剧烈摇动,防止碘挥发。⑥碘盐样品须充分混匀,因碘酸钾具有迁移性。

思考与练习

1. 如需检测高碘地区的水碘,水碘监测方法的操作步骤可如何进行调整?

2. 请描述测定盐碘时,为何要先滴定至浅黄色再加入淀粉继续滴定至终点?

第十六节　生物材料中有毒有害物质及代谢产物的测定

学习目的

1. 掌握生物材料中有毒有害物质及代谢产物测定的方法。

2. 了解生物材料采集的基本要求。

预备知识

1. **生物材料的定义**　生物材料在医学上通常是指动物(包括人)的体液(如尿、血、唾液、胆汁、胃液、淋巴液及生物体的其他分泌液等)、毛发、肌肉和一些组织器官(如胸腺、胰腺、肝、肺、脑、胃、肾等)以及各种微生物。在生物材料中有毒有害物质及代谢产物的检测中一般用到尿样、血样、毛发、指甲、组织脏器和呼出气等。

2. **生物材料采集的基本要求**　生物样品的采集应满足职业卫生生物监测指标的要求,应选择接触待测物浓度最高或接触时间最长的劳动者作为采样对象,并在接触最高浓度后进行采样。采集的样品必须具有代表性和均匀性;生物样品的采集必须由取得采样技术上岗资质的人员实施;采样过程中应防止样品污染,并贴有统一且明显的标签,注明样品编号、采样对象、采样日期和时间,并做好相应记录。

3. 生物材料采样对象的选择 在工作过程中,凡接触和可能接触有害物质的劳动者都是采样对象。职业接触待测物浓度最高和接触时间最长的劳动者为重点采样对象。

4. 生物监测指标的选择 已制定职业接触生物限值的待测物,应按照其要求选择生物监测指标。尚未制定职业接触生物限值的待测物,应根据待测物的理化性质及其在人体内的代谢规律,选择能够真实反映接触有害物质程度或对人体健康危害程度的生物监测指标。我国从 1999 年以来,以中华人民共和国卫生行业标准批准发布了甲苯、三氯乙烯、铅及其化合物、镉及其化合物、一氧化碳、有机磷农药、二硫化碳、氟及其无机化合物、苯乙烯、三硝基甲苯和正己烷等的职业接触生物限值,见表15-8。

表15-8 甲苯等化合物职业接触生物限值

化合物	生物监测指标	生物限值	采样时间
甲苯	尿中马尿酸	1mol/mol 肌酐(1.5g/g肌酐)或11mmol/L(2.0g/L,相对密度校正)	班末(停止接触后)
	终末呼出气甲苯	20mg/m³	班末(停止接触后15~30min)
		5mg/m³	班前
三氯乙烯	尿中三氯乙酸	0.3mmol/L(50mg/L)	工作周末的班末尿
铅及其化合物	血铅	2.0μmol/L(400μg/L)	接触三周后的任意时间
镉及其化合物	尿镉	5μmol/mol 肌酐(5μg/g肌酐)	不作严格规定
	血镉	45nmol/L(5μg/L)	不作严格规定
一氧化碳	血中碳氧血红蛋白	5%Hb	班末
有机磷农药	血胆碱酶活性校正值	原基础值的70%	接触起始后3个月内任意时间
	血胆碱酶活性校正值	原基础值的50%	持续接触3个月以后任意时间
二硫化碳	尿中2-硫代噻唑烷-4-羧酸	1.5mol/mol 肌酐(2.2mg/g肌酐)	

续表

化合物	生物监测指标	生物限值	采样时间
氟及其无机化合物	尿氟	24mol/mol 肌酐（4mg/g 肌酐）	班前
		42mol/mol 肌酐（7mg/g 肌酐）	班末
苯乙烯	尿中苯乙醇酸	200mol/mol 肌酐（300mg/g 肌酐）	班末
		88mol/mol 肌酐（120mg/g 肌酐）	下一班前
	尿中苯乙醛酸	75mol/mol 肌酐（100mg/g 肌酐）	班末
		30mol/mol 肌酐（40mg/g 肌酐）	下一班前
三硝基甲苯（TNT）	血中 4-氨基-2,6-二硝基甲苯（4A）-血红蛋白加氧合物	200ng/gHb	接触 TNT 作业 4 个月后任意时间
正己烷	尿中 2,5-己二酮	4.0mg/L	班后

5.《尿铅测定方法　石墨炉原子吸收光谱法》(WS/T 18—1996)、实验室生物安全手册(WHO)。

技能操作方法

（一）石墨炉原子吸收光谱法检测尿中铅含量

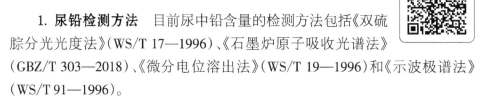

1. **尿铅检测方法**　目前尿中铅含量的检测方法包括《双硫腙分光光度法》(WS/T 17—1996)、《石墨炉原子吸收光谱法》(GBZ/T 303—2018)、《微分电位溶出法》(WS/T 19—1996)和《示波极谱法》(WS/T 91—1996)。

2. **石墨炉原子吸收光谱法检测尿中铅**　尿样加基体改进剂后,在283.3nm波长下,直接用石墨炉原子吸收光谱法测定铅的含量。

3. **石墨炉原子吸收光谱法分析步骤**　①优化仪器操作条件,将原子吸收分光光度计调节到最佳测定状态。主要考虑灯电流、干燥温度、灰化温度、原子化温度等参数。②石墨管处理。根据涂层、非涂层、普通石墨管等不同种类,设置相应参数。③对照试验、空白试验和质量控制。取正常人混合尿样、空白样和质控样,根据样品处理过程,与样品同时测定。测定值分别为对照样、空白样和质控样的吸光度(峰高)。④样品处理。采集的尿样置于室温中充分混匀,取尿样直接上机进样(基体改进剂在仪器进样时按照设置参数自动吸取)。⑤标准曲线绘制(见表15-9)。

表15-9 石墨炉原子吸收法测定尿中铅含量的标准曲线绘制

管号	铅标准应用溶液 (0.2μg/mL,mL)	基体改进剂(mL)	正常人混合尿(mL)	铅浓度(μg/L)
0	0.00	0.20	0.20	0
1	0.03	0.17	0.20	15
2	0.06	0.14	0.20	30
3	0.09	0.11	0.20	45
4	0.12	0.08	0.20	60
5	0.15	0.05	0.20	75

⑥样品测定。按照仪器操作条件测定样品管,将测得的吸光度(峰高)减去空白管的吸光度(峰高)后,由标准曲线查得尿中铅的浓度。如尿中铅含量超出标准曲线的范围,则将尿液稀释后进样。测定前后及每测定10个样品后,需要测定一次质控样。

⑦计算。

$$C = C_0 \times K; \text{其中} K = \frac{1.020 - 1.000}{\text{实测比重} - 1.000}$$

式中:C 为尿中铅的浓度,单位为μg/L;

C_0 为工作曲线或回归方程得到的尿样扣除空白后铅的浓度,单位为μg/L;

K 为尿样换算成标准比重(1.020)下的浓度校正系数。

4. 实验要求及注意事项 ①在实验室工作时,任何时候都必须穿工作服或隔离服。②在进行生物材料操作时,应戴上合适的手套。手套用完后应先消毒再摘除,随后必须洗手。③为防止眼睛或面部受到样品泼溅,必须戴护目镜或面罩。④生物材料实验仪器及样品前处理设备应有醒目标识,且不与非生物材料实验混用。⑤生物材料实验完毕后,所有实验用耗材和样品均丢弃在专用废弃袋中,交由相关科室进行高压灭菌处理,最后交专门公司回收。

思考与练习

1. 列举尿中铅含量测定的检测方法。
2. 列举石墨炉原子吸收光谱法测定尿中铅时需要注意的事项。
3. 详述如何优化石墨炉原子吸收光谱法的检测条件？

第十七节　公共场所空气中苯、甲苯和二甲苯测定

学习目的

掌握活性炭管样品中苯、甲苯和二甲苯溶剂解吸–毛细管气相色谱法测定原理和检测方法。

预备知识

苯系物，即芳香族有机化合物，是人类活动排放的常见污染物，完全意义上的苯系物绝对数量可高达千万种以上，但一般意义上的苯系物主要包括苯、甲苯、乙苯、二甲苯、三甲苯、苯乙烯、苯酚、苯胺、氯苯、硝基苯等，其中苯、甲苯和二甲苯是苯系物的代表性物质。苯系物的来源广泛。汽车尾气、建筑装饰材料中的有机溶剂（如油漆的添加剂）、日常生活中常见的胶黏剂、人造板家具等都是苯系物的污染来源。

生产及生活污染导致苯系物可在人类居住和生存环境中被广泛检出。苯系物对人体的血液、神经、生殖系统有较强危害。经研究，苯系物具有神经毒性（可引起神经衰弱、头痛、失眠、眩晕、下肢疲惫等症状）和遗传毒性（破坏DNA），长期接触可以导致人体患上贫血症和白血病。世界卫生组织2002年公布，空气中苯的浓度为$7\mu g/m^3$、$1.7\mu g/m^3$、$0.17\mu g/m^3$时，人一生患白血病的单位额外危险估计值分别为100×10^{-6}、10×10^{-6}、1×10^{-6}。有学者还提出，人体若每天8h暴露于$1\sim5$ ppm浓度的苯中，40年后，患白血病的风险提高3倍。由

于苯系物的显著健康效应,发达国家一般已把大气中苯系物的浓度作为大气环境常规监测的内容之一,并规定了严格的室内外空气质量标准。

(1)溶剂解吸法:溶剂解吸法是将采样后的固体吸附剂放入溶剂解吸瓶内,加入一定量的解吸液,密封溶剂解吸瓶,解吸一定时间,大量的解吸液分子将吸附在固体吸附剂上的待测物置换出来并进入解吸液中,解吸液供测定。为了加快解吸速度,提高解吸效率,可以振摇解吸瓶,或用超声波帮助解吸。

(2)解吸液的选择:解吸液应根据待测物及其所使用的固体吸附剂的性质来选择。通常,非极性固体吸附剂对非极性化合物的吸附能力强,解吸时用非极性解吸液。比如,用非极性固体吸附剂活性炭管吸附的有机蒸气,大多用二硫化碳解吸,用极性固体吸附剂硅胶采集的极性化合物通常用水或醇类化合物解吸。

(3)单相解吸液和多相解吸液:①单相解吸液。用一种溶剂作解吸液,如用二硫化碳解吸活性炭上吸附的苯、甲苯等。②多相解吸液。用两种或两种以上溶剂混合作为解吸液,如果其中两种溶剂相溶可以配成溶液,解吸后得到的是单一样品溶液,测定时得到一个浓度值,如用含2%异丙醇的二硫化碳溶液解吸活性炭上吸附的丁醇和异戊醇;也可以配成相互不溶的混合液,解吸后,待测物分别在两种溶剂中,测定时,必须分别测定两种溶剂中的待测物,得到两个浓度值,测定结果是两个浓度值之和,如用水和二硫化碳解吸2-丁氧基乙醇。

(4)溶剂解吸法的优缺点:①优点。适用范围广;采用合适的解吸液通常可得到满意的解吸效率和准确的测定结果;操作简单,无需特殊仪器;所得解吸液样品可以多次测定。②缺点。解吸液选择不当会对测定产生影响;解吸液有一定毒性,使用时须注意防护,要在通风柜内操作;溶剂解吸法因使用的解吸溶剂量较大,一般不少于1mL,而用气相色谱法测定时进样体积仅1～2μL,影响了测定方法的灵敏度。

(5)解吸效率:解吸效率是指被解吸下来的待测物量占固体吸附剂上吸附的待测物总量的百分比。解吸效率是评价固体吸附剂管解吸方法的性能指标,我国有关规范要求固体吸附剂管解吸效率最好不低于90%,最低不得低于75%。由于使用的吸附剂类型不同、生产批号不同,可能有不同的解吸效率,影响测定结果,因此,对每一批固体吸附剂管在使用前应作解吸效率试验,以检查其解吸效率是否满足检测要求,并用于校正测定结果,即将测定结果除以解吸效率,得到校正值。

（6）影响溶剂解吸法解吸效率的因素：①解吸液的性质和用量。溶剂解吸法是通过物理和（或）化学作用将待测物从固体吸附剂上解吸下来，物理解吸主要与固体吸附剂、待测物和解吸液的极性有关。也可利用解吸液与待测物发生化学反应，生成易被解吸的化合物。增加解吸液的用量通常可提高解吸效率但会降低测定灵敏度。②解吸时间和解吸方式。解吸效率随着解吸时间的增加而提高，在一定时间后，解吸效率达到稳定状态。加热、振摇或使用超声波可以加快解吸速度，提高解吸效率。

技能操作方法

1. **测定原理**　固体吸附剂管主要用于气态和蒸气态有机化合物的采集，用固体吸附剂采集气体和蒸气态待测物后，需要将被吸附的待测物解吸到溶液中，然后测定其中的含量。空气中的苯、甲苯和二甲苯用活性炭管采集，二硫化碳解吸后进气相色谱仪，经色谱柱分离，氢焰离子化检测器检测，以保留时间定性，峰高或峰面积定量。

2. **活性炭管样品的分析步骤**　具体如下。

（1）仪器试剂：①活性炭管。溶剂解吸型，内装100mg/50mg活性炭。②溶剂解吸瓶。③气相色谱仪。氢火焰离子化检测器，毛细管色谱柱。④标准溶液。苯系物标准溶液。⑤解吸液。二硫化碳。

（2）仪器操作条件：①色谱柱。DB-FFAP（25m×0.32mm×0.5μm）。②柱温。50℃保持1min，以10℃/min的速率上升到100℃。③汽化室温度。200℃。④检测室温度。250℃。⑤柱流模式。恒压模式。⑥载气（氮气）流量。10.0 psi。⑦氢气流量。40mL/min。⑧空气流量。400mL/min。⑨分流比。4∶1。⑩进样量。1.0μL。

3. **样品前处理**　将采样后的活性炭倒入解吸瓶中，加入1.0mL二硫化碳，塞紧管塞，放置1h，并不时振摇解吸液供测定。若浓度超过测定范围，用二硫化碳稀释后测定，计算时乘以稀释倍数。每个样品做3次分析，求平均值。同时，取一个活性炭管空白样，按照样品管操作，测量空白样品管的平均值。二硫化碳易挥发且有一定毒性，因此操作应在通风柜进行。

4. **样品测定**　具体如下。

（1）标准曲线绘制：取一定量的苯系物标准溶液，用二硫化碳逐级稀释成苯、甲苯和二甲苯含量均分别为2.0μg/mL、5.0μg/mL、10.0μg/mL、20.0μg/mL、50.0μg/mL的标准溶液。参照仪器操作条件,将气相色谱仪调节至最佳测定状态,分别进样1.0μL,测定各标准系列。每个浓度重复测定3次。以测得的峰高或峰面积均值分别对苯、甲苯、二甲苯浓度(μg/mL)绘制标准曲线。

(2)样品分析:用测定标准系列的操作条件测定样品和样品空白对照的解吸液,测得的样品峰高或峰面积值减去空白对照峰高或峰面积值后,由标准曲线得苯、甲苯、二甲苯的浓度(μg/mL)。

(3)结果计算:

按式①将采样体积换算成标准采样体积。

$$V_0 = V \times \frac{293}{273+t} \times \frac{P}{101.3} \quad \cdots\cdots ①$$

式中:V_0为标准采样体积,单位为L;

　　　V为采样体积,单位为L;

　　　t为采样点的温度,单位为℃;

　　　P为采样点的大气压,单位为kPa;

按式②计算空气中苯、甲苯、二甲苯的浓度。

$$C = \frac{(c_1 - c_0)\,v}{V_0 D} \quad \cdots\cdots ②$$

式中:C为空气中苯、甲苯、二甲苯的浓度,单位为mg/m³;

　　　c_1为测得样品管解吸液中苯、甲苯、二甲苯的浓度,单位为μg/mL;

　　　c_0为测得空白管解吸液中苯、甲苯、二甲苯的浓度,单位为μg/mL;

　　　v为解吸液的体积,单位为mL;

　　　V_0为标准采样体积,单位为L;

　　　D为解吸效率,单位为%。

5. 方法特性　①检测下限。当采样量为10L,用1.0mL二硫化碳解吸,进样量为1.0μL时,苯、甲苯和二甲苯的检出下限分别为0.025mg/m³、0.05mg/m³和0.1mg/m³。②准确度。苯含量为0.50mg、21.1mg和200mg时,回收率分别为95%、94%和91%;甲苯含量为0.50μg、41.6μg和500μg时,回收率分别为99%、99%和93%;二甲苯含量为0.50μg、34.4μg和500μg时,回收率分别为101%、100%和90%。③精密度。每个浓度重复进样6次。苯浓度为8.78μg/mL和21.9μg/mL时,相对标准偏差分别为7%和5%;甲苯浓度为17.3μg/mL和43.3μg/mL时,相对标准偏差分别为5%和4%;二甲苯浓度为35.2μg/mL和87.9μg/mL时,相对标准偏差分别为5%和7%。

思考与练习

1. 请简述溶剂解吸法的优缺点。

2. 什么是溶剂解吸法的解吸效率?

3. 请简述公共场所空气中苯、甲苯和二甲苯测定的检出下限。

4. 请简述溶剂解吸法对解吸液二硫化碳的要求以及分析纯二硫化碳的纯化方法。

第十六章　样品受理、实验室
质量控制与生物安全

公共卫生机构承担着传染病防治、环境监测、水和食品的监测等与人体健康息息相关的工作任务,实验室检验检测结果是为这些工作任务提供数据支持的重要指标。公共卫生机构实验室的质量控制是保证检验检测数据结果准确性、有效性的有力措施,保证公共卫生机构实验室能为公众提供具有证明作用的数据和结果。而实验室生物安全管理是保证机构的检测人员安全和环境安全的重要措施,是防止实验室感染的重要手段。公共卫生机构应建立实验室的质量管理体系和生物安全管理体系,明确组织架构,落实各个部门和人员的职责,并通过管理人员、设备、方法、材料和环境等各个环节的相关具体措施保障质量控制与生物安全管理体系持续有效地运行。

第一节　样品受理和处置

样品管理是公共卫生机构提供检测数据和结果的第一道程序。样品状态的好坏以及是否满足检测活动的需求,对检测结果有直接影响。公共卫生机构应建立合同评审程序、样品管理程序等相关的内部管理程序,并为样品的接收、流转、处置和保存提供必要的人员、设备、场地环境。公共卫生机构须能对开展的服务进行有效控制,以满足抽样、合同评审,以及样品处置的需要,保障客户和受托机构的权益。

一、合同评审

检验检测机构应建立和保持评审客户要求、标书、合同的程序。对要求、标书、合同的偏离、变更应征得客户同意并通知相关人员。当客户要求出具的检验检测报告或证书中包含对标准或规范的符合性声明(如合格或不合格)时,检验检测机构应有相应的判定规则。若标准或规范不包含判定规则内容,检验检测机构选择的判定规则应与客户沟通并得到同意。

学习目的

1. 掌握合同评审的内容。
2. 了解合同评审的要求。
3. 领会合同评审的意义。

预备知识

1. 合同评审的相关概念 ①合同评审的要求是指客户的要求,客户的要求可以是明示的或通常隐含的或必须履行的需求和期望,其中包括行政机关、执法单位下达的指令性任务通知或文件。②标书分为招标书和投标书。招标书是指客户发出的、要求供方(检验检测机构)提供检验检测服务项目的文件(包括投标者需要了解和遵守的规定或文件)。投标书是指供方(检验检测机构)应邀做出的、提供满足合同要求的检验检测服务的报盘。③合同是供方(检验检测机构)和客户之间以任何方式(书面的或口头的)传递的、双方接受的、规定彼此职责的、形成民事权利义务的、需要共同遵守的协议条文。检验检测机构的委托书就是简易的合同。④合同评审是指合同签订前,为了确保质量要求合理、明确并形成文件,且供方能实现,由供方进行的系统的活动。

2. 合同评审的目的 合同评审的目的是充分理解客户的要求,满足客户的要求,并争取超过客户的期望。通过评审保证客户提出的质量要求或其他要求合理、明确,且文件齐全,同时检验检测机构确实有能力和资源履行合同。

3. 检验机构 检验检测机构应依据制定的评审客户要求、标书和合同的相关程序,对合同评审和对合同的偏离加以有效控制,记录必要的评审过程或结果。检验检测机构应赋予合同评审人员如下权利,才能有效完成合同评审。①有权知道检验检测机构内部各个资源的变化情况。检验检测机构应规定在检验检测资源有变化时,告知合同评审人员。②有权调动检验检测机构有关技术的人力资源,共同完成合同评审。③有受理任务或拒绝任务的权利。④合同一经双方签署,就是要遵守的法律文书,因而必须进行合同评审,合同评审是一切检验检测工作的开始。

4. 判定规则 判定规则是一个新的概念。当客户要求出具的检验检测报告或证书中包含对标准或规范的符合性声明(如合格或不合格)时,检验检测机构应有相应的判定规则。若标准或规范不包含判定规则内容,检验检测机构应就选择的判定规则与客户沟通并得到同意。也就是要求检验检测机构要有文件化的判定规则,一旦客户有对标准或规范的符合性声明(如合格或不合格)要求时,机构就可以为客户做出判别,但事先要与客户沟通并得到客户同意,这样就拓展了为客户服务的范围。

🔘 技能操作方法

(一)合同分类

1. 一般合同 一般合同指常规或简单工作任务的检验检测委托合同,由检验检测机构授权的合同评审人员与客户进行合同评审,签订检验检测委托合同书,检验检测委托服务中涉及评价工作的还需同步签订评价委托合同。

2. 重大合同 重大合同指新的、复杂或高要求的工作任务的检验检测委托合同,如涉及仲裁检验检测或新开展的项目等,由合同评审人员按规定上报机构技术管理层或质量负责人组织评审,评审完成后由合同评审人员与客户签订委托合同。

(二)合同评审内容

1. 检测委托合同 ①客户的要求是否符合国家法律、法规及有关规定。②检测项目是否在国家或行业的认证/认可授权范围内。③检测依据或检测方法(包括抽样方法)双方是否达成一致。④检测样品是否符合检测要求,如有偏离,双方是否达成一致,并记录和签字确认。⑤客户提供的信息是否全面和明确。⑥是否需进行委托项目的评价,评价依据是否正确。⑦分包是否满足要求。⑧检测费用与承诺的检测时间是否达成一致。⑨对检测报告及份数的要求。⑩其他需要说明的问题。

2. 注意事项 ①检验检测机构是否具有承担此项技术服务的能力,包括资质条件、人员专业能力、检测能力、技术服务期限等。②服务收费是否符合有关收费规定或标准。

（三）合同评审要求

检验检测机构应依据制定的评审客户要求、标书、合同的相关程序,对合同评审和对合同的偏离加以控制,记录必要的评审过程或结果。

检验检测机构应与客户充分沟通,了解客户需求,并对自身的技术能力和资质状况能否满足客户要求进行评审。若有关要求发生修改或变更时,需进行重新评审。对客户要求、标书或合同有不同意见或理解的,应在签约之前协调解决。

对于合同出现的偏离,检验检测机构应与客户沟通并得到客户同意,将变更事项通知相关的检验检测人员。

当客户要求出具的检验检测报告或证书中包含对标准或规范的符合性声明(如合格或不合格)时,检验检测机构应有相应的判定规则。若标准或规范不包含判定规则内容,检验检测机构应就选择的判定规则与客户沟通并得到同意。

合同评审的记录应保存,包括修改合同所做的再评审记录,合同执行期间就客户的要求和工作结果与客户进行讨论的有关记录,任何重大的变化记录等都应保存。

思考与练习

1. 简述合同评审的必要性。
2. 合同评审有哪些关键信息?

二、样品受理的流程

检验检测机构应有对样品受理和接收的程序,以保证样品在抽样、运输、接收、流转、存放等环节得到有效的管理控制,确保样品在合同评审期间不发生混淆、变质或污染,做好安全和保密工作,以保持检测样品的有效性、完整性和检测结果的准确性。

学习目的

1. 了解样品的分类。
2. 熟悉样品受理的流程。
3. 了解样品标签的作用。

预备知识

抽样的释义 ①检验检测机构为进行检验检测,需要对物质、材料或产品进行抽样时,应建立抽样计划和程序。抽样程序应对抽取样品的选择、抽样计划、提取和制备进行描述,以提供所需的信息。建立的抽样计划和程序应在抽样的地点能够做到。抽样计划应根据适当的统计方法制定,分析抽样对检验检测结果的影响。抽样过程应注意需要控制的因素,以确保检验检测结果的有效性。②当客户要求对已有文件规定的抽样程序进行添加、删减或有所偏离时,检验检测机构应审视这种偏离可能带来的风险。根据任何偏离不得影响检验检测质量的原则,要对偏离进行评估,经批准后方可实施偏离。应详细记录这些要求和相关的抽样资料,并记入包含检验检测结果的所有文件中,同时告知相关人员。③当抽样作为检验检测工作的一部分时,检验检测机构应有程序记录与抽样有关的资料和操作。这些记录应包括所用的抽样程序、抽样人的识别、环境条件(如果相关)、必要时有抽样位置的图示或其他等效方法,如适用还应包括抽样程序所依据的统计方法。④如果客户要求的偏离影响到检验检测结果,应在报告、证书中做出声明。客户要求的偏离不应影响检验检测机构的诚信和结果的有效性。

技能操作方法

(一) 样品的分类

检验检测机构的样品来源广泛,分类繁多,本书以疾控系统为例按样品特性大致可分为以下三种。

1. 产品类样品 产品类样品是能够代表产品品质的少量实物,可以是从整批商品中抽取出来作为产品质量检测所需;也可以是在大批量生产前根据商品设计而先行由生产者制作、加工而成,并以此作为买卖交易中商品的交付标准。如食品、化妆品、生活用品、各种生产资料等。

2. 现场检测和现场采集的样品　现场检测和现场采集的样品是由检验检测机构按照相关规定或技术要求采集的能被测量并代表某种状态或特性的样本。如土壤、水、空气、声音、光照等。

3. 生物样品　生物样品通常是指植物的花、叶、茎、根、种子等,动物(包括人)的体液(如尿、血、唾液等)、毛发、肌肉和一些组织器官以及各种微生物。

(二)样品的受理

1. 能力确认　样品接收人员在接受检验检测委托时,应与客户进行充分的沟通,了解检测委托内容,评审检验检测机构是否能满足客户的检验检测委托需求,审核确认能承担相应的委托任务时,方允许接收样品。

2. 样品接收　收到样品时,应先对样品作符合性检查,查看样品状况(包装、数量、型号、规格、等级等),认真检查样品的完整性,检查样品的性质和状态是否适宜进行所要求的检测并记录描述;有些样品还应检查、记录采用的包装或容器是否可能造成样品的特性变异。如有异常情况应记录并判断是否对检验检测方法产生偏离,接收前与客户明确异常情况,并记录讨论的内容;若样品有异无法接收的,应立即将样品退给客户或送检人员,向其说明原因,并书面确认。

3. 合同确立　若样品无异,样品接收人员应填写完毕检验检测委托合同书相关内容,并经客户确认后,签订检验检测委托合同,并在接收的样品上粘贴样品标识。

(三)样品的标识

检验检测机构应建立样品的标识系统,对样品的运输、接收、处置、保护、存储、保留、清理或返回等过程进行标识。"标识系统"指的是由多种标识构成的标识体系,包括区分不同样品的唯一性标识和区别同一样品在不同流转阶段的状态标识(图16-1),样品存放区域的空间标识,还包括样品群组的细分和样品在检验检测机构内部甚至外部的传递。样品标识应遵循"一物一标识"的原则,确保样品在传递过程中不会发生任何混淆。样品在检验检测机构的整个期间唯一性标识应予以保留。

样品编号/条形码	
样品名称：	收样时间：
部门：	检测时限：
检测项目：	
检测状态：□待检　□在检　□检毕　□留样	

图16-1　样品标识

思考与练习

1. 样品主要有哪些类别？
2. 样品接收需注意哪些因素？
3. 样品标识的意义是什么？

三、样品的流转与处置

检验检测机构应建立和保持样品管理程序，以保护样品的完整性并为客户保密。检验检测机构应有样品的标识系统，并在检验检测整个期间保留该标识。在接收样品时，应记录样品的异常情况或记录对检验检测方法的偏离。样品在运输、接收、处置、保护、存储、保留、清理或返回过程中应予以控制和记录。当样品需要存放或养护时，应维护、监控和记录环境条件。

学习目的

1. 了解样品流转的过程。
2. 掌握样品处置的要求。
3. 了解留样的概念。

预备知识

公共卫生机构留样管理的要求　①由样品管理人员对留存的样品进行登记、入库和存放。②样品上应有留样标识，并且物账一致。③留样室应配备足够的冰箱、冰柜和货架，保证样品不变质、不串味。④易腐败变质样品、挥发性样品、易氧化还原分解的样品、生物组织样品、空气样品留样库不作留样保存，由实验室自行保存。⑤空气的采集样品，应将滤膜、解吸液和吸收液妥善密封保存，至报告签发后方可处置。⑥留样保存期限，可按下列规定执行（表16-1）。⑦留样超出保存期限，应及时按样品处置的相关规定和程序处理。

表16-1　留样保存期限表

样品类别	保存时间（由检测报告签发之日起计）
食品	≥30d
食品包装容器、材料	≥60d
化妆品	≥60d
卫生用品	≥60d
消毒剂、杀虫剂	≥60d
涉及饮用水卫生安全产品	≥100d
其他	视情况而定

技能操作方法

（一）样品接收

检验检测机构在样品接收时，应对其适用性进行检查，记录异常情况或偏离。当对样品是否适合于检验检测存有疑问，或当样品与所提供的说明不相符时，或对所要求的检验检测规定得不够详尽时，检验检测机构应在开始工作之前问询客户，予以明确，并记录讨论的内容。

（二）样品流转

检验检测机构在样品检测期间,应保存样品在检验检测机构中完整的流转记录,以备核查。流转记录包含样品群组的细分和样品在检验检测机构内外部的传递。

（三）样品交接

样品受理人员和采样人员应及时将样品送至检测实验室,一般产品类样品流转时间应不超过24h,特殊样品应按相关规定或技术标准及时流转。样品在检验检测机构内部各部门流转时,应遵循"避免污染"原则取样、流转,并保存相应的流转记录。样品在流转过程中对搬运有特殊要求时,检验检测机构应在样品流转记录中注明,并按产品标准的规定或委托方提供的说明进行操作。样品在实验室流转的整个期间应及时标识,保证样品标识明显、清楚、不混淆。

（四）样品保管

检验检测机构应采取必要的措施如通风、防潮、清洁等,以确保样品在储存、处置和准备过程中不发生退化、污染、丢失或损坏,并做好记录,满足样品存储和安全、保密的要求。

检验检测机构应分区域放置检测样品,设立"未检""已检"区域,并应有明显区域标识,防止混淆。有特殊存放要求的样品,应按规定要求存放,不得混放,如食品、血清类样品需有专用的冰箱或冷冻设备进行存放。

样品在储存和运输过程中如因温度、持续时间等因素的变化,会对样品检测的结果产生影响,检验检测机构应该核查并记录所接收样品的状态,并按规定要求存放样品,并在检测方法规定的最长保留时间内检测完毕。

如果需要将样品分开用于检测不同的特性,即在同一样品上进行二次抽样,应保证二次抽样样品能代表原始样品,并始终保留样品标识;用于二次抽样的容器应确保不对样品造成污染,并选择适当的设备用于二次抽样、包装、提取等,以避免影响检测结果;必要时制定二次抽样作业指导书,以确保二次抽样样品的代表性。

检测工作完成后,如规定需要退还样品的,检测人员应将需要退样的检毕样品(或容器)及时传递至检验检测机构的留样仓库,以便退还给客户;无需退还的样品由检验检测机构按照样品处置的相关规定和程序处理。

（五）样品的处置

根据法律法规及客户的要求规定样品的保存期限,并按照法律法规、检测标准、合同约定等要求处置检毕的样品。

建立留样仓库,由经授权的样品管理员对留样进行登记、验收、入库、分区域存放,其他人员不得随意进出样品库。样品保管要做到标识清楚、账物相符,不混淆、不丢失、不损坏、不污染、不变质。留样需要在规定(或特殊的)环境条件下存放时,应对环境条件进行监控、记录,同时配备足够量的容器,如冰箱、冷柜、塑料整理箱等,以保证样品在贮存期间不发生非正常的损坏和变质。

样品是检验检测机构的"客户财产",保护其完整性不仅是检验检测的需要,也是保护客户机密和所有权的需要,以及检验检测机构证明其诚信服务的需要。样品或其一部分需要安全保护时,检验检测机构应有存放和确保其安全的具体措施,以保护该样品或其有关部分的状态和完整性。所谓"完整性"包括法律上的完整性(如保护客户机密和所有权)、实物(尤其是其检验检测特性的)完整性以及过程完整性,检验检测机构应根据客户(包括法定管理部门)的规定,不能随意偏离。

保护样品安全的理由可能是记录、安全或价值方面的原因,也可能是出于日后进行补充的检验检测等方面的考虑。在检验检测之后还要重新投入使用的样品,如留样待测,需特别注意确保样品的处置、检验检测或存储、等待过程中不被破坏或损伤。检验检测机构应当向负责抽样和运输样品的人员提供抽样程序及有关样品存储和运输的信息,包括影响检验检测结果的抽样因素的信息。

样品一般需返回给客户,即使客户未在合同中声明,检验检测机构也要将样品完整返回客户(破坏性试验或无归还意义的除外)。留样期限未满,客户需要提前领取退样,需客户书面确认"对该检测样品的检测报告无异议"后,办理退样。客户领取退还样品时,需记录退样相关信息并由客户确认已领回。留样无客户领取,并超过规定的保存期限时,检验检测机构应根据相关规定定期进行清理。

样品处理必须符合"三废"排放要求,不得污染环境。易燃、易爆、剧毒等危险品处理按国家、省、市或行业的相关规定执行。

思考与练习

1. 简述样品管理程序建立的必要性。
2. 样品保管需注意哪些因素？
3. 样品处置有哪些要求？

第二节　实验室质量控制

在公共卫生机构中,实验室质量控制是其中非常重要的一项工作。实验室依据相关技术标准,利用仪器设备的相关技术,对传染病、环境卫生、学校卫生、水及其他各类与人体健康相关的项目进行检验检测。实验室的质量控制主要是对贯穿于检验检测活动前、中、后各个阶段的过程进行控制,给客户提供真实可靠的检测数据和结果。在实际工作中,检测结果受到很多因素的影响,如人员、设备、记录等。因此,建立实验室质量管理体系,并使其有效运行,成了必要的方法和手段。根据明确的质量方针和目标,使得质量管理体系持续有效运行,保证检验检测结果的准确性、公正性、可靠性和溯源性。

一、质量方针、目标、组织和人员

学习目的

1. 了解质量方针和目标的概念。
2. 熟悉质量管理组织架构。
3. 掌握各类人员的职责和义务。

预备知识

《检验检测机构资质认定能力评价　检验检测机构通用要求》(RB/T 214—2017)中对机构、人员的条款要求。

技能操作方法

（一）质量方针

质量方针是由机构的最高管理者正式发布的总的质量宗旨和方向。质量方针应符合以下几点要求：一是与机构的宗旨相适应；二是满足客户、市场、法规等的要求，是机构持续改进的承诺；三是良好职业行为的承诺；四是服务质量的承诺；五是为质量目标提供框架。

质量方针应有检验检测机构的特色。如"行为公正、方法科学、数据准确、服务便捷""一丝不苟对待每一个数据，精益求精做好每一个项目，诚实守信服务每一位客户，准确可靠提供每一份结果报告"等。

（二）质量目标

质量目标是在质量方面所追求的目的，通常依据质量方针制定，且应对组织的相关职能和层次分别规定质量目标。质量目标应确保以下三点：一是可以测量的，有量化的标准；二是可实现的，各部门、各级人员通过质量目标，知道了努力的方向，明白了应该干什么，什么时候干，怎样去干；三是持续改进的动力，质量目标要有一定的挑战性，要通过努力才能实现，这样才能实现其"增值"作用。

（三）组 织

机构应明确其质量管理的组织结构及管理、技术运作和支持服务之间的关系。质量管理、技术管理和行政管理是检验检测机构的基础管理，三者形成一致的整体才能实现机构的质量方针和目标。

质量管理包括制定质量方针和质量目标以及开展质量策划、质量控制、质量保证和质量改进等活动，质量管理是技术管理和规范行政管理的基本保证。

技术管理是指机构从识别客户需求开始，将客户的市场需求转化为过程输入，利用人员、环境、设施、设备、计量溯源、外部供应品和服务等资源开展检验检测活动，通过合同评审、分包（外部提供的检验检测活动）、方法选择、抽样、样品处置、结果质量控制等检验检测活动得出数据和结果，形成检验检测报告或证书的全过程管理。

行政管理是指机构的法律地位的维持、法律责任的承担、机构的设置、检验检测活动范围的规定,人员的责任、权力和相互关系的明确,管理体系完整性的保持,客户和相关方要求沟通等。

可以通过组织结构图反映机构的组织结构,最常见的是表现部门、岗位和层级关系的一种图表。

(四) 人 员

机构应对检验检测活动相关的人员进行资格确认、任用、授权和能力保持等规范管理。应与其人员建立劳动或录用关系,并对技术人员和管理人员的岗位职责、任职要求和工作关系予以明确,使其与岗位要求相匹配。

1. 质量体系中主要人员 机构应有保证管理体系有效运行、出具正确检验检测数据和结果所需的技术人员(检验检测的操作人员、结果验证或核查人员)和管理人员(对质量、技术负有管理职责的人员,包括管理层、技术负责人、质量负责人等)。技术人员和管理人员的结构和数量、受教育程度、理论基础、技术背景和经历、实际操作能力、职业素养等应满足工作类型、工作范围和工作量的需要。

(1) 技术负责人:负责技术管理,即对机构的检验检测活动主过程(数据和结果的形成过程)全面负责的人员。

(2) 质量负责人:负责质量管理体系有效运行,能与管理层有效沟通,并组织实施各项质量活动的人员,通常由一名行政领导担任。

(3) 授权签字人:经过实验室的授权,并通过评审组考核合格,具备代表实验室签批某专业技术领域检验报告能力的人员。

(4) 检验检测人员:检测人员能按照要求开展检测,实时填写检测记录,正确录入检测结果,按时、独立、完成检测任务,保证出具的检验数据和结论客观、公正。不得出具虚假检验数据和报告,对出具的检测报告负责,独立承担法律责任。

(5) 质量监督员:质量监督员是指能对检测人员和检测关键环节、生物安全风险点进行充分监督的人员,能将发现问题及时报告并提出纠正要求,对纠正措施进行跟踪、验证。

2. 人员能力确认及授权 机构应对采抽样、检验检测、设备操作、报告签发等人员进行能力确认和授权。能力确认和授权的内容包括学历、工作经历、操作技能和培训等。可通过发布文件和上岗证等形式来规定每个岗位的能力范围,包括授权操作的设备名称、检验检测的项目,授权签字的领域等。人员能力的确认和授权是一个持续的过程,重点是对新上岗人员和转岗人员的能力确认。

3. 人员培训　机构应根据质量方针和目标确定人员的教育、培训和技能目标,确保人员有能力完成当前和预期的工作任务,保证各岗位人员胜任自己的工作。人员可以参加内部或外部的培训。培训的内容包括法律法规、技术方法、管理、安全、客户要求等多方面的内容。培训形式可采用授课、实际操作、理论学习等多种方式。机构应对培训效果进行评价,可以通过实际操作考核、内外部质量控制结果、利益相关方的投诉、人员监督评价等多种方式。最终应通过培训达到预期目的,持续保持和提高检验检测机构管理人员和技术人员的能力。

4. 人员监督　为了保障检验检测结果的质量,应有计划的对采抽样人员、检测人员、实习人员进行质量监督。当发现使用了不正确的标准,操作不当,环境条件、仪器设备等不符合要求或检测数据有可疑时,有权要求检测人员暂停检测工作,并要求有关人员进行纠正,必要时应对之前的检测结果进行追溯。在新增检测项目、重大检测任务、盲样考核、新上岗人员操作、突发公共卫生事件等情况下应加强监督频次或对检测全过程进行连续监视。

思考与练习

1. 制定质量方针和质量目标有何意义?
2. 质量监督的主要对象有哪些?

二、设施和设备

学习目的

1. 熟悉设施和设备管理的内容和基本流程。
2. 掌握设施和设备质量控制的技能,使其技术指标满足检测活动开展的需求。
3. 了解设施和设备管理对检测结果准确性影响的主要方式。

预备知识

1. 设施和设备的基本概念。

2.《检验检测机构认定能力评价　检验检测机构通用要求》(RB/T 214—2017)中对设施设备的具体要求。

技能操作方法

（一）设施设备的配备

检验检测机构应配备满足检验检测(包括抽样、物品制备、数据处理与分析)要求的设备和设施。

1. 公共卫生机构的设施设备主要类型　公共卫生机构主要涉及病原微生物的检测、鉴定、分类培养，环境中有毒有害物质的检测，水、环境、食品和化妆品相关指标的检测。满足这些检验检测活动的设施和设备的类型相对比较固定。

（1）设施：主要包括洁净工作室、生物安全实验室、动物实验室、化学分析室、大型仪器室等固定设施，以及移动监测站等移动设施。用于检验检测的设施，应有利于检验检测工作的正常开展。

（2）设备：主要包括满足公共卫生机构检测检测所需，并对有影响结果的仪器、软件、测量标准、标准物质、参考数据、试剂、消耗品、辅助设备或相应组合装置。

2. 设施和设备的采购　公共卫生机构各部门每年按照其工作发展和设施设备配备需求，制定设施设备采购计划，配置适宜的设施设备保证检测活动的顺利开展、检测结果的准确性。

（1）设施的配置：公共卫生机构根据实际情况提出对实验室设施和环境的配置、维修或改建要求。例如水源和下水道、电力、电源稳压系统、停电保护装置或备用电力系统、自然通风和排风系统、防虫灭鼠设施、必要的通信网络系统、能源照明等，保证检测工作的正确实施，确保实验室设施和环境条件(如温度、湿度、气压，防潮、防震、防磁场、防腐蚀、避光等)不会导致检测结果无效或对检测结果的质量产生不良影响。

(2) 设备的配置:公共卫生机构应根据检验检测活动的需要,提出仪器设备配备需求,每年制定设施设备采购计划,论证申购仪器的必要性、适用性、可行性。同时,对仪器设备使用的环境条件提出要求,如除湿机、干湿度温度计、气压表、洁净度、防磁、防高压等要求。设备必须满足检测活动开展要求。

（二）设施设备的使用和维护

公共卫生机构建立和保持检验检测设备和设施管理程序,应确保设备和设施的使用和维护满足检验检测工作要求。

1. 设施和环境条件的控制　具体如下。

(1) 区域隔离:实验区和非实验区分离,各区域设置明显标识;实验区内部按照工作内容和仪器类别进行隔离并标识;正确使用生物危害标识。为防止交叉污染,确保检测数据和结果的准确,遇(不限于)以下不相容的检测活动时,需注意采取时间或空间上的有效隔离:①四氯化碳、三氯甲烷等有机溶剂的使用与水中四氯化碳、三氯甲烷的测定。②水中总硬度与氨氮、耗氧量与硫酸盐的检测。③多种病原微生物的检测。

(2) 准入控制:外来人员未经许可不得进入实验区;经过批准的外来人员进入实验区(室)的需进行登记,按要求穿戴实验室提供的个人防护设施,保护人身安全,防止带入污染源,并有指定人员陪同。

(3) 设施的使用、维护:应根据规范、方法或程序的要求,形成文件化规定,确保实验室的环境条件不会导致结果无效或对结果的质量产生不良影响。每个实验室应有专门区域放置使用的物品如防护服、移液器、离心管等。实验室使用人员负责实验室各种设施的日常维护;机构组织人员定期检查设施的完好性和环境条件的符合性,如发现异常,需及时采取有效措施。

(4) 环境条件的监测、控制和记录:设施和环境条件对检测结果的质量有影响时,使用人员应对设施和环境条件进行监测、控制,并在仪器设备使用登记本、检测原始记录上如实记录。当环境条件不符合检测要求时,需停止检测,待环境条件合适后重新开展检测,如系因设施故障引起的环境条件不符,需报告科(所)长,并及时告知后勤部门进行维修。实验室应对消毒灭菌和无菌物品进行控制,并有效记录。

2. 设备的使用和维护　具体如下。

(1) 设备使用人员:实验室应指定设备使用人员和保管人员,实行专人保管,专人保养和维护。使用人员应熟悉设备的操作规程,掌握设备的原理、性能、要领和注意事项等,严格按要求操作,并做好仪器的日常保养和维护,确定仪器设备的校准周期。大型仪器设备使用人员需经过培训,掌握仪器的基本操作步骤和注意事项,得到授权后方可操作。

（2）设备的使用:设备使用时,应先检查其工作状态,如是否在检定/校准有效期内,环境条件是否满足工作需要等,特别是直接影响分析结果准确性或影响设备的环境条件,应对环境条件进行监控,并做好记录。使用时要实时进行使用登记,包括检测项目、样品编号、环境条件、仪器的工作状况等,以便后期追溯。

（3）设备的维护:设备使用科(所)按维护计划和作业指导书做好仪器设备的维护工作,特别是大型仪器和一些携带式仪器设备,应关注主要部件及关键物品的维护,如色谱柱、空心阴极灯、电极、比色池等,保持仪器处于正常状态,保证检测质量。需要时,对设备的维护应考虑生物安全,避免生物危害和交叉污染。

（三）设备管理

机构应对检验检测结果、抽样结果的准确性或有效性有影响或计量溯源性有要求的设备,包括用于测量环境条件等辅助测量设备进行检定或校准。

1. 设备的核查、检定/校准计划　机构应建立和保持对检验检测结果、抽样结果的准确性或有效性有显著影响的设备一览表,并将所需的参数、关键量值及关键量程予以明示,在投入使用前,有计划地进行设备核查、检定/校准。

2. 各类设备核查、检定/校准要求　①列入《中华人民共和国强制检定的工作计量器具目录》中的仪器设备,根据检定周期及时与有资质的计量检定机构联系,按时送检并确保仪器设备在运输途中的安全。②对非强制检定的仪器设备,根据使用科(所)提供校准的确切要求(如温度、点位、精度等),选择经计量授权或其他有资质的计量技术机构提供服务,确保量值可追溯至国家计量单位,出具的校准证书必须提供不确定度等相关内容,以便工作中使用。③对自己核查的设备,由使用科(所)编制校核方法。核查时人员、设备、环境条件、方法均应满足自校核方法的要求,并如实做好记录和评价。④当设备不能检定/校准时,由使用科(所)编制作业指导书,可以进行自己校核,要求能够溯源至国家计量单位并附有量值溯源图。

3. 设备的标签和设备保护　①设备的标签:所有需要检定、校准或有有效期的设备应使用标签、编码或以其他方式标识,以便使用人员易于识别检定、校准的状态或有效期。②设备的保护:机构的设备使用人员,应保护好设备的硬件和软件设备,防止致使检测结果失效的"调整"。一旦设备调至正常或已检定后,不得随意更改,必须采取良好的保护措施,防止致使检测结果失效的"未经授权批准的调整"。

4. 设备使用前的核查、检定或校准 设备在投入使用前对其核查、检定或校准等方式确认其满足检验检测的要求。仪器设备操作人员应仔细阅读检定证书、校准报告或测试报告,以核查其结果是否满足检测工作要求,并如实记录确认有效的仪器设备方可投入使用;检定/校准不合格的,应立即停用并及时通知相关部门处理。对软件、测量标准、标准物质、试剂、培养基、消耗品应进行核查,满足检验检测要求后方可投入使用。

5. 设备检定/校准后的计量确认 设备使用人员对照检定/校准结果,对设备进行计量确认,确认满足要求后方可使用,确认内容包括:①法定的计量检定机构或认可的校准机构,证书具有授权证书号或认可标识。②检定或校准机构测量能力应在授权范围内,出具检定证书,校准报告或证书,校准证书应有包括测量不确定度和(或)符合的计量规范声明的测量。③测量结果能溯源到国家或国际基准。④满足检验检测机构检验检测要求。⑤检定或校准证书应提供溯源性的有关信息和不确定度及包含因子的说明。对于确认结果不符合的应立即停用,并做好状态标识。及时通知相关部门处理。

6. 溯源性和修正信息 ①溯源性:设备的参考标准应能溯源到国家或国际标准。无法溯源到国家或国际标准时,检验检测机构应保留检验检测结果相关性或准确性的证据,如比对或能力严整结果的满意证据。②修正信息:校准结果产生的修正信息包括修正因子、修正值、修正曲线。针对设备校准产生的修正信息,机构应确保在其检测数据及相关记录中加以利用并备份和更新。

7. 期间核查 为保证仪器设备校准状态的置信度,在前后两次检定或校准的时间间隔内,需安排适当频次的期间核查。①期间核查的方式:仪器比对、方法比对、标准物质验证(包括加标回收)、单点自校、用稳定性好的样件重复核查等进行。②期间核查的频次:根据设备的具体情况而定,对于仪器陈旧、稳定性差、使用频率高、容易产生漂移、因出现过载可能造成损坏的、能力验证结果有问题、检测数据有疑问、单纯校准不能保证在有效期内正确可靠的仪器设备(用于现场采样/检测的仪器设备),则应增加频次。③期间核查的实施:设备使用科(所)判定需要期间核查的设备,编制期间核查作业指导书。设备使用人员依据作业指导书进行期间核查,出具核查报告,利用核查报告进行评价。④核查的内容：可采用重复性、复现性和用标准物质等方式核查。原子吸收、气相色谱等大型仪器，pH计、浊度仪等可用标准物质（基准物质）试验，核查准确度、精密度等是否符合要求；亦可按照作业指导书的规定对仪器的基线漂移、背景扣除、信号稳定等情况来做出综合判断。有些仪器自带校准设备或自动校正系统，可用于期间核查。如电子分析天平常自带有标准工作砝码和自动校正系统。

（四）设备控制

机构应保存对检验检测具有影响的设备及其软件的记录，并对设备及其软件应加贴唯一性标识。若设备脱离了检验检测机构的直接控制，应建立有效的控制措施。

1. 设备及其软件的记录 机构根据实际工作需要将检验检测活动所必需的并影响结果的仪器、软件、测量标准、标准物质、参考数据、试剂、消耗品、辅助设备或相应组合装置等，进行分类集中建立档案（台账）。设备档案内容包括：①设备的采购计划，可行性论证报告、标书、合同书、发票（复印件）、开箱清单。②设备及其软件的识别。③制造商名称、型式标识、系列号或其他唯一性标识。④当前的位置。⑤接收时的状态、验收记录，对设备是否符合规范的核查。⑥制造商的说明书，或指明其地点。⑦所有校准报告和证书的日期、结果及复印件，设备调整、验收准则和下次校准的预定日期。⑧设备维护计划，以及已进行的维护（适当时）。⑨设备的任何损坏、故障、改装或修理。

2. 设备唯一性标识 设备管理员负责对设备加贴唯一性标识，并表明设备状态。仪器的标识中需包括上次检定/校准的日期、再检定/校准日期、检定/校准单位和检定/校准人；试剂和标准物质的配制溶液的标识需标明浓度、配制时间、有效期、配制人。仪器设备的状态标识可分为"合格""准用""停用"三种，通常以"绿""黄""红"三色标识。

（1）绿色标识（合格证）：①仪器经检定、校准（自校准）合格的。②设备、辅助设备经功能检查正常的。

（2）黄色标识（准用证）：①仪器的部分功能或测量范围有所缺失，经检定或校准合格后限制使用的。②仪器经检定或校准合格后降级使用的。③仪器无法检定，经比对或鉴定适用的。

（3）红色标识（停用证）：①仪器设备发生损坏。②仪器设备经计量检定或校准不合格的。③仪器设备超过检定或校准周期未进行有效性确认的。

3. 设备脱离机构的控制　设备脱离了检验检测机构的直接控制,如现场仪器检测、外送检定/校准等情况,在设备返回后,下次使用前对其功能和检定、校准状态进行核查,确定其满足实验活动开展的需要。

（五）故障处理

设备出现故障或者异常时,机构应采取相应措施,如停止使用、隔离或加贴停用标识,直至修复并通过检定、校准或核查表明能正常工作为止。应核查这些缺陷或偏离对以前检验检测结果的影响。

1. 设备异常情况的处置　操作人员发现设备出现异常情况,如曾经过载或处置不当、给出可疑结果、或已显示出缺陷、超出规定限度时,应停止使用,隔离以防误用,及时加贴标识,清晰表明该设备已停用,并报修,直至修复。

2. 设备维修后的核查　设备的关键部件经修理后,通过校准或核查表明符合要求时,方可重新投入使用。

3. 缺陷或偏离对结果的影响　操作人员应核查设备的缺陷或偏离规定极限对先前的检测造成的影响,并进行追溯,发现不符合应执行不符合工作的处理程序,暂停检验检测活动、不发送相关检验检测报告或证书,或者追回先前已发放的检验检测报告或证书。

（六）标准物质管理

检验检测机构应建立和保持标准物质管理程序;标准物质的管理、控制参照设备的管理、控制进行。

1. 标准物质溯源　标准物质应尽可能溯源到国际单位制(SI)单位或有证标准物质。

2. 标准物质的管理　检验检测机构应对标准物质进行期间核查。同时按照程序要求,安全处置、运输、存储和使用标准物质,以防止污染或损坏,确保其完整性。

3. 标准物质的期间核查方法　有证标准物质期间核查只需要对照证书,满足实验活动开展要求即可。无证标准物质最好是通过已知的、稳定可靠的有证标准物质进行期间核查,无法获取有证标准物质时,可选用实验室间比对、送有资质的校准机构校准、测试近期参加过水平测试且结果满意的样品和使用质控品等方式。

思考与练习

1. 公共卫生机构的设备包含哪些类型？
2. 哪些情况下设备需要核查、检定或校准？
3. 如何正确识别设备标识及其状态？

三、质量管理方法

学习目的

1. 熟悉实验室质量管理的基本内容。
2. 掌握质量控制的方法、措施，保证实验室质量体系持续有效运行。
3. 了解质量管理主要活动的内容。

预备知识

1. 了解文件控制，不符合工作的控制，纠正措施、应对风险和机遇的措施和改进，管理评审，内部审核，测量不确定度，数据信息管理等方面的内容。

2.《检验检测机构认定能力评价　检验检测机构通用要求》(RB/T 214—2017)中管理体系的具体要求。

技能操作方法

（一）文件控制

文件控制是公共卫生机构控制其管理体系内部和外部文件的方法，明确文件的标识、批准、发布、变更和废止，防止使用无效或作废的文件。

1. **文件分类**　按来源分为内部文件和外部文件。

（1）内部文件：质量手册、程序文件、作业指导书、各类质量记录和技术记录等。

（2）外部文件：法律、法规及正式出版的技术标准（国家标准、行业标准、地方标准等）或卫生部下发的技术规范、检测或校准方法以及图纸、软件等。

2. 文件编号和受控 制定各类文件（内部的和外部的）编号规则，并保证编号具有唯一性。对外部文件定期进行有效性追踪，保证其有效性；对内部文件及时修订，以符合实际工作开展需要并有效。对现行使用的有效版本加盖"受控"印章；对需保留的作废文件加盖"作废"印章。

3. 文件的批准和发放 内部文件在发布之前，应经授权人员审核、批准后方可发布。质量手册和程序文件应经过最高管理者批准后方可发布；作业指导书和质量记录则由科（所）负责人、技术负责人或质量负责人批准发布。

文件应由质量管理部门发放至各科（所），文件管理员在文件发放前在《文件发放/回收记录表》上编制发放范围名单，分发文件首页应有分发号对持有人进行识别，文件领用人应在《文件发放/回收记录表》上签名。受控文件允许在办公自动化系统和实验室信息管理系统中发放，并进行电子版本受控，每个人员经授权方可查看。

4. 文件的修订/变更和作废 具体如下。

（1）文件的修订/变更：文件经过有效性评审或依据的规范、工作内容、方式等发生变化时，发现需要修订/变更的，由申请人提出修订/变更，说明原因、更改内容和更改依据（必要时），经过审核、批准后方可实施。质量手册和程序文件一般为修订，内容变化较大时为换版。作业指导书、质量记录和原始记录等为变更。电子受控文件由质量管理部门在文件发生修订/变更时，及时更替电子受控文件。

（2）文件的作废：当检测标准已被替代时或经有效性评审认为文件已失效时，由使用人员及时从所有使用处撤除无效和作废的文件，并交还文件管理员，以防误用。文件管理员按交还的文件清单，对照原领用时登记的《文件发放/回收记录》，做好回收登记。已收回的作废文件若需保留的，加盖"作废"印章，专设存放区域集中保存；不需保留的作废文件经批准后执行销毁。实验室污染区域的任何现场文件均不得拿出污染区域，污染区域替换的作废文件应经过无害化处理（灭菌、消毒）后，与医疗废弃物一并处理。

（二）不符合工作的控制

不符合是指检验检测活动不满足标准或技术规范的要求、与客户约定的要求或者不满足管理体系文件的要求。公共卫生应建立和保持出现不符合工作的处理程序。

1. **不符合的来源和识别**　不符合检测工作可出现在检验检测的不同方面和前、中、后整个过程中,分别用不同方式识别。主要环节有质量监督、内部和外部审核、管理评审、客户意见、设施设备检验检测结果质量监控、采购的验收、报告的审核、数据的校核等。

2. **不符合工作的处理措施**

针对不同类型的不符合,明确对不符合工作进行管理的责任和权力,一般处理流程如下:①发现不符合时,暂停相关工作并扣发检验检测报告。②对不符合的严重性和可接受性进行评价。③立即纠正或采取纠正措施。④必要时通知客户取消工作。⑤规范批准恢复工作的职责。⑥记录所描述的不符合工作内容和措施。

(三) 纠正措施、应对风险和机遇的措施和改进

公共卫生机构在识别出不符合时,应采取纠正措施。通过实施质量方针、质量目标,应用审核结果、数据分析、纠正措施、管理评审、人员建议、风险评估、能力验证和客户反馈等信息来持续改进管理体系的适宜性、充分性和有效性。

1. **纠正措施**　纠正措施是为消除已发现的不符合或其他不期望发生情况的原因所采取的措施。在识别出不符合、管理体系发生不符合或技术运作发生偏离时,应实施纠正措施。纠正措施的主要流程:①分析根本原因。②制订纠正措施计划,包括纠正措施和完成时间。③原因分析及纠正措施计划经质量负责人审核、批准。④责任部门执行纠正措施,在规定期限内完成,过程性资料交质量管理部门。⑤质量管理部门对纠正措施进行跟踪验证,确保纠正措施的有效性。

2. **应对风险和机遇的措施**　应对风险和机遇的措施又可以理解为预防措施,公共卫生机构应考虑与检验检测活动有关的风险和机遇。预防措施的主要流程:①收集潜在风险和机遇的信息。②分析查找原因,确认需要实施措施的内容。③制订实施措施计划。④经质量负责人批准后组织实施。⑤责任部门根据批准的实施措施计划进行实施,并做好记录。质量管理部门对措施的实施随时进行监督,由质量负责人组织相关人员进行有效性验证。如措施实施的效果不明显,责任部门需重新调查研究并制定新的措施。

3. **改进**　改进是提供绩效的活动,公共卫生机构的管理体系不是一劳永

逸的,需要通过周期性改进,从而成为一个随时间而进化的系统。改进同时还要求对日常监督活动中发现的管理体系运行问题予以改正。应保留持续改进的证据。

(四)管理评审和内部审核

公共卫生机构的管理层定期(12个月一次)召开管理评审会议,对管理体系的适应性、充分性和有效性进行评审。质量负责人每年组织实施一次内部审核,以验证管理体系是否得到有效的实施和保持。

1. 管理评审 质量管理部门负责收集各部门前12个月内体系运行情况的材料,并形成汇报材料。制订管理评审实施计划,该计划需涵盖评审的目的、依据、评审内容、参加人员、评审时间及日程安排等。最高管理者应按预定日程召开管理评审会议,各部门汇报各自体系运行情况。会后形成管理评审及输出编制管理评审报告,经质量负责人审核、最高管理者批准后方可执行。

2. 内部审核 质量管理部门应制订年度内审计划,明确审核目的、审核、依据、审核范围、审核时间。内审应覆盖管理体系的全要素、所有部门、所有场所和所有活动。质量负责人负责成立内审组,内审员应独立于被审核的活动。对发现的不符合项编制内审整改计划,明确整改要求及完成时限。涉及的科(所)应进行原因分析,制定并落实纠正措施,并按预计时间及时完成整改。当核查发现检测结果可能已受影响,应书面通知客户。内审员负责跟踪验证、评价纠正措施的有效性。

(五)测量不确定度

公共卫生机构可在检验检测出现临界值、内部质量控制或客户有要求时,报告测量不确定度。

1. 识别测量不确定度来源 不确定度来源的识别应从分析测量过程入手,对测量方法、测量系统和测量程序进行详细的研究,重点识别并仔细评估那些重要的不确定度分量,特别是占支配地位的分量。在评定测量不确定度时,通常不考虑被检样品预计的长期性能变化。

2. 测量不确定度评定流程 ①概述(包括测量依据、测量环境、测量标准、测量对象、测量过程等)。②建立测量数学模型[$Y=f(X1,X2\cdots XN)$],给出被测量值Y和所有各影响量间的函数关系。③明确方差和灵敏系数。④计算标准不确定度分量,包括A类、B类不确定度计算。⑤编辑标准不确定度一览表(包括标准不确定度,不确定度来源,标准不确定度值、灵敏系数及其乘积、自由度等)。⑥合成标准不确定度计算和有效自由度确定。⑦确定包含概率、包含因子,计算扩展不确定度(一般取两位有效数字)。⑧测量不确定度报告和表示(一般情况下,用扩展不确定度或相对扩展不确定度方式报告测量结果不确定度,并在必要时应有文字说明)。

3. 不确定度评定简化操作　一般的检测项目可按简化的不确定度评定进行操作。①可以不设置自由度。②合成时,可以不考虑相关性。③置信概率K可以统一取2。④对于某些广泛公认的检测方法,如果该方法规定了测量不确定度主要来源的极限值和计算结果的表示形式,那么,在实验室遵守该检测方法和测量结果报告要求的情况下,可以被认为符合要求。

4. 其他要求　①无法从计量学和统计学角度对测量不确定度进行评定的检测结果应采用分析方法,列出各主要不确定度的分量,并做出合理的评定。②如果检测结果不是用数值表示或者不是建立在数值基础上(如合格/不合格、阴性/阳性,或者基于视觉和触觉等的定性检测),则不要求对不确定度进行评估,但应在可能的情况下了解结果的可变性。③在采用新的检测方法时,应按照新方法重新评定测量不确定度。对所采用的非标准方法或超范围使用的标准方法进行重新确认时,应包括对测量不确定度的评定。④当不确定度与检测结果的有效性或应用相关,或客户有要求,或当不确定度影响到对规范限度的符合性,且测试方法中有规定时,检测报告必须提供测量结果的不确定度。⑤公共卫生机构对不同类型和领域检测工作应有能力对每一项有数值要求的测量结果进行测量不确定度评定,保证在相应领域中至少有一份典型不确定度评定报告。关键人员应掌握测量不确定度评定的方法,并能够进行测量不确定度的评定工作,其他的检测人员应能正确应用不确定度的评定结果。

(六) 数据信息管理

公共卫生机构应获得检验检测活动所需的数据和信息,并对其信息管理系统进行有效管理。数据信息系统包括实验室信息系统和设备配置的软件系统。公共卫生机构应对计算和数据转移进行系统和适当的检查。

1. 数据信息系统的确认　当利用计算机或自动化设备对检测数据进行采集、处理、记录、报告、存储或检索时:使用通用的商业软件(如文字处理、数据库和统计程序)不需要进行确认;对通用的商业软件进行了配置或调整和自行开发的软件,在使用前需要确认其适用性。

2. 保持数据完整性、正确性和保密性 数据信息系统应能保证数据输入、采集、存储、转移和处理时的完整性、准确性和保密性。软件应进行权限管理,检测人员在获得授权后方能使用;监测仪器自带的计算机设备不得接入外部网络;为防止数据丢失,应对数据信息进行备份。

(七) 其他管理方法

质量管理还包括人员管理、设施和设备管理、监测方法确认、结果质量保证、记录和报告管理、合同评审、采抽样控制等。

思考与练习

1. 如何保证使用文件的有效性?
2. 简述发生不符合工作时采取纠正措施的流程。
3. 如何开展管理评审和内部审核?
4. 哪些情况需要报告测量不确定度?

四、检测方法确认和结果质量保证

学习目的

1. 熟悉和掌握方法确认的应用。
2. 熟悉和掌握实验室检测结果的质量保证工作。

预备知识

《检验检测机构认定能力评价 检测检测机构通用要求》(RB/T 214—2017)中方法选择、验证和确认及结果有效性的具体要求。

技能操作方法

（一）方法的选择、验证和确认

实验室应采用满足客户需要，并满足检验检测要求的检测方法，包括采（抽）样的方法。在使用标准方法前，应进行验证。在使用非标准方法（含自制方法）前，应进行确认。应跟踪方法的变化，并重新进行验证或确认。必要时，机构应制定作业指导书。如确需方法偏离，应有文件规定，经技术判断和批准，并征得客户同意方可执行。机构应记录以下内容作为确认证据的信息：使用的确认程序、规定的要求、方法性能特征的确定、获得的结果和描述该方法满足预期用途的有效性声明。

1. 方法的分类和选择 具体如下。

（1）方法的分类：检验检测方法包括标准方法、非标准方法（含自制方法）。标准方法包括国际标准、国家标准、行业标准或地方标准发布的方法。非标准方法包括由知名的技术组织或有关科学书籍和期刊公布的方法、由设备制造商指定的方法中选择合适的方法、实验室自行研制开发的方法。

（2）方法的选择：应优先使用有效版本且适用的标准方法，实验室应该关注检测方法中提供的限制说明、浓度范围和样本基体，选择的检测方法应保证在限量点附近给出可靠的结果。选择的方法应告知客户。若采用自己制定的方法或其他非标准方法时，应告知客户可能存在的风险。

2. 标准方法的验证 实验室首次采用的标准方法（包括标准更新后），应在检测前从"人""机""料""法""环""测"等方面验证实验室有能力开展该标准中的方法；涉及微生物项目的方法验证时，样品应选择自然污染样品或人为添加目标微生物的样品。标准方法的验证主要步骤：①对方法规定的各项特性指标如准确度、检出限、选择性、线性范围、重复性、干扰和结果的不确定度等做出评价。②评价人员是否具备开展该标准实验活动所需的能力；应对检测人员进行有效培训，经考核后上岗。③对现有设备的适用性进行评价，是否具有所需的标准/参考物质；对设施和环境条件进行评价，必要时进行验证。④对样品制备，包括前处理、存放等环节是否满足标准要求的评价。⑤对新旧标准进行比较，尤其是差异分析与比对的评价，必要时制定作业指导书。⑥出具试运行报告，对原始记录、报告格式及其内容是否适应标准要求进行验证。

3. 非标方法的确认 当机构要使用非标准方法、超出其预定范围(超出适用浓度或基体或使用替代技术)使用标准方法、使用扩充/修改的标准方法时,均应在检测前进行确认。非标方法的确认主要步骤:①详细说明有关要求,应包含适当的标识,范围,被检样品类型描述,被测参数和量的范围,仪器设备及其技术性能要求,参考标准和标准物质,环境条件和稳定周期,接受(拒绝)的准则、要求,记录的数据及分析表达方法,不确定度或评定不确定度的程序。②确定检测方法的特性,包括准确度、检出限、选择性、线性范围、重复性、干扰等,应说明检出限和报告限的获得,报告限设定在一定置信度下可获得定量结果的水平。③采用以下方法中的两种以上对方法进行验证,结果符合要求后方能得到确认。a.使用参考标准或标准物质进行核查。b.与其他方法所得的结果进行比较。c.实验室之间比对。d.对影响结果的因素作系统性评审。④核查评价该方法能否满足要求,并声明有效性。

(二) 结果质量保证

检测质量控制是实验室提供准确检测数据的保证,是占领市场的重要手段,是为用户提供服务承诺的前提,也是衡量实验室管理能力的标尺。实验室检测数据控制及检测结果的质量保证工作主要分为外部质量控制和内部质量控制。

1. 外部质量控制 外部质量控制包括实验室参加实验室认可机构组织的能力验证活动、实验室主管机构组织的比对活动、国内同行实验室比对活动和相关机构组织的测量审核。机构参与外部质量控制,首先应根据需求进行报名,并做好相关准备工作,如设备的稳定性是否合适、标准物质或标准品是否在有效期范围内、是否需要通过质控样考核整个测试过程来保证在能力验证时获得满意的结果;其次,在拿到能力验证样品后,由实验室按照自身制订的计划进行操作。如果对能力验证结果不满意,要采取相应的措施,首先可自行暂停出具正式报告,其次可针对调查结果分析其原因(常见的原因有人员能力的变化、设备稳定性差、标准物质失效等)并采取相应的纠正措施。然后再次参加能力验证或测量审核,以获得满意的结果。

2. 内部质量控制 具体如下。

(1) 内部质量控制计划的制订:内部质量控制计划覆盖资质认定范围内的全部检验检测项目类别,并且能有效监控检测结果的准确性和有效性。内部控制计划应有频率要求,并依据检测项目、检测方法、检测标准来制定。如果一些特殊的检测活动其检测结果无法复现,难以按照要求进行质量控制,实验室应关注人员的能力,培训、监督以及与同行的技术交流。

（2）常见方式：一般通过空白分析、重复性检测、比对试验、加标、质控样等方式来控制实验室检测水平。比对试验又包括人员比对、方法比对、设备比对等；在加标过程中,样品的选取存在一定的随机性,实验室可以根据需要进行加标；常见的质控样有外部购买的外部质控样,如能力验证提供者或标准物质生产者提供的带有基质的质控样。

（3）内部质量控制计划的实施：根据年初制订的内部质量控制计划按时开展,根据计划准备好样品,如盲样、质控样、加标样等。根据计划的实施方式和手段发放样品,样品的检测流程按照未知样品检测流程进行。根据实验室的检测结果结合内部质控计划对其进行结果评价,发现实验室日常检测过程中暴露的问题或瑕疵,采取相应的纠正措施。并对内部质量控制活动进行记录。对于公共卫生机构,需要重点强调的是微生物检测,微生物测试分为定性检测和定量检测。定量检测的项目要定期使用有证标准物质或标准样品来监控,如菌落总数、大肠菌群的标准物质,或者使用质控样品开展内部质量控制。针对定性检测的项目,也要定期使用标准物质、标准品或标准菌株的人工污染样品开展内部质量控制。

思考与练习

1. 标准方法的证实主要步骤有哪些?
2. 内部质量控制的方式有哪些?

五、记录和报告

学习目的

1. 熟悉质量管理系统中记录和报告的管理。
2. 掌握记录修改、记录保存、结果报告出具、报告发放管理等基本技能。
3. 了解记录和报告对检测结果溯源的影响。

🐼 **预备知识**

1. 质量管理系统中记录和报告的基本概念。

2.《检验检测机构认定能力评价　检验检测机构通用要求》(RB/T 214—2017)中对记录控制和结果报告管理的具体要求。

👤 **技能操作方法**

（一）记录控制

检验检测机构应确保每一项检验检测活动技术记录的信息充分,确保记录的标识、贮存、保护、检索、保留和处置符合要求。

1. 记录的范围与分类　凡能够证明检测、评价工作符合规定要求和管理体系有效运行的记录都属于控制的范围。按记录的性质分为质量记录和技术记录两类。

（1）质量记录:质量记录指机构管理体系活动中的过程和结果的记录,包括合同评审、分包控制、采购、内部审核、管理评审、纠正措施、预防措施和投诉记录等。

（2）技术记录:技术记录指进行检验检测活动的信息记录,包括原始观察、导出数据和与建立审核路径有关信息的记录,检验检测、环境条件控制、人员、方法确认、设备管理、样品和质量控制等记录,也包括发出的每份检验检测报告或证书的副本。

2. 记录信息的充分性　每项检验检测活动技术记录应包含充分的信息,在尽可能接近原条件的情况下能够重复。技术记录应包括每项活动和审查数据结果的日期和责任人。检测原始记录应包含的信息有:样品名称、编号、检测地点、环境条件(温度、湿度等)、检测依据(检测方法),使用的主要设备名称、编号、型号和设备使用条件;现场采样记录(必要时附采样示意图);样品前处理的过程及特殊情况;标准物质、标准溶液的信息,如有证标准物质(标准菌株)代码、稀释浓度、配制日期(有效期)、进样量、校准曲线相关信息等;过程中出现的观察现象,原始数据和导出数据(设备给出直读或全部打印图谱等信息);数据处理的计算过程与换算后的最终报告结果;采样人、陪同人、检测人、复核人和审核人等的签名,检测(毕)日期等。

3. 记录的原始性　原始观察结果、数据和计算应在观察到或获得时予以记录,并能按照特定任务分类识别,保证其原始性。数据应在产生时予以记录,不得凭回忆追记、补记、事后重抄,确保记录的可追溯性。记录由有关执行人员用钢笔或签字笔填写,要求内容真实、项目完整、字迹清晰、用词准确。

4. 记录数值　原始记录中数值的单位必须采用法定计量单位。原始记录的有效数字位数应与检验方法和仪器设备的精度一致,数字修改及分析数据的取舍应按数据处理及误差理论的有关规定执行。当部分现场监测仪器的示值为非法定计量单位时,应换算成法定计量单位。

5. 记录的修改　原始数据不得涂改,应由检测人员在错误处划杠。复核人员在复核原始记录过程中,不得更改检测数据,如发现有错,应通知检测人员改正后再重新审核,或要求检测人员重测。检测人和复核人不得为同一人。

(1)手写记录的修改:当记录中出现错误时,应进行划改,不可涂改,以免字迹模糊或消失,并将正确值填写在旁边,记录的所有改动处都应有改动人的签名、签名缩写或印章。更改后应仍能识别更改前的字迹和数据。

(2)电子记录的修改:电子存储记录也应采取同等措施,以避免原始数据的丢失或改动。可在"修订"状态下进行修改,实时记录修改内容,以保证数据原始性,修改后正页与修改页一并归档保存。

6. 记录的安全保存　质量记录和技术记录的保存年限一般不少于6年,高致病性病原微生物实验室活动的相关记录保存年限不少于20年,电子记录的管理参照书面材料并定期备份。允许检测人员查阅与本人工作有关的记录。跨部门借阅时需经批准,不得擅自修改归档记录。机构人员须严格遵守"保密制度",不得对外泄露质量记录、技术记录的内容。

(二)结果报告管理

检验检测报告书代表实验室公正性、技术能力水平、检测质量规范性管理的技术性文件,应合理的设计成能够体现受社会重视、符合客户要求、充分说明检测结果所必须的和使用方法要求的全部信息,同时符合同类实验室通用的标准化格式。

1. 结果报告　机构应准确、清晰、明确、客观地出具检验检测结果,符合检验检测方法的规定,并确保检验检测结果的有效性。结果通常应以检验检测报告的形式发出。

（1）报告包含的信息:检验检测报告应至少包括下列信息。①标题(××机构检验检测报告);资质认定标志;检验检测机构的名称和地址;加盖检验检测专用章,超过一页加盖骑缝章。②报告的唯一报告编号;每一页上具有页码和总页数,确保能够识别该页是属于报告的一部分;用"以下空白"表明检验检测报告结束。③客户的名称和联系信息;所用检验检测方法;检验检测样品的描述、状态和标识;检验检测的日期、样品的接收日期或抽样日期。④对结果的有效性或应用有影响时,需要提供抽样计划和程序的说明。⑤检验检测报告签发人的姓名、签字或等效的标识(电子签名)和签发日期;检验检测结果的测量单位(适用时)。⑥由客户送样时,应在报告中声明结果仅对接收的样品负责;检验检测结果来自于分包方的清晰标注;检验检测机构应做出未经本机构批准,不得复制(全文复制除外)报告的声明。

（2）检验检测结果报告方式:检验检测结果按照标准方法的规定进行表述。当标准方法中没有相关规定时,则按下列规则报告结果。①当报告的检验检测结果是用数字表示的数值,依照有效数值修约的规定表述;微生物、寄生虫及血清学试验等项目通常以"检出"或"阳性"等形式报告,必要时注明计量单位、检测值等,如"检出/g""阳性(50IU/mL)"。②当检验检测结果低于检出限,一般样品理化项目以"<检出限",如"<0.0020mg/L"形式报告;中毒样品及食品中农药、兽药等检测结果,以"未检出(<检出限)",如"未检出(<0.0020mg/L)"形式报告;微生物、寄生虫及血清学试验等项目通常以"未检出""阴性"等形式报告,必要时注明计量单位、检出限等,如"未检出/g""阴性(<10IU/mL)"。③当需要解释检验检测结果或客户有要求时,或检验检测方法要求时,实验室按要求报告质量控制结果。

（3）检验检测报告的编制、审核和批准签发:①由检测人员根据检验检测样品流转单、检验检测记录、计算方法、导出的数据再记录原始记录信息和检测结果。复核人核对相关信息及数据,审核人全面审核原始记录的完整性、有效性和正确性,确认所有资料正确无误后传递至报告编制部门。②当检验检测结果需要卫生学评价时,由评价人员给出评价结论,由评价审核人审核后再传送至报告编制部门。③报告编制部门校核人员收到原始记录后,应及时进行校核,校核准确后编制正式报告,送授权签字人签发后打印。④每份报告一式两份,客户持正本,副本随原始记录归档保存。标准、规范有特殊要求,或客户产品报批需要增加报告数量时,须在合同评审中注明。

2. **结果说明** 当需对检验检测结果进行说明时,检验检测报告中还应包括下列内容:①对检验检测方法的偏离、增加或删减,以及特定检验检测条件的信息,如环境条件。②适用时,给出符合(或不符合)要求或规范的声明。③当测量不确定度与结果的有效性或应用有关,或客户有要求,或当测量不确定度影响到对规范限度的符合性时,检验检测报告中还需要包括测量不确定度的信息。④适用且需要时,提出意见和解释。⑤特定检验检测方法或客户所要求的附加信息。报告涉及使用客户提供的数据时,应有明确的标识。当客户提供的信息可能影响结果的有效性时,报告中应有免责声明。

3. 抽样结果　检验检测机构从事抽样时,应有完整、充分的信息支撑其检验检测报告。其检测报告应包含、抽样日期、抽取样本的清晰标识、抽样位置(简图、草图等)、所用的抽样程序、对结果有影响的环境条件信息,与抽样程序相关的标准或技术规范,以及对这些标准或技术规范的偏离、增加或删减等。

4. 意见和解释　当检验检测报告结果不合格时,客户会要求检验检测机构给出"意见和解释",用于改进和指导。对检验检测机构而言,"意见和解释"属于附加服务。一般由授权签字人担任"意见和解释"人员。报告的"意见和解释"包括对检验检测结果符合或不符合要求的意见、履行合同的情况、对使用结果的建议和对改进的建议等。"意见和解释"一般以文件的形式发布,如果是直接对话和交流的,应保留相关记录。

5. 分包结果　当检验检测报告包含了由分包方所出具的检验检测结果时,这些结果应在报告中标明。

6. 结果传送和格式　当需要通过电话、传真、电子邮件或其他电子设备传送检验检测结果时,需要经过批准方可向指定的收件人传送结果,记录发送时间、发送地点、发送内容、收件人姓名及接收号码,并遵守委托单位或委托合同中关于保密和保证数据完整性的规定执行。涉及仲裁、诉讼及其他法律纠纷、行政决策等重大影响的检验检测报告原则上不采用电子传输方式。确需传送时,应予加密处理。出具的检测报告书的格式能够供各类客户易于理解和使用,并有足够完整信息、数据资料减小产生误解或误用的可能性。

7. 修改　检验检测报告签发后,若有更正或增补应予以记录。修订的检验检测报告应标明所代替的报告或证书,并注以唯一性标识。①对已签发的检验检测报告需做出重大或实质性修改时,需填写《检测报告更改审批表》,并经授权签字人同意。②对不影响检测结果的更改,可采用另发修改通知方式进行改正。通知单应写明"对序号××××的检测报告的补充"。③对需要更改检测结果,则应将原报告收回、注销、存档,重新发出一份新的检测报告。

新报告的编号为在原报告编号后面加上一个英文小写字母"a",如原报告编号为"××××",新报告编号为"××××a"。④如原报告不能收回的,应在新报告中声明原报告作废。当原报告导致利益影响的,应通过公开渠道声明原报告作废。⑤更正报告的编制、审核、签发程序和要求同正式报告,更正报告同原报告一起存档。

8. 记录和保存　检验检测机构应对检验检测原始记录、报告副本及相关质量记录归档留存,保证其具有可追溯性。归档保存的检测报告及原始记录应加盖骑缝章。检验检测原始记录、报告、证书的保存期限通常不少于6年。

思考与练习

1. 记录分哪两类,分别包括什么?
2. 记录需要修改时,如何修改?
3. 报告包含的信息有哪些?
4. 报告的修改应遵循哪些要求?

第三节　实验室生物安全

生物安全实验室是开展疾病监测、临床诊断、教学实践、科学研究的重要场所,实验室生物安全不但关系到实验人员的身体健康和环境安全,甚至关系到国家和社会的稳定。随着现代生物技术的快速发展,生物安全成为全社会关注的焦点,也成为目前全球面临的重大公共卫生问题之一,近年来也越来越受到社会各方面重视。一旦发生生物安全等事件,将会引起社会恐慌,给国家经济和社会发展造成巨大的损失。

进入实验室的工作人员必须具有良好的行为规范,按照实验室相关规定进行规范操作,才能最大限度地保证实验室的生物安全。因为再好的硬件设施也不能代替规范的操作! 这一点必须铭记于心!

一、生物安全实验室布局和分区要求

学习目的

1. 了解生物安全实验室布局要求。
2. 掌握二级生物安全实验室的布局与分区要求。
3. 熟悉实验室安全标识。

预备知识

1. 实验室生物安全 实验室的生物安全条件和状态不低于容许水平,可避免实验室人员、来访人员、社区及环境受到不可接受的损害,符合相关法规、标准等对实验室生物安全责任的要求。

2. 生物安全实验室 通过防护屏障和管理措施,达到生物安全要求的病原微生物实验室。

3. 实验室的相关标准 实验室的建筑布局应符合《生物安全实验室建设技术规范》(GB 50346—2011)的具体要求,实验室相关设施的配备应符合《实验室生物安全通用要求》(GB 19489—2008)中6的要求和《病原微生物实验室生物安全通用准则》(WS 233—2017)中6的具体要求。

4. 生物安全标识 生物安全标识应满足《病原微生物实验室生物安全标识》(WS 589—2018)的要求。

技能操作方法

(一) 生物安全实验室

生物安全实验室是指通过规范的设计建造、合理的设备配置、正确的装备使用、标准化的程序操作、严格的管理规定等,确保操作生物危害因子的工作人员不受实验对象(样本)的伤害,周围环境不受其污染,实验因子保持原有本性,从而实现实验室的生物安全。

生物安全实验室设计和布局应以生物安全为核心,充分考虑工作方便、流程合理、人员舒适等问题,以确保实验室人员和实验室周围环境的安全为目的,同时还要满足实验对象(样本)对环境的要求。

根据实验室对病原微生物的生物安全防护水平,并依照实验室生物安全国家标准的规定,将实验室分为一级(biosafety level 1,BSL-1)、二级(biosafety level 1,BSL-2)、三级(biosafety level 1,BSL-3)、四级(biosafety level 1,BSL-4)。生物安全防护水平为一级的实验室适用于操作在通常情况下不会引起人类或者动物疾病的微生物。如用于教学的普通微生物实验室等。生物安全防护水平为二级的实验室适用于操作能够引起人类或者动物疾病,但一般情况下对人、动物或者环境不构成严重危害,传播风险有限,实验室感染后很少引起严重疾病,并且具备有效治疗和预防措施的微生物。按照实验室是否具备机械通风系统,将BSL-2实验室分为普通型BSL-2实验室和加强型BSL-2实验室。生物安全防护水平为三级的实验室适用于操作能够引起人类或者动物严重疾病,比较容易直接或者间接在人与人、动物与人、动物与动物间传播的微生物。生物安全防护水平为四级的实验室适用于操作能够引起人类或者动物非常严重疾病的微生物,我国尚未发现或者已经宣布消灭的微生物。其中最普遍和使用最多的是普通型BSL-2实验室。

(二) 二级生物安全实验室的布局与分区

二级生物安全实验室应该与办公区域和其他公共用房隔离,尽量自成一区或设在建筑物的一端,远离公共活动场所。

实验室内部布局应分为清洁区和污染区,根据所操作的病原微生物危害程度,必要时增加缓冲间(半污染区)。如果使用管道排风的生物安全柜,应通过独立于建筑物其他公共通风系统的管道排出。气流和工作流程应是清洁区到污染区。

加强型BSL-2实验室应包含清洁区、缓冲间和核心工作间(污染区)。缓冲间可兼作防护服更换间。必要时,可设置准备间和洗消间等。

采用机械通风系统,送风口和排风口应采取防雨、防风、防杂物、防昆虫及其他动物的措施,送风口应远离污染源和排风口。排风系统应使用高效空气过滤器。核心工作间内送风口和排风口的布置应符合定向气流的原则,利于减少房间内的涡流和气流死角。核心工作间气压相对于相邻区域应为负压,压差宜不低于10Pa。在核心工作间入口的显著位置,应安装显示房间负压状况的压力显示装置。

（三）实验室安全标识的使用

为防止实验室工作人员和相关人员不必要的触摸、误操作或进入控制区域，以及方便实验室工作人员辨识等，实验室应建立统一、完善的安全标识及其他标志，并规范使用和管理，确保人员的安全和健康，确保实验工作高效有序进行。

1. 安全标识　安全标识分为禁止标识、警告标识、指令标识和提示标识四大类型。

（1）禁止标识：禁止人们不安全行为的图形标志。

（2）警告标识：提醒人们对周围环境引起注意，以避免可能发生危险的图形标志。

（3）指令标识：强制人们必须做出某种动作或采用防范措施的图形标志。

（4）提示标识：向人们提供某种信息（如标明安全设施或场所等）的图形标志。

2. 安全颜色　安全颜色是传递安全信息含义的颜色，包括红、蓝、黄、绿4种颜色。

（1）红色：传递禁止、停止、危险或提示消防设备、设施的信息。

（2）黄色：传递注意警告的信息。

（3）蓝色：传递必须遵守规定的指令性信息。

（4）绿色：传递安全的提示性信息。

3. 实验室安全标识　实验室安全标识包括生物危害、有毒有害、辐射、腐蚀性、刺伤、电击、易燃、易爆、高温、低温、强光、振动、噪声、动物咬伤等；特殊情况下的临时标识，如"污染""消毒中""设备检修""正在作业"等。

4. 其他　实验室应编制标识和说明的规范使用原则及制作要求，形成各类标识和说明的作业指导书。进入实验室人员应该熟悉各类标识，按照作业指导书要求加贴和使用各种标识，并按照标识要求做好个人防护及规范操作。

思考与练习

1. 根据防护水平生物安全实验室分为哪4个级别？哪个防护级别最高？

2. BSL-2实验室根据污染程度不同，可以分为哪3个区域？

3. 生物安全标识有哪4种类型？

二、生物安全实验室关键设备及个人防护

学习目的

1. 了解生物安全实验室主要设备。
2. 熟悉生物安全柜和压力蒸汽灭菌器的使用。
3. 掌握二级生物安全实验室个人防护要求。

预备知识

生物安全实验室关键设备的配备应符合《实验室生物安全通用要求》(GB 19489—2008)中6的要求和《病原微生物实验室生物安全通用准则》(WS 233—2017)中6的具体要求。

实验室设备的维护和运行应符合《病原微生物实验室生物安全通用准则》(WS 233—2017)中7.4的具体要求。

生物安全实验室的个人防护设备包括工作服、防护服、普通口罩、N95防护口罩、一次性手套、呼吸面罩、护目镜等。应根据实验活动内容的不同正确选用合适的防护用品。

技能操作方法

（一）生物安全实验室设备

生物安全实验室仪器的正确配备和规范使用是保证实验室生物安全的关键环节之一。不正确的配备和使用,往往会造成有害物质的泄漏、个人伤害甚至发生实验室感染。

病原微生物实验室除了配备检验检测设备(生化培养箱、显微镜、酶标仪、自动和半自动检测仪等),还应该按照不同生物安全实验室级别和所操作的病原微生物传染途径和危害性等特点配备不同级别和型别的生物安全柜、紧急喷淋、洗眼装置等防护设施和消毒灭菌设备(压力蒸汽灭菌器、污水处理

系统、焚烧炉等）。

1. 防护设备和检测设备选用原则 ①充分考虑实验室的活动以及所操作病原微生物的特点。②尽可能选用生物安全型设备（如生物安全型的离心设备、接种环灭菌器、移液辅助器等），以提高安全性。③生物安全实验室设备优先满足生物安全要求，同时考虑社会效益和经济效益。其中，生物安全柜和压力蒸汽灭菌器在生物安全实验室是必不可少的设备。

2. 生物安全柜 生物安全柜是为操作原代培养物、菌（毒）株以及诊断性标本等具有感染性的实验材料时，用来保护实验操作者、实验室环境以及实验材料（Ⅰ级生物安全柜对操作材料不能提供切实可靠的保护），使其避免暴露于上述操作过程中可能产生的感染性气溶胶和溅出物的安全防护设备。根据生物安全柜气流及隔离屏障设计及结构特点，分为Ⅰ、Ⅱ、Ⅲ 3个等级，其中Ⅱ级生物安全柜分为A1、A2、B1、B2 4个型别。A1型和A2型安全柜设计为气流返回实验室而通常不要求向外部排风；B1型和B2型生物安全柜通过硬管，亦即没有任何开口、牢固地连接到独立于建筑物其他公共通风系统的排风管道中，或者是连接到专门的排风系统。建筑物排风系统的排风量和静压必须与生产商所指定的要求一致。只有正确地使用生物安全柜才能发挥屏障作用，同时应做好生物安全柜的维护，确保生物安全柜正常运行。生物安全柜应安装在远离人员通道、物流通道及可能会扰乱气流的地方，远离入口处。有定向气流控制的房间里，应安装于气流方向的下游，最好是排风口的附近。生物安全柜和后侧墙壁和顶部天花板应保持30cm距离，便于维护检测。如为有窗实验室，生物安全柜运行过程中窗户应处于关闭状态。

（1）操作准备：①每次使用前应检查生物安全柜风速、气流量和负压等是否正常，若出现异常应停止使用。②开始工作之前，最好准备一张实验工作所需要的材料清单，将工作所需物品放好，这样可以避免双臂在操作中频繁横向穿过气幕而破坏气流。放入生物安全柜的物品表面应用75%乙醇溶液进行消毒，以去除污染。③打开风机5～10min，待安全柜内的空气得到净化并且气流稳定后再开始操作。开始操作前，要先调整好凳子或椅子的高度，以确保操作者的脸部在工作窗口之上。然后将双臂垂直、缓慢地伸入安全柜静止大约1min，使安全柜内气流稳定后再开始操作。④生物安全柜上装有窗式警报器和气流警报器。当窗式警报器发出警报时，表明操作者将滑动窗移到了不当的位置，应将滑动窗移到适宜的位置；当气流警报器报警时，表明安全柜的正常气流模式受到了干扰，操作者或物品已处于危险状态，应立刻停止工作，通知实验室负责人,并采取相应的处理措施。

（2）物品摆放与操作：①生物安全柜内尽量少放仪器和物品,只摆放本次工作必需的物品。②摆放的物品不要阻塞后面气口处的空气流通。所有物品应尽量放在工作台后部靠近工作台后缘的位置,尤其是容易产生气溶胶的仪器,如离心机、涡旋振荡器等,应尽量往安全柜后部放置。要注意生物安全柜前面的空气格栅不要被吸管或其他材料挡住,因为这样会干扰气流的正常流动,可能造成物品的污染和操作者的暴露。③操作时废物袋以及盛放废弃吸管的容器等必须放在安全柜内而不应放在安全柜外,若其体积较大可放在一侧,但要注意体积不要太大,以免影响气流。④洁净物品和使用过的污染物品要分开放在不同区域,工作台面上的操作应按照从清洁区到污染区的方向进行,以避免交叉污染。为吸收可能溅出的液滴,可在台面上铺一消毒剂浸湿的毛巾或纱布,但要注意不要盖住生物安全柜格栅。⑤在柜内的所有工作都要在工作台中央或后部进行,并且通过观察窗能看见柜内的操作。操作者不要频繁移动及挥动手臂,以免破坏定向气流。⑥生物安全柜内不允许进行文字工作。⑦尽量减少操作者背后人员的走动以及房间门的快速开关,以防止其对生物安全柜的气流造成影响。

（3）明火的使用：一般情况下,生物安全柜内为几乎没有微生物的环境,应避免使用明火,因为使用明火会对气流产生影响,也可能破坏过滤器,并且在处理挥发性物品和易燃物品时,也易造成危险。对接种环进行灭菌时,可使用微型的电烧灼器进行细菌接种,但最好使用无菌的一次性接种环。

（4）消毒与灭菌：大多数生物安全柜允许24h连续工作,连续工作有助于控制实验室中灰尘和颗粒的水平。向房间中排风或通过套管接口与专门排风管连接的A1型和A2型生物安全柜,在不使用时可以关闭。其他通过硬管连接的生物安全柜,如B1型和B2型生物安全柜,必须与房间通风系统联动,以维持房间空气的平衡。在工作完成后,应至少让安全柜继续工作5min来完成"净化"的过程,即应留出将污染的空气排出安全柜的时间。在每次实验结束后,包括仪器设备在内的所有物品都应该清除表面污染,并移出安全柜。在每次使用前后,要清除生物安全柜内表面的污染,工作台面和内壁均应使用适宜的消毒剂（如75%乙醇）消毒,若使用漂白剂溶液等腐蚀性消毒剂,则必须再用无菌水进行擦拭。紫外灯对于生物安全柜不是必需的。如果用紫外灯,必须每周清理紫外灯表面的灰尘和污垢。当重新开启生物安全柜时,应同时检测紫外灯的强度,以确保它能可靠地发挥作用。室内有人时,应关闭紫外灯,以防皮肤和眼睛暴露在紫外线下受到损伤。当生物安全柜内发生感染性材料洒溢时,应在生物安全柜处于工作状态下进行处理。

3. 压力蒸汽灭菌器 压力蒸汽灭菌器适用于耐湿、耐热的器械、器具和物品的灭菌,不适用于凡士林等油类和粉剂的灭菌。根据冷空气排放方式的不同,压力蒸汽灭菌器分为下排气式压力蒸汽灭菌器和预真空压力蒸汽灭菌器两大类。下排气式压力蒸汽灭菌器也称重力置换式压力蒸汽灭菌器,其灭菌是利用重力置换的原理,使热蒸汽在灭菌器中从上而下,将冷空气由下排气孔排出,排出的冷空气由饱和蒸汽取代,利用蒸汽释放的潜热使物品达到灭菌。预真空压力蒸汽灭菌器的灭菌原理是利用机械抽真空的方法,使灭菌柜室内形成负压,蒸汽得以迅速穿透到物品内部进行灭菌。根据抽真空次数的多少,分为预真空和脉动真空2种,后者因多次抽真空,空气排除更彻底,效果更可靠。普通的压力蒸汽灭菌器在设计时一般不考虑排出的冷空气对环境的污染,但是处理有传染性的物品时,需要对冷空气进行消毒处理,压力蒸汽灭菌器在排气管道上应该有冷空气消毒处理装置,BSL-2实验室应使用这种生物安全型高压灭菌器。在使用时应该根据待灭菌物品选择适宜的压力蒸汽灭菌器和灭菌程序,按照使用说明进行操作。

(1)灭菌物品装载:①下排气式灭菌器的装载量不得超过柜室容积量的80%,预真空灭菌器的装载量不得超过柜室的90%。同时预真空和脉动真空压力蒸汽灭菌器的装载量又分别不得小于柜室容积量的10%和5%,以防止"小装量效应",避免残留空气影响灭菌效果。②应尽量将同类物品一起装放进行灭菌,由于各类物品的材质、性能不同,其所需要的受热时间、灭菌温度均不同,如不同类型混装时,必须以最难达到灭菌物品所需的温度和时间为准。③物品装放时,上下左右相互间均应间隔一定距离以利于蒸汽置换空气。使用大型灭菌器装载灭菌物品时,物品应该放于柜室或载物架上,使用无载物架的中小型灭菌器时,可将物品放在网篮上。难以灭菌的大包放在上层,较易灭菌的小包放在下层;金属物品放下层,织物包放在上层。物品装放不要贴靠门和四壁,以防止吸入较多的冷凝水。④金属包应平放,盘、碟、碗等应处于竖立的位置;纤维织物应使折叠的方向与水平面成垂直状态;玻璃瓶等应开口向下或侧放以利于蒸汽进入和空气排出。⑤装有液体、培养基的容器,在封闭的瓶盖上扎一气针头。启闭式的筛孔容器,应将筛孔的盖打开。⑥最上层的包裹与柜顶板之间应留7～8cm的距离,确保上层蒸汽的流动置换和均匀渗透。

(2)灭菌物品卸载:①检查包装的完整性。若有破损,不可作为无菌包使用。②湿包和有明显水渍的包不作为无菌包使用;启闭式的筛孔容器,检查筛孔是否关闭。③物理监测不合格、化学监测不合格的物品不得发放和使用,分析不合格原因,直至监测合格。若发现生物监测不合格,应尽快召回上次生物监测合格以来所有尚未使用的灭菌物品,分析不合格原因,改进后,连续3次监测合格才能使用。④灭菌植入型的器械应该每批进行生物监测,生物监测合格后,才能发放。⑤按照灭菌物品装载的种类,可选择具有代表性的灭菌过程验证装置(process challenge device,PCD)进行灭菌效果监测。

(二) 生物安全实验室个人防护

进入实验室的检验人员应根据不同生物危害等级的病原微生物和病原微生物传染性选择个人防护装备,防止感染。个人防护是最直接、最重要,也是第一道防线,个人防护装备包括口罩、手套、护目镜、防护面罩、防水围裙、隔离衣、防护服、鞋套和靴子等。

1. 个人防护装备使用要求 ①防护用品应符合国家相关技术标准。②在危害等级评估的基本上正确选用。③用品的选择、使用、维护应有明确的书面规定、程序和使用指导。④使用前仔细检查是否处于良好状态。⑤进入前应相互检查穿着是否正确。

2. 二级生物安全实验室个人防护 ①进入工作场所操作时,应穿专用防护服、戴防护帽和防护口罩,必要时使用面部保护装置。②在从事有可能出现渗漏的实验工作时,应穿戴防水鞋或防水鞋套。③实验人员所使用的各种防护用品,必须是经过国家相关部门审批验证的合格产品,不得使用无证或过期产品。

🔵 思考与练习

----

1. 如何正确操作生物安全柜?
2. 在压力蒸汽灭菌器中装载灭菌物品时,应注意哪些事项?
3. 实验室个人防护用品的使用要求有哪些?

三、菌(毒)种和生物样本管理

♥ 学习目的

了解菌(毒)种和生物样本管理要求。

🔧 预备知识

《病原微生物实验室生物安全管理条例》(2018年修正版,国务院令第698号)对病原微生物危害程度的分类。

根据《人间传染的病原微生物名录》可以查询拟操作的病原微生物的危害等级及不同类型实验活动应在何种等级的生物安全实验室开展。

菌(毒)种和阳性样本的保藏应符合《人间传染的病原微生物菌(毒)种保藏机构管理办法》(卫生部令第68号)中的相关要求。

菌(毒)种和阳性样本的日常管理应符合《病原微生物实验室生物安全通用准则》(WS 233—2017)中7.3的要求。

高致病性病原微生物的运输应符合《可感染人类的高致病性病原微生物菌(毒)种或样本运输管理规定》(卫生部令第45号)的要求。

🖐 技能操作方法

(一) 菌(毒)种分类

根据传染性、感染后对个体或者群体的危害程度,将病原微生物分为4类,其中第一类、第二类称为高致病性病原微生物。

第一类病原微生物是指能够引起人类或者动物非常严重疾病的微生物,以及我国尚未发现或者已经宣布消灭的微生物。第二类病原微生物是指能够引起人类或者动物严重疾病,比较容易直接或者间接在人与人、动物与人、动物与动物间传播的微生物。第三类病原微生物是指能够引起人类或者动物疾病,但一般情况下对人、动物或者环境不构成严重危害,传播风险有限,实验室感染后很少引起严重疾病,并且具备有效治疗和预防措施的微生物。第四类病原微生物是指在通常情况下不会引起人类或者动物疾病的微生物。

（二）菌(毒)种和生物样本日常管理

实验室应建立菌(毒)种及感染性样本保存、使用管理程序,包括选择、购买、采集、包装、运输、转运、接收、查验、使用、处置和保藏要求,并有详细的采购、审批使用、销毁、保存、移交等相关记录。

实验室应有2名工作人员负责菌(毒)种及感染性样本的管理;高致病性病原微生物菌(毒)种及感染性样本的保存应实行双人双锁,设立专库专柜,单独储存。在使用过程中应有专人负责,入库、出库及销毁应记录并存档。

建立所保藏的菌(毒)种和生物样本名录清单。保藏的菌(毒)种和生物样本应设立专册(卡),详细记录编号、名称、来源、鉴定的日期和结果、鉴定者、所用的培养基、保藏的方法、传代次数等。

实验室应设置菌(毒)种及感染性样本适宜的保存区域和设备,以及样本检查、交接、包装的场所和生物安全柜等设备。保存区域应有消防、防盗、监控、报警、通风和温湿度监测与控制等设施。保存设备应有防盗和保存设备不需要湿度控制与控制措施。

保存菌(毒)种及感染性样本容器应符合安全要求,应有牢固的标签或标识,标明菌(毒)种及感染性样本的编号、日期等信息。

未经允许,严禁擅自进行菌(毒)种和样本的交流、交换或赠予。

实验室应建立菌(毒)种和生物样本的销毁制度,销毁保存的菌(毒)种和生物样本应经实验室负责人批准,并在专册(卡)上注销并注明原因、时间、方法、数量、经办人等。

未经批准,任何单位和实验室不得擅自接收高致病性病原微生物菌(毒)种或样本。

（三）菌(毒)种和生物样本的包装

单位内部运送病原微生物菌(毒)种和生物样本的容器或包装材料应符合生物安全防护的要求,应密封,防水、防破损、防外泄。

外送病原微生物菌(毒)种和生物样本的容器或包装材料应符合国际民航组织《危险品航空安全运输技术细则》(Doc9284包装说明PI650)规定的包装要求,具体使用的包装要按照卫生部《人间传染的病原微生物名录》中规定的运输包装要求执行。

最外层的容器或包装材料上应按规定做好生物安全警示标识。

(四) 菌(毒)种和生物样本的运输

高致病性(或疑似)的病原微生物菌(毒)种和样本的运送应按卫生部《可感染人类的高致病性病原微生物菌(毒)种或样本运输管理规定》执行,经省级以上卫生行政部门批准,获得《准运证》才能运输。未经批准,不得运输。

非高致病性的病原微生物菌(毒)种和生物样本的运送应由专人负责,专车运送。运送人员应经过培训取得相关资质,不得通过公共交通工具运送,运送过程应采取相应的防护措施。运输过程中发生意外状况,运送单位、运送人、接收机构应按国家有关规定,采取必要的应急措施。

🖊 思考与练习

1. 病原微生物根据危害程度分为哪4类?
2. 菌 (毒) 种的日常管理应做好哪些工作?
3. 简述高致病性病原微生物的运输条件。

四、实验室消毒和废弃物处置

❤ 学习目的

1. 了解生物安全实验室室各类物品消毒要求。
2. 熟悉实验室各类废弃物处置要求。

🗂 预备知识

生物安全实验室的消毒应符合《病原微生物实验室生物安全通用准则》(WS 233—2017)中7.7的具体要求。

实验室废弃物的处置应符合《医疗废物管理条例》(2011年修正版,国务院令第588号)和《医疗卫生机构医疗废物管理办法》(卫生部令第36号)的具体要求。

技能操作方法

（一）实验室消毒

实验室应根据操作的病原微生物种类、污染的对象和污染程度等选择适宜的消毒和灭菌方法,以确保消毒效果。实验室按规定要求做好消毒与灭菌效果监测。选用的消毒剂、消毒器械应符合国家相关规定。

实验使用过的防护服、一次性口罩、手套等应选用压力蒸汽灭菌方法处理。

动物笼具可经化学消毒或压力蒸汽灭菌处理,局部可用消毒剂擦拭消毒处理。

实验仪器设备污染后可用消毒液擦拭消毒。必要时,可用环氧乙烷、甲醛熏蒸消毒。

生物安全柜、工作台面等在每次实验前后可用消毒液擦拭消毒。

污染地面可用消毒剂喷洒或擦拭消毒处理。

感染性物质等溢洒后,应立即使用有效消毒剂处理。

实验人员需要进行手消毒时,应使用消毒剂擦拭或浸泡消毒,再用肥皂洗手、流水冲洗。工作人员离开实验室,必须洗手。

实验室应确保消毒液的有效使用,应监测其浓度,应标注配制日期、有效期及配制人等。

实施消毒的工作人员应佩戴个体防护装备。

（二）废弃物处置

实验室应当依照环境保护的有关法律、法规和国务院有关部门规定,对废水、废气及其他废物进行处置,并制定相应的环境保护措施,防止环境污染。

实验室废物的处置应由专人负责。

实验室所有污染的实验器材和废弃物应经消毒或灭菌后才能拿出实验室,污水需经无害化处理后排放。

实验废弃物中病原体的培养基、标本和菌种、毒种保存液等高危险废弃物,在交接医疗废物集中处置前应当就地消毒或进行高压灭菌,用带有安全标识的包装容器或包装物,密闭包装后才能带出实验室,外包装必须保持清洁,并有是否消毒的明晰标识。

医疗卫生机构产生的污水、传染病患者或者疑似传染病患者的排泄物，应当按照国家规定严格消毒，达到国家规定的排放标准，方可排入污水处理系统。

实验用非一次性个人防护用品和实验器材，应放置在有生物安全标记的防漏袋中送到指定地点消毒灭菌后方可清洗，运送过程中应防止有害生物因子的扩散。

实验室所在单位应及时收集相关废弃物，并按照类别分置于防渗漏、防锐器穿透的专用包装物或者密闭的包装容器内。严禁使用破损的包装容器，严禁包装容器超量盛装。

相关废弃物的专用包装物、包装容器应当有明显的警示标识和警示说明，不得露天存放。废弃物暂时贮存的时间最长不得超过 2d。实验室废物的最终处置应交由经当地环保部门资质认定的医疗废物处理单位集中处置。

实验室应对相关医疗废弃物进行登记，登记内容包括废弃物的来源、种类、重量或者数量、交接时间、处置方法、最终去向以及经办人签名等项目。

思考与练习

1. 简述不同种类废弃物及不同环境表面应选用的消毒方式。
2. 简述实验室废弃物的包装容器要求。